Dissoziales Verhalten von Kindern und Jugendlichen

Klinische Kinderpsychologie

Band 10

Dissoziales Verhalten von Kindern und Jugendlichen

von Prof. Dr. Andreas Beelmann und Tobias Raabe

Herausgeber der Reihe:

Prof. Dr. Franz Petermann

Dissoziales Verhalten
von Kindern und Jugendlichen

Erscheinungsformen, Entwicklung, Prävention und Intervention

von
Andreas Beelmann
und Tobias Raabe

HOGREFE
GÖTTINGEN · BERN · WIEN · PARIS · OXFORD · PRAG
TORONTO · CAMBRIDGE, MA · AMSTERDAM · KOPENHAGEN

Prof. Dr. Andreas Beelmann, geb. 1962. 1984-1990 Studium der Psychologie, Soziologie und Gesundheitswissenschaften in Bielefeld. Wissenschaftlicher Mitarbeiter und Assistent an den Universitäten Bielefeld und Erlangen-Nürnberg. 1994 Promotion. 2001 Habilitation. 2003-2004 Vertretungsprofessor für sozial-emotionale und kommunikative Lern- und Entwicklungsförderung an der Heilpädagogischen Fakultät der Universität Köln. Seit 2004 Professur für Forschungssynthese, Intervention und Evaluation am Psychologischen Institut der Friedrich-Schiller-Universität Jena. Arbeitsschwerpunkte: Prävention kindlicher Verhaltensstörungen, Entwicklungspsychopathologie sozialer Verhaltensprobleme; Probleme und Methoden der Wirksamkeitsforschung und integrativen Forschung (Meta-Analysen).

Dipl.-Psych. Tobias Raabe, geb. 1982. 2000-2006 Studium der Psychologie in Jena. Seit 2006 Wissenschaftlicher Mitarbeiter an der Abteilung für Forschungssynthese, Intervention und Evaluation der Universität Jena. Arbeitsschwerpunkte: Entwicklungspsychopathologie, Akkulturation und Entwicklung, Delinquenz jugendlicher Immigranten, Entwicklung von Vorurteilen bei Kindern und Jugendlichen.

Bibliografische Information der Deutschen Nationalbibliothek
Die Deutsche Nationalbibliothek verzeichnet diese Publikation in der Deutschen Nationalbibliografie; detaillierte bibliografische Daten sind im Internet über http://dnb.d-nb.de abrufbar.

Göttingen • Bern • Wien • Paris • Oxford • Prag
Toronto • Cambridge, MA • Amsterdam • Kopenhagen
Rohnsweg 25, 37085 Göttingen

http://www.hogrefe.de
Aktuelle Informationen • Weitere Titel zum Thema • Ergänzende Materialien

---

Umschlagbild: Christina Teutoburg
Druck: AZ Druck und Datentechnik, 87437 Kempten/Allgäu
Printed in Germany
Auf säurefreiem Papier gedruckt

ISBN 978-3-8017-2041-4

Inhaltsverzeichnis

Vorwort

Der vorliegende Band befasst sich mit einem Thema, das seit Jahren eine hohe Aufmerksamkeit genießt. Dies hat sicher viele Gründe. Ein wesentlicher scheint uns zu sein, dass Probleme der Aggression, Delinquenz und Kriminalität junger Menschen Fragen der inneren Sicherheit unserer Gesellschaft berühren und jeder potentielles Opfer dieser Verhaltensprobleme werden kann. Eine psychologische Analyse der Phänomene, wie wir sie vornehmen, befasst sich jedoch nicht primär mit Problemen der staatlichen, polizeilichen und juristischen Kontrolle, sondern vor allem mit den vielfältigen Ursachen, den Entstehungsbedingungen im Entwicklungsverlauf und den Möglichkeiten der Vermeidung oder Behandlung. Dies bedeutet – im Gegensatz zu einer politischen und juristischen Perspektive – letztlich eine Fokussierung auf die Gestaltung optimaler und gesundheitsförderlicher Entwicklungsbedingungen für Kinder und Jugendliche und somit eine Orientierung an sozial- und verhaltenswissenschaftlichen Lösungsansätzen.

Wir haben versucht, uns diesem wichtigen Vorhaben von zwei Seiten anzunähern. Zum einen war es unser Ziel, den aktuellen Wissensstand zur Entwicklung, Prävention und Intervention dissozialer Verhaltensprobleme angemessen umfänglich darzustellen und dabei neuere und neuste psychologische und sozialwissenschaftliche Forschungen zu berücksichtigen. Zum anderen wollten wir diese Aktualität einbetten in gesichertes Wissen und die Darstellung klassischer Erklärungs- und Interventionsansätze zu dieser Thematik. Angesichts der Vielfalt der Forschungsinitiativen in den letzten Jahren hoffen wir, dass uns dieser Spagat zwischen Aktualität und Bewährtem gelungen ist.

Eine zweite Orientierung des Buches ist zudem wichtig und bedarf der expliziten Erwähnung. Neben den Forschungen zur Entwicklung dissozialer Verhaltensprobleme, befasst sich ein wesentlicher Teil der Ausführungen mit der Prävention und Intervention. Eine wichtige Prämisse war für uns, den Forschungsstand kritisch zu reflektieren und dabei auch manche Forschungsprobleme und Unzulänglichkeiten in der wissenschaftlichen Fundierung der Maßnahmen aufzudecken. Insgesamt verfolgen wir bei der Bewertung der Forschungslage somit eine *differenzielle* Perspektive: Es geht uns nicht um eine grundsätzliche Kritik an den Maßnahmen, ebenso wenig wie um eine oft allein von guten Absichtserklärungen und Legitimationsinteressen gekennzeichnete Pauschalforderung nach mehr Prävention oder Intervention. Der aufmerksame Leser wird bei aller kritischen Erörterung merken, wie sehr uns die Förderung präventiven Gedankenguts insgesamt und im Bereich der Dissozialität am Herzen liegt. Wir meinen aber, diese Ideen durch eine kritisch-rationale und selbstreflexive Position am besten voranbringen zu können, auch wenn ein solches Vorgehen ein wenig aus der Mode gekommen zu sein scheint.

Selbstverständlich sind wir verschiedenen Personen bei der Realisierung des vorliegenden Bandes zu Dank verpflichtet. Herrn Prof. Dr. Franz Petermann als Serienherausgeber sowie Frau Susanne Weidinger und Frau Regina Pinks-Freybott vom Hogrefe Verlag danken wir für ihre überaus geduldige Betreuung des Projekts, ihre raschen Rückmeldungen und die freundliche Begleitung bei der Fertigstellung. Dina Cremerius, Annika Huhn und Anja Stoye danken wir für das engagierte und zuverlässige Korrekturlesen. Sollten dennoch Fehler formaler und inhaltlicher Art im Manuskript sein, geht das selbstverständlich zu unseren Lasten. Schließlich sind wir der Deutschen Forschungsgemeinschaft (DFG) zu Dank verpflichtet, die im Rahmen einer Forschungsprofessur das Projekt mitfinanziert und so zu einer Fertigstellung parallel zum Lehrbetrieb und der Umstellung von Diplom- auf Bachelor- und Masterstudiengänge ermöglicht hat. Dem Bundesfamilienministerium danken wir dafür, dass es mit der finanziellen Förderung der Erlangen-Nürnberger Entwicklungs- und Präventionsstudie (Lösel, Beelmann, Jaursch, Koglin & Stemmler, 2005) unsere thematische Orientierung ganz wesentlich mitgeprägt und zu einer wichtigen wissenschaftlichen Untersuchung im deutschen Sprachraum beigetragen hat.

Bleiben uns zum Schluss die Hoffnung und der Wunsch, dass sowohl der wissenschaftliche Neuling als auch der vorgeschrittene Leser von der vorliegenden Abhandlung profitiert und Freude an der Lektüre hat.

Jena, im Mai 2007 — Andreas Beelmann und Tobias Raabe

1 Einleitung

Aggressives, gewalttätiges, delinquentes und kriminelles, kurz: dissoziales Verhalten von Kindern und Jugendlichen wird als ein großes Problem in unserer Gesellschaft wahrgenommen. Davon zeugen zahllose Berichte in Print- und Bildmedien, Gesprächsrunden in politischen Talkshows, mehr oder weniger fundierte Reportagen der Infotainment-Redaktionen in Funk und Fernsehen oder auch die zahlreichen Informations- und Weiterbildungsveranstaltungen für Praktiker aus pädagogischen und psychosozialen Versorgungseinrichtungen. Anlass für solche Auseinandersetzungen sind zumeist spektakuläre Einzelfälle von Kindern, die bereits in jungen Jahren etliche Straftaten begannen haben, besonders schwere Fälle von Schulgewalt, wie zuletzt an der Berliner Rütlischule, oder die Taten sogenannter Amokläufer wie etwa die am Erfurter Gutenberg-Gymnasium vor einigen Jahren. Glaubt man dem Tenor dieser Diskussionen, so ist gewalttätiges und kriminelles Verhalten unter Kindern und Jugendlichen nicht nur weit verbreitet, sondern in den letzten Jahren auch dramatisch angestiegen oder hat zumindest an Brutalität zugenommen. Als mögliche Ursachen werden wechselweise sowohl Erziehungsfehler oder der mangelnde Erziehungseinfluss der Eltern, familiäre Probleme wie etwa extreme Formen der Vernachlässigung und Gewalt sowie die steigende Zahl von Trennungen und Scheidungen, Versäumnisse der staatlichen Bildungseinrichtungen, mangelnde berufliche Zukunftsperspektiven der Jugendlichen, sozial-strukturelle Ungerechtigkeiten und die Entstehung einer neuen Unterschicht, ein nahezu unkontrolliertes Verbreiten von Texten, Bildern, Filmen und Spielen mit gewalttätigen oder Gewalt verherrlichenden Inhalten in traditionellen Bildmedien und im Internet, die leichte Verfügbarkeit von Waffen und vieles mehr genannt. Ebenso unterschiedlich fallen die Vorschläge aus, wie man diesen Entwicklungen gesellschaftlich begegnen soll. Hier reicht die Palette von juristischen Maßnahmen wie der Erhöhung der formellen Sanktionen (Strafverschärfung), der Absenkung der Altersgrenze zur Strafmündigkeit oder einen erleichterten Sorgerechtsentzug bei Vernachlässigung der elterlichen Aufsichtspflichten, über sozial- und bildungspolitische Maßnahmen wie einen Ausbau sozialer Versorgungssysteme, der Einrichtung von Ganztagsschulen, verpflichteten Erziehungskursen und stärkeren Kontrollen der Medien und des Internets bis hin zu Forderungen, den Jugendschutz und die Jugendhilfe systematisch auszubauen und Formen der psychologisch-pädagogischen Prävention verstärkt zu implementieren (Lösel, 2004a; Farrington & Coid, 2003; Pettinger, 2000; Welsh & Farrington, 2006).

Im Gegensatz zu reißerischen Medienberichten und öffentlichen Diskussionen, die häufig nicht ohne eine gewisse Übertreibung auskommen, ist eine wissenschaftliche Auseinandersetzung mit dieser Thematik freilich darauf angewiesen, zunächst der Frage nachzugehen, ob die vermeintlich weite Verbreitung dissozialer Verhaltensprobleme tatsächlich empirisch belegt werden kann oder eher als das Ergebnis einer zunehmenden Dramatisierung und sensibleren Wahrnehmung von Gewalt und

Kriminalität, als ein Anzeichen gestiegener Kriminalitätsfurcht in der Gesellschaft oder möglicherweise sogar als Folge einer neuen Phase der historisch nicht gerade einmaligen Klage über „die schlechte Jugend" interpretiert werden kann (Müller & Peter, 1998). Ohne den Befunden vorzugreifen, scheinen diese Erklärungen jedoch nicht zuzutreffen. So macht ein Blick auf die Daten der Polizeilichen Kriminalstatistik (PKS) einen seit 1990 einsetzenden deutlichen Anstieg der Tatverdächtigen unterhalb eines Alters von 21 Jahren deutlich (vgl. Abbildung 1.1; Bundeskriminalamt, 2006). Dabei steigen vor allem die Tatverdächtigen in den Altersgruppen 14 bis 18 Jahre (Jugendliche), 18 bis 21 Jahre (Heranwachsende) und 21 bis 25 Jahre (Jungerwachsene) deutlich an (z.B. bei den 14- bis 18-Jährigen im Zeitraum von 1990 bis 1999 um etwa 100%), während die Tatverdächtigenzahlen (jeweils Anzahl auf 100.000 Einwohner der gleichen Altersgruppe) für die Altersgruppen 25 bis 30 und ab 30 Jahre (Erwachsenen-Kriminalität) in diesem Zeitraum weitgehend konstant blieben. Auch die Kinder-Kriminalität (Altersgruppe: 8 bis 14 Jahre) zeigte ab 1993 eine nicht unbeträchtliche Zunahme und übertraf im Jahr 1995 erstmals das Niveau der tatverdächtigen Erwachsenen. Ab 2000 setzte dann für Kinder und Jugendliche ein leichter Rückgang ein, für Heranwachsende und Jungerwachsene blieben die Zahlen jedoch auf hohem Niveau stabil.

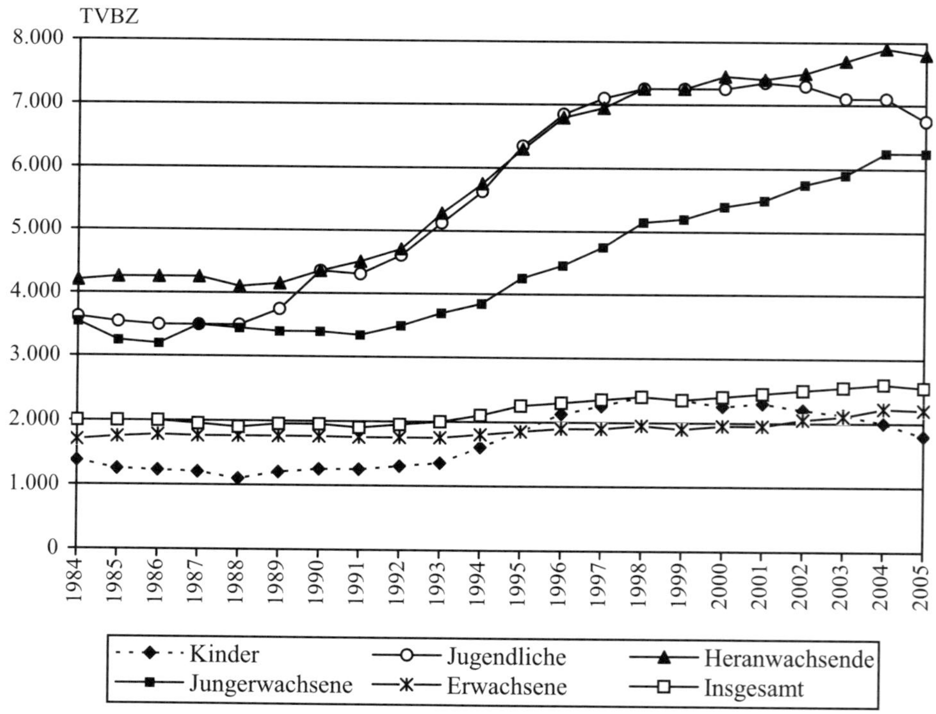

Abbildung 1.1: Entwicklung der Tatverdächtigenbelastungszahlen (TVBZ) verschiedener Altersgruppen im Zeitraum von 1984 bis 2005 (nach Polizeilicher Kriminalstatistik; vgl. Bundeskriminalamt, 2006)

Selbstverständlich müssen bei diesen Daten methodische Probleme der PKS berücksichtigt werden. So ist beispielsweise zu bedenken, dass sich in den Statistiken die Entwicklung der *Tatverdächtigen* widerspiegelt und nicht die der Personen mit gerichtlichen Anklagen und rechtskräftigen Verurteilungen. Außerdem basieren die skizzierten Zunahmen vor allem auf kleineren Delikten (z.B. Ladendiebstahl), was allerdings auch für den ab dem Jahr 2000 einsetzenden leicht rückläufigen Trend bei Kindern und Jugendlichen gilt. Ein anderes Argument hat mit der Erfassung der PKS-Daten zu tun, da selbstverständlich nur Taten aus dem Hellfeld registriert werden und die überwiegende Zahl der Delikte nicht angezeigt wird (Raithel & Mansel, 2003). Dunkelfelduntersuchungen sprechen hingegen für eine deutliche Veränderung des Anzeigeverhaltens vor allem bei Gewaltdelikten und bei Konflikten zwischen Personen verschiedener Ethnien (vgl. Bundesministerium des Innern & Bundesministerium der Justiz, 2006; Pfeiffer, Delzer, Enzmann & Wetzels, 1998). Diese und andere Argumente zeigen, dass die Zahlen der PKS und anderer Offizialstatistiken differenziert zu betrachten sind, wenngleich die genannten Steigerungsraten und das hohe Niveau vermutlich nicht nur mit methodischen Artefakten zu erklären sind (vgl. auch Zweiten Periodischen Sicherheitsbericht; Bundesministerium des Innern & Bundesministerium der Justiz, 2006).

Für diese Interpretation spricht auch, dass bei Betrachtung weniger gravierender Erscheinungsformen die Ernsthaftigkeit der Probleme deutlich wird. Große Reihenuntersuchungen an Schulen zeigen etwa, dass Aggression und Gewalt offenbar zum Alltag vieler Kinder und Jugendlicher gehört (vgl. z.B. Holtappels, Heitmeyer, Melzer & Tillmann, 1997; Lösel & Bliesener, 1999; 2003; Raithel & Mansel, 2003). So fanden Eisner und Ribeaud (2003) nach Zusammenstellung verschiedener Selbstberichts-Studien zur Gewalt unter Jugendlichen Jahresprävalenzen von 14 bis 24% für Körperverletzung und 1,4 bis 6% für schweren Raub. Lösel und Bliesener (2003) berichten Häufigkeiten in einer Größenordnung von etwa 4 bis 12% für häufiges (d.h. mindestens einmal in der Woche aufgetretenes) gewalttätiges Verhalten im schulischen Kontext. Dabei waren Formen der verbalen Gewalt (beschimpfen, bedrohen, hänseln) häufiger als Formen der physischen Gewalt (treten, schlagen, Dinge zerstören). Diese Zahlen erwiesen sich bei analogen Opferbefragungen als sehr stabil. Lösel, Bliesener und Averbeck (1997) berichten zum Beispiel von einer Rate von 11,7% der Schüler, die mindestens einmal in der Woche Opfer einer verbalen Attacke und von 5,7%, die Opfer physischer Gewalt wurden. Darüber hinaus gab nur eine Minorität der Schüler an, noch keine Gewalt im Schulkontext erlebt zu haben. Inwieweit das Problem der Gewalt an Schulen in den letzten Jahren zugenommen hat, ist indes mit den vorliegenden Untersuchungen nur schwer zu beantworten. Häufig liegen unterschiedliche Operationalisierungen der Schulgewalt vor oder die Befragungsinstrumente sind nicht vergleichbar. Wesentlich ist auch, dass kaum längerfristige (längsschnittliche) Studien vorliegen (Lösel, Bliesener & Averbeck, 1999). Die Daten vorliegender Arbeiten bestätigen allerdings auch eine Verschärfung des Problems. So lässt sich zum einen eine überproportionale Zunahme weniger gravierender Aggressionsformen feststellen (Dann, 1997), zum anderen wird deutlich, dass der sich abzeichnende Trend einer Problemverschärfung nicht unwesentlich mit der Zunahme von Kindern und Jugendlichen zu tun hat, die häufig oder immer wieder auffällig werden (Lösel et al., 1999; Mansel & Hurrelmann, 1998).

Auch bei den genannten Untersuchungen zur Gewalt an Schulen müssen manche methodische Probleme berücksichtigt werden (z.B. die Validität von Selbstauskünften). Dennoch besteht ernster Anlass, sich mit den Ursachen von Aggression, Gewalt und Kriminalität junger Menschen und deren Prävention und Behandlung verstärkt auseinander zu setzen. Immerhin weisen die vorhandenen Untersuchungen – auch unabhängig von einer möglichen Verschlimmerung in den letzten Jahren – auf ein beträchtliches Ausmaß an dissozialen Verhaltensproblemen bei Kindern und Jugendlichen hin, die zudem mit einer Vielzahl von zum Teil gravierenden negativen Folgen für beteiligte Personen und unsere Gesellschaft einhergehen. Neben materiellen Schäden, die möglicherweise durch das Verhalten entstehen, sind zunächst die psychischen und physischen Probleme der Opfer nicht zu unterschätzen (Bliesener, 2005). Aber auch für dissoziale Kinder und Jugendlichen selbst ist das Verhalten offenbar mit vielfältigen Risiken verbunden (Ihle, Esser & Schmidt, 2005; Robins & Price, 1991), die sich je nach Art und Schwere direkt oder mittelbar in längerfristigen Problemen der schulischen und beruflichen Entwicklung niederschlagen (Lösel & Bender, 2003) und auf diese Weise den Lebenslauf massiv beeinflussen können. Außerdem entstehen durch dissoziale Verhaltensprobleme nicht selten beträchtliche Betreuungsprobleme von Eltern, Erzieherinnen, Lehrer und anderem pädagogischen Fachpersonal, die sich auch materiell in steigenden Kosten etwa für Heimunterbringung, Sonderschulen und Jugendhaft äußern, die dann für andere Aufgaben der Kinder- und Jugendhilfe fehlen. Überhaupt scheinen die Folgen von schweren dissozialen Verhaltensproblemen auch finanziell für unsere Gesellschaft von ganz erheblicher Bedeutung zu sein. Daten aus den USA zeigen jedenfalls, dass Personen mit schweren dissozialen Verhaltensproblemen kumulierte gesellschaftliche Kosten in Millionenhöhe verursachen (vgl. Muñoz, Hutchings, Edwards, Hounsome & O'Ceilleachair, 2004). Aber nicht nur materielle Gründen sprechen dafür, sich mit den Ursachen und der Prävention dissozialen Problemverhaltens von Kindern und Jugendlichen verstärkt zu befassen. Selbstverständlich können auch auf Basis humanistischer und ethischer Grundsätze und der Sorge um Kinder und Jugendliche wissenschaftliche und gesellschaftliche Handlungsstrategien begründet werden. Zudem wird seit einiger Zeit vor allem in Deutschland darüber diskutiert, unter welchen Bedingungen in Zeiten von geringen Geburtenraten, demographischem Wandel, übersehenen Missbrauchsfällen und Kindstötungen sowie nach bestenfalls durchschnittlichen Bildungsevaluationen, psychisch gesunde und leistungsfähige Menschen heranwachsen. Dabei scheint sich die Ansicht durchzusetzen, dass es sich moderne Industriestaaten unter den Bedingungen einer zunehmenden Globalisierung und im internationalen Wettbewerb allein aus arbeitsmarkt- und sozial-politischen Gründen nicht leisten können, auf signifikante Anteile der Kinder und Jugendlichen als leistungsfähige Mitglieder der Gesellschaft zu verzichten. Vor diesem Hintergrund hat die wissenschaftliche Untersuchung der Entwicklung, Prävention und Behandlung dissozialer Verhaltensprobleme auch gravierende gesamtgesellschaftliche Implikationen.

Die vorliegende Arbeit greift die skizzierten Problemstellungen auf und befasst sich mit den psychologischen Grundlagen der Entwicklung sowie mit Modellen und Methoden der Prävention und Behandlung dissozialer Verhaltensprobleme. In Kapitel 2 werden zunächst dissoziales Verhalten genauer definiert, Klassifikationssysteme für unterschiedliche unter diesem Begriff subsumierte Verhaltensprobleme vorgestellt und die wichtigsten diagnostischen Verfahren und Erhebungsinstrumente erörtert. Kapitel 3 ist neueren Untersuchungen zur Epidemiologie dissozialer Verhaltensprobleme und -störungen sowie Studien zur Stabilität des Problemverhaltens im Entwicklungsverlauf gewidmet. Anschließend folgt in Kapitel 4 eine umfangreiche Zusammenfassung aktueller entwicklungspsychopathologischer Arbeiten zu den Ursachen und Entstehungsbedingungen von Dissozialität. Als Integration dieser Befunde wird schließlich ein Entwicklungsmodell vorgestellt, das auch als Grundlage präventiven Handelns verstanden wird. Diese Darstellung wird ergänzt durch eine Darstellung personenorientierter Entwicklungsmodelle zu verschiedenen Verlaufsformen dissozialen Verhaltens. Das fünfte Kapitel befasst sich eingehend mit verschiedenen Präventions- und Interventionskonzepten dissozialen Verhaltens und deren Evaluation im Rahmen empirischer Wirksamkeitsuntersuchungen. Dabei werden zunächst allgemeine Modelle der psychologischen Prävention und Intervention vorgestellt. Es folgt eine Übersicht zur Konzeption und Evaluation verschiedener Präventions- und Interventionsansätze, wobei auf soziale Trainingsprogramme für Kinder, behaviorale Elterntrainings sowie umfassendere und längerfristige Interventionsprojekte näher eingegangen wird. Dabei liegt ein Schwerpunkt auf Maßnahmen, die relativ früh im Entwicklungsverlauf ansetzten, um besonders längerfristige und persistente dissoziale Entwicklungsverläufe zu vermeiden oder zu unterbrechen. Da auch mit den besten Präventions- und Interventionsmaßen Fehlentwicklungen nicht gänzlich verhindert werden können, werden im abschließenden Kapitel 6 verschiedene rehabilitative Maßnahmen für bereits straffällig gewordene Jugendliche vorgestellt und deren Wirksamkeit kritisch erörtert.

2 Definition, Klassifikation und Diagnostik

2.1 Definition und Klassifikation

Als *dissoziales* Verhalten (im englischen auch antisocial behavior) wird eine größere Anzahl unterschiedlicher Problemverhaltensweisen bezeichnet, deren gemeinsames Kennzeichen die Verletzung von altersgemäßen sozialen Erwartungen, Regeln und informellen wie formellen Normen ist (vgl. Coie & Dodge, 1998; Frick, 1998; Hinshaw & Zupan, 1997; Kazdin, 1995; Rutter, 1997). Zusammengefasst werden damit vor allem vier Gruppen von Problemverhaltensweisen, nämlich *oppositionelles, aggressives, delinquentes und kriminelles* Verhalten von Kindern und Jugendlichen, das sich zum Beispiel in Wutanfällen, Schlagen, Bedrohen, Lügen, Stehlen, Stören, Schule schwänzen, Vandalismus, Drogenkonsum und anderem äußert. Dabei wird oppositionelles Verhalten meistens mit Problemen in der Akzeptanz von Autoritäten (Eltern, Erzieherinnen, Lehrer) sowie unangemessenen Wut- und Ärgerreaktionen auf die Nichtdurchsetzung eigener Interessen in Verbindung gebracht (Quay, 1999). Aggressives Verhalten bezeichnet Verhaltensweisen, die auf die *Schädigung* von Sachen und Personen ausgerichtet sind, wobei typischerweise eine Schädigungs*absicht* vorliegen muss (vgl. Berkowitz, 1993). Der Begriff der Delinquenz ist konzeptionell vielfältiger und wird uneinheitlich verwendet (Lösel & Bender, 2005). Zumeist ist er ein Sammelbegriff für abweichendes Verhalten in der Adoleszenz, das gegen formelle Normen verstößt, aber nicht notwendigerweise strafrechtlich relevant sein muss (z.B. Betrug, Stehlen, Schule schwänzen, z.T. auch Drogenkonsum). Kriminelles Verhalten bezeichnet schließlich ein Verhalten, dass gegen geltende Rechtsnormen (Gesetze) verstößt und meistens so schwerwiegend ist, dass eine strafrechtliche Verfolgung eingeleitet wird (z.B. Diebstahl, Körperverletzung, Raub, Vergewaltigung, Mord).

Diese breite Zusammenfassung relativ heterogener Problemverhaltensweisen zum Begriff der Dissozialität wird vor allem wegen der hohen Komorbiditätsraten (gleichzeitiges Auftreten mehrerer Probleme) und den vielfältigen Zusammenhängen im Entwicklungsverlauf vorgenommen (vgl. Catalano & Hawkins, 1996; Lahey & Loeber, 1994; Loeber & Hay, 1997). Zugleich werden für die Entwicklung dieser Probleme eine große Anzahl ähnlicher Verursachungsfaktoren angenommen (vgl. Kap. 4). Neben den genannten rein begrifflichen Unterscheidungen existieren auch verschiedene empirisch fundierte Klassifikations- und Systematisierungsansätze (vgl. Coie & Dodge, 1998; Hill, 2002). Dabei kann zwischen empirisch-taxonomischen und klinisch-kategorialen Modellen unterschieden werden (vgl. Döpfner & Lehmkuhl, 1997; Frauenglass & Routh, 1999; Hinshaw, Lahey & Hart, 1993). In empirisch-taxonomischen Ansätzen werden einzelne Problemverhaltensweisen mit Hilfe dimensionaler Verfahren (zumeist Faktorenanalyse) zu Symptomgruppen zusammengefasst, während sich klinisch-kategoriale Ansätze auf Verhaltenssyndrome beziehen, die den Störungsdefinitionen internationaler psychiatrischer Klassifikationssysteme (DSM-IV, ICD-10) entsprechen.

Empirisch-taxonomische Ansätze zur Psychopathologie des Kindes- und Jugendalters sind vor allem von Achenbach und Mitarbeitern propagiert worden (vgl. Achenbach 1985; Achenbach & Edelbrock, 1978; Achenbach & Rescorla, 2006; Quay, 1986). Im Rahmen ihrer einflussreichen faktorenanalytisch begründeten Taxonomie kindlicher Verhaltensauffälligkeiten unterscheiden diese Autoren zunächst zwischen *internalisierenden* (z.B. Ängstlichkeit, Depression, psychosomatische Störungen), *externalisierenden* (Aggression und Delinquenz) und *gemischten* Symptomen (Aufmerksamkeitsprobleme, soziale Probleme, psychotische Probleme). Externalisierende Verhaltensprobleme werden dann weiter in aggressives und delinquentes Verhalten eingeteilt, wobei aggressive Verhaltensprobleme oppositionelles Verhalten beinhalten und im Wesentlichen offene Problemverhaltensweisen (z.B. Schlagen, Kämpfen, Zerstören, Wutanfälle) betreffen. Delinquentes Verhalten bezieht sich hingegen vor allem auf verdeckte Formen (z.B. Lügen, Stehlen, Drogenkonsum, Vandalismus). Der Begriff des externalisierenden Verhaltens ist demnach ebenfalls eine übergeordnete Bezeichnung bestimmter Formen problematischen Verhaltens und entspricht insofern dissozialem Verhalten, wenngleich er häufig ohne eine explizite Berücksichtigung krimineller Handlungen verwendet wird.

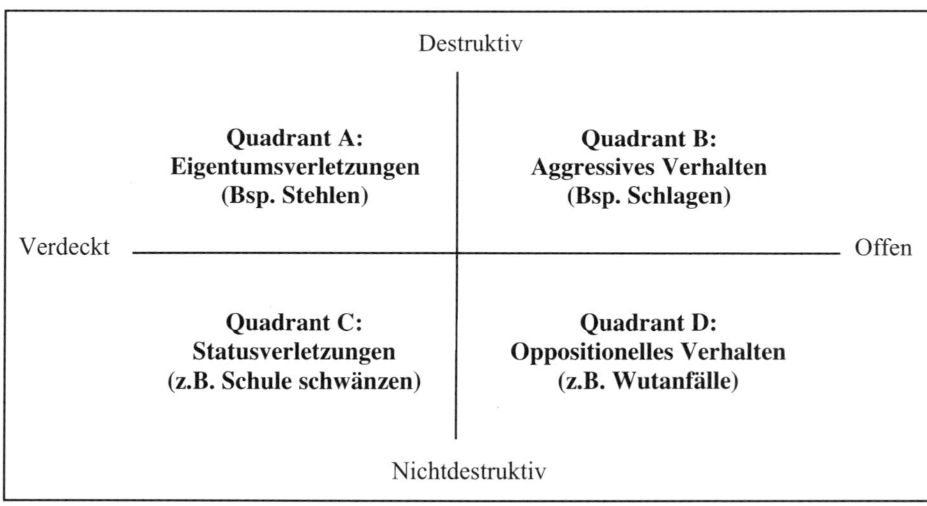

Abbildung 2.1: Dimensionale Klassifikation dissozialen Verhaltens nach Frick et al. (1993)

Auch andere faktorenanalytische Untersuchungen zur Klassifikation dissozialer Verhaltensweisen kommen zu ähnlichen Systematisierungen, die sich entlang einer Dimension von offenen zu verdeckten Problemverhaltensweisen darstellen lassen (vgl. Frick et al., 1993; Loeber & Schmaling, 1985; Quay, 1986). In einer Meta-Analyse von 28 faktorenanalytischen Untersuchungen zu elterlichen Verhaltseinschätzungen ermittelten zum Beispiel Loeber und Schmaling (1985) mit Hilfe der Methode der mehrdimensionalen Skalierung eine bipolare Dimension mit den Polen *Oppositionelles Verhalten und physische Aggression* (offene Verhaltensweisen) auf der einen sowie *Drogenkonsum und Delinquenz* (verdecktes Verhalten) auf der anderen Seite. Eine Replikation und Erweiterung dieses Ansatzes haben Frick und Mitarbeiter (vgl. Frick, 1998; Frick et al., 1993) vorgelegt. Sie integrierten 60 faktorenanalytische Arbeiten aus 44 unabhängigen Studien zu dissozialen Verhaltensproblemen. Im Unterschied zu Loeber und Schmaling (1985) fassten sie dabei aber Arbeiten zusammen, die sowohl auf Eltern- als auch Lehrerratings beruhten. Die Ergebnisse ließen sich eingangs auch anhand eines eindimensionalen Modells von *offen* bis *verdeckt* abbilden. Eine mehrdimensionale Analyse konnte allerdings zwei Verhaltensdimensionen aufzeigen, deren jeweilige Endpunkte mit den Adjektiven *offen vs. verdeckt* und *destruktiv vs. nichtdestruktiv* bezeichnet werden konnten. Aus der Kombination dieser Dimensionen ergaben sich vier Quadranten, die jeweils einen spezifischen Bereich dissozialer Verhaltensweisen im Kindes- und Jugendalter kennzeichnen (vgl. Abbildung 2.1). Quadrant A ergibt sich aus der Kombination von destruktiven und verdeckten Verhaltensweisen, die zusammen als *Eigentumsverletzungen* bezeichnet werden, zu denen zum Beispiel Stehlen, Vandalismus und Feuerlegen gehören. Quadrant B kennzeichnet offenes und destruktives Verhalten und repräsentiert *aggressives Verhalten* (z.B. Kämpfen, Quälen, andere schlechtmachen). Quadrant C subsumiert *Statusverletzungen* und ergibt sich aus verdeckten und nichtdestruktivem Verhalten wie Weglaufen von zu Hause, Schule schwänzen und Drogenkonsum. Quadrant D fasst schließlich nichtdestruktive, offene Verhaltensprobleme wie Wutanfälle, Jähzorn, ärgerliche Reaktionen, Widerworte geben, usw. zusammen und betreffen *oppositionelles Verhalten.*

Klinisch-kategoriale Ansätze beziehen sich auf klinisch relevante *Verhaltensstörungen* nach DSM-IV (*D*iagnostisches und *s*tatistisches *M*anual psychischer Störungen; vgl. Saß, Wittchen & Zaudig, 1998) oder ICD-10 (*I*nternational *C*lassification of *D*iseases; vgl. Dilling, Mombour & Schmidt, 2005), für deren Diagnosestellung sowohl eine bestimmte *Anzahl* als auch eine gewisse *Intensität* und *Dauer* der Verhaltensprobleme sowie eine entwicklungs- und funktionsbezogene Bedeutung notwendig sind. Dabei nehmen die einschlägigen klinischen Diagnosesysteme die genannten Klassifikationsgesichtspunkte aus empirisch-taxonomischen Modellen partiell auf. Das DSM-IV unterscheidet auf Achse I der klinischen Störungen mit den *Störungen des Sozialverhaltens* (Kodierung 312.8) und der *Störung mit oppositionellem Trotzverhalten* (313.81) zwei klinisch relevante Störungsbilder, deren zentrale Merkmale sich auf dissoziales Verhalten beziehen. Daneben treten auch einzelne dissoziale Verhaltensweisen (z.B. impulsives Verhalten wie „unterbricht und stört andere") in der Kategorie *Aufmerksamkeitsdefizit-/Hyperaktivitätsstörung* (vorwiegend hyperaktiv-impulsiver Typus, 314.01) auf (vgl. Tabelle 2.1).

Für die Diagnosestellung dieser Störungen wird zunächst ein wiederholtes und anhaltendes Verhaltensmuster verlangt. Störungen des Sozialverhaltens werden dann diagnostiziert, wenn mindestens drei Problemverhaltensweisen aus den Bereichen *aggressives Verhalten gegenüber Menschen und Tieren* (z.B. „bedroht oder schüchtert andere häufig ein", „beginnt häufig Schlägereien", „quält Tiere"), *Zerstörung von Eigentum*, *Betrug oder Diebstahl* und *schwere Regelverstöße* während der letzten 12 Monate auftreten, wobei ein Problemverhalten mindestens sechs Monate andauern muss (vgl. Kasten 2.1).

Tabelle 2.1: Klassifikation ausgewählter Verhaltensstörungen (und deren Unterteilungen) mit dissozialem Verhalten und Beginn in Kindheit und Jugend nach DSM-IV und ICD-10

DSM-IV	ICD-10
Störungen des Sozialverhaltens (312.8) Oppositionelles Trotzverhalten (313.81) Aufmerksamkeits- und Hyperaktivitätsstörung (314.0) • Unaufmerksamkeit (314.00) • Hyperaktivität/ Impulsivität (314.01) • kombiniert	Hyperkinetische Störungen (F90) • Einfache Aktivitäts- und Aufmerksamkeitsstörungen (F90.0) • Hyperkinetische Störungen des Sozialverhaltens (F91.0) Störungen des Sozialverhaltens (F91) • Auf den familiären Rahmen beschränkt (F91.0) • Bei fehlenden sozialen Bindungen (F91.1) • Bei vorhandenen sozialen Bindungen (F91.2) • Mit oppositionellem/ aufsässigem Verhalten (F91.3) Kombinierte Störungen des Sozialverhaltens und Emotionen (F92) • Mit depressiver Störung (F92.0)

Die Diagnose *Störungen mit oppositionellem Trotzverhalten* erfordert ein mindestens sechs Monate anhaltendes Muster von negativistischem, feindseligem und trotzigem Verhalten mit vier oder mehr Symptomen (z.B. wird schnell ärgerlich, streitet sich häufig mit Erwachsenen, ist häufig wütend und beleidigt) und wird nur gestellt, wenn eine Störung des Sozialverhaltens ausgeschlossen werden kann. Für beide Diagnosen gilt neben weiteren Ausschlussdiagnosen (z.B. geistige Behinderung) zudem, dass das Verhaltensmuster klinisch bedeutsame Beeinträchtigungen in sozialen, schulischen oder beruflichen Funktionsbereichen zur Folge hat. Darüber hinaus wird zwischen zwei Typen in Abhängigkeit vom Alter bei Störungsbeginn unterschieden:

- *Typus mit Beginn in der Kindheit*: Mindestens eines der für die Störung des Sozialverhaltens charakteristischen Symptome liegt vor dem zehnten Lebensjahr.
- *Typus mit Beginn in der Adoleszenz*: Keines der für die Störung des Sozialverhaltens charakteristischen Symptome tritt vor dem zehnten Lebensjahr auf.

Eine ähnliche Klassifikation von Verhaltesstörungen wird im ICD-10 vorgenommen. Die *Störungen des Sozialverhaltens* (F91) werden dabei jedoch in folgende feinere Subkategorien unterteilt: *Auf den familiären Rahmen beschränkte Störung des Sozialverhaltens* (F91.0), *Störung des Sozialverhaltens bei fehlenden sozialen Bindungen* (F91.1), *Störungen des Sozialverhaltens bei vorhandenen sozialen Bindungen* (F91.2) und *Störungen des Sozialverhaltens mit oppositionellem, aufsässigem Verhalten* (F91.3). Darüber hinaus wird komorbiden Störungen stärker Rechnung getragen (F90.1: *Hyperkinetische Störung des Sozialverhaltens*, F92: *Kombinierte Störung des Sozialverhaltens und der Emotionen*).

Kasten 2.1: Diagnostische Kriterien für die Störung des Sozialverhaltens nach DSM-IV

a) Mindestens drei der folgenden Kriterien in den letzten 12 Monaten:

Aggressives Verhalten gegenüber Menschen und Tieren

1. Bedroht oder schüchtert andere häufig ein
2. Beginnt häufig Schlägereien
3. Hat Waffen benutzt, die anderen schweren körperlichen Schaden zufügen können (z.B. Messer, Gewehre)
4. Ist körperlich grausam zu Menschen
5. Quält Tiere
6. Stiehlt in Konfrontation mit dem Opfer (z.B. Taschendiebstahl)
7. Zwingt andere zu sexuellen Handlungen

Zerstörung von Eigentum

8. Begeht vorsätzlich Brandstiftung mit der Absicht, schweren Schaden zu verursachen
9. Zerstört vorsätzlich fremdes Eigentum (jedoch nicht durch Brandstiftung)

Betrug oder Diebstahl

10. Bricht in fremde Wohnungen, Gebäude oder Autos ein
11. Lügt häufig, um sich Güter oder Vorteile zu verschaffen oder um Verpflichtungen zu entgehen
12. Stiehlt Gegenstände von erheblichem Wert ohne Konfrontation mit dem Opfer (z.B. Ladendiebstahl)

Schwere Regelverstöße

13. Bleibt trotz elterlicher Verbote häufig über Nacht weg (Beginn vor dem 13. Lebensjahr)
14. Ist mindestens zweimal über Nacht von zu Hause weggelaufen, während er noch bei den Eltern oder bei einer anderen Bezugsperson wohnte (oder nur einmal mit Rückkehr erst nach langer Zeit)
15. Schwänzt häufig die Schule (Beginn vor dem 13. Lebensjahr)

b) Verhaltensstörung verursacht in klinisch bedeutsamer Weise Beeinträchtigungen in sozialen, schulischen oder beruflichen Funktionsbereichen

c) Bei Personen, die 18 Jahre oder älter sind, treffen die Kriterien einer antisozialen Persönlichkeitsstörung nicht zu

Beide Klassifikationssysteme weisen also trotz einer weitgehenden Vergleichbarkeit in den Symptomkriterien wichtige Unterschiede auf. Während im DSM-IV *Störungen des Sozialverhaltens* und *oppositionelles Trotzverhalten* getrennt klassifiziert werden und sich als Diagnosen gegenseitig ausschließen, treten oppositionelle Verhaltensweisen im ICD-10 als Unterkategorie bei den Störungen des Sozialverhaltens auf (vgl. Tabelle 2.1). Dieser Unterschied ist insbesondere für epidemiologische Untersuchungen nicht ganz unbedeutsam. Rowe, Maughan, Costello und Angold (2005) konnten zum Beispiel zeigen, dass Kinder mit einer ICD-10 Diagnose *Störung des Sozialverhaltens mit oppositionellem Verhalten* (F91.3), die Kriterien für beide entsprechende DSM-IV-Diagnosen (*Störung des Sozialverhaltens* oder *oppositionelles Trotzverhalten*) knapp verfehlten, obwohl sie in hohem Ausmaß psychisch beeinträchtigt waren. Daher führt die Verwendung von DSM-IV in epidemiologischen Untersuchungen zu einer *Unterschätzung der Prävalenzraten* im Vergleich zum ICD-10. Mit diesem Ergebnis wird zugleich ein wesentlicher Nachteil kategorialer Klassifikationssysteme im Vergleich zu dimensionalen Diagnosesystemen deutlich. Ihr Fokus auf unterschiedliche *Qualitäten* des Verhaltens (gestört vs. nichtgestört) ist für die Beschreibung von Verhaltensproblemen im Kindes- und Jugendalter oft nicht angemessen, da häufig auch subklinische Ausprägungsgrade vorliegen, die nicht selten den Beginn einer psychischen Störung markieren (Döpfner & Lehmkuhl, 1997). Problematisch sind vor allem eine optimale Grenzsetzung und das Definieren von validen Cut-off-Kriterien (d.h., ab wann betrachtet man das Verhalten als klinisch auffällig). Ist man insbesondere an den Entstehungsbedingungen bzw. dem Entwicklungsverlauf von Problemverhaltensweisen interessiert, so sind auch geringere Intensitätsgrade der Probleme von Bedeutung und dimensionalen Beurteilungen vorzuziehen. Fergusson und Horwood (1995) zeigten jedenfalls, dass eine dimensionale Beurteilung sozialer und hyperaktiver Verhaltensprobleme im Jugendalter eine höhere prädiktive Validität in Bezug auf delinquentes und kriminelles Verhalten aufwies, als klinische Diagnosestellungen. Zudem ergab sich bei der dimensionalen Beurteilung ein linearer Zusammenhang zwischen den Prädiktorvariablen und den vorhergesagten delinquenten Problemverhaltensweisen, der nicht bei den klinischen Beurteilungen auftrat.

Dimensionale Klassifikationen werden darüber hinaus komorbiden Problemen besser gerecht, da sie unabhängige Beurteilungen auf unterschiedlichen Verhaltensdimensionen zulassen, während klinische Diagnosesysteme im Wesentlichen auf Ausschlussdiagnosen zielen. Eine klare Abgrenzung der Störungen ist daher in der Praxis weitaus seltener möglich, als es kategoriale Diagnosesysteme für sich beanspruchen. Van Lier, Verhulst, van der Ende und Crijnen (2003) konnten beispielsweise in einer niederländischen Studie keine hinreichend große Gruppe von Kindern und Jugendlichen ausmachen, die sich nur durch eine der oben vorgestellten Störungen (Störungen des Sozialverhaltens, oppositionelles Trotzverhalten, Aufmerksamkeitsdefizit-Hyperaktivitätsstörung) charakterisieren ließ. Vielmehr ergaben sich drei Gruppen von Kindern mit Mischdiagnosen: Eine Gruppe mit hohen Ausprägungen von Störungen des Sozialverhaltens, oppositionellem Verhalten und Aufmerksamkeits- und Hyperaktivitätsproblemen, eine zweite Gruppe mit oppositionellen Verhaltensauffälligkeiten und Aufmerksamkeits- und Hyperaktivitätsproblemen sowie eine dritte Gruppe mit einem niedrigen Problemniveau in allen drei Bereichen. Dieses Ergebnis veranschaulicht die hohe Komorbidität dissozialer Störungen, die in den kategorialen Einteilungen nur unzureichende Berücksichtigung findet.

Andere Autoren sehen die Nachteile kategorialer Klassifikationssystemen besonders in der geringen Berücksichtigung des Schweregrades und der Intensität einzelner Symptome. So schlagen Bird et al. (2005) eine Klassifikation dissozialer Symptome entlang einer Hierarchie von Schweregraden von milden bis hin zu schweren Formen vor, bei der auch die Häufigkeit des Auftretens von Symptomen in den letzten zwölf Monaten und das Vorhandensein wiederholter Verhaltensweisen stärker als bislang berücksichtigt wird. Legt beispielsweise ein Kind einen Brand, so wird dies als eine schwere Form dissozialen Verhaltens eingeschätzt. Geschieht dies aber mehrere Male, so ist von einem deutlich gefährlicherem Muster dissozialen Verhaltens auszugehen, was sich nach Meinung der Autoren auch in den diagnostischen Entscheidungen niederschlagen sollte (Bird et al., 2005).

Ein Nachteil dimensionaler Beurteilungen ist, dass eine optimale Dimensionierung bislang nicht vorliegt, selbst wenn sich die dargestellte Unterscheidung von offenen vs. verdeckten und destruktiven vs. nichtdestruktiven Erscheinungsformen im Modell von Frick et al. (1993) als sehr stabil erwiesen hat. So liegen beispielsweise für aggressives Verhalten weiterführende Unterteilungen vor, die für die Ätiologie, Prävention und Behandlung sowie die entwicklungspsychologische Beurteilung bedeutsam sind (Berkowitz, 1993; Coie & Dodge, 1998; Hinshaw & Zupan, 1997; Parke & Slaby, 1983; Vitiello & Stoff, 1997). Die Systematisierungen beruhen dabei auf zusätzlichen phänomenologischen, insbesondere aber auf funktionalen und intentionalen Aspekten des Verhaltens. Aggressives Verhalten lässt sich danach hinsichtlich folgender Aspekte weiter unterteilen:

- *Körperliche* (z.B. Schlagen) vs. *verbale* (z.B. Beschimpfen) Aggression.
- *Offene/direkte* (z.B. Beschimpfen) vs. *verdeckte/indirekte* (z.B. Gerüchte verbreiten) Aggression (letzteres wird auch als *soziale* oder *relationale* Aggression bezeichnet, vgl. Bliesener & Arnhold, 2005).
- *Instrumentelle* (Erlangung eines bestimmten Vorteils für die eigene Person auf Kosten anderer Personen) vs. *feindselige* (einer Person wird gezielt Schaden zugefügt) Aggression (ähnlich ist die Unterscheidung zwischen sogenannter *kalter* und *heißer* Aggression, die den Grad der emotionalen Erregtheit als Unterscheidungskriterium zugrunde legt; vgl. Berkowitz, 1993).
- *Proaktive* (aktiv auf die Erreichung eines bestimmten Ziels der Person gerichtet) vs. *reaktive* Aggression (in Folge einer – vermeintlich – wahrgenommenen Bedrohung).

Diese und andere Einteilungen zeigen, dass faktorenanalytische Dimensionierungen dissozialen Verhaltens den vielfältigen Kontextbedingungen und Funktionszusammenhängen der Verhaltensprobleme nicht gänzlich gerecht werden. Ein Vorteil klinisch-kategorialer Modelle ist daher die partielle Berücksichtigung von ätiologischen Faktoren und Aspekten des Krankheitsverlaufs wie beispielsweise dem Beginn der Störung (Döpfner & Lehmkuhl, 1997). Im Zuge der Entwicklung der Diagnosesysteme zu vornehmlich deskriptiven Katalogen hat sich dieser Vorteil in den letzten Jahren jedoch zunehmend verflüchtigt.

Neuere Konzepte speziell aggressiven Verhaltens greifen die genannten Differenzierungen auf und schlagen weiterführende Systematisierungen vor, bei denen die Art der Symptome nur eine Beschreibungsdimension ist. So hat Liu (2004) im Rahmen seiner sogenannten Konzeptanalyse jüngst vorgeschlagen, eine Beschreibung aggressiver Verhaltensweisen nach auslösenden Bedingungen (z.B. interne oder externe Stimuli), definierenden Merkmalen (z.B. aufbrausende Emotionen oder Angriffe auf andere), messbaren Symptomen (z.B. erhöhtes Arousal oder Zerstörungen) und Konsequenzen (z.B. Schutz oder Macht) vorzunehmen. Im Rahmen einer solchen Konzeptanalyse wird also aggressives Verhalten entlang dieser vier Beschreibungsdimensionen eingeschätzt. Dies kann sowohl für die spezifische Beschreibung eines Verhaltens als auch zur Ermittlung möglicher Ursachen und Präventionsmaßnahmen für den Einzelfall herangezogen werden.

Zusammenfassend machen die vorgestellten Klassifikationsmodelle die Vielfältigkeit dissozialen Verhaltens im Kindes- und Jugendalter deutlich. Sie zeigen zugleich, dass eine Systematisierung aus unterschiedlichen Perspektiven nötig ist, um insbesondere die Entwicklung dieser Verhaltensprobleme adäquat zu erfassen (Achenbach, 1993; Hinshaw & Zupan, 1997). Da die vorliegende Arbeit einen Schwerpunkt auf der Entwicklung und frühen Prävention und Behandlung dissozialer Verhaltensprobleme aufweist, orientiert sich der Text stärker an dimensionalen als an klinisch-kategorialen Modellen. Allerdings sind mit einer breiten dimensionalen Erfassung des Problemverhaltens auch Gefahren verbunden, denen eine grundsätzliche Beachtung geschenkt werden sollte. Zum einen verweist die oben genannte Definition auf die Abhängigkeit der Problem- oder Störungsdefinition von sozialen Regeln und Normen, die sich – im Falle von juristischen Normen besonders eklatant – kulturell oder subkulturell ergeben. Daher darf die Verletzung juristischer und sozialer Normen nicht automatisch mit Verhaltensauffälligkeit gleichgesetzt werden (vgl. Rutter, 1997), wenn es zum Beispiel um den Widerstand gegen Diktaturen oder Verstößen gegen die allgemeinen Menschenrechte geht. Zum zweiten muss – betrachtet man einzelne Problemverhaltensweisen und berücksichtigt zudem geringe Auftretenshäufigkeiten und Intensitäten – von einer Bandbreite weitgehend normaler Erscheinungsformen bis hin zu klinischen Störungen ausgegangen werden. Damit in Zusammenhang steht, dass manche der aufgeführten dissozialen Verhaltensweisen zu bestimmten Abschnitten der Entwicklung zu erwarten sind, wie etwa instrumentelle Formen der Aggression im Kleinkindalter (Loeber & Hay, 1997) oder mildere Formen delinquenten Verhaltens im Jugendalter (Moffitt, 1993a). Eine entwicklungspsychologische Betrachtung dissozialen Verhaltens muss sich somit an normativen Entwicklungsverläufen orientieren und – wie in der eingangs dargelegten Definition – auf die Abweichung von *altersgemäßen* Ausdrucksformen des Sozialverhaltens fokussieren (Richters & Cicchetti, 1993).

2.2 Diagnostik und Erhebungsinstrumente

2.2.1 Ziele und Einsatzgebiete diagnostischer Methoden

Psychodiagnostische Verfahren werden in der Praxis eingesetzt, um wissenschaftlich fundierte Entscheidungshilfen für unterschiedliche Handlungs- bzw. Behandlungsmöglichkeiten bereitzustellen (Amelang & Zielinski, 2004). Entscheidungsträger wie Eltern, Lehrer oder Psychologen befinden sich also in Entscheidungssituationen (z.B. für oder gegen eine Behandlungsmaßnahme), die durch die systematische Beschaffung von Informationen (z.B. Einschätzungen zur Entwicklungsprognose bei

Nichtbehandlung) optimiert werden sollen. Bezogen auf dissoziale Störungen von Kindern und Jugendlichen ist es daher einerseits das Ziel diagnostischer Verfahren, mit Hilfe geeigneter Erhebungsinstrumente Informationen über das Vorliegen eines Verhaltensproblems oder einer psychischen Störung sowie über deren Auftretenshäufigkeit, Stabilität und den relevanten Entwicklungsbedingungen zu erfahren. Andererseits sind psychodiagnostischen Erhebungen notwendig, um Veränderungen des Verhaltens in Folge präventiver oder interventiver Maßnahmen zu erfassen und damit den Erfolg professionellen Handelns bewerten zu können. Mit diesen Zielsetzungen kann sich die diagnostische Beurteilung dissozialen Verhaltens auf vielfältige Anwendungsfelder beziehen. Neben der Anwendung in klinisch-therapeutischen Kontexten, liegen weitere Schwerpunke in rechtspsychologischen/juristischen und in psychologisch-pädagogischen Fragestellungen (vgl. Tabelle 2.2). Zudem werden diagnostische Verfahren selbstverständlich auch zu Forschungszwecken genutzt.

Tabelle 2.2: Anwendungsfelder diagnostischer Methoden und Beispiele diagnostischer Fragestellungen in Bezug auf dissoziales Verhalten bei Kindern und Jugendlichen

Anwendungsfeld	**Beispiele diagnostischer Fragestellungen**
Klinische Psychologie	• Diagnosestellung, Indikation therapeutischer Maßnahmen
Rechtspsychologie/ Justiz	• Prognose zukünftigen dissozialen Verhaltens, Beurteilung des Entwicklungsverlaufs • Familienrechtliche Entscheidungen (z.B. für oder gegen eine Heimunterbringung)
Pädagogik/ Schulpsychologie	• Erfassung des Ausmaßes an Gewalt oder Mobbing an einer Schule • Entscheidung für oder gegen besondere pädagogische Maßnahmen (z.B. Sonderbeschulung)
Forschung	• Erforschung von Ursachen, Verlauf und Auswirkungen dissozialen Verhaltens • Schätzung der Prävalenz dissozialer Störungen innerhalb einer Population • Evaluation von Präventions- und Interventionsmaßnahmen

2.2.2 Erhebungsinstrumente zur Erfassung dissozialen Verhaltens

Dissoziales Verhalten kann über verschiedene diagnostische Zugänge und Instrumente erfasst werden (vgl. Merrell, 2003). Neben der Nutzung von objektiven Aktendaten (z.B. Schulverweise, bisherige Polizeikontakte, Vorstrafen etc.) sind häufig eingesetzte Verfahren bei Kindern und Jugendlichen standardisierte Fragebogen- oder Ratingverfahren mit unterschiedlichen Informanten, halb- oder voll standardisierte Interviews und die direkte Verhaltensbeobachtung in mehr oder weniger stark systematisierten sozialen Situationen (Merrell, 2003). Diese Zugänge weisen jeweils spezifische Vor- und Nachteile auf (Scott, 2001). *Ratingverfahren* haben neben ihrer Ökonomie den Vorteil, dass sie wegen ihrer weitgehenden Standardisierung eine hohe Durchführungs-, Auswertungs- und Interpretationsobjektivität aufweisen und die Beurteilung des Sozialverhaltens bezogen auf einen längeren Zeitraum ermöglichen. Ein wesentlicher Nachteil besteht allerdings in der hohen Verfälschbarkeit etwa durch sozial erwünschte Antworten (insbesondere bei Selbstberichten) und in der eingeschränkten ökologischen Validität, da jeweils nur ein beschränkter Ausschnitt sozial relevanter Verhaltensmerkmale erfasst wird. *Interviewverfahren* ermöglichen im Gegensatz zu Fragebögen detaillierte Beschreibungen eines Verhaltens und eröffnen die Möglichkeit, Fragen je nach Antwort flexibel stellen zu können. Klinisch-psychologische Interviews leisten darüber hinaus eine genaue auf die einschlägigen Diagnosekataloge zugeschnittene Verhaltensbeurteilung (vgl. Kap. 2.1). *Systematische Verhaltensbeobachtungen* (z.B. im Kindergarten während einer Spielsituation) eignen sich vor allem dazu, natürlichere (d.h. ökologisch validere) Informationen des Problemverhaltens zu erheben. Jedoch erfordern diese Verfahren bekanntermaßen eine weitaus umfangreichere Einarbeitung der Erhebungspersonen und weisen im Vergleich zu Ratingverfahren eine grundsätzlich geringe Objektivität und Reliabilität auf. Darüber hinaus sind umfangreiche Beobachtungssysteme mit hohen Erhebungsaufwänden und Kosten verbunden und beziehen sich nur auf einen spezifischen Verhaltensausschnitt zu einer bestimmten Zeit. In Tabelle 2.3 findet sich eine Zusammenfassung zu Eigenschaften und Merkmalen der genannten Erfassungsmethoden.

Tabelle 2.3: Charakteristika verschiedener Erfassungsmethoden dissozialen Verhaltens (modifiziert nach Scott, 2001)

	Ratingverfahren	**(Halb-) strukturiertes Interview**	**Verhaltensbeobachtung**
Informant	Kind, Eltern oder Erzieher	Kind, Eltern oder Erzieher	Geschulter Beobachter
Zeitraum des Verhaltens	Tage/Monate	Tage/Monate	Minuten
Format	Kurze festgelegte Fragen mit standardisiertem Antwortformat	Flexible Fragen bis zur Beantwortung der Fragestellung	Auge/Kamera
Erhobene Information	Ausgewählte Verhaltenskategorien	Detaillierte Beschreibung eines Verhaltens	Konkret beobachtbares Verhalten
Einschätzungskriterien	Subjektive Sicht von Eltern/Lehrern/der Person selbst	Objektiv definiert	Objektiv definiert
Zeitaufwand	5-20 Minuten	1-3 Stunden	2-3 Stunden
Trainingszeit für den Erhebungsleiter	Kurz	Mittel	Lang
Kosten	Niedrig	Mittel	Hoch

Im Folgenden werden die wichtigsten Fragebogen- und Ratingverfahren, Interviewmethoden und Beobachtungsinstrumente zur Erfassung dissozialer Verhaltensweisen vorgestellt.

Fragebogen- und Ratingverfahren

Es existiert eine ganze Reihe verschiedener Fragebogeninstrumente, die von einfachen Screening-Instrumenten (d.h. einfachen kurzen Einschätzungsverfahren) über umfangreiche Fragebogensysteme zur dimensionalen Beurteilung psychischer Störungen im Kindes- und Jugendalter bis hin zu Instrumenten zur Erfassung spezifischer Erscheinungsformen dissozialen Verhaltens reichen (vgl. Übersichten in Collett, Ohan & Myers, 2003; Merrell, 1993, 2003). Die folgende Auswahl beschränkt sich auf Instrumente, die international weit verbreitet sind und bereits im deutschen Sprachraum eingesetzt und psychometrisch überprüft wurden.

Die Achenbach-Skalen (ASEBA). Bereits seit Ende der 1970er Jahre wurde von Achenbach (Achenbach, 1985; Achenbach & Edelbrock, 1978) ein einheitliches Beurteilungssystem entwickelt, dass die oben genannte dimensionale Erfassung psychopathologischer Verhaltensprobleme von Kindern und Jugendlichen aus unterschiedlicher Perspektive zum Ziel hatte (vgl. oben). Mittlerweile liegen Fragebogen-Versionen von 1.5 bis über 90 Jahren sowie ergänzende Manuale für Beobachtungs- und Interviewverfahren vor (ASEBA = *A*chenbach *S*ystem of *E*mpirically *B*ased *A*ssessment; vgl. umfassend: www.aseba.org). Die Achenbach-Skalen wurden international sehr häufig eingesetzt (vgl. Crijnen, Achenbach & Verhulst, 1999; Verhulst & Achenbach, 1995) und dienen der Erfassung eines breiten Spektrums von Verhaltens- und Entwicklungsstörungen (Achenbach & Edelbrock, 1978). Für den Altersbereich zwischen 4 und 18 Jahren existieren drei verschiedene Versionen für Eltern (*Child Behavior Checklist*, CBCL), Lehrer/Erzieherinnen (*Teacher Report Form*, TRF) und für Kinder- und Jugendliche (ab 11 Jahre, *Youth Self Report*, YSR). Alle drei Versionen bestehen aus acht faktorenanalytisch entwickelten Syndromskalen mit etwa 120 Items (z.B. *Sozialer Rückzug*, *körperliche Beschwerden*, *Soziale Probleme*, *Aufmerksamkeitsstörungen*, *delinquentes Verhalten*, *aggressives Verhalten*), die zu zwei Breitbandskalen (internalisierende und externalisierende Störungen) sowie zu einem Gesamtwert für Problemverhalten zusammengefasst werden können. Die Syndromskalen sind in der Eltern-, Lehrer- und Selbstberichtversion identisch. Die Lehrerversion erfasst zusätzlich noch soziale Kompetenzen im Schulbereich. Eine Kombination der Angaben der drei Informationsquellen ist möglich. Die psychometrischen Qualitäten der Achenbach-Skalen weisen in internationalen und deutschen Studien gute psychometrische Eigenschaften auf (vgl. z.B. Schmeck et al., 2001; Walter & Remschmidt, 1999). Eine umfassende Normierung sowie der Vertrieb der aktuellen Fragebogenversionen wird von der Abteilung für Kinder- und Jugendpsychiatrie der Universität Köln organisiert (vgl. Arbeitsgruppe Kinder-, Jugend- und Familiendiagnostik; www.kjp-uni-koeln.de/kjfd.php). Die Achenbach-Skalen sind weltweit die mit Abstand am häufigsten eingesetzten Verfahren bei der Beurteilung von sozialen und anderen Verhaltensproblemen im Kindes- und Jugendalter. Aufgrund der weitgehenden Vergleichbarkeit der verschiedenen Versionen eignen sie sich hervorragend zum Einsatz in forschungsbezogenen Kontexten und als Alternative zu kategorialen klinisch-psychologischen Beurteilungen nach DSM-IV oder ICD-10. Dennoch existieren auch Nachteile: Unter pragmatischen Gesichtspunkten ist zu sagen, dass der Fragebogen mit jeweils etwa 120 Items relativ umfangreich ist und viele Items eine starke klinische Orientierung aufweisen, die unter Umständen bei Erhebungen in normativen Stichproben Irritationen hervorrufen.

Eyberg Child Behavior Inventory (ECBI). Im anglo-amerikanischen Sprachraum hat sich zum Zweck der Erfassung kindlicher Verhaltensstörungen das *Eyberg Child Behavior Inventory* (ECBI) als ein wichtiges Fragebogenverfahren in der Entwicklungs- und Interventionsforschung etabliert (Eyberg & Pincus, 1999). Das ECBI wurde ursprünglich für die pädiatrische Praxis als Screening-Instrument entwickelt, das heißt zum Zweck einer kurzen ökonomischen Verhaltensbeurteilung in Reihenerhebungen. Es dient der Erfassung vorwiegend externalisierender und dissozialer Verhaltensprobleme von Kindern und Jugendlichen im Alter von 2 bis 16 Jahren aus der Sicht der Eltern. Zudem existiert eine weniger bekannte und weniger oft verwendete annähernd vergleichbare Lehrer-/Erzieherinnen-Version (*Sutter-Eyberg Student Behavior Inventory*, SESBI; vgl. Eyberg & Pincus, 1999). Für den deutschen Sprachraum liegt eine Übersetzung und psychometrische Überprüfung der Eltern-Skalen für das Vorschulalter vor (Beelmann, Lösel, Stemmler & Jaursch, 2006). Im Fragebogen werden sehr alltagsnahe und recht einfach von den Eltern beobachtbare Probleme des Kindes im Sozialverhalten erfasst (z.B. „unterbricht Gespräche", „hat Wutanfälle"). Das ECBI sieht allerdings nicht nur eine Beurteilung der Intensität eines Problemverhaltens vor. Es erfasst ebenfalls, inwieweit das Verhalten von den Eltern als Erziehungsproblem erlebt wird, was wegen der vielen Wechselwirkungen zwischen dem elterlichen Erziehungsverhalten und den kindlichen Verhaltensproblemen diagnostisch sinnvoll ist (vgl. Kap. 4.1.4). Zudem ist das Verfahren mit lediglich 36 Items sehr zeit- und kostensparend und kann sowohl individualdiagnostisch als auch forschungsbezogen angewandt werden.

Eine Reihe von Untersuchungen bestätigen die hohe Reliabilität sowohl für die angloamerikanische (interne Konsistenz 0.90) als auch die deutsche Version (interne Konsistenzen 0.87 bis 0.90). Die Validität des ECBI konnte faktorenanalytisch sowie anhand von signifikanten Korrelationen mit Beobachtungsdaten und der Child Behavior Checklist (CBCL) bestätigt werden (Korrelation mit Beobachtungsdaten und CBCL von $r = 0.41$ bis $r = 0.75$; vgl. Beelmann, Lösel et al., 2006; Burns & Patterson, 1990, 2001). Die deutsche Fassung des ECBI stellt für das Vorschulalter ein reliables, sensitives und ökonomisches Verhaltensinventar dar. Es kann als Alternative oder Ergänzung zu klinisch orientierten Verhaltensinventaren oder als entwicklungsdiagnostisch orientiertes Screening-Instrument für Vorschulkinder eingesetzt werden (Beelmann, Lösel et al., 2006). Zudem eignet es sich durch die Verwendung eher „leichter" Items (d.h. durch Abfrage von Verhaltensproblemen mit hoher Prävalenz) zur Erfassung *beginnender* Fehlentwicklungen.

Social Behavior Questionnaire (SBQ). Die Originalversion des Social Behavior Questionnaires (SBQ) stammt von der kanadischen Forschergruppe um Richard Tremblay (vgl. Tremblay, Loeber, Gagnon, Charlebois, Larivée & LeBlanc, 1991).

Der Fragebogen dient der ökonomischen Erfassung des Sozialverhaltens von Kindern und Jugendlichen und liegt in vier Versionen für Mütter, Väter, Lehrer und Erzieherinnen vor. Die ursprüngliche Version bestand aus 38 Items und wurde seitdem mehrmals überarbeitet und ergänzt. Zur aktuellen Versionen existieren noch keine Veröffentlichungen, sondern allein interne Forschungsdokumentationen, die direkt in Kanada angefordert werden können. Die Elternversion für Kinder im Alter zwischen 4 und 11 Jahren (SBQ-EL 4-11) enthält insgesamt 47 Beschreibungen kindlicher Verhaltensweisen (z.B. „Es weint sehr oft“, „Es ist impulsiv und handelt ohne nachzudenken“, „Es lädt Kinder zum Mitspielen ein“). Eine deutsche Adaptation wurde von Lösel et al. (2002) vorgenommen. Neben einem Gesamt-Problemwert können sechs Primärskalen gebildet werden: *Prosoziales Verhalten*, *Hyperaktivität/Unaufmerksamkeit*, *Störung des Sozialverhaltens* (*Physische Aggression* und *Zerstörung/ Delinquenz*), *Indirekte Aggression* und *Emotionale Störung/Ängstlichkeit*. Darüber hinaus ist die Konstruktion einer weiteren Sekundärskala *Externalisierendes Problemverhalten* (Summe der Skalen *Störungen des Sozialverhaltens* und *Indirekte Aggression*) möglich. Die Skalen weisen befriedigende Test-Retest-Reliabilitäten auf, die von r_{tt} = .62 bis .72 reichen (Tremblay et al., 1991). In der deutschen Adaptation lagen zufrieden stellende interne Konsistenzen im Bereich von α = .81 bis .85 vor (Lösel, Beelmann & Stemmler, 2002). Der SBQ ist bislang vor allem forschungsbezogen von der Arbeitsgruppe um Tremblay eingesetzt worden. Er eignet sich gut zur ökonomischen Beurteilung unterschiedlicher dissozialer Verhaltensprobleme und ist dabei weniger als die Achenbach-Skalen an klinischen Störungsbildern orientiert.

Strengths and Difficulties Questionnaire (SDQ). Der SDQ ist ein in Großbritannien entwickeltes Instrument zur ökonomischen Erfassung von Verhaltenskompetenzen (Strengths = Stärken) und -auffälligkeiten (Difficulties = Schwächen) für Kinder und Jugendliche im Alter von 4 bis 16 Jahren (Goodman, 1997; www.sdqinfo.com). Es existieren Eltern- und Lehrer/Erzieherinnen-Versionen sowie ab dem 11. Lebensjahr eine Selbstbericht-Version. Der Fragebogen wurde international in zahlreichen groß angelegten Untersuchungen psychometrisch überprüft (Goodman, 2001). Seit 1997 liegt auch eine deutsche Übersetzung vor, die ebenfalls in mehreren Arbeiten normiert und validiert wurde (z.B. Klasen, Woerner, Rothenberger & Goodman, 2003). Der Fragebogen besteht aus 25 Items (Verhaltensbeschreibungen), von denen je fünf den Skalen Emotionale Probleme (Internalisierung), Verhaltensprobleme (Externalisierung), Hyperaktivität, Verhaltensprobleme mit Gleichaltrigen (mangelnde/problematische Beziehung zu Gleichaltrigen) sowie Prosoziales Verhalten zugeordnet werden. Die Dauer des Verfahrens beträgt nach Angaben der Autoren 5 bis 10 Minuten. Angesichts des geringen Umfangs und der Breite des beurteilten Problemverhaltens, leistet der SDQ allerdings nur eine sehr grobe Beurteilung dissozialen Verhaltens.

Weitere deutschsprachige Verfahren. Neben den hier vorgestellten Fragebogen- und Ratingverfahren gibt es im deutschen Sprachraum noch weitere Instrumente zur Beurteilung dissozialer und anderer Verhaltensprobleme. Dazu gehört zum Beispiel der *Verhaltensbeurteilungsbogen für Vorschulkinder* (VBV 4-6; Döpfner, Berner, Fleischmann & Schmidt, 1993), der ebenfalls in einer Eltern- und Erzieherinnen-Version vorliegt. Ein Testverfahren zur Beurteilung speziell aggressiver Verhaltensprobleme haben Petermann und Petermann (2000a) mit dem *Erfassungsbogen für aggressives Verhalten in konkreten Situationen* (EAS) vorgelegt. Der EAS besteht aus 22 Beschreibungen von Alltagssituationen, die Kindern im Alter von 9 bis 13 Jahren in Form von Bildgeschichten vorgelegt werden. Zu jeder Bildgeschichte werden drei prototypische Reaktionsmöglichkeiten genannt, von denen eine ausgewählt werden soll. Die Antworten repräsentieren sozial erwünschtes Verhalten sowie leichte und schwere Formen aggressiven Verhaltens. Das Verfahren liegt mittlerweile in einer Jungen- und Mädchenversion vor und wurde kürzlich umfassend neu normiert und erfolgreich psychometrisch überprüft (vgl. auch Petermann & Petermann, 2000b).

Interviewverfahren

Eine wichtige Informationsquelle zur Beurteilung von Verhaltensproblemen in der klinischen Praxis stellt das Interview dar. Besonders zu Beginn therapeutischer Behandlungen werden zumeist unstrukturierte Formen eingesetzt, da diese Verfahren die höchste Flexibilität bieten. Allerdings birgt eine fehlende Strukturierung die Gefahr von Auslassungen und Urteilsverzerrungen. Diese Nachteile können durch die Verwendung halb- oder vollstrukturierter Interviews überwunden werden. Sie liegen zur Erstellung klinisch-psychologischer Diagnosen in zahlreichen Varianten vor (vgl. Essau & Conrath, 2004) und sind zudem integrativer Bestandteil vieler therapeutischer Manuale (z.B. Petermann & Petermann, 2005). Im Interview werden in der Regel vier Klassen von Informationen erhoben. Durch Befragung von Eltern, Lehrern oder des Kindes selbst werden (1) Detailinformationen über den Beginn, die Häufigkeit und die Intensität des Problemverhaltens in Erfahrung gebracht. Weiterhin werden (2) Hintergrundinformationen über die Lebenssituation und Entwicklungsgeschichte des Kindes erfragt und Angaben über Belastungen in verschiedenen Lebensbereichen (z.B. psychische Störungen in der Familie) und Entwicklungsabschnitten (z.B. Geburtskomplikationen) eingeholt. Zudem werden (3) mögliche Komorbiditäten ermittelt sowie aktuell wirksame Risiken (z.B. problematisches Erziehungsverhalten der Eltern oder dissoziale Freunde des Kindes) erfragt. Schließlich lassen sich (4) die Auswirkungen dissozialer Verhaltensprobleme auf verschiedene Entwicklungskontexten erfassen (z.B. auf die Eltern-Kind-Interaktion).

Auch im deutschen Sprachraum werden strukturierte klinische Interviews mittlerweile zur Diagnosestellung nach DSM-IV und ICD-10 herangezogen. Das Kinder-DIPS (*D*iagnostisches *I*nterview *p*sychischer *S*törungen; Unnewehr, Schneider & Margraf, 1995) wird beispielsweise zur Einschätzung psychischer Störungen nach DSM-IV eingesetzt. Es ist als Kinder-, Jugendlichen- und Elternversion verfügbar und besteht aus drei Teilen. In einem Überblicksteil werden Probleme und belastende Lebensereignisse der letzten sechs Monaten erfasst. Ein spezieller Teil dient zweitens der konkreten Beurteilung psychischer Störungen und schließlich erfolgt im dritten Teil die Erhebung anamnestischer Informationen. Interviews werden allerdings nicht nur zur formalen Diagnosestellung eingesetzt. Im anglo-amerikanischen Sprachraum hat sich zur dimensionalen Erfassung kindlichen Problemverhaltens der *Parent Daily Report* (PDR) als ein gängiges Verfahren etabliert (Rains, 2002). Diese Checkliste besteht aus 30 Items zu verschiedenen dissozialen und anderen Verhaltensproblemen, zu denen die Eltern täglich telefonisch befragt werden (bezogen auf die Häufigkeit in den letzten 24 Stunden). Der PDR beinhaltet drei Problemskalen, mit denen *offene Aggressionen und oppositionelles Verhalten* (z.B. „hat Geschwister geschlagen“ oder „wurde verbal aggressiv“), *verdecktes dissoziales Verhalten* (Stehlen, Feuerlegen) und *hyperaktives und störendes Verhalten* des Kindes (z.B. „rennt ständig umher“) erfasst werden. Mit Ausnahme der Subskala *verdecktes dissoziales Verhalten* ergaben sich in psychometrischen Untersuchungen zufrieden stellende Reliabilitäten (Cronbachs $\alpha > .80$). Darüber hinaus zeigten sich signifikante Unterschiede in den Skalenmittelwerten zwischen einer Risiko- und Normalstichprobe, wodurch die differenzielle Validität des PDR sichergestellt werden konnte.

Verhaltensbeobachtungen

Verhaltensbeobachtungen werden meistens dann eingesetzt, wenn die Probleme nur in einem bestimmten Setting (z.B. in der Schule) auftreten, widersprüchliche Informationen aus Fragebogenverfahren und Interviews existieren oder das Kind selbst (z.B. aufgrund seines Alters) keine hinreichend valide Auskünfte geben kann. In konkreten Beobachtungssituationen kann neben der Beurteilung des Problemverhaltens auch von Interesse sein, wie sich ein Kind in neuen, bislang unbekannten Situationen verhält, wie es mit Eltern oder Gleichaltrigen interagiert, wie gut es Emotionen und Verhalten regulieren kann oder wie es mit Stresssituationen umgeht. Verhaltensbeobachtungen können sowohl im Labor (z.B. standardisierte Spielsituationen) als auch in der natürlichen Umwelt des Kindes (z.B. tagebuchartige Dokumentation kindlichen Verhaltens durch die Eltern) durchgeführt werden. Zur Sicherung minimaler psychometrischer Standards ist allerdings wichtig, dass die Beobachtungen unter festgelegten Bedingungen (z.B. zu bestimmten Tageszeiten, ein bestimmtes Zeitintervall) durchgeführt und mithilfe von Beobachtungsbögen systematisch registriert werden (Faßnacht, 1995).

Im deutschen Sprachraum liegen mehrere Beobachtungsverfahren vor, die jedoch spezifische Nachteile für die Diagnostik dissozialer Verhaltensprobleme aufweisen (Petermann & Petermann, 2000b). Der *Beobachtungsbogen für Kinder im Vorschulalter* (BBK; Duhm & Althaus, 1979; Mayr, 2000) ist ein allgemeines Beobachtungsverfahren kindlicher Verhaltensweisen in den Bereichen Sprache, Kognition, Sozialverhalten und Aggression und dient der systematischen Verhaltensbeobachtung von Kindern zwischen 4 und 6 Jahren im Kontext des Kindergartens. Mit Hilfe von 76 Items schätzen Erzieherinnen in Vorschuleinrichtungen durch teilnehmende Beobachtung das soziale und emotionale Verhalten des Kindes im Umgang mit Gleichaltrigen und Erzieherinnen ein. Aufgrund der Breite der erfassten Verhaltensweisen eignet sich das Instrument aber besser als allgemeines Screening-Verfahren als zur konkreten Diagnose dissozialer Verhaltensprobleme. Ein weiteres Beobachtungsverfahren stellt das *Kategoriensystem zur Erfassung aversiver Kindverhaltensweisen* (KAZEAK) von Mees (1988) dar. Dieses Kategoriensystem erfasst aversive und aggressive Interaktionsmuster zwischen Kindern im Alter von 5 bis 6 Jahren und Erwachsenen. Mit Hilfe von 25 Kategorien werden in 6-Sekunden-Intervallen positive und negative kindliche Verhaltensweisen kodiert. Das Verfahren ermöglicht dadurch eine sehr differenzierte Analyse aggressiver und anderer Verhaltensprobleme.

In der Praxis und Forschung konnte sich dieses umfangreiche Beobachtungsverfahren wohl aufgrund seines Erhebungsaufwandes jedoch nicht durchsetzen. Besser etabliert hat sich hingegen im schulischen Kontext das *Beobachtungssystem zur Analyse von aggressionsbezogenen Interaktionen im Schulunterricht* (BAVIS). Das von Humpert und Dann (1988) entwickelte Verfahren dient der Erfassung kindlicher Verhaltensprobleme in der Interaktion mit Lehrern, misst dabei sowohl Schülerhandlungen (z.B. Beschädigung von Sachen, physische Auseinandersetzung, Drohen und Erpressen, verbale Auseinandersetzung) als auch Lehrerverhaltensweisen (z.B. Drohen, Schimpfen). Es ist daher mehr auf die Erfassung aversiver Interaktionssequenzen im Unterricht und die Veränderung des Lehrerverhaltens ausgelegt als für die Diagnostik dissozialer Verhaltensprobleme bei Kindern und Jugendlichen.

International wurde das Beobachtungssystem *Dyadic Parent-Child Interaction Coding System* (DPICS-II) von Eyberg, Bessmer, Newcomb, Edwards und Robinson (1994) vor allem im Rahmen von Untersuchungen zur Wirksamkeit von Elterntrainingsprogrammen (vgl. Kap. 5.3) oft eingesetzt. Das DPICS ist ein umfassendes Kategoriensystem und dient der Erfassung der Qualität der Eltern-Kind-Interaktion in drei standardisierten Fünf-Minuten-Spielsituationen, die typischerweise im Labor durchgeführt werden. Diese Situationen bestehen aus einer kindgesteuerten Interaktion (Kind macht Spielvorgaben/-vorschläge), einer elterngesteuerten Interaktion (Mutter oder Vater macht Spielvorgaben/-vorschlägen) sowie einer Abschlussphase, in der das Elternteil das Kind zum Aufräumen der Spielgegenstände auffordert. Jede dieser Phasen wird anhand von 26 Verhaltenskategorien des Kindes und der Eltern eingeschätzt, die vor allem Verbalisierungen (z.B. Verhaltensbeschreibungen, Lob, Kritik, Anweisungen), aber auch Vokalisationen (z.B. Lachen), physisches Verhalten (z.B. positives wie Umarmen, negatives wie Schlagen) sowie Reaktionen auf Aufforderungen (z.B. Befolgen, Nichtbefolgen) bestehen. Aufgrund der Arbeitsschwerpunkte der Autorengruppe (Eltern-Kind-Therapie bei Störungen des Sozialverhaltens, vgl. Kap. 5.3) liegt der Schwerpunkt der Verhaltensbeurteilungen auf den Bereich der Interaktionsprobleme bei dissozialen Verhaltensstörungen des Kindes (vgl. Kap. 4.1.4). Das DPICS-II weist trotz seines Umfangs relativ hohe Beobachterübereinstimmungen auf. Je nach Beobachtungsphase schwankten die entsprechenden Kappa-Werte zwar beträchtlich, lagen aber zumeist im Bereich von .60 bis .80. Zudem erbrachten Vergleiche zwischen klinischen und nichtklinischen Gruppen deutliche Unterschiede im Interaktionsverhalten und sprachen somit für die differenzielle Validität des Verfahrens.

Übersicht und weiterführende diagnostische Fragestellungen

Neben der Erfassung der Art, Häufigkeit und Intensität dissozialen Verhaltens mithilfe der genannten Erhebungsmethoden, ist die Erfassung der Entwicklungsgeschichte sowie die Diagnostik der relevanten Entwicklungsbedingungen für die Beurteilung dissozialer Verhaltensprobleme in klinischen und forschungsbezogenen Kontexten von hoher Bedeutung. Aufgrund der großen Bandbreite relevanter Entwicklungsfaktoren (vgl. Kap. 4) liegt dazu eine Vielzahl von Erhebungsinstrumenten und -strategien vor, auf die im Rahmen des vorliegenden Bandes nicht näher eingegangen werden kann (vgl. dazu u.a. Campbell, 2002; Frauenglass & Routh, 1999). Stattdessen gibt Tabelle 2.4 eine Übersicht und Zusammenfassung verschiedener Erhebungsverfahren für unterschiedliche Informanten in Abhängigkeit von den diagnostischen Fragestellungen, die sich im Kontext der Beurteilung dissozialer Verhaltensprobleme als bedeutsam erwiesen haben.

Tabelle 2.4: Ziele und Verfahren bei der Erfassung dissozialer Verhaltensweisen (modifiziert nach Frauenglass & Routh, 1999)

Ziel	Verfahren	Informanten/Inhalte
Erfassung des derzeitigen dissozialen Verhaltens	Ratingverfahren	Eltern- und Lehrerchecklisten Selbsteinschätzung Einschätzung durch Peers
	Interview	Eltern Kind
	Verhaltens-beobachtung	Kindverhalten Eltern-Kind-Interaktion Interaktion mit Peers
Erfassung der Entwicklungsgeschichte (Anamnese)	Interview	Eltern
	Objektive Daten	Medizinische, schulische und juristische Akten (z.B. Behandlungen, Schulzeugnisse, Vorstrafen)
Erfassung intellektueller Stärken und Schwächen für differenzielle Diagnosen oder Komorbiditäten	Psychologische Testverfahren	Allgemeine kognitive Fähigkeiten, Intelligenz, Aufmerksamkeit, Impulsivität etc.
Erfassung persönlichkeitsbezogener und emotionaler Faktoren für differenzielle Diagnosen oder Komorbiditäten (Angststörungen, Depressionen)	Ratingverfahren	Eltern- und Lehrerchecklisten Selbsteinschätzung
	Interviews	Eltern Kind
	Verhaltens-beobachtung	Spielverhalten
Erfassung von Entwicklungsfaktoren (Belastungen, Ressourcen) dissozialer Verhaltensprobleme (z.B. elterlicher Stress, soziale Unterstützung; psychische Störungen der Eltern)	Interviews	Eltern Kind
	Ratingverfahren	Eltern Kind

2.2.3 Systematisches Risikoassessment und Integration diagnostischer Informationen

Insbesondere mit Blick auf die Prävention und frühzeitige Behandlung dissozialer Verhaltensstörungen (vgl. Kap. 5) sind die frühe Identifikation von Risikokindern und -jugendlichen und die Erfassung chronisch risikoförderlicher Entwicklungsbedingungen zu weiteren wichtigen diagnostischen Fragestellungen geworden (vgl. Lösel, 2000, 2002; Scheithauer & Petermann, 2002). Unter dem Begriff des *Risikoassessments* werden dabei alle Maßnahmen der diagnostischen Beurteilung zur Art und zum Ausmaß einer Entwicklungsgefährdung zusammengefasst. Die Qualität derartige Beurteilungen ist in erster Linie von der Stabilität und dem Prädiktionswert der zu beurteilenden Sachverhalte (entweder des Problemverhaltens selbst oder der relevanten Entwicklungsfaktoren) abhängig (vgl. dazu Kap. 3.1). In diesem Zusammenhang zeigen systematische Forschungszusammenfassungen, dass es einerseits eine hohe Anzahl von Merkmalen im Entwicklungsverlauf gibt, die mit dissozialen Verhaltensproblemen kovariieren (vgl. Kap. 4). Andererseits weisen diese Faktoren meistens nur geringe bis mittlere Prädiktionswerte bis $r = .30$ in Hinblick auf zukünftiges dissoziales Verhalten auf (Lösel, 2002). Aus diagnostischer Sicht ist es insofern notwendig, eine möglichst breite diagnostische Erfassung relevanter Entwicklungsfaktoren zu gewährleisten und neben der Art der Risiken auch das Ausmaß der Belastung zu erfassen. Wir werden auf dieses Problem in Kapitel 4 zurückkommen.

Was die prognostische Validität der Problembeurteilung selbst angeht, so wird zur Verbesserung der Gefährdungsbeurteilung sowohl eine Kombination von Informationen verschiedener Informanten als auch eine multimethodale Vorgehensweise vorgeschlagen (vgl. Amelang & Zielinski, 2004). Vor allem bei Ratingverfahren erzielen die Auskünfte unterschiedlicher Informanten (Eltern, Erzieherinnen, Lehrer, andere Experten, Gleichaltrige, Selbstauskünfte) keine besonders hohen Übereinstimmungen (vgl. Achenbach, McConaughy & Howell, 1987; Duhig, Renk, Epstein & Phares, 2000; Kuschel, Heinrichs, Bertram, Naumann & Hahlweg, 2007; Lösel, Stemmler, Beelmann & Jaursch, 2005). Bei Informanten aus unterschiedlichen Settings liegen die Korrelationen häufig nur im Bereich von $r = .20$. Bei Informanten aus dem gleichen Kontext (z.B. Eltern) fallen die Übereinstimmungen höher aus, aber auch hier sind die Korrelationen häufig nur mäßig hoch ($r = .50$). Das Problem der geringen Inter-Informanten-Übereinstimmung nimmt zwar bei der Zuordnung extremerer Ausprägungsgrade ab (z.B. bei der Beurteilung klinisch relevanter Verhaltensprobleme) und ist grundsätzlich bei der Beurteilung dissozialer Verhaltensprobleme nicht so ausgeprägt wie bei den häufig schwerer zu beobachtenden internalisierenden Problemverhaltensweisen (Lösel et al., 2005; Kuschel et al., 2007). Gleichwohl ergeben sich aus dem Informantenproblem gravierende diagnostische und praxisrelevante Implikationen (Lösel et al., 2005). So können etwa die ermittelten Prävalenzraten an Verhaltensproblemen bei verschiedenen Informanten deutlich variieren (Beelmann, Lösel et al., 2006), in längsschnittlichen Untersuchungen ergeben sich unterschiedliche Entwicklungsverläufe oder -pfade oder es werden für die Auswahl von Präventions- und Interventionsmaßnahmen unterschiedlich relevante Problembereiche benannt (Lösel, 2002). Diese und andere Aspekte führen dazu, dass heute eine Multi-Informantenperspektive zumindest bei der Beurteilung dissozialer und anderer Problemverhaltensweisen eindeutig favorisiert wird (Achenbach et al., 1987; Lösel, Beelmann et al., 2005; Verhulst & Achenbach, 1995).

Für die mangelnde Übereinstimmung in den Auskünften unterschiedlicher Informanten können hauptsächlich drei mögliche Ursachen genannt werden. Zum einen wird die Wahrnehmung und Bewertung des Verhaltens durch andere durch zahlreiche Urteilsfehler (wie z.B. Mildeeffekte, soziale Erwünschtheit) beeinflusst und unterschiedliche Informanten können sich hinsichtlich dieser Beurteilungsfehler systematisch unterscheiden. Zum anderen kann sich das zu beurteilende Kind in den verschiedenen sozialen Kontexten (Zuhause, im Kindergarten, in der Schule) tatsächlich anders verhalten. Zudem lassen sich manche Verhaltensweisen in bestimmten Kontexten besser beobachten oder aus der Perspektive des Kindes leichter realisieren. Schließlich unterscheiden sich die Informanten hinsichtlich ihrer sozialen Vergleichsmöglichkeiten. Beispielsweise ziehen Eltern aufgrund geringerer Vergleichsmöglichkeiten eher persönlich Beurteilungsnormen zur Bewertung eines Verhaltens heran (z.B. Kinder sollen nicht rumtoben), während Erzieherinnen und Lehrer zumeist durch den Vergleich mit anderen Kindern über soziale Bezugsnormen zu einer Einschätzung der Probleme gelangen (vgl. Scott, 2001). Eine Folge dieser unterschiedlichen Bezugsanker ist zum Beispiel, dass Aggressionswerte von Vorschulkindern nach Elterneinschätzungen im Längsschnitt abnehmen, während sie im Erzieherinnenurteil stabil bleiben (Lösel, Beelmann et al., 2005).

Für die Lösung des Informanten-Problems liegen bislang keine einheitlichen diagnostischen Strategien vor. Angaben eines Informanten sollten jedoch nicht vorschnell generalisiert und zur Steigerung der prognostischen Validität wenn möglich mindestens zwei Informanten aus zwei unterschiedlichen Kontexten befragt werden. So hat sich beispielsweise zur Identifikation und Auswahl von Risikokindern im Rahmen von Screening-Prozeduren (entweder individuell zur Therapieindikation oder zur Zusammenstellung von Hoch-Risiko-Gruppen in wissenschaftlichen Untersuchungen) ein sogenanntes *Multiple-Gating-Verfahren* bewährt (Scheithauer & Petermann, 2002). Dabei werden aufeinander folgende und zunehmend komplexere Diagnoseschritte genutzt, um einerseits zunächst einfach zu implementierende, kostengünstige Beurteilungen vorzunehmen, und andererseits durch die sukzessive Auswahl von Personen die Präzision des Selektionsprozesses zu optimieren. Lochman und Conduct Problem Prevention Research Group (1995) konnten beispielsweise zeigen, dass eine sukzessive Verhaltensbeurteilung durch Lehrer und Eltern zu einer deutlich verbesserten Prädiktion von Risikoentwicklungen führte. Allerdings waren auch kombinierte Diagnosestrategien nicht in der Lage, sogenannte falschpositive (Kinder werden fälschlicherweise als Risikokinder klassifiziert) oder falschnegative (Kinder werden fälschlicherweise als unauffällig klassifiziert) Fälle gänzlich zu verhindern (Lochman et al., 1995). Zudem sind nicht immer alle Informanten verfügbar oder in der Lage, entsprechend zuverlässige Urteile abzugeben. So sollte beispielsweise von einer Selbstbeurteilung des Sozialverhaltens durch Kinder bis zum Ende der Grundschulalters abgesehen werden, weil jüngeren Kindern offenbar noch die Fähigkeit fehlt, einen entsprechenden Verhaltensdurchschnitt, der für Beurteilungen im Rahmen von Ratingverfahren notwendig ist, zu bilden, da sie stärker durch aktuelle Ereignisse und Verhaltensäußerungen geprägt sind (vgl. Achenbach, 1985).

3 Prävalenz und Stabilität

3.1 Prävalenz

Nach internationalen epidemiologischen Studien weisen etwa 7 bis 20% aller Kinder und Jugendlichen klinische oder quasi-klinische Verhaltens- und Erlebensstörungen auf (Bird, 1996; Egger & Angold, 2006). Wird auch weniger gravierendes Problemverhalten mit berücksichtigt, schwanken die Prävalenzraten von 13 bis 51% mit einem Mittelwert von etwa 28% (vgl. Bird, 1996). Zu ähnlichen Ergebnissen kommen auch deutschsprachige Untersuchungen, die in Bezug auf psychische Auffälligkeiten bei Kindern und Jugendlichen eine durchschnittliche Störungsrate von etwa 17% berichten (vgl. Barkmann & Schulte-Markwort, 2004). Ein beachtlicher Anteil entfällt dabei laut Ihle und Esser (2002) auf dissoziale Störungen, die im internationalen Vergleich eine durchschnittliche Prävalenzrate von 7% aufweisen. Die Spannweite der in verschiedenen internationalen Studien ermittelten Prävalenzen dissozialer Verhaltensstörungen beträgt dabei zwischen 1,0 und 14,7%.

Derartig große Schwankungsbreiten verweisen auf methodische Probleme epidemiologischer Untersuchungen, die die Validität allgemeiner Prävalenzraten in Frage stellen. Im Einzelnen wird vorgebracht (vgl. Frick, 1998; Lahey, Miller, Gordon & Riley, 1999):

- Prävalenzdaten sind zum einen von der Art der Falldefinition abhängig. Hier ist einerseits zu berücksichtigen, ob einzelne Problemverhaltensweisen oder klinische Verhaltenssyndrome betrachtet werden. Andererseits sind selbst bei Festlegung auf ein bestimmtes Verhaltensproblem Variationen in der Schwere der Symptomatik möglich, wie sie bereits bei der Gegenüberstellung von empirisch-taxonomischen und klinisch-kategorialen Diagnosemodellen angesprochen wurden (vgl. Kap. 2.1).
- Epidemiologische Daten variieren mit der untersuchten Stichprobe, die für die Schätzung von Prävalenzangaben zugrunde gelegt werden. Für zuverlässige, unverzerrte Angaben sind große repräsentative Untersuchungen notwendig, die jedoch vielfach nicht vorliegen (Costello & Angold, 2006; Lahey et al., 1999).
- Angaben zur Prävalenz variieren einerseits nach der betrachteten Altersgruppe (z.B. Vorschulkinder vs. Jugendliche); andererseits unterscheiden sich die Betrachtungszeiträume (z.B. Punktprävalenz oder Prävalenz während eines bestimmten Entwicklungsabschnitts bis hin zur Lebenszeitprävalenz). Darüber hinaus lassen sich Wechselwirkungen zwischen wichtigen personalen Merkmalen (z.B. Geschlecht) und der Art des betrachteten Verhaltens (aggressive vs. nicht aggressive Formen dissozialen Verhaltens) finden (vgl. Frick, 1998).

- Prävalenzdaten hängen davon ab, welche Informanten (z.B. Eltern, Lehrer, Selbstbeurteilungen) und welche speziellen Erhebungsmethoden (z.B. Fragebögen, klinisches Interview) eingesetzt werden (vgl. Achenbach et al., 1987).

Vor dem Hintergrund dieser Überlegungen verwundert es wenig, dass auch Prävalenzuntersuchungen zu dissozialem Verhalten große Variationen aufweisen. Nach Analyse von 39 populationsbezogenen Prävalenzstudien fanden beispielsweise Lahey et al. (1999) im Kindes- und Jugendalter (0 bis 18 Jahre) Prävalenzraten zwischen 0,0 und 11,9% (Median = 2,0%) für *Störungen des Sozialverhaltens* und zwischen 0,3 und 22,5% (Median = 3,2%) für *oppositionelle Störungen* jeweils ungeachtet der zu Grunde gelegten Falldefinitionen und alters- und geschlechtsspezifischer Unterschiede. Letztere sind dabei für beträchtliche Variationen verantwortlich (Lahey et al., 1999). So konnten bei den *Störungen des Sozialverhaltens* nach DSM-IV Maughan, Rowe, Messer, Goodman und Meltzer (2004) an einer britischen Stichprobe mit mehr als 10.000 Kindern und Jugendlichen einen kontinuierlichen Anstieg mit dem Alter ausmachen. Demnach stiegen die Prävalenzen bei Jungen von 0,8% im Alter von 6 Jahren bis auf 5,5% im Alter von 15 Jahren an (vgl. Abbildung 3.1). Jungen waren dabei deutlich häufiger betroffen als Mädchen. Während jedoch der kontinuierliche Anstieg im Verlauf der Kindheit nur bei Jungen zu verzeichnen war, blieb die Störungsrate bei Mädchen bis zum Beginn des Jugendalters auf niedrigem Niveau und stieg erst dann deutlich an (vgl. Abbildung 3.1). Auf der Symptomebene war der Anstieg bei beiden Geschlechtern vorwiegend auf einen Zuwachs im Bereich der delinquenten Verhaltensprobleme zurückzuführen, während aggressive Verhaltensweisen mit dem Alter abnahmen. Ergänzend berichten Egger und Angold (2006) in ihrem Forschungsüberblick, dass die Prävalenz der Störungen des Sozialverhaltens von der frühen Kindheit bis ins Jugendalter kontinuierlich zunimmt, ab dem Ende der Adoleszenz jedoch wieder rückläufig ist.

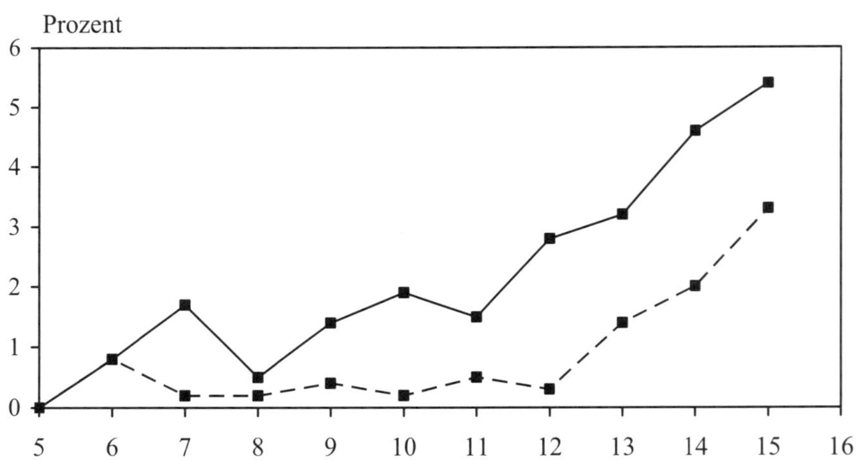

Abbildung 3.1: Punktprävalenz der Störung des Sozialverhaltens nach DSM-IV in Abhängigkeit von Alter und Geschlecht (nach Maughan et al., 2004)

Oppositionelles Trotzverhalten bleibt in seiner Auftretenshäufigkeit im Altersverlauf relativ stabil, wobei wiederum Jungen deutlich höhere Prävalenzraten aufweisen als Mädchen (Maughan et al., 2004). Einige große Prävalenzstudien legen jedoch nahe, dass oppositionelle Verhaltensstörungen im Vorschulalter deutlich häufiger vorkommen als in späteren Altersstufen. Beispielsweise kamen Lavigne et al. (1996) im Vorschulalter zu Prävalenzschätzungen von 8,1% (nur schwere Formen) und 16,8% (alle Schweregrade), wobei Jungen etwa doppelt so häufig betroffen waren wie Mädchen. Auch Egger und Angold (2006) vermuten die höchste Prävalenz von oppositionellen Verhaltensweisen bei Vorschulkindern (ca. 7%). Maughan et al. (2004) machen jedoch deutlich, dass ein Rückgang im weiteren Entwicklungsverlauf wahrscheinlich auf eine Zunahme von Störungen des Sozialverhaltens zurückzuführen ist und dadurch oppositionelle Verhaltensstörungen aufgrund dieser Ausschlussdiagnose unterschätzt werden. Berücksichtigt man dagegen diesen Sachverhalt, so blieb die Prävalenz oppositionellen Trotzverhaltens auch im Jugendalter unverändert hoch (Maughan et al., 2004; Rowe et al., 2005).

Diese Befunde machen zugleich die hohen Komorbiditätsraten innerhalb der genannten klinischen Gruppen deutlich. Nach Maughan et al. (2004) erfüllen 56% der Mädchen und 62% der Jungen mit einer Störung des Sozialverhaltens auch die Kriterien für eine oppositionelle Verhaltensstörung. Zudem scheinen markante Zusammenhänge zwischen Aufmerksamkeitsdefizit-/Hyperaktivitätsstörungen und Störungen des Sozialverhaltens zu bestehen: In den von Lahey et al. (1999) zusammengefassten Studien wiesen etwa 20 bis 50% der Fälle beide Störungsformen auf. Dies entspricht auch neueren meta-analytischen Befunden (Waschbusch, 2002). Ähnlich hohe Komorbiditäten werden aber auch zu internalisierenden Syndromen wie etwa depressiven Störungen berichtet (Maughan et al., 2004; McConaughy & Achenbach, 1994; Frick, 1998). Dabei sind in klinischen Studien die Komorbiditätsraten deutlich höher.

Berücksichtigt man neben den klinischen oder quasi-klinischen Ausprägungsformen auch weniger gravierendes Fehlverhalten, so zeichnet sich ein altersbezogener Schwerpunkt dissozialer Verhaltensprobleme in der frühen Jugend ab. Nach Moffitt (1993a) beginnen dissoziale Verhaltensprobleme mit einer Rate von etwa 10% im Vorschulalter, erreichen dann mit etwa 60 bis 70% in der frühen Jugend ihren Höhepunkt, um dann wieder abzufallen (vgl. auch Moffitt, Caspi, Dickson, Silva & Stanton, 1996). Diese Häufigkeiten scheinen jedoch für den Altersbereich bis zehn Jahre eher eine untere Schätzung zu sein. In der Untersuchung von Lehmkuhl et al. (1998) zeigte sich hinsichtlich einzelner Items der Child Behavior Checklist (CBCL) für die Altersgruppe von 4 bis 10 Jahren folgendes Bild: Im Hinblick auf aggressives Verhalten lagen die Prävalenzraten von einem Symptom, das häufig gezeigt wurde, bei 15,5% (Jungen) und 14,8% (Mädchen), bei zwei Symptomen bei 7,5 und 4,5% und bei drei und mehr Symptomen bei 6,7 und 6,6% der Stichprobe (jeweils Jungen vs. Mädchen). Darüber hinaus zeigten 6,5% der Jungen (4,9% der Mädchen) ein Symptom der Dissozialitätsskala häufig, 1,2% der Jungen (0,7% der Mädchen) zwei und 0,4% der Jungen (0,6% der Mädchen) drei und mehr Symptome. Dabei muss jedoch berücksichtigt werden, dass die höchsten Häufigkeiten bei Items erzielt wurden, die als weniger problematisch zu bewerten sind (z.B. „fordert viel Aufmerksamkeit“ und „streitet/widerspricht“), während schwerwiegenderes Fehlverhalten vor allem in geringeren Ausprägungsgraden auftrat (z.B. „greift andere körperlich an" oder „zerstört Sachen anderer"), bei denen sich dann auch wieder größere Geschlechtsunterschiede zeigen (deutlich höhere Belastung der Jungen).

Ähnliche Ergebnisse werden erzielt, wenn man einzelne und weniger gravierende Problemverhaltensweisen im Altersbereich von 3 bis 6 Jahren erfasst. Im Rahmen einer kombinierten Entwicklungs- und Präventionsstudie (vgl. Lösel, Beelmann et al., 2005) wurde mit Hilfe des Eyberg Child Behavior Inventory (vgl. Kap. 2.2) die Häufigkeit von insgesamt 36 Problemverhaltensweisen bei einer Gruppe von über 700 Kindern ermittelt (vgl. Beelmann, Lösel et al., 2006). Der Fragebogen wurde sowohl Müttern als auch Vätern vorgelegt und fokussiert auf Verhaltensprobleme, die typischerweise von Eltern berichtet werden, deren Kinder Störungen des Sozialverhaltens aufweisen. Die Mütter dieser Stichprobe gaben im Durchschnitt 9.5 und die Väter 7.5 Verhaltensweisen an, mit denen sie im Alltag Erziehungsschwierigkeiten hatten. Die häufigsten Nennungen waren bei Müttern und Vätern Probleme wie „Unterbricht Gespräche" (55,4% der Mütter vs. 45,4% der Väter), „Trödelt beim Anziehen" (53,5 vs. 48,4%), „Gehorcht nur nach Androhung von Strafe" (49,6 vs. 35,5%) und „Ist trotzig, wenn es einer Aufforderung nachkommen soll" (42,5 vs. 35,0%). Probleme dieser Art kommen offenbar bei vielen Kindern dieser Altersgruppe vor und können somit als relativ „normale" Entwicklungsphänomene des Vorschulalters bewertet werden. Es wurden allerdings auch gravierende dissoziale Verhaltensweisen in einem beträchtlichen Ausmaß berichtet. So gaben 28,9% der Mütter und 23,5% der Väter an, dass sie Probleme mit Wutanfällen ihrer Kinder hatten, 19,8% der Mütter und 13,1% der Väter wurden von ihren Kindern geschlagen, 21,6% der Mütter und 15,2% der Väter berichteten davon, dass ihre Kinder mit Spielzeug rücksichtslos umgehen und immerhin 5,4% der Mütter und 6,7% der Väter gaben an, dass ihre Kinder bereits in diesem Alter stehlen. Fasst man die Angaben zusammen, so nannten etwa 20,6% der Mütter und etwa 14,0% der Väter 15 und mehr Verhaltensprobleme und erreichten damit einen Wert, der über dem von Eyberg und Pincus (1999) angegebenen Cut-off-Score liegt, nach dem einen klinische Abklärungsdiagnose erfolgen sollte. Dabei wiesen Jungen sowohl nach mütterlichen (24,3 vs. 16,7%) als auch väterlichen Angaben (14,7 vs. 13,1%) leicht höhere Belastungsraten auf (vgl. Beelmann, Lösel et al., 2006).

Betrachtet man die Häufigkeiten von Verhaltensstörungen in verschiedenen Altersgruppen vor dem Hintergrund dimensionaler Klassifikationsmodelle, dann ergibt sich ein recht differenziertes Bild bei der Unterscheidung zwischen aggressiven und nichtaggressiven dissozialen Verhaltensproblemen. Wie bereits erwähnt, konnten Maughan et al. (2004) in ihrer Studie an britischen Kindern zwar einen Anstieg in den Störungen des Sozialverhaltens mit dem Alter feststellen, jedoch war dies allein auf eine Zunahme nichtaggressiver Symptome dissozialen Verhaltens (vgl. Abbildung 3.1) zurückzuführen. Dagegen sank der Anteil aggressiver Symptome ab dem 8. Lebensjahr, während Statusverletzungen (delinquentes Verhalten) deutlich anstiegen. Diese Einschätzung wird durch eine Studie von Rey, Sawyer und Prior (2005) an einer repräsentativen australischen Stichprobe bestätigt. Die Autoren ermittelten die Häufigkeit aggressiver (z.B. Raufereien) und delinquenter (z.B. Diebstahl) Verhaltensprobleme bei Kindern und Jugendlichen zwischen 4 bis 18 Jahren.

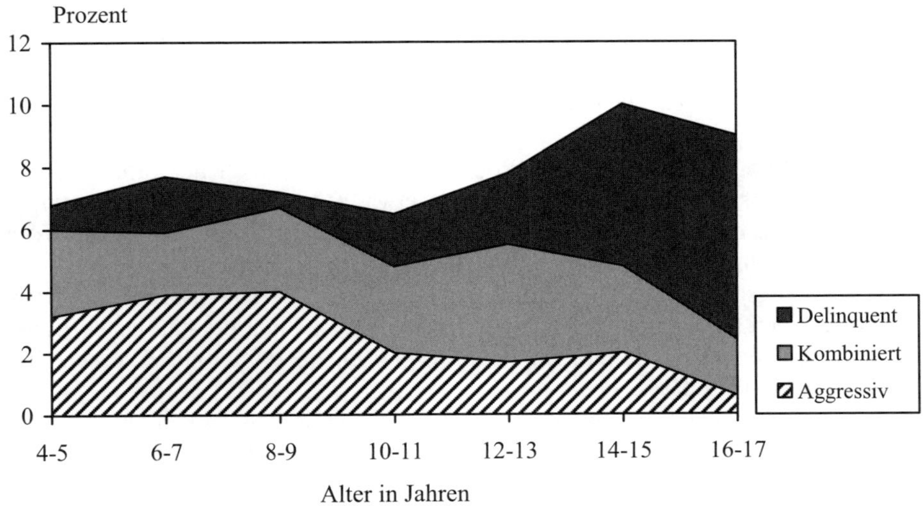

Abbildung 3.2: Relativer Anteil von Kindern und Jugendlichen mit ausgeprägten delinquenten, aggressiven oder kombinierten Symptomen in Abhängigkeit vom Alter (nach Rey et al., 2005)

Anhand der Child Behavior Checklist (vgl. Kap. 2.2) bestimmten sie den Anteil von Teilnehmern in der Stichprobe, die auf der Skala Aggression bzw. Delinquenz einen klinisch relevanten Wert erreichten und demzufolge als besonders auffällig eingeschätzt wurden. In Abbildung 3.2 ist der Anteil an hoch-auffälligen Kindern und Jugendlichen in den verschiedenen Altersgruppen dargestellt. Wie zu sehen ist, stieg der Anteil an aggressiven Kindern bis zum 8. Lebensjahr auf ca. 4% leicht an und sank dann im Verlauf des Jugendalters auf ca. 1% ab. Der Anteil delinquenter Kinder betrug über die Kindheit hinweg durchschnittlich 1 bis 2%, stieg jedoch im Jugendalter auf fast 7% an. Der Anteil an Kindern und Jugendlichen, die hohe Ausprägungen auf beiden Skalen aufwiesen, blieb über die Altersspanne hinweg mit durchschnittlich 2,5% recht stabil (Rey et al., 2005). Diese Daten bestätigen, dass die Prävalenzraten für ausgeprägtes aggressives Verhalten eher abnehmen, während die für delinquente Verhaltensprobleme mit dem Alter eher zunehmen (vgl. auch Loeber et al. 2000). Alink et al. (2006) stellten dabei in Anlehnungen an Arbeiten von Tremblay et al. (2004) heraus, dass aggressives Verhalten in der Kindheit am häufigsten im Alter von drei Jahren auftritt (z.B. in Form von Wutanfällen oder schlagen) und ein deutlicher Abfall im weiteren Entwicklungsverlauf zu verzeichnen ist (vgl. auch Kap. 4.2). Bereits bei Kindern im Alter von 12 Monaten berichteten 52% der Mütter, dass ihr Kind manchmal oder häufig aggressive Verhaltensweisen zeigt (Alink et al., 2006). Fraglich bleibt bei diesen Erhebungen jedoch, ob eine Schädigungsabsicht als ein Definitionsmerkmal aggressiven Verhaltens vorlag oder eher impulsives Verhalten bewertet wurde. Immerhin unterstützen diese Forschungsarbeiten die Annahme, dass aggressives Verhalten nicht erst erlernt werden muss. Vielmehr scheinen mangelnde Sozialisationserfahrungen in der Inhibierung aggressiver Handlungsimpulse entscheidend für spätere Verhaltensstörungen zu sein (vgl. Kap. 4.2; Alink et al., 2006; Tremblay, 2000).

Fasst man die vielfältigen und nicht völlig konsistenten Befunde zur Prävalenz dissozialer Verhaltensprobleme im Kindes- und Jugendalter zusammen, so können folgende Ergebnisse festgehalten werden:

- Trotz zahlreicher methodischer Probleme und unterschiedlicher Erhebungs- und Zugangsweisen kann von einer Rate von etwa 20 bis 30% von Kindern und Jugendlichen, die Verhaltens- und Erlebensprobleme im Laufe ihrer Entwicklung zum Erwachsenen aufweisen, ausgegangen werden, von denen jedoch nicht alle behandlungsbedürftig sind (Bird, 1996). Dissoziale Verhaltensprobleme machen davon einen beträchtlichen Anteil aus und sind auch einer der häufigsten Konsultationsgründe in der klinischen Praxis (vgl. Höger, 1995; Ihle & Esser, 2002; Kazdin, Siegel & Bass, 1990).
- Die Auftretenshäufigkeit dissozialen Verhaltens unterliegt großen alters- und geschlechtsbezogenen Schwankungen. Betrachtet man alle Erscheinungsformen zusammen, so lassen sowohl klinische als auch populationsbezogene Studien auf einen altersbezogenen Schwerpunkt in der mittleren Kindheit bis frühen Jugend schließen (Moffitt, 1993a). Aber bereits im Vorschulalter kann eine beträchtliche Rate von etwa 10 bis 20% an Kindern mit zumindest vorübergehenden Problemen im Sozialverhalten festgestellt werden. Generell sind Jungen mit einem Verhältnis von 2:1 bis 5:1 wesentlich stärker betroffen als Mädchen. Diese Unterschiede treten in den neueren Prävalenzuntersuchungen nicht so deutlich auf, was möglicherweise mit der verstärkten Berücksichtigung verbaler oder relationaler Aggressionsformen (z.B. andere schlecht machen und sozial ausgrenzen) zusammenhängt. Diese Erscheinungsformen werden jedoch von Mädchen zumindest im Vorschulalter häufiger gezeigt (vgl. Crick, Casas & Mosher, 1997; Scheithauer, 2003). Deutlich höhere Prävalenzraten ergeben sich jedoch für Jungen nach wie vor im Hinblick auf körperliche Aggressionen sowie schweres gewalttätiges, delinquentes und kriminelles Verhalten im Jugendalter (Lahey et al., 1999).
- Neben den allgemeinen altersbezogenen Unterschieden in der Auftretenshäufigkeit lassen sich auch entwicklungsbezogene Trends im erstmaligen Auftreten unterschiedlicher dissozialer Verhaltensweisen nennen. Bezogen auf ihr zweidimensionales Klassifikationsmodell (vgl. Abbildung 2.1) berichten Frick et al. (1993), dass der Entstehungszeitpunkt klinisch relevanter Erscheinungsformen bei oppositionellem Verhalten (Quadrant D) vorwiegend im Vorschulalter (Median bei 6.0 Jahren), bei aggressiven Störungen (Quadrant B) und Eigentumsverletzungen (Quadrant A) im frühen Grundschulalter (Mediane bei 6.75 bzw. 7.25 Jahren) und schließlich Statusverletzungen (Quadrant C) im späten Grundschulalter bzw. in der mittleren Kindheit (Median 9.0 Jahre) liegt. Diese Ergebnisse spiegeln eine Entwicklungsfolge von eher offenen zu verdeckten Formen dissozialen Verhaltens wider (vgl. auch Lahey & Loeber, 1994). Dessen ungeachtet scheinen physische Aggressionen in der frühen Kindheit ihre höchste Prävalenz aufzuweisen und mit dem Alter systematisch abzunehmen.

3.2 Stabilität

Neben der Häufigkeit dissozialer Verhaltensprobleme ist die Frage nach deren Stabilität und Persistenz im Entwicklungsverlauf für mögliche Präventions- und Interventionsmaßnahmen in besonderer Weise bedeutsam. Dabei kann zwischen einer homotypischen (das gleiche dissoziale Verhalten ist stabil) und heterotypischen Kontinuität (jeweils alterstypische Formen dissozialen Verhaltens werden gezeigt) unterschieden werden (Kagan, 1971). Längsschnittliche Untersuchungen zur Stabilität dissozialer Verhaltensprobleme liegen insbesondere für aggressives Verhalten vor. Olweus (1979) fasste 16 ältere Arbeiten zu diesem Thema im Altersbereich von 2 bis 18 Jahren bei Messzeitintervallen von 6 Monaten bis 21 Jahren ($M = 5.7$ Jahre) zusammen und fand hohe Stabilitäten, die sich zusammenfassend anhand einer Regressionsgleichung von $y = 0.78 - 0.018x$ (y = schrumpfungskorrigierter Stabilitätskoeffizient, x = Messintervall in Jahren) abbilden ließen. Aus dieser Regressionsgraden ließen sich durchschnittliche Stabilitätskoeffizienten von $r = .76$ (ein Jahr Messintervall), $r = .69$ (5 Jahre) und $r = .60$ (10 Jahre) ermitteln. Diese Größenordnungen waren nach Olweus (1979) vergleichbar mit denen, die typischerweise für Intelligenz erzielt wurden. Zumkley (1994) berichtete in einer vergleichbaren Untersuchung und nach Analyse von 14 neueren Längsschnittstudien im Altersbereich von 2 bis 19 Jahren bei einem durchschnittlichen Messintervall von ebenfalls 5.7 Jahren von sehr ähnlichen Ergebnissen. Seine Daten folgten der Regressionsgraden $y = 0.75 - 0.024x$, was beispielsweise einem durchschnittlichen Stabilitätskoeffizienten von $r = .63$ bei einem Fünfjahres-Intervall entsprach. Sowohl die Ergebnisse von Olweus (1979) als auch Zumkley (1994) beziehen sich dabei vornehmlich auf Untersuchungen an männlichen Stichproben. In den wenigen Untersuchungen zur Stabilität aggressiven Verhaltens bei Mädchen ergaben sich allerdings auch hohe Stabilitäten, die jedoch signifikant unter denen für männliche Personen lagen ($r = 0.44$ vs. $r = 0.56$, vgl. Zumkley, 1994). Diese Daten vermitteln selbstverständlich nur ein allgemeines Bild, da sie über sehr unterschiedliche Zeitintervalle, Messmethoden und Altersgruppen erhoben wurden.

Andere Forschungsübersichten zur Persistenz dissozialen Verhaltens beziehen sich daher nicht nur auf abgegrenzte Verhaltensprobleme im Entwicklungsverlauf, sondern berücksichtigen eine größere Bandbreite des Problemverhaltens. In Bezug auf die Vorhersage von frühem dissozialen Verhalten auf späteres gewalttätiges Verhalten konnte Derzon (2001) in seiner Meta-Analyse im Gegensatz zu den Ergebnissen von Olweus (1979) nur moderate Korrelationen in der Größenordnung von $r = .20$ im Altersintervall zwischen 6 und 18 Jahren ausmachen. Bei der Berücksichtigung verschiedener Erscheinungsformen dissozialer Verhaltensweisen (z.B. auch Substanzmissbrauch) erhöhte sich dieser Wert zwar auf $r = .34$, dennoch hält der Autor den von Olweus (1979) angestellten Vergleich zur Stabilität von Intelligenz für unangemessen (Derzon, 2001). Die von Derzon (2001) integrierten Arbeiten berücksichtigen allerdings nur die Stabilität früh im Entwicklungsverlauf aufgetretener Probleme. Frick und Loney (1999) fassten dagegen Längsschnittstudien zur Stabilität verschiedener dissozialer Probleme wie oppositionelles, aggressives und kriminelles Verhalten über die gesamte Entwicklungsspanne zusammen. In kurzfristigen Längsschnittstudien (Follow-up zwischen 8 Monaten und 4 Jahren) ergaben sich danach

Stabilitäten zwischen $r = .42$ und .64. Eine weniger hohe, jedoch beträchtliche Persistenz dissozialer Verhaltensprobleme wiesen auch längerfristige Untersuchungen nach (Follow-up zwischen 7 und 22 Jahren). Hier ergaben sich Produkt-Moment-Korrelationen in einem Bereich von $r = .20$ bis .40. Bemerkenswert war nach Frick und Loney (1999), dass diese Raten relativ wenig zwischen den Studien variierten, obwohl sie über sehr unterschiedliche Erhebungsinstrumente und Informanten erhoben wurden. Zu ähnlichen Befunden kamen auch Lipsey und Derzon (1998). Sie integrierten 34 Studien zur Vorhersagekraft verschiedener Prädiktoren im Alter von 6 bis 11 Jahren bzw. 12 bis 14 Jahren im Hinblick auf die Vorhersage von Delinquenz im Jugend- und Jungerwachsenenalter (15 bis 25 Jahren), wobei nur relativ schwerwiegendes gewalttätiges und kriminelles Verhalten (Körperverletzung, Raub, größerer Diebstahl, Mord, Vergewaltigung) berücksichtigt wurde. Unter der Vielzahl untersuchter Prädiktoren erwiesen sich jene, die sich auf dissoziales Verhalten in den untersuchten Altersbereichen bezogen, als besonders bedeutsam (vgl. Tabelle 3.1). Unter Berücksichtigung methodischer Einflussgrößen (z.B. Zeitintervall, Qualität des Messinstruments) konnte zum Beispiel delinquentes Verhalten im Alter von 6 bis 11 Jahren (z.B. Stehlen) gewalttätige und kriminelle Delikte im Alter von 15 bis 25 Jahren mit einer mittleren längsschnittlichen Korrelation von $r = .38$ vorhersagen, was einem 17,5-fach erhöhtem Risiko dieser Kinder entsprach (vgl. Odds Ratio). Für Drogenkonsum (z.B. Rauchen) und aggressives Verhalten fanden sich immerhin noch Korrelationen von $r = .30$ und $r = .21$. Der Prädiktionswert lag damit mindestens auf gleichem Niveau, wie bei den wichtigsten sozialen Prädiktoren (geringe Sozialschicht der Familie, dissoziale Eltern; vgl. Tabelle 3.1). Unter Berücksichtigung einer Selektionsrate von 25% bei den Prädiktoren und einer Basisrate von 8% bei der betrachteten Vorhersagevariable (gewalttätige und kriminelle Delikte) waren diese Vorhersagen mit einer hohen Sensitivität, allerdings auch mit einer hohen Rate an falsch positiven Vorhersagen verbunden. Das heißt, dass ein hoher Anteil der im Alter von 15 bis 25 Jahren Auffälligen bereits das entsprechende Merkmal zu früheren Entwicklungsphasen aufwies, gleichzeitig jedoch der größte Anteil der früh Auffälligen später unauffällig blieb (vgl. Lipsey & Derzon, 1998).

Hawkins et al. (1998) konnten diese Ergebnisse in ihrer Zusammenfassung von 38 Längsschnittstudien zur Prädiktion von gewalttätigem Verhalten in der Jugend und im frühen Erwachsenenalter auch für hyperaktives und weniger gravierendes dissoziales Verhalten (z.B. Konzentrationsprobleme, Ruhelosigkeit, Risikoverhalten, Aggressivität u.a.) in der Kindheit bestätigen. Es ergaben sich zum Beispiel gewichtete Korrelationen von $r = .13$ für Hyperaktivität, $r = .17$ für Aufmerksamkeitsprobleme, $r = .20$ für Ruhelosigkeit und $r = .25$ für Risikoverhalten jeweils im Hinblick auf die Vorhersage von späterem gewalttätigen Verhalten. Für im engeren Sinne dissoziales Verhalten zeigten sich höhere Zusammenhänge. Bei aggressivem Verhalten lagen die Korrelationen größtenteils im Bereich von $r = .20$ bis .25, es wurden aber auch höhere Stabilitäten berichtet, die vor allem mit der Dauer des Messintervalls zusammenhingen. Große Variationsbreiten der Prädiktionswerte fanden sich für frühes delinquentes Verhalten (Range von Nullkorrelationen bis $r = .45$), was wiederum von den Messintervallen, aber auch der Datenquelle für gewalttätiges Verhalten abhing (selbstberichtete Gewalt vs. Offizialdelikte).

Tabelle 3.1: Vorhersage schwerer Gewaltdelikte und Delinquenz im Alter von 15 bis 25 Jahren durch Prädiktoren im Alter von 6 bis 11 Jahren (Auswahl nach einer Meta-Analyse von Lipsey & Derzon, 1998, S. 93)

Prädiktoren im Alter von 6 bis 11 Jahren	**Längsschnittliche Korrelation**	**Odds-Ratio**	**Sensitivität[a]**	**Falsch positive Vorhersagen[a]**
Delinquentes Verhalten	.38	17.5	81	74
Drogenkonsum	.30	8.3	69	78
Geringe Sozialschicht	.24	5.4	60	80
Dissoziale Eltern	.23	5.0	58	81
Aggressives Verhalten	.21	4.4	56	82

Anmerkung: [a] Angaben in Prozent (Bezugsgrößen: Basisrate 8%, Selektionsrate 25%).

Betrachtet man die Persistenz der Probleme nicht dimensional, sondern beurteilt den Status der Kinder in kategorialen Einheiten, so bestätigt sich das Bild eines relativ stabilen Entwicklungsverlaufs. Nach Campbell (1995, 2002) sind es etwa 50% aller „schwierigen" Kinder, die ihre Probleme vom Vorschul- bis ins Grundschulalter transferieren (vgl. Campbell, Pierce, Moore, Marakowitz & Newby, 1996). Diese Daten werden auch für klinische Erscheinungsformen bestätigt (Frick & Loney, 1999; Lavigne et al., 1998). Laucht, Esser und Schmidt (2000) zeigten, dass die klinische Diagnose von etwa 35% der Kinder mit externalisierenden Störungen im Alter von 3 Jahren auch mit 8 Jahren stabil blieb. Weitere 40% der Kinder entwickelten andere Störungsformen und nur 25% waren im Grundschulalter unauffällig. Demgegenüber wiesen 50 Prozent der Kinder mit internalisierenden Störungen im Kleinkindalter 6 Jahre später keine Störungen mehr auf. Moffitt et al. (1996) zufolge sind es etwa 5 bis 7% aller Kinder, die über den gesamten Entwicklungsverlauf von der frühen Kindheit bis ins Erwachsenenalter gravierendes dissoziales Problemverhalten an den Tag legen. Andere Autoren kommen zu ähnlichen Schätzungen (Patterson, Forgatch, Yoerger & Stoolmiller, 1998). Diese Kinder und Jugendlichen bilden dann offenbar jene Gruppe, die auch für einen beträchtlichen Anteil schwerer Straftaten im Kindes-, Jugend- und Erwachsenenalter verantwortlich sind (Farrington, 1995; Loeber & Farrington, 2000; Lynam, 1996; Wolfgang, Figlio & Sellin, 1972). Neben dem Risiko für schwere kriminelle Karrieren unterliegen Kinder mit Störungen des Sozialverhaltens darüber hinaus auch einem generell erhöhtem Risiko für psychische Erkrankungen im Erwachsenenalter. Robins und Price (1991) konnten im Rahmen einer größeren längsschnittlichen epidemiologischen Untersuchung mit fast 20.000 Teilnehmern deutlich machen, dass diese Kinder weitaus häufiger von externalisierenden Störungen, aber auch anderen psychischen Erkrankungen (z.B. Depression, Angst- oder Panikstörungen) betroffen waren.

Diese Ergebnisse zeigen, dass dissoziales Verhalten im Kindes- und Jugendalter nicht nur ein relativ häufiges Phänomen darstellt, sondern auch mit einem beträchtlichen Risiko einhergeht, sich im Entwicklungsverlauf zu verfestigen oder andere psychische Erkrankungen auszubilden. Unter anderem aufgrund der alterstypischen Prävalenzraten einerseits und den vergleichsweise hohen Stabilitätsraten andererseits nimmt Moffitt (1993a) zwei unterschiedliche Typen dissozialer Entwicklungen an, nämlich *persistent dissoziale* (*life-course persistent*) und *auf die Adoleszenz beschränkte* (*adolescence-limited*) Verlaufsformen. Beiden Formen liegen der Autorin zufolge qualitativ unterschiedliche Entstehungsbedingungen zu Grunde und zeichnen sich durch ein unterschiedliches Ausmaß an Stabilität aus. Während persistent dissoziale Entwicklungen als das Resultat komplexer transaktionaler und progredient negativ verlaufender Entwicklungsprozesse zu verstehen sind, ergeben sich die auf die Adoleszenz beschränkte Verlaufsform eher aus einem kurzfristig bestehenden Missverhältnis der biologischen Reife der Jugendlichen und ihrem sozialen Status, der zu deviantem Verhalten vor allem im Kontext von Gleichaltrigengruppen führt. Nach dieser Einteilung ist das Alter, in dem dissoziale Verhaltensprobleme erstmals auftreten, für die Stabilität im weiteren Entwicklungsverlauf von großer Bedeutung (vgl. auch Patterson, DeBaryshe & Ramsey, 1989 sowie Loeber und Stouthamer-Loeber, 1998). Auf die verschiedenen personenorientierten Verlaufsformen wie auch auf die grundsätzliche Frage, unter welchen Bedingungen dissoziale Verhaltensprobleme entstehen, persistieren und progredient negativ verlaufen, soll im folgenden Kapitel ausführlich eingegangen werden.

4 Entwicklung

Das folgende Kapitel befasst sich mit den entwicklungspsychologischen und klinischen Grundlagen dissozialer Verhaltensprobleme und besteht aus zwei Teilen. Im ersten Teil wird im Rahmen eines variablenorientierten Ansatzes auf die Forschung zu relevanten Entwicklungsfaktoren dissozialen Verhaltens eingegangen, wobei sich die Darstellung vor allem auf die empirisch bestätigten *Risiko- und Schutzfaktoren* bezieht. Im zweiten Teil wird diese Perspektive durch personenorientierte Ansätze und die Betrachtung von Kindern und Jugendlichen mit unterschiedlichen *dissozialen Entwicklungsverläufen und -karrieren* ergänzt. Beide Ansätze werden mittlerweile als sinnvolle und sich ergänzende Strategien bei der Erforschung von Verhaltensproblemen im Entwicklungsverlauf angesehen (vgl. Bergman, von Eye & Magnusson, 2006; Magnusson & Bergman, 1988).

4.1 Variablenorientierte Ansätze zur Entstehung dissozialer Verhaltensprobleme: Forschung zu Risiko- und Schutzfaktoren

In Kapitel 3 wurde bereits dargelegt, dass dissoziale Verhaltensprobleme über die gesamte Spanne des Kindes- und Jugendalters weit verbreitet sind und schon in der frühen Kindheit offenbar beträchtliche Raten an Kindern auffälliges Sozialverhalten zeigen. Ferner konnte deutlich gemacht werden, dass die Probleme eine relativ hohe Stabilität im Entwicklungsverlauf aufweisen. Häufigkeit und Stabilität dissozialer Verhaltensprobleme führen zur Frage, unter welchen Bedingungen die Verhaltensprobleme entstehen, sich verfestigen oder im Entwicklungsverlauf verstärken. Die Beschäftigung mit möglichen Ursachen von Problementwicklungen ist dabei nicht allein für die Erklärung der Phänomene, sondern auch für die Indikation und Gestaltung psychologischer Präventions- und Interventionsmaßnahmen von großem Nutzen. So setzen etwa begründete Entscheidungen für den Einsatz präventiver und interventiver Maßnahmen idealerweise Kenntnisse über Ursache-Wirkungs-Zusammenhänge voraus. Zudem sind Interventionsmaßnahmen vermutlich umso wirksamer, je mehr Wissen über die Einflussfaktoren erwünschter und unerwünschter Verhaltensweisen und Entwicklungen besteht und in ihre Konzeption einfließt (vgl dazu Kap. 5.1.2).

Ursachen und Verlauf fehlangepassten oder problematischen Verhaltens sind Gegenstände der *Entwicklungspsychopathologie*, die sich als relativ junge wissenschaftliche Disziplin vor allem mit der Identifikation von Risiko- und Schutzfaktoren und deren Wirkungsweise im Prozess von Fehlentwicklung befasst und sich bei dieser Aufgabenstellung an normativen Entwicklungsverläufen über die gesamte Lebensspanne orientiert (Sroufe & Rutter, 1984; Rutter & Sroufe, 2000). Seit den ersten konzeptionellen Arbeiten hat sich diese Disziplin rasch weiterentwickelt, so dass heute eine Vielzahl von theoretischen, empirischen und konzeptionellen Arbeiten vorliegt (vgl. Cicchetti & Cohen, 2006a; Petermann & Scheithauer, 1998; Oerter, von Hagen, Röper & Noam, 1999; Sameroff, Lewis & Miller, 2000; Silbereisen & Pinquart, 2006). Wichtige Entwicklungslinien sind die interdisziplinäre Ausrichtung (Psychologie, Biologie, Medizin, Sozialwissenschaften), die Betrachtung unterschiedlicher Funktionsebenen (von neurologischer Aktivität über individueller Regulation bis hin zu gesellschaftlichen Prozessen), die Betrachtung unterschiedlicher Funktionsbereiche des Individuums (Neurologie, Physiologie, Kognition, Emotion, Verhalten, Handlung) sowie die Betrachtung einer aktiven Person in einer dynamischen Umwelt unter einer prinzipiell lebenslangen Perspektive (vgl. Cicchetti, 2006). Die Entwicklungspsychopathologie ist dabei keiner bestimmten Entwicklungstheorie verpflichtet, korrespondiert aber aufgrund ihrer breiten Ausrichtung eher mit transaktionalen und dynamisch-kontextuellen Entwicklungsmodellen (vgl. Lerner & Damon, 1998).

Zur Entwicklungspsychopathologie dissozialer Verhaltensprobleme bei Kindern und Jugendlichen liegt mittlerweile eine Vielzahl von Beiträgen und Untersuchungen vor. Ausgezeichnete Überblicke und Monographien zu dieser Thematik finden sich unter anderem bei Campbell (2002), Dodge und Pettit (2003), Frick und Loney (1999), Hawkins et al. (1998), Hill (2002), Lahey et al. (1999), Lahey, Moffitt und Caspi (2003), Loeber (1990), Loeber und Dishion (1983), Loeber und Farrington (2000), Lösel und Bender (2003, 2005), Petermann und Hermann (1999), Rutter, Giller und Hagell (2001) sowie Stoff, Breiling und Maser (1997). Bevor wir jedoch im vorliegenden Kapitel die entsprechenden Forschungen zusammenfassend darlegen wollen, sollen zunächst einige begriffliche und konzeptionelle Fragen erörtert werden, die für das Verständnis und die Interpretation der berichteten Befunde von großer Bedeutung sind.

4.1.1 Konzeptionelle Unterscheidungen

Risikofaktoren und -prozesse

In der Entwicklungspsychopathologie überwiegen Forschungen zu sogenannten Risikofaktoren der Entwicklung (vgl. Oerter, 1999). Als Risikofaktoren bezeichnet man Merkmale, die mit Problemverhaltensweisen oder einer Fehlanpassung korrelativ zusammenhängen, zunächst unabhängig davon, ob dieser Zusammenhang kausal im Sinne einer Ursache oder nur deskriptiv im Sinne eines beschreibenden Merkmals oder Markers ist (vgl. Kraemer et al., 1997). Mit dem Begriff wird ein probabilistischer Zusammenhang zum Problemverhalten angenommen: Risikofaktoren beeinflussen das Verhalten einer Person nicht absolut oder sind nicht zwangsläufig ein Kennzeichen für Entwicklungsprobleme, sondern indizieren nur mit einer höheren Wahrscheinlichkeit Fehlanpassungen und Verhaltensprobleme, und zwar im Vergleich zu Personen, die diesem Einfluss nicht unterliegen bzw. dieses Merkmal nicht aufweisen (d.h. im Vergleich zur Grundrate des Problemverhaltens bzw. der Fehlanpassung). Entsprechend wird der Nachweis eines Risikofaktors zumeist über Korrelationen mit dem Problemverhalten (möglichst im prospektiven längsschnittlichen

Design) oder durch Gegenüberstellung von Gruppen mit und ohne derartige Merkmal in Hinblick auf die Prävalenzraten an Störungen erbracht, auch wenn Kausalwirkungen über diese Strategien nicht vollkommen schlüssig erbracht werden können (vgl. Loeber & Farrington, 1994; Rutter, Pickles, Murray & Eaves, 2001).

Risikofaktoren sind alle Merkmale, die die Wahrscheinlichkeit eines Problemverhalten oder einer Fehlanpassung erhöhen oder Kennzeichen eines erhöhten Risikos für Fehlentwicklungen sind.

Bei dieser Begriffsbestimmung sind allerdings verschiedene konzeptionelle Fragen und notwendige Differenzierungen zu berücksichtigen. So kann mit Bezug auf den Erklärungswert von Risikofaktoren zunächst zwischen *Risikomarkern* und *kausal wirksamen Faktoren* differenziert werden. Letztere unterscheiden sich dadurch, dass sie an ätiologischen Prozessen direkt beteiligt sind, während Risikomarker allein Kennzeichen einer Gruppe unter erhöhtem Risiko darstellen und selbst keine Fehlentwicklung auslösen können. Sie sind vielmehr über andere Merkmale (Drittvariablen) mit kausalen Faktoren verknüpft oder wirken sich über vermittelnde Prozesse auf risikoerhöhende kausale Merkmale aus (Kraemer et al., 1997). In diesem Zusammenhang wird deutlich, dass der statistische Nachweis eines Zusammenhangs zumeist nur sehr wenig über die dahinter liegenden psychologischen Prozesse aussagt, welche zu einem bestimmten Verhaltensergebnis führen. Beispielsweise hat eine negative Korrelation zwischen dem Familieneinkommen und kindlichen Verhaltensproblemen keinen direkten Erklärungswert, weil sie nichts darüber aussagt, wie der Zusammenhang zustande kommt und vermittelt wird. Aus diesen Gründen sprechen sich Autoren wie Rutter (1997) dafür aus, vor allem die zugrunde liegenden psychologischen Prozesse, welche zwischen Risikofaktoren und Verhaltensergebnissen stattfinden, zu untersuchen und von *risikoerhöhenden Effekten* mancher Merkmale und von *Risikoprozessen* statt von Risikofaktoren zu sprechen (vgl. auch Lösel & Bender, 2003).

Neben diesen konzeptionellen Überlegungen sind auch verschiedene inhaltliche Kategorisierungen von Risikofaktoren bedeutsam. Eine auch für die Gestaltung von Interventionsmaßnahmen wichtige Unterscheidung ist die in *feste* und *variable Risikomerkmale* (Kraemer et al., 1997). Feste Risikofaktoren bezeichnen unveränderliche Merkmale (z.B. das Geschlecht), während variable Merkmale selbst Veränderungen im Entwicklungsverlauf unterliegen (z.B. die Erziehungskompetenz der Eltern). Gemäß einer allgemeinen verhaltenstheoretischen Terminologie können Risikofaktoren ferner danach unterschieden werden, ob sie eine *auslösende* (d.h. das Problemverhalten initiierende) oder *aufrechterhaltende* (d.h. das Problemverhalten stabilisierende) Funktion besitzen. Eine andere, oft vorgenommene Unterscheidung ist die zwischen *distalen* und *proximalen* Risikofaktoren. Damit wird die Entfernung eines Risikofaktors vom Problemverhalten angesprochen, bezogen auf die angenommene Länge der Kausalkette. Distale Risikofaktoren (wie z.B. Armut) zeigen eher schwache direkte Zusammenhänge mit dem Problemverhalten, beeinträchtigen jedoch über andere Variablen und vermittelnde Prozesse das Individuum in seiner Entwicklung (z.B. Armut über eine anregungsarme Umwelt). Proximale Risikofaktoren (z.B. inkonsistente Erziehungspraktiken der Eltern) beziehen sich hingegen direkt auf die Verhaltensentwicklung und beeinflussen das Problemverhalten unmittelbar. In den meisten Fällen begünstigen distale Risikofaktoren das Auftreten proximaler Risikofaktoren (z.B. durch die Auswirkungen finanzieller Probleme auf den familiären Stress).

Eine weitere Unterscheidung bezieht sich auf die Dauer der Wirkung eines Risikofaktors. *Persistente* Risikofaktoren zeichnen sich dadurch aus, dass sie während längerer Entwicklungsphasen wirksam sind (z.B. wirken psychopathologische Probleme der Eltern in der Regel über die gesamte familiäre Sozialisation). Dagegen begünstigen *situative* Risikofaktoren Fehlverhalten in bestimmten, kurzzeitigen Zusammenhängen (z.B. Provokationen durch Mitschüler oder Einflüsse kritischer Lebensereignisse). Eine ähnliche Einteilung ist die in *aktualgenetische* und *ontogenetische* bzw. in *horizontale* und *vertikale* Risikoprozesse. Ontogenetische Prozesse betreffen Einflussfaktoren, die im Entwicklungsverlauf wirken oder nachweisbar an bestimmten längerfristigen Entwicklungsergebnissen beteiligt sind, während aktualgenetische Faktoren die relevanten Ursachen und Bedingungen einer konkreten Verhaltensäußerung in einer bestimmten Situation beschreiben. Horizontale Risiken beziehen sich in Anlehnung an das Konstrukt der *horizontal coactions* (Gottlieb, 1992) auf längerfristige Entwicklungsprozesse in einem Entwicklungsbereich (z.B. soziale Kompetenz), während vertikale Risiken simultane Prozesse in mehreren Entwicklungsbereichen beschreiben (z.B. körperliche und psychische Folgen eines kritischen Lebensereignisses). Schließlich können Risikofaktoren hinsichtlich ihrer Art in *personale und soziale* Risiken unterschieden werden, wobei sich personale Risiken auf mehr oder weniger stabile Merkmale der Person und soziale Risiken auf Merkmale der sozialen Entwicklungsumgebung beziehen. Mit Bezug auf komplexere Entwicklungsmodelle und unterschiedliche Betrachtungsebenen kann diese Differenzierung weiter in *biologische* (d.h. genetische, physiologische, neurologische und hormonelle Grundlagen des Verhaltens und Erlebens), *psychologische* (d.h. beobachtbare Merkmale des Verhaltens und Erlebens von Personen) und *soziale* Risikofaktoren (d.h. Merkmale des Entwicklungskontextes von der unmittelbaren Umgebung bis hin zu gesellschaftlichen Einflussfaktoren) ausgeweitet werden (vgl. Gliederung der folgenden Abschnitte).

Die bisherige Darstellung suggeriert, dass Risikofaktoren weitgehend unabhängig nebeneinander bestehen. Tatsächlich haben wir es in der Entwicklungspsychopathologie jedoch mit einer Vielzahl von risikoerhöhenden Merkmalen zu tun, die selbst wiederum mehr oder weniger stark zusammenhängen. In der Regel werden somit nicht nur einzelne Faktoren untersucht, sondern das komplexe Zusammenwirken einer Vielzahl von Einflussfaktoren der Verhaltensentwicklung. Damit geht einher, dass die Wirkung von Risikofaktoren oft flexibel ist, das heißt sie können zu unterschiedlichen Anpassungsproblemen führen. In der entwicklungspsychologischen Forschung wird dieser Komplexität und Flexibilität mit den Konzepten der *Äquifinalität und Multifinalität* Rechnung getragen (Cicchetti & Rogosch, 1996; Oerter, 1999). Äquifinalität besagt, dass ein Problemverhalten das Ergebnis sehr unterschiedlicher Entwicklungsverläufe und unterschiedlicher Risikobedingungen sein kann. Ein ähnliches Verhalten oder ein bestimmtes Entwicklungsproblem beruht also nicht zwangsläufig auf gleichen Ausgangsbedingungen. Multifinalität bedeutet hingegen, dass ein Risikofaktor verschiedene Arten von Verhaltensproblemen bedingen kann. Ähnliche Entwicklungsverläufe oder Risikokonstellationen können also zu sehr unterschiedlichen Endzuständen oder Entwicklungsausgängen führen.

Ein mit den Konzepten von Äqui- und Multifinalität zusammenhängender Aspekt betrifft die Kumulation von Risikomerkmalen einer Person. In einer Reihe von Untersuchungen zur kognitiven, aber auch zur sozialen Entwicklung zeigte sich, dass die *Anzahl an vorliegenden Risikofaktoren* einer Person ein besserer Prädiktor für spätere Fehlentwicklungen ist als die spezifische Art der Risiken (z.B. Deater-Deckard, Dodge, Bates & Pettit, 1998; Sameroff & Fiese, 2000). Danach ist die Wahrscheinlichkeit dissoziales Verhalten zu entwickeln umso ausgeprägter, je mehr Risikofaktoren – relativ unabhängig von ihrer Art – vorliegen. Während einzelne Risikofaktoren eine eher geringe Vorhersagekraft für Entwicklungsprobleme besitzen (Lösel, 2002), scheint die Kumulation von Risiken weitaus folgenschwerer in Bezug auf die zukünftige Verhaltensentwicklung zu sein (Lösel & Bender, 2003, 2006; Yoshikawa, 1994). In einer Untersuchungen von Deater-Deckard et al. (1998) konnte beispielsweise die Anzahl an Risikofaktoren je nach Geschlecht und Alter zwischen 17% und 32% der aufgetretenen Variabilität des dissozialen Verhaltens aufklären. Unterschiedliche Risikofaktoren-Kombinationen können daher entsprechend dem Konzept der Multifinalität in gleicher Weise zu dissozialen Problemen beitragen.

In ähnlicher Weise haben jüngst Loeber et al. (2005) in einer Hochrisikogruppe untersucht, inwiefern allein die Anzahl an Risikofaktoren im Alter von 7 bis 13 Jahren zwischen jugendlichen Mördern, aggressiven Jugendlichen und unauffälligen Jugendlichen differenziert. Die Forschergruppe konnte zeigen, dass gewalttätige Jugendliche, welche mindestens vier von neun Risikofaktoren (darunter z.B. Verhaltensstörungen in der Kindheit oder delinquente Freunde) in einer gewissen Ausprägung aufwiesen, ein vierzehnmal höheres Risiko hatten, später einen Mord zu begehen als gewalttätige Jugendliche mit weniger als vier Risikofaktoren. Als Risikofaktoren waren dabei sowohl Merkmale, die in der Kindheit angelegt waren (z.B. frühkindliche Verhaltensstörungen), als auch aktuell wirksame Umweltbedingungen (z.B. das Eingebundensein in delinquente Gangs) von Bedeutung. Die Erfassung der Anzahl an Risikofaktoren hatte also einen hohen diagnostischen Vorhersagewert und zeigt, dass die Höhe der Risikobelastung im Entwicklungsverlauf eine wichtige Rolle in der Ätiologie dissozialen Verhaltens spielt. Hinter einer Anhäufung von Risikofaktoren stehen dabei zumeist sehr langfristige – oder kumulierte – Entwicklungsprozesse (Loeber et al., 2005).

Schutz- und Vulnerabilitätsfaktoren

Es wurde bereits gesagt, dass Risikofaktoren immer nur mit einer bestimmten Wahrscheinlichkeit zu Fehlanpassungen führen. Tatsächlich unterliegt die Entwicklung von Kindern und Jugendlichen vielfältigen sozialen Risiken, ohne dass die Mehrheit der Kinder und Jugendlichen ernsthafte Entwicklungsprobleme aufweist. Offensichtlich bestehen also Bedingungen, in denen Risiken nicht zu Verhaltensproblemen und Fehlanpassungen führen, sondern vielmehr bewältigt oder kompensiert werden können. Diesem Sachverhalt wird im Konzept der *Schutzfaktoren* Rechnung getragen (vgl. Cicchetti, 2006; Luthar, Cicchetti & Becker, 2000). Unter Schutzfaktoren werden, gelegentlich analog zum Konzept der Risikofaktoren, Variablen verstanden, die die Wahrscheinlichkeit für ein Problemverhalten senken. Nach dieser Definition wären sie jedoch nur umgekehrte Risikofaktoren und demzufolge nur die zweite Seite derselben Medaille. Lösel und Bender (2003) weisen zu Recht darauf hin, dass es irreführend sein kann, wenn zwei Konstrukte genutzt werden, um unterschiedliche Ausprägungen ein und desselben Merkmals zu beschreiben. In ähnlicher Weise äußern auch Laucht, Esser und Schmidt (1997) Bedenken in Bezug auf die Sparsamkeit solcher Modelle: Wenn unter Schutzfaktoren lediglich das Nichtvorhandensein von Risikofaktoren verstanden wird, ist der Erkenntnisgewinn und der Nutzen dieser Einteilung gering. Aus diesen Gründen sprechen sich Autoren wie Rutter (1987) für eine Konzeption von Schutzfaktoren als *Moderatorvariable* aus. Demnach schwächen Schutzfaktoren die Wirkungen eines bestehenden Risikofaktors ab, während sie ohne Risiko keine oder nur geringe Wirkungen auf die Verhaltensentwicklung zeigen (Rutter, 1987). Mit dieser Konzeption ist verbunden, dass Schutzfaktoren vor dem Eintreten eines Risikos nachweisbar sein sollten bzw. der Wirkung eines Risikofaktors zeitlich vorausgehen (Laucht et al., 1997; Rutter, 1990).

> *Schutzfaktoren* sind alle Faktoren, die die Wahrscheinlichkeit senken, auf ein risikoförderliches Merkmal mit Problemverhalten zu reagieren.

Beim Konzept der Schutzfaktoren kommen folglich Interaktionen von Merkmalen zum Tragen. Individuen mit ausgeprägten Schutzfaktoren zeigen unter der Anwesenheit von kausalen Risiken geringere oder keine Auffälligkeiten, wohingegen diejenigen ohne Schutzfaktoren mit zunehmendem Risikomerkmal negative Entwicklungsveränderungen aufweisen. In vergleichbarer Weise werden von einigen Autoren auch sogenannte *Vulnerabilitätsfaktoren* konzipiert: Diese steigern die negativen Wirkungen von Risikofaktoren auf ein Verhalten, können aber das Problemverhalten selbst nicht auslösen. Risikoförderliche Ausprägungen von Merkmalen haben also bei anfälligen – vulnerablen – Personen gravierendere Effekte als bei Personen mit geringerer Vulnerabilität. Schutz- und Vulnerabilitätsfaktoren sind ebenfalls nicht die jeweils andere Seite einer Medaille, sondern sollten unabhängig voneinander sein (Rutter, 1987, Luthar et al., 2000).

Empirisch konnten reine Schutz- oder Vulnerabilitätsfaktoren bislang allerdings nur selten identifiziert werden (vgl. Lösel & Bender, 2003). Dies liegt zum einen daran, dass Interaktionen rein statistisch schwer nachweisbar sind (vgl. McClelland & Judd, 1993), unter anderem weil hoch belastete Gruppen mit ausgeprägten Schutzmerkmalen relativ selten sind. Darüber hinaus spielen bei der Wirkung und Unterscheidung von Risiko-, Schutz- und Vulnerabilitätsfaktoren oft auch nichtlineare Zusammenhänge eine Rolle (Lösel & Bender, 2003), das heißt, dass protektive oder risikoförderliche Wirkungen erst nach Über-/Unterschreiten bestimmter Schwellenwerte auftreten und die Merkmale bei durchschnittlicher Ausprägung kaum Einflüsse zeigen. Und schließlich gelten die gleichen konzeptionellen Erwägungen und inhaltlichen Differenzierungen des Risikofaktoren-Konzepts auch für Schutz- und Vulnerabilitätsfaktoren: Es sollte zum Beispiel eher von protektiven (schützenden) Prozessen als von festen Schutzfaktoren gesprochen werden, auch für protektive Prozesse gelten die Annahmen von Multi- und Äquifinalität und es sind kumulierte Wirkungen von Schutzfaktoren anzunehmen (Criss, Pettit, Bates, Dodge & Lapp, 2002; Yoshikawa, 1994). Abbildung 4.1 fasst die Konzepte Risiko-, Schutz- und Vulnerabilitätsfaktor nochmals graphisch zusammen.

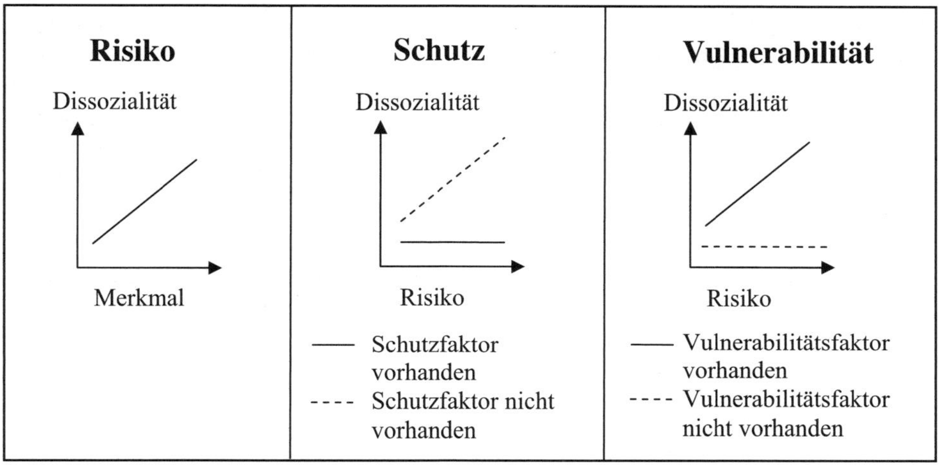

Abbildung 4.1: Exemplarische Darstellung der Wirkungsweise von Risiko-, Schutz- und Vulnerabilitätsfaktoren

In Verbindung mit der Wirkungsweise von Schutzfaktoren und der Bewältigung kumulierter aversiver Umwelteinflüsse wird in der entwicklungspsychopathologischen Forschung auch das Konzept der Resilienz diskutiert (vgl. Luthar, 2003; Peters, Leadbeater & McMahon, 2005). Als Resilienz bezeichnet man einen dynamischen *Prozess* positiver Entwicklung unter nachteiligen Bedingungen (Luthar et al., 2000). Solche aversiven Bedingungen können sowohl chronisch problematische Milieus (z.B. extreme soziale Randlage, gewalttätiger Familienkontext) als auch einzelne stressvolle Lebensereignisse (z.B. Krieg) sein. Es müssen demnach zwei Bedingungen vorliegen, um von Resilienz zu sprechen: Einerseits eine positive oder zumindest nicht negative Entwicklung, andererseits chronische oder schwere Belastungen. Bei der Frage, wann ein Entwicklungsverlauf als gesund oder normativ zu beurteilen ist, oder wann Belastungen als schwer zu bewerten sind, liegen allerdings erhebliche Interpretationsspielräume vor. Trotzdem kommen die wenigen aussagekräftigen Untersuchungen zur Resilienz zu relativ deckungsgleichen Ergebnissen (vgl. Luthar, 2003; Masten, Best & Garmezy, 1990; Masten et al., 2004; Olson, Bond, Burns, Vella-Brodick & Sawyer, 2003; Werner & Smith, 1992). In der Kauai-Studie, der wohl bekanntesten Untersuchung zu dieser Thematik (vgl. Werner, 1993; Werner & Smith, 1992), konnten beispielsweise folgende Merkmale resilienter Personen im Entwicklungsverlauf von der Geburt bis zum mittleren Erwachsenenalter ausgemacht werden: Einfaches Temperament, realistische Zukunftsperspektive im schulischen und beruflichen Kontext, unterstützendes Elternhaus oder andere fürsorgende Personen, große soziale Netzwerke und – bei Wechsel von Auffälligkeit zu Normalität – spezifische Wendepunkte (z.B. Heirat, Jobwechsel) im Leben.

In älteren Arbeiten wird Resilienz gelegentlich auch als relativ stabile Eigenschaft oder *Disposition* einer Person verstanden, auf negative Veränderungen der Lebensbedingungen flexibel reagieren zu können (Block & Block, 1980). Eine solche Konzeptualisierung und Begrenzung von Resilienz auf eine stabile Personeneigenschaft wird allerdings von vielen Autoren abgelehnt (z.B. Masten et al., 1990; Luthar et al., 2000; Rutter, 1997). Vielmehr spielen in der Bewältigung aversiver Entwicklungsbedingungen nicht allein personale Faktoren, sondern – wie bereits gezeigt wurde – auch förderliche soziale Bedingungen und soziale Ressourcen trotz oder gerade wegen einer ansonsten aversiven Umwelt eine bedeutende Rolle (vgl. Petermann & Schmidt, 2006; Pettit, Bates & Dodge, 1997). Allerdings steht das Konzept der Resilienz wie wohl kein anderes in der Entwicklungspsychopathologie dafür, dass die Auswirkungen von Risikofaktoren nicht unabhängig von Eigenschaften und Kompetenzen einer Person zu sein scheinen. Das heißt, dass nicht jede Gefahr auch eine Gefährdung bedeutet, sondern Individuen offenbar unterschiedlich auf gleiche Risiken reagieren, was dem vorgestellten Verständnis von Multifinalität entspricht.

Zusammenhang von Risiko und Protektion

Die oben diskutierten konzeptionellen Unterscheidungen zwischen Risiko-, Schutz- und Vulnerabilitätsfaktoren liefern für das Verständnis der komplexen Entstehungsbedingungen von Verhaltens- und Entwicklungsproblemen wichtige Anhaltspunkte. Denn manche Lebensumstände wirken zunächst unbedeutend, zeigen aber möglicherweise dann negative Auswirkungen, wenn verschiedene Schutzfaktoren einer Person ausfallen, beispielsweise aufgrund von kritischen Lebensereignissen. Durch die Berücksichtigung verschiedener Effekte und psychologischer Prozesse ist es daher möglich, differenziertere Vorhersagen über die Wahrscheinlichkeit der Entwicklung eines Problemverhaltens beim Vorliegen von Belastungen und Entwicklungsrisiken zu treffen.

Für die Auftretenswahrscheinlichkeit psychischer Störungen hat bereits Albee (1985) Risiko-, Vulnerabilitäts- und Schutzfaktoren ins Verhältnis zueinander gesetzt. Zwar bezog er sich dabei auf die Inzidenz eines Problems, also die Anzahl an Neuerkrankungen in einer *Population*, jedoch lässt sich seine Formel auch auf die individuelle Ebene übertragen. Danach setzt sich die Wahrscheinlichkeit für Fehlentwicklungen aus dem Verhältnis von Vulnerabilitäten und Stressoren einerseits und Resilienz und Ressourcen andererseits zusammen:

$$\text{Fehlentwicklung} = \frac{\text{Vulnerabilität} * \text{Stressoren}}{\text{Resilienz} * \text{Ressourcen}}$$

Albee (1985) versteht unter Vulnerabilitäten und Stressoren personale bzw. soziale Risiken, die zu protektiven personalen und sozialen Faktoren (Resilienz und Ressourcen) ins Verhältnis gesetzt werden. Die Wirkung eines potentiellen Stressors ist also relativ und abhängig von den Vulnerabilitäten und den Ressourcen des Individuums. Die verschiedenen Stressoren und Risikofaktoren führen dann zu Problemverhalten, wenn sie die Bewältigungsfähigkeiten und sozialen Ressourcen der Person übersteigen. Auch wenn das Verständnis der verwendeten Begriffe (z.B. Resilienz), wie wir gesehen haben, problematisch ist, so gibt diese Formel doch einen realistischen und empirisch relativ gut abgesicherten Eindruck vom Zusammenwirken protektiver und risikoerhöhender Entwicklungsprozesse.

Fehlentwicklung (gleich welcher Art) kann nach dieser Konzeption als das Resultat eines dynamischen Entwicklungsprozesses verstanden werden, der durch ein relativ ungünstiges Verhältnis von Vulnerabilitäten (als personale Risiken) und Stressoren (als soziale Risiken) zu Resilienz (personale Schutzfaktoren) und Ressourcen (soziale Schutzfaktoren) gekennzeichnet ist.

Dieses Modell hat allerdings verschiedene Implikationen, die bislang ungeklärt sind. Fraglich bleibt beispielsweise, ob bestimmte aversive Ereignisse immer kompensiert werden können, wenn die Person nur über genügend Kompetenzen oder Ressourcen verfügt. Dies ist auch methodisch nicht einfach zu realisieren, denn zur Beantwortung dieser und anderer Fragen ist man immer auf hoch belastete Gruppen angewiesen, die erfahrungsgemäß nur schwer für umfangreiche wissenschaftliche Untersuchungen zu gewinnen sind. Insofern liefert das in der Formel aufscheinende Verhältnis zwischen Risiko und Protektion und die genannte Konzeption von Fehlentwicklungen nur ein grobes Abbild der Verhältnisse, das jeweils für jede Problem- und Fragestellung konkret empirisch geprüft werden muss. Zum Beispiel haben Stouthamer-Loeber, Loeber, Wei, Farrington und Wikström (2002) das Verhältnis von riskanten und förderlichen Effekten für die Vorhersage persistent schwerer Delinquenz an einer Gruppe von Risikojugendlichen empirisch untersucht. In Abbildung 4.2 ist die Prävalenz chronisch-schwerer Formen delinquenten Verhaltens in Abhängigkeit von der Differenz zwischen der Anzahl an protektiven Faktoren und Risikofaktoren in dieser Gruppe dargestellt. Ein hoher positiver Wert ergab sich, wenn die Anzahl an Risikofaktoren höher als die Anzahl protektiver Faktoren war. Ein negativer Wert lag vor, wenn mehr protektive als gefährdende Effekte vorhanden waren. In der Abbildung wird deutlich, dass Jugendliche mit einem Differenzwert von sechs (d.h. sechs und mehr Risiken als schützende Faktoren), eine Prävalenz von 100% (d.h. alle sind betroffen) aufwiesen. Bei geringeren oder gar negativen Differenzwerten sank der Anteil an Schwerkriminellen auch in der betrachteten Hochrisikogruppe deutlich ab. Aus der Untersuchung von Stouthamer-Loeber et al. (2002) wird deutlich, dass entwicklungsförderliche und hemmende Faktoren zusammenwirken und dass risikoförderliche Faktoren einen umso gravierenden Effekt haben, wenn schützende oder entwicklungsförderliche Faktoren fehlen.

Die Anzahl an Risikofaktoren und Schutzfaktoren und Anhäufung dieser Merkmale im Entwicklungsverlauf haben also offenbar eine herausragende Bedeutung für den weiteren Entwicklungsverlauf. Offensichtlich können sich dabei entwicklungsgefährdende und entwicklungsförderliche Faktoren und Prozesse gegenseitig ausgleichen. Aufgrund des dynamisch-prozessualen Charakters im Entwicklungsverlauf möchten wir im Folgenden auch nicht einfach nur gefährdende oder schützende Faktoren dissozialen Verhaltens aufzählen, sondern soweit möglich auf die Darstellung zugrunde liegender psychologischer Prozesse fokussieren und dabei auf die Wechselwirkungen zwischen Risiko-, Schutz- und Vulnerabilitätsfaktoren eingehen. Die relevanten Forschungsarbeiten sollen dabei entlang biologischer, psychologischer und sozialer Faktoren und Prozesse dargestellt werden.

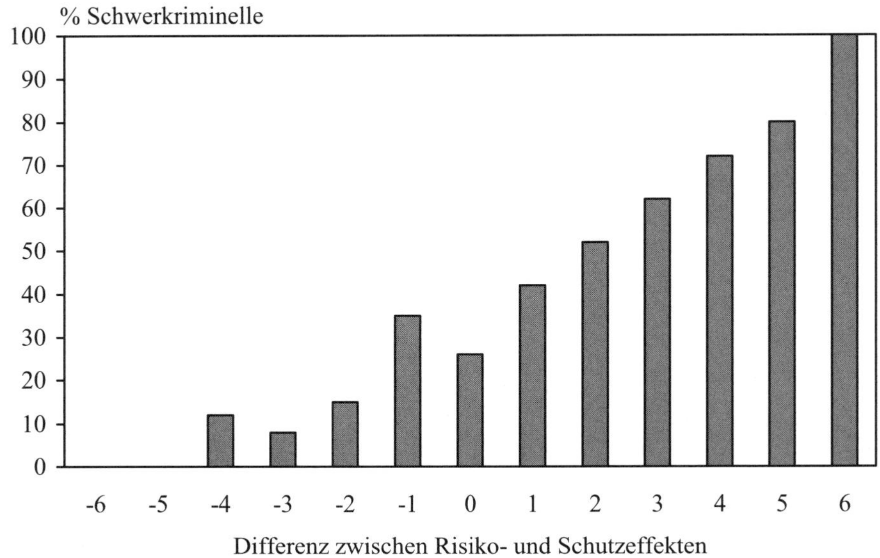

Abbildung 4.2: Zusammenhang zwischen dem Anteil chronisch Schwerkrimineller und der Anzahl risikoerhöhender minus protektiver Effekte in einer Hochrisikogruppe (vgl. Stouthamer-Loeber et al., 2002)

4.1.2 Biologische Einflussfaktoren und Prozesse

Die Untersuchung biologischer Einflussfaktoren und Mechanismen bei der Entstehung und Aufrechterhaltung dissozialer Entwicklungsprobleme hat in den letzten Jahren deutlich an Bedeutung in der ätiologischen Forschung gewonnen (Cicchetti & Cohen, 2006b). Die Erklärung normbrechender Verhaltensweisen mit Hilfe biologischer Prozesse hat dabei aber auch eine gesellschaftspolitische Debatte über die Verantwortlichkeit von Straftätern oder noch allgemeiner, über den freien Willen des Menschen und die daraus resultierende Verantwortlichkeit des Einzelnen für sein Handeln angeregt, die nach wie vor anhält (z.B. Barratt & Felthous, 2003; Walter, 2004). Es würde weit über den Rahmen des vorliegenden Buches hinausgehen, genauer auf die philosophischen, ethischen und juristischen Konsequenzen dieser Diskussion einzugehen (vgl. dazu Roskies, 2006). Wir möchten uns stattdessen auf die Darstellung relevanter biologischer Faktoren und Prozesse beschränken, die für die Entwicklung dissozialen Verhaltens bei Kindern und Jugendlichen bislang empirisch bestätigt werden konnten. Dabei soll insbesondere auf die Interaktion von genetischen, biologischen und umweltbezogenen Einflüssen eingegangen werden.

Genetische Einflüsse und Geschlecht

Ergebnisse aus Zwillings- und Adoptionsstudien geben eindeutige Hinweise auf genetische Komponenten bei der Entwicklung dissozialer Verhaltensprobleme. Eineiige Zwillinge sind sich im dissozialen Verhalten weitaus ähnlicher als zweieiige Zwillinge und biologische Geschwister ähnlicher als adoptierte Geschwister. Ebenso zeigt sich eine höhere Übereinstimmung im dissozialen Verhalten des Kindes mit Verhaltensproblemen der biologischen Eltern im Vergleich zu den Adoptiveltern (Rhee & Waldman, 2002). Demnach sagt eine dissoziale Persönlichkeitsstörung oder Alkohol- und Drogenkonsum der biologischen Eltern ein höheres Ausmaß an Aggressivität bei Kindern vorher, auch wenn diese bei Adoptiveltern aufwachsen (Cadoret, Cain & Crowe, 1983). Genetische Einflussfaktoren klären im Mittel ca. 30 bis 50% der Variabilität des Problemverhaltens auf (vgl. Meta-Analysen von Mason & Frick, 1994, sowie Rhee & Waldman, 2002).

Nicht nur das Problemverhalten selbst kann genetisch bedingt sein, sondern auch Risikofaktoren einer dissozialen Entwicklung unterliegen genetischen Einflüssen. Besonders das Geschlecht hat sich als genetisch determinierter Risikomarker bestätigt. Allein die unterschiedlichen Prävalenzen zwischen Mädchen und Jungen über verschiedene Formen dissozialen Verhaltens hinweg lassen den Schluss eines hohen genetischen Einflusses zu. Baillargeon et al. (2007) konnten bereits bei Kleinkindern deutliche Unterschiede zwischen Jungen und Mädchen im aggressiven Verhalten beobachten. Demzufolge zeigten Jungen im Alter von 17 Monaten durchschnittlich fünfmal häufiger aggressive Verhaltensweisen als gleichaltrige Mädchen. Auch externalisierende Verhaltensprobleme liegen um ein vielfaches häufiger bei Jungen vor und im Jugendalter werden über 80% aller Straftaten von Jungen begangen (Alsaker & Bütikofer, 2005; Ihle, Esser & Schmidt, 2005; vgl. Kapitel 3). Für diese massiven Unterschiede werden verschiedene Erklärungen herangezogen.

Neurophysiologische Faktoren (z.B. die Konzentration von Testosteron im Blut) tragen maßgeblich zu Unterschieden im dissozialen Verhalten bei (Maras et al., 2003). Demzufolge lässt sich das häufigere dissoziale Verhalten bei Männern teilweise auf deren höheren Testosteronspiegel zurückführen. Zudem wirkt sich Testosteron besonders ab der Adoleszenz auf die Muskelbildung und die damit verbundene körperliche Stärke aus, die gelegentlich für schwere Formen aggressiven Verhaltens notwendig ist. Geschlechtsunterschiede kommen daher in begrenztem Maße auch aufgrund der unterschiedlichen physischen Konstitution zu Stande. Dies zeigt sich beispielsweise darin, dass die Unterschiede im dissozialen Verhalten zwischen Jungen und Mädchen deutlich geringer ausfallen, wenn man verdeckte Formen von Dissozialität betrachtet (z.B. relationale Aggression; vgl. Maughan, Pickles, Rowe, Costello & Angold, 2000). Weiterhin gibt es Unterschiede im Furchtempfinden zwischen den Geschlechtern. Demnach vermeiden Mädchen deutlich häufiger physisch gefährdende Situationen als Jungen, was ebenfalls durch zahlreiche neurophysiologische Faktoren bedingt ist (vgl. Campbell, 2006). Darüber hinaus werden Geschlechtsunterschiede auch bei vielen anderen biologischen Risikofaktoren dissozialen Verhaltens deutlich, wie zum Beispiel der Herzfrequenz oder dem Serotoninspiegel (vgl. Campbell, 2006; Zahn-Waxler, 2006). Gegen eine biologische Sichtweise von geschlechtsspezifischen Verhaltensweisen wird oft eingewandt, dass eine unterschiedliche Sozialisation von Mädchen und Jungen ebenfalls zu Unterschieden im dissozialen Verhalten beiträgt (z.B. Bilden, 1991). Demnach entspricht vor allem aggressives Verhalten einer männlichen Geschlechtsrolle und Kinder verinnerlichen im Laufe ihrer Entwicklung geschlechtsstereotype Überzeugungen, die in Zusammenhang mit dissozialem Verhalten stehen („Mädchen schlagen sich nicht", „als Junge muss man sich wehren können"). Da Unterschiede zwischen den Geschlechtern im aggressiven Verhalten jedoch schon bei sehr kleinen Kindern zu finden sind, ist die Erklärungskraft sozialer Variablen begrenzt (Archer & Côté, 2005). Vielmehr tragen biologische Mechanismen in besonderem Maße zur Erklärung von Geschlechtsunterschieden in frühen Entwicklungsabschnitten (z.B. das geringere Furchtempfinden bei Jungen) bei. Neben biologischen und sozialen Erklärungsansätzen wird auch im Rahmen evolutionärer Theorien versucht, diese genetische Komponente anhand der Funktionalität von Geschlechtsunterschieden im Laufe der menschlichen Evolution herauszustellen (vgl. Archer & Côté, 2005). Demnach nimmt beispielsweise Campbell (1999) an, dass das Überleben der Kinder im evolutionären Sinn stärker von der körperlichen Unversehrtheit der Mutter abhängt als vom Gesundheitszustand des Vaters. Daher sind die Kosten für physische Aggression für Frauen deutlich höher als für Männer, was sich im Verlauf der Evolution auch zu niedrigeren Prävalenzen physisch aggressiven Verhaltens bei Frauen geführt hat.

Selbstverständlich wirken genetische Potentiale nur in dem Maße, wie es konkrete Umweltbedingungen zulassen (Bronfenbrenner & Ceci, 1994). Für das Verständnis genetischer Einflüsse ist daher die Art des Zusammenwirkens zwischen Genen und Umwelten bei der Verhaltensentwicklung von großer Bedeutung. Dabei kann zwischen *Gen-Umwelt-Interaktionen* und *Gen-Umwelt-Korrelationen* unterschieden werden (Moffitt, 2005; Moffitt, Caspi & Rutter, 2006; Scarr, 1992). *Gen-Umwelt-Interaktionen* beschreiben, inwiefern genetische Prädispositionen erst durch entsprechende Umwelten zum Tragen kommen. Beispielsweise teilen Eltern und Kinder nicht nur die Gene, sondern leben auch in derselben, möglicherweise problematischen und risikobelasteten Umwelt. Solche Kinder haben also ein doppeltes Risiko für die Entwicklung von Problemverhalten: Zum einen sind sie durch ihre Eltern genetisch vorbelastet, zum anderen sind sie zum Beispiel auch direkt dissozialem Verhalten der Eltern ausgesetzt, so dass bestehende genetische Prädispositionen möglicherweise verstärkt werden. Genetische Faktoren wirken also immer auf ein Verhalten in Verbindung mit vor- oder nachteiligen Umwelten, in denen Kinder aufwachsen. Neben solchen Gen-Umwelt-Interaktionen spielen bei der Wirkung genetischer Faktoren auf dissoziales Verhalten auch *Gen-Umwelt-Korrelationen* eine Rolle (Plomin, DeFries & Loehlin, 1977). Demnach interagieren Gene und Umweltfaktoren wie in dem oben genannten Beispiel nicht nur unabhängig voneinander. Es bestehen vielmehr auch Abhängigkeiten zwischen diesen beiden Faktoren, die sich in sogenannten aktiven, passiven und evokativen Korrelationen ausdrücken können. Unter *aktiven* Korrelationen versteht man, dass Kinder und Jugendliche nicht zufällig in bestimmten Umwelten leben, sondern aktiv jene Kontexte aufsuchen, die ihren persönlichen Dispositionen am Besten entsprechen (z.B. dissoziale Peergruppen). Eine *passive* Korrelation verdeutlicht, dass Genotyp und Umwelt aufeinander abgestimmt sind. Kinder übernehmen demnach von ihren Eltern nicht nur die genetische Ausstattung, sondern ebenfalls bereits eine im Hinblick auf diese Ausstattung angepasste Umwelt (z.B. Kinder hochintelligenter Eltern wachsen auch eher in einer entwicklungsförderlichen Umwelt auf). *Evokative* Korrelationen beschreiben schließlich einen Zusammenhang, der sich daraus ergibt, dass genetisch bedingte Verhaltensweisen Reaktionen bei Interaktionspartnern hervorrufen, die ein bestehendes Problemverhalten wiederum verstärken können (z.B. bei gegenseitigen Provokationen in der Peergroup). Bei der Diskussion um die Rolle genetischer Faktoren sind derartige Effekte mitzubedenken.

Schwangerschafts- und Geburtskomplikationen

Frühe neurophysiologische Beeinträchtigungen (z.B. Störungen im Neurotransmitterhaushalt), kognitive Dysfunktionen und Reifungsdefizite sind wiederholt als Risiken einer dissozialen Entwicklung bestätigt worden (vgl. Moffitt, 1993b). Sie gehen zumeist auf prä- und perinatale Schwangerschafts- und Geburtskomplikationen, wie fetaler Sauerstoffmangel oder verfrühte Geburt zurück (Allen, Lewinsohn & Seeley, 1998). Als Auslöser solcher Komplikationen scheinen vor allem mütterlicher Nikotin- oder Drogenkonsum, Mangelernährung oder prä- und perinataler Stress (z.B. hohe psychische Belastung der Mutter) bedeutsam zu sein (Laucht & Schmidt, 2004; Mednick & Kandel, 1988; Raine, 2002). Insbesondere mütterliches Rauchen während der Schwangerschaft geht mit einem deutlich höheren Risiko für Störungen des Sozialverhaltens und oppositionellem Verhalten im Kindesalter sowie Substanzmissbrauch im Jugendalter einher (Day, Richardson, Goldtschmitt & Cornelius, 2000). Alkoholmissbrauch in der Schwangerschaft steht hingegen eher indirekt über kognitive Beeinträchtigungen (z.B. Aufmerksamkeitsprobleme) mit dissozialem Verhalten in Zusammenhang (Kodituwakku, 2007).

Schwangerschafts- und Geburtskomplikationen sind meistens bereits das Ergebnis von Interaktionen zwischen biologischen und sozialen Risikofaktoren (z.B. durch die mangelnde Inanspruchnahme von Vorsorgeuntersuchungen oder mangelndes Gesundheitsverhalten während der Schwangerschaft). Demzufolge ist beispielsweise das Risiko für Nikotin- und Drogenkonsum während der Schwangerschaft und den daraus resultierenden Folgen für das Kind bei solchen Müttern am größten, die bereits selbst dissoziale Verhaltensweisen zeigen oder sich durch verschiedene psychische Störungen auszeichnen (Brennan, Grekin & Mednik, 2003; Loukas, Zucker & Fitzgerald, 2003). Das dissoziale Verhalten der Eltern steht somit nicht nur aufgrund der geteilten Gene und der geteilten postnatalen Umwelt mit kindlichen Verhaltensproblemen in Zusammenhang, sondern auch dadurch, dass bereits Risiken in der prä- und perinatalen kindlichen Entwicklung durch elterliche Verhaltensweisen beeinflusst werden (Raine, 2002).

Inwiefern durch Schwangerschaftskomplikationen ein bedeutsames Risiko für eine dissoziale Entwicklung besteht, ist ebenfalls abhängig von den Umweltbedingungen, in denen Kinder aufwachsen. Beck und Shaw (2005) haben Interaktionen zwischen Schwangerschaftskomplikationen und familiären Problemen in Bezug auf das Risiko für späteres delinquentes Verhalten untersucht. Dabei berichteten diejenigen Kinder am häufigsten delinquentes Verhalten im Alter von zehn Jahren, die sowohl Schwangerschaftskomplikationen als auch sozialen Risiken, wie familiärer Gewalt, ausgesetzt waren (vgl. Abbildung 4.3). Diese Kinder zeigten demnach deutlich häufiger delinquentes Verhalten verglichen mit Kindern, bei denen nur einer der beiden

Risikofaktoren vorlag. Komplikationen während der Schwangerschaft und die damit einhergehenden Beeinträchtigungen in der neuronalen Entwicklung scheinen daher in Verbindung mit aversiven Entwicklungsumwelten drastisch das Risiko für dissoziales Verhalten zu erhöhen (Beck & Shaw, 2005; Raine, 2002).

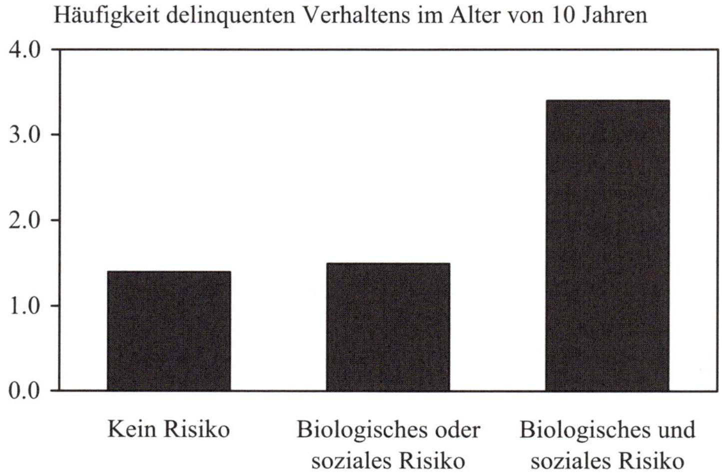

Abbildung 4.3: Interaktion zwischen perinatalen Komplikationen (biologisches Risiko) und familiärer Gewalt (soziales Risiko) als Risikofaktoren für selbstberichtete Delinquenz (durchschnittliche Häufigkeit im letzten Jahr) im Alter von 10 Jahren (nach Beck & Shaw, 2005).

Herzfrequenz, Arousal und autonomes Nervensystem

Die vorgeburtliche Ausbildung des Nervensystems beginnt ab der dritten Schwangerschaftswoche und dauert die gesamte Gestationszeit an. Schwangerschafts- und Geburtskomplikationen können sich daher auch in physiologischen Beeinträchtigungen niederschlagen, welche deutliche Auswirkungen auf die Verhaltensentwicklung haben. So unterscheiden sich dissoziale Kinder und Jugendliche hinsichtlich zahlreicher physiologischer Merkmale von ihren Gleichaltrigen: Sie zeigen unter anderem eine niedrigere Herzfrequenz (Puls), ein verringertes Arousal (Erregbarkeit) und einen geminderten Hautleitwiderstand, insgesamt also eine geringere Aktivierung des autonomen Nervensystems (vgl. Farrington, 1994; Herpertz, Müller, Qunaibi, Lichterfeld & Herpertz-Dahlmann, 2003; Raine, 2002).

Eine geringe Herzfrequenz (Puls) stellt den am besten replizierten Befund über biologische Korrelate dissozialen Verhaltens dar. Ortiz und Raine (2004) konnten in einer Forschungszusammenfassung von mehr als 45 Studien Unterschiede zwischen dissozialen Kindern und Jugendlichen und ihren Gleichaltrigen mit einer Effektsstärke von durchschnittlich $d = -.44$ ausmachen. Noch deutlicher waren die Unterschiede im Puls unter Belastung ($d = -.76$). Dieser Effekt zeigte sich sehr stabil bei Mädchen und Jungen und auch über alle Altersbereiche hinweg. Deshalb wird die Herzfrequenz ebenfalls als ein genetischer Marker dissozialen Verhaltens betrachtet (Ortiz & Raine, 2004). Für diesen Befund werden verschiedene Erklärungen angeführt. Raine (1993) geht im Rahmen der *Furchtlosigkeitstheorie* davon aus, dass durch eine geringere Herzfrequenz die Angst- und Furchtreaktionen bei Kindern und Jugendlichen deutlich abgemildert werden. Dadurch kommt es einerseits zu einem ungezügelten und impulsiven Verhalten, andererseits auch zu Schwierigkeiten in der Erziehung, da die Kinder deutlich langsamer durch Bestrafung lernen und unerwünschte Verhaltensweisen trotz negativer Konsequenzen zeigen (vgl. Eysenck, 1977). So verringert ein geringes Furchtempfinden die Tendenz negative Folgen aggressiven Verhaltens (z.B. Bestrafung, reaktive Aggression) vermeiden zu wollen. In Folge dessen steigt die allgemeine Bereitschaft zu dissozialen Verhaltensweisen an. Die *Stimulation-Seeking-Theory* (Eysenck, 1977; Raine, 2002) liefert eine weitere Erklärung: Demnach stellen ein geringes Arousal und ein niedriger Puls unangenehme physiologische Zustände dar, die die Kinder durch stimulierende Aktivitäten zu vermeiden versuchen. Aggression und Delinquenz bieten ein hohes Maß an Stimulation und sind für Kinder und Jugendliche mit niedrigem Arousal daher funktional, um einen für sie unangenehmen physiologischen Zustand zu vermeiden. Eine dritte Erklärung liegt in der *Frontalhirnhypothese*, welche Störungen in der Funktionsfähigkeit des präfrontalen Kortex als Ursache dissozialer Verhaltensweisen beschreibt. Morphologische Unregelmäßigkeiten im Frontalhirnlappen gehen dabei laut Raine (2002) mit einer Reihe von neuronalen und biochemischen Veränderungen einher, die sich neben Persönlichkeitsbeeinträchtigungen, Einschränkungen in der Antizipation von Handlungskonsequenzen oder Aufmerksamkeitsdefiziten auch in Abweichungen im autonomen Nervensystem äußern. Diese theoretischen Erklärungsansätze liefern auch wertvolle Implikationen für präventive Maßnahmen. Beispielsweise scheinen Stimulanzien, welche die Herzrate erhöhen, Erfolg versprechende Perspektiven zu bieten. Vor dem Hintergrund der Stimulation-Seeking-Theory wäre auch denkbar, Kindern und Jugendlichen verhaltensbezogene, kognitive und soziale Stimulationsmöglichkeiten zu vermitteln, also gleichsam stimulierende Alternativen zu dissozialen Handlungen anzubieten (Ortiz & Raine, 2004).

Neuroendokrinologische Faktoren und hirnstrukturelle Besonderheiten

Dissoziale Kinder und Jugendliche zeichnen sich durch Eigenheiten in der Neurotransmitterkonzentration (geringer Serotonin- und Noradrenalinspiegel) und hormonelle Besonderheiten, wie einen abweichenden Testosteron- und Kortisolspiegel, aus (Kruesi, 1989; Shirtcliff, Granger & Booth, 2005; van Bokhoven, Matthys, van Goozen & van Engeland, 2005). Derartige Abweichungen in endokrinologischen Faktoren wirken sich auf verschiedenste Verhaltensmerkmale aus, wie beispielsweise auf die Aggressionsbereitschaft oder die Ängstlichkeit.

Neueren Untersuchungen zufolge hängt dabei ein erhöhter Testosteronspiegel mit dominantem Verhalten in sozialen Situationen zusammen, weniger jedoch mit aggressivem Verhalten allein (Rowe, Maughan, Worthman, Costello & Angold, 2004). Gleichwohl lässt sich auch bei Jugendlichen mit einer kriminellen Karriere ein erhöhter Testosteronspiegel feststellen (van Bokhoven et al., 2006) und tierexperimentelle Untersuchungen an Ratten machen deutlich, dass eine künstliche Erhöhung des

Testosteronspiegels aggressives Verhalten induziert (z.B. Cunningham & McGinnis, 2006). Entgegen früherer Annahmen scheint auch nicht bei allen dissozialen Kindern und Jugendlichen eine geringe Konzentration des Stresshormons Kortisol vorzuliegen. Vielmehr konnten Loney, Butler, Lima, Counts und Eckel (2006) zeigen, dass nur eine kleine Gruppe von Jugendlichen mit schweren Ausprägungen dissozialen Verhaltens und gefühllos-unemotionalen Persönlichkeitseigenschaften (vgl. Kap. 4.2.6) durch ein geringes Niveau des Stresshormons gekennzeichnet werden kann. Vermutlich haben diese Kinder auch ein höheres Risiko, eine psychopathische Persönlichkeitsstörung im Erwachsenenalter zu entwickeln (Frick & Morris, 2004).

Neben diesen hormonellen Besonderheiten unterscheiden sich dissoziale Kinder und Jugendliche auch durch strukturelle Unterschiede des zentralen Nervensystems von ihren Gleichaltrigen (Raine, 2002). Dabei kommt dem präfrontalen Kortex (vorderem Hirnlappen), der ganz wesentlich für die exekutiven Funktionen und damit für die Handlungsplanung und die Kontrolle der Handlungsausführung verantwortlich ist, eine besondere Bedeutung zu (vgl. oben). Dissoziale Kinder und Jugendliche zeichnen sich durch Defizite in der Frontalhirnaktivität und in Teilen des Temporallappens aus (Kruesi, Casanova & Mannheim, 2004; Morgan & Lilienfeld, 2000). Besonders häufig finden sich derartige Beeinträchtigungen bei Kindern mit Aufmerksamkeitsproblemen (Speltz, DeKlyen, Calderon, Greenberg & Fisher, 1999). Diese hirnstrukturellen Besonderheiten scheinen eher mit aggressivem und besonders impulsiv-aggressivem Verhalten als mit vorsätzlich geplanten Straftaten einherzugehen. Denn für letztere sind zum Beispiel hohe Fähigkeiten zur Antizipation und Bewertung von Handlungen und damit eine funktionierende Frontalhirnaktivität notwendig (Brower & Price, 2001; Raine et al., 1998). Diese Befunde knüpfen an die Forschungsarbeiten von Quay (1993) an, der bei aggressiven Jugendlichen von einer geringeren Ausprägung kontrollierender neuronaler Prozesse des *Behavioral Inhibition System* (BIS) im Verhältnis zu aktivierenden neuronalen Prozessen im *Behavioral Activation System* (BAS) ausgeht (vgl. auch Gray, 1982). Defizitäre exekutive Funktionen wirken sich demnach besonders bei der Inhibierung aggressiver Verhaltenstendenzen aus. Während bei einem Großteil der Kinder aggressives Verhalten im Entwicklungsverlauf durch das Erlernen exekutiver Kontrollstrategien nachlässt (Tremblay & Nagin, 2005), scheint dies bei Kindern mit Aufmerksamkeitsproblemen aufgrund der geschilderten Beeinträchtigungen nur erschwert möglich zu sein. Dies hat offenbar besonders nachteilige Auswirkungen im Jugendalter. Denn die Adoleszenz ist durch den Erwerb von Fähigkeiten zur Selbstregulation und Emotionskontrolle sowie durch die Gestaltung komplexer sozialer Beziehungen gekennzeichnet. Dafür ist jedoch eine störungsfreie Entwicklung der Frontalhirnaktivität die Voraussetzung (Raine, 2002). Diese Zusammenhänge zeigen, dass sich biologische Risiken auch erst im Sinne eines latenten Effekts zu späteren Zeitpunkten im Entwicklungsverlauf im Verhalten niederschlagen können.

Entwicklungstempo in der Pubertät

Begegnet man Gruppen von gleichaltrigen Jugendlichen im Alltag, so fallen oft deutliche Unterschiede im biologischen und sozialen Entwicklungstempo auf. Einige Jugendliche sind physisch weit entwickelt, während andere noch kindlich wirken.

Derartige Abweichungen im biologischen Entwicklungstempo von Jugendlichen scheinen auch mit Verhaltensunterschieden einherzugehen. So zeigen insbesondere Jungen mit einer frühen pubertären Reife vermehrt aggressives und delinquentes Verhalten, während eine später einsetzende Pubertät eher internalisierende Verhaltensprobleme wie Depressivität begünstigt (Cota-Robles, Neiss & Rowe, 2002; Silbereisen & Kracke, 1997).

Zum Zusammenhang zwischen biologischem Entwicklungstempo im Jugendalter und dissozialem Verhalten gibt es verschiedene Erklärungen. Moffitt (1993a) nimmt an, dass bei denjenigen Jugendlichen, die früh in die Pubertät kommen, die Diskrepanz zwischen biologischer Entwicklung und verfügbaren Erwachsenenrollen besonders stark ausgeprägt ist. Jugendliche versuchen, durch Autonomie von den Eltern diese Lücke zu überbrücken und entziehen sich damit der elterlichen Kontrolle. Ein reiferes Aussehen erhöht darüber hinaus auch die Bereitschaft der Eltern, dem Kind Autonomie zuzugestehen und Verantwortung zu übertragen (Steinberg, 1987). Dadurch wird beispielsweise mehr Freizeit außerhalb des Hauses verbracht und die Gelegenheiten für delinquentes Verhalten steigen an (Osgood, Wilson, Bachman, O'Malley & Johnston, 1996). Weiterhin wird angenommen, dass Jugendliche mit frühem Einsetzen der Pubertät zwar als Erwachsene wahrgenommen werden, jedoch in Bezug auf ihre kognitive Entwicklung dieser Rolle noch nicht gerecht werden können. In Folge dessen neigen sie allgemein stärker zu psychosozialen Problemen (Graber, Petersen & Brooks-Gunn, 1996). Zudem wird mit dem Einsetzen der Pubertät eine Asymetrie zwischen steigendem Testosteronniveau (das riskante Verhaltensweisen begünstigt) und sozial-kognitiver Entwicklung als Erklärung für dissoziales Verhalten angesehen (Daitzman & Zuckerman, 1980). Ein frühes Einsetzen der Pubertät hat aber auch durchaus positive Effekte. Jugendliche mit frühem Beginn der Pubertät genießen eine größere Popularität bei ihren Freunden und haben Vorteile gegenüber Gleichaltrigen, beispielsweise im Sport oder in sozialen Beziehungen (Silbereisen & Kracke, 1997). Insofern kann das Entwicklungstempo sowohl einen Risiko- als auch einen Schutzfaktor darstellen, abhängig davon, welche Verhaltensfacetten betrachtet werden. Die risikoerhöhende Wirkung des biologischen Entwicklungstempos ist dabei eng mit den sozialen Gelegenheiten und Möglichkeiten zum abweichenden Verhalten von Jugendlichen verknüpft. So haben frühreife Jugendliche einen einfacheren Zugang zu älteren Peergruppen und zeigen daher eher Verhaltensweisen, die untypisch für ihr Alter sind und die die soziale Umwelt als problematisch ansieht (Stattin & Magnusson, 1990).

Zwischenresümee zu biologischen Faktoren und Prozessen

Genetische, neurobiologische und physiologische Merkmale tragen maßgeblich zur Erklärung dissozialen Verhaltens von Kindern und Jugendlichen bei und begründen gravierende Verhaltensunterschiede zwischen Jungen und Mädchen. Biologische Risiko- und Schutzfaktoren sind dabei bereits in sehr frühen Entwicklungsabschnitten wirksam und üben somit einen grundlegenden Einfluss auf die weitere Entwicklung aus. Sie werden zumeist durch genetische Einflüsse hervorgerufen oder durch Schwangerschafts- und Geburtskomplikationen ausgelöst. Als Risikomarker konnten unter anderem ein männliches Geschlecht, eine geringe Herzfrequenz und Erregbarkeit des autonomen Nervensystems, ein hoher Testosteron- und geringer Kortisolspiegel, eine eingeschränkte Frontalhirnaktivität oder ein früher Beginn der Pubertät identifiziert werden. Entgegengesetzte Ausprägungen auf diesen Merkmalen senken hingegen in vielen Fällen das Risiko dissozialen Verhaltens. Rein protektive Effekte konnten aber bislang nur selten nachgewiesen werden. Viele der vorgestellten Faktoren und Prozesse führen allerdings nicht bei allen Kindern und Jugendlichen zu risikoerhöhenden- oder senkenden Effekten, sondern sind nur innerhalb bestimmter Subgruppen, wie z.B. bei Kindern aus dem Multi-Problem-Milieu, von Bedeutung.

4.1.3 Psychologische Einflussfaktoren und Prozesse

Eine zweite Gruppe von Einflussfaktoren der Entwicklung bezieht sich auf Merkmale des Verhaltens und Erlebens der Person selbst, unabhängig davon, in welchem Ausmaß diese Merkmale genetisch oder durch Umwelteinflüsse bedingt sind. Im Gegensatz zu den zuvor erörterten biologischen Faktoren und Prozessen handelt es sich bei psychologischen Einflussfaktoren um konkret beobachtbare und messbare Merkmale der Funktionsebenen Kognition, Emotion und Verhalten. Diese weisen ihrerseits eine Entwicklungsgeschichte mit zum Teil vielfältigen Einflussfaktoren auf und charakterisieren die Handlungskompetenzen einer Person in der Auseinandersetzung mit seinen Umweltgegebenheiten. Insofern betreffen psychologische Merkmale kurz- und langfristige selbstregulatorische Entwicklungsprozesse.

Intelligenz und Schulleistung

Eine unterdurchschnittliche Intelligenz konnte als eigenständiger, weiterer Prädiktor für dissoziales Verhalten im Kindes- und Jugendalter identifiziert werden (Farrington 1995; Moffitt, 1993a; Rutter, 1998; Vance, Bowen, Fernandez & Thompson, 2002). Danach schneiden dissoziale Jugendliche in Intelligenztests durchschnittlich acht bis zehn IQ-Punkte schlechter ab als Gleichaltrige (Wilson & Herrnstein, 1985). Hingegen geht eine überdurchschnittliche Intelligenz nicht nur mit geringerem Problemverhalten einher, sondern interagiert auch im Sinnes eines Schutzfaktors mit anderen Risiken dissozialen Verhaltens: Kandel et al. (1988) untersuchten in einer prospektiven Längsschnittstudie protektive Effekte intellektueller Fähigkeiten bei Jungen, deren Väter mindestens einmal zu einer Gefängnisstrafe verurteilt wurden und die damit einem Risiko dissozialer Verhaltensentwicklungen ausgesetzt waren. Im Erwachsenenalter zeichneten sich kriminell unauffällige Männer dieser Hochrisikogruppe durch eine zehn Punkte höhere verbale und handlungsbezogene Intelligenz verglichen mit Schwerkriminellen dieser Risikogruppe aus. In einer Vergleichsgruppe von Männern ohne kriminellen Vater konnten hingegen keine Unterschiede in der Intelligenz zwischen kriminell auffälligen und nicht auffälligen Männern gefunden werden. Demzufolge scheinen intellektuelle Leistungen auch die Wirkungen weiterer Risikofaktoren dissozialen Verhaltens, wie z.B. väterliche Kriminalität, zu moderieren (vgl. Kandel et al., 1988).

Wie bei vielen anderen Risikofaktoren stellt sich auch bei geringen Intelligenzleistungen die Frage, auf welchen konkreten Prozessen der Zusammenhang beruht. Einerseits spielen geringe kognitive Fähigkeitspotentiale (z.B. sprachliche Kompetenzen) eine Rolle in der Ätiologie dissozialen Verhaltens, andererseits sind geringe kognitive Fähigkeiten auch die Folge wenig entwicklungsförderlicher Lebensumwelten, in denen Kinder aufwachsen (Koenen, Moffitt, Caspi, Taylor & Purcell, 2003). Raine, Yaralian und Reynolds (2002) konnten beispielsweise in einer prospektiven Studie Defizite in den räumlichen und verbalen kognitiven Fähigkeiten bei Kindern als Risikofaktoren für dissoziales Verhalten ausmachen. Geringere räumlich-kognitive Fähigkeiten vor dem dritten Lebensjahr gingen dabei dem dissozialen Verhalten im Kindesalter voraus und hingen auch mit langfristigen Verhaltensauffälligkeiten zusammen. Die Autoren machten dabei deutlich, dass sich kognitive Beeinträchtigungen vorwiegend auf die laut Moffitt (1993a) als persistent-dissozial klassifizierte Gruppe von Kindern beziehen (vgl. Kap. 4.2.1) und nicht auf diejenigen, die nur im Jugendalter Problemverhalten zeigen (Raine et al., 2002). Raine et al. (2005) nehmen an, dass räumlich-kognitive Fähigkeiten einen Indikator für die Funktionsfähigkeit der rechten Hirnhemisphäre darstellen und damit auch die Fähigkeit zur Wahrnehmung emotionaler Gesichtsausdrücke widerspiegeln. Demzufolge scheinen Kinder mit räumlich-kognitiven Defiziten negativ-affektive Gesichtsausdrücke nicht ausreichend als solche erkennen zu können, wodurch sie bei den Eltern energischere und aversive Erziehungspraktiken hervorrufen. Diesen Forschungsarbeiten stehen Studien gegenüber, in denen sowohl geringe kognitive Fähigkeiten als auch dissoziales Verhalten als Folgen genetischer oder neuropsychologischer Defizite angesehen werden (vgl. Koenen, Caspi, Moffitt, Rijsdijk & Taylor, 2006). Demzufolge weisen Morgan und Lilienfeld (2000) in einem meta-analytischen Review darauf hin, dass in den meisten empirischen Untersuchungen das Vorliegen von Aufmerksamkeitsstörungen oft nicht kontrolliert wurde. Neuere Längsschnittstudien bestätigen zwar, dass Aufmerksamkeitsstörungen teilweise den Zusammenhang zwischen kognitiven Fähigkeiten und Dissozialität erklären (vgl. Raine et al., 2005). Jedoch scheinen geringere kognitive Fähigkeiten auch nach der statistischen Berücksichtigung von Aufmerksamkeitsproblemen und Missbrauchserfahrungen eine Rolle in der Entstehung persistent-dissozialen Verhaltens zu spielen (vgl. Raine et al., 2005).

Kognitive Grundfähigkeiten und Intelligenz wirken selbstverständlich nicht nur auf die Verhaltensentwicklung, sondern bestimmen auch nicht unwesentlich den Erfolg in der Schule, der wiederum auf vielfältige Weise dissoziale Verhaltensweisen fördert (Mandel, 1997; Ward & Tittle, 1994). So beeinträchtigen schlechte Schulleistungen den Selbstwert Jugendlicher, wodurch die Wahrscheinlichkeit für kriminelles Verhalten steigt (Trzesniewski et al., 2006). Zudem schwächen unterdurchschnittliche schulische Leistungen die Bindungen an die Schule und erschweren damit die Vermittlung von gesellschaftlichen Normen (Hirschi, 1969). Schließlich zeigen neuere längsschnittliche Untersuchungen, dass schwache Schulleistungen mit der Eingebundenheit in devianten Peergruppen einhergehen und dadurch dissoziales Verhalten verstärken (z.B. Dishion, Nelson & Yasui, 2005). Dissoziale Gleichaltrige aufzusuchen erscheint für leistungsschwache Jugendliche adaptiv, da diese Interaktionspartner gute Schulleistungen als weniger wichtig erachten und vorwiegend deviante Werte vertreten (Dishion et al., 2005). Durch bessere Schulleistungen erfahren Kinder und Jugendliche dagegen positive Reaktionen vom normativen sozialen Umfeld und werden weniger durch delinquente Gleichaltrige verstärkt. Langfristig können schwache Schulleistungen einschneidende und längerfristige Folgen für den weiteren

Lebensverlauf haben. Sie erschweren deutlich die Chance, einen Ausbildungs- oder Arbeitsplatz zu bekommen und begünstigen auf diese Weise nachteilige Entwicklungsverläufe bis ins Erwachsenalter (Moffitt, 1993a).

Aufmerksamkeits- und Hyperaktivitätsprobleme

Aufmerksamkeits- und Hyperaktivitätsprobleme im Kindes- und Jugendalter konnten wiederholt als Risikofaktor dissozialen Verhaltens identifiziert werden (vgl. Übersicht von Thapar, van den Bree, Fowler, Langley & Whittinger, 2006; Lynam, 1996). Prospektive Studien zeigen, dass vor allem klinisch relevante Ausprägungsformen bedeutsam sind und Kinder mit einer Aufmerksamkeitsdefizit-/Hyperaktivitätsstörung (ADHS) einem deutlich erhöhten Risiko für spätere schwere Delinquenz und dissoziale Verhaltensweisen unterliegen (Barkley, Fischer, Smallish & Fletcher, 2004a,b; Lynam, 1996). Auch retrospektive Studien bei Gefängnisinsassen ergaben eine überdurchschnittliche Häufung an ADHS-Diagnosen in dieser Gruppe (Rösler et al., 2004). Kinder mit Aufmerksamkeits- und Hyperaktivitätsstörungen haben aber nicht nur eine erhöhte Wahrscheinlichkeit für dissoziale Störungen, sondern scheinen grundsätzlich anfälliger für die Entwicklung psychischer Erkrankungen zu sein. McGee, Partidge, Williams und Silva (1991) konnten zum Beispiel feststellen, dass Kinder mit einer ADHS-Diagnose in den folgenden Jahren dreimal häufiger eine weitere psychische Störung nach DSM-III zeigten als ihre Gleichaltrigen.

Moffitt (1990, 1993b) sieht in einem sehr frühen Einsetzen von Aufmerksamkeitsproblemen einen wichtigen Risikofaktor und Ausgangspunkt für lang anhaltende dissoziale Entwicklungen. Über welche Wirkmechanismen die Probleme jedoch mit späterem dissozialem Verhalten in Zusammenhang stehen, ist nach wie vor umstritten. Manche Autoren vermuten, dass die Zusammenhänge vorwiegend durch unterdurchschnittliche Schulleistungen vermittelt werden, die direkten Effekte auf dissoziales Verhalten also eher gering sind (z.B. Satterfield & Schell, 1997). Dies steht im Einklang mit Studien, die eine niedrige Intelligenz und schwache kognitive Fähigkeiten als Mediatoren zwischen Aufmerksamkeitsproblemen und dissozialem Verhalten identifizieren konnten (Thapar et al., 2006). Mit Bezug auf eine ebenfalls relativ hohe Erblichkeitsrate von Aufmerksamkeits- und Hyperaktivitätsproblemen und dissozialem Verhalten vermuten Thapar, Harrington und McGuffin (2001) vor allem eine gemeinsame genetische Ursache. In ähnlicher Weise werden Geburtskomplikationen und deren neurologische Folgen als Grundlage der hohen Komorbidität von dissozialem Verhalten und Aufmerksamkeits- und Hyperaktivitätsproblemen diskutiert (vgl. Übersicht von Linnet et al., 2003). Welche kausalen Prozesse exakt ablaufen, ist bislang jedoch unklar. Unstrittig ist indes, dass Kinder, die ihre Aufmerksamkeit nicht gut steuern und ihre Handlungen – vor allem jene in sozialen Interaktionen – nicht gut kontrollieren können, deutlich negativere Reaktionen in ihrer Umwelt hervorrufen, wodurch bestehende Verhaltensprobleme in der Regel verfestigt werden (vgl. De Boo & Prins, 2007).

Temperamentsmerkmale und Emotionsregulation

Mit dem Begriff Temperament werden angeborene oder früh erworbene, physiologisch bedingte, interindividuelle Unterschiede in emotionalen Reaktionen – wie

Ärger, Furcht, Unwohlsein, Ekel – auf interne oder externe Reize beschrieben (Frick & Morris, 2004). Insbesondere Kinder mit einem frühen, sogenannten *schwierigen Temperament* (vgl. Thomas & Chess, 1977) zeigen Verhaltensauffälligkeiten mit hoher Stabilität über die Lebensspanne. So weisen 71% von Kindern mit schwierigem Temperament gegenüber 10% von Kindern mit einfachem Temperament längerfristige dissoziale Verhaltensweisen auf (Thomas & Chess, 1980). Sie zeichnen sich durch ausgeprägte emotionale Reaktionen (z.B. heftige Ärgerreaktionen) und Impulsivität, emotionale Labilität, dominierende negative Stimmungen, allgemeine Unruhe, geringe Rhythmizität biologischer Funktionen (z.B. Schlaf-Wach-Rhythmus), kurze Aufmerksamkeitsspannen und eine geringe Toleranz gegenüber unangenehmen Situationen aus. Viele dieser Merkmale korrelieren positiv mit dissozialem und delinquentem Verhalten (Eisenberg, Pidada & Liew, 2001; Frick, Cornell & Bodin, 2003; Loney, Frick & Clements, 2003). Anderseits sind resiliente Kinder oft durch ein einfaches Temperament gekennzeichnet. Lösel und Bliesener (1994) zeigten in einer Hochrisikostudie an Heimjugendlichen, dass sich Jugendliche mit relativ geringen Verhaltensproblemen von devianten Jugendlichen insbesondere durch ein flexibles Temperament unterschieden. Eine geringe emotionale Reaktivität scheint daher schützende Effekte auf eine dissoziale Verhaltensentwicklung zu haben.

Die erhöhte emotionale Reaktivität bei Kindern mit ungünstigen Temperamentsmerkmalen steht in einem gewissen Widerspruch zu der bereits oben beschriebenen Tendenz einer allgemein *geringeren* physiologischen Aktivierung dissozialer Kinder und Jugendlicher. Frick und Morris (2004) vermuten daher, dass sich dissoziale Kinder und Jugendliche in entspannten Situationen durch ein sehr geringes Arousal auszeichnen und es erst in bedrohlichen oder Ärger auslösenden Situationen zu einer erhöhten Reaktiviät kommt (z.B. durch eine deutliche Steigerung der Pulsfrequenz). Die Autoren nehmen somit an, dass vor allem das Ausmaß der Veränderung im Arousal der entscheidende risikoerhöhende Faktor sein könnte. Neben dieser situationsbezogenen Erklärung verweist Nigg (2006) auf die unterschiedlichen langfristigen Folgen differenzieller Aktivierungsgrade. Während Kinder mit sehr niedrigem Arousal eher Schwierigkeiten im Erlernen sozialer Regeln haben (vgl. unten) und dissoziales Verhalten in Folge dessen das Ergebnis mangelnder Sozialisationserfolge ist, neigen Kinder mit hohem Arousal eher aufgrund von Zurückweisung ihrer sozialen Umwelt zu Problemverhalten. Daher sollte berücksichtigt werden, dass das Arousal nur den Grad der Aktiviertheit des Nervensystems beschreibt, während man unter dem Temperament verschiedene emotionale Erlebniszustände versteht. Das Arousal scheint nun bei dissozialen Kindern und Jugendlichen in Bezug auf Furcht auslösende Reize eher unterdurchschnittlich ausgeprägt sein, in Bezug auf Ärger auslösende Reize jedoch überdurchschnittlich.

Einzelne Temperamentsdimensionen wirken also wahrscheinlich über verschiedene Mechanismen auf dissoziales Verhalten. Durch eine abweichende emotionale Reaktivität scheint es schwieriger zu sein, Kompetenzen im Umgang mit Emotionen zu erlernen, kognitive Fähigkeiten zur Verhaltenskontrolle aufzubauen oder Empathiefähigkeiten zu entwickeln (Frick & Morris, 2004). Zudem wirkt sich ein schwieriges Temperament deutlich auf die Anzahl und Qualität sozialer Beziehungen aus: Bereits Eysenck (1977) hatte angenommen, dass sich Kinder in Abhängigkeit von den Temperamentsdimensionen Neurotizismus und Extraversion danach unterscheiden lassen, wie konditionierbar sie in Bezug auf Erziehungs- und Bestrafungsmaßnahmen sind und wie leicht sich ein unerwünschtes Verhalten bei ihnen inhibieren lässt. Das Temperament des Kindes moderiert laut Eysenck (1977) somit den Erfolg von Sozialisierungsmaßnahmen. Ein schwieriges Temperament erschwert den Eltern demzufolge, ihrem Kind Regeln beizubringen und stellt hohe Anforderungen an deren Erziehungskompetenzen. Zudem erhöht sich durch ein schwieriges Temperament des Kindes der elterliche Stress und damit deutlich die Wahrscheinlichkeit, dass Eltern aversive Erziehungspraktiken anwenden (Lengua & Kovacs, 2005). Dies hat wiederum negative Auswirkungen auf die kindliche Entwicklung (Muris & Ollendick, 2005; Pettit, Laird, Dodge, Bates, & Criss, 2001). Eine ausgeprägte emotionale Reaktivität wird daher als Vulnerabilitätsfaktor für dissoziales Verhalten angesehen (Ramos, Guerin & Gottfried, 2005). Kinder mit schwierigem Temperament rufen aber nicht nur in der familiären Umwelt negative Verhaltensweisen hervor, sondern erleben auch Ablehnungserfahrungen in anderen Kontexten, insbesondere bei Gleichaltrigen in der Schule (Blackson, Tarter, Loeber, Ammerman & Windle, 1996). Ungünstige Temperamentsmerkmale stehen somit sowohl direkt (durch die ausgeprägte emotionale Erregung), als auch indirekt (durch Beeinträchtigungen in den sozialen Beziehungen) mit dissozialem Verhalten in Zusammenhang.

Während unter reaktivem Temperament eher das Ausmaß emotionaler Reaktionen auf (äußere) Reize verstanden wird, beschreibt man mit *Emotionsregulation* vor allem den Umgang mit positiven und negativen Emotionen und damit die Kontrollkompetenzen im Hinblick auf einen angemessenen und flexiblen Umgang mit emotionalen Zuständen (z.B. Muris & Ollendick, 2005). So können Kinder mit hoher Fähigkeit zur Emotionsregulation ein ausgeprägtes reaktives Temperament möglicherweise gut kompensieren. Die Fähigkeit zur Emotionsregulation beinhaltet eine Reihe kognitiver Kompetenzen und Prozesse, mit deren Hilfe emotionale Reaktionen abgemindert werden (Holodynski & Friedlmeier, 2006). Negative Emotionen können beispielsweise durch eine Umbewertung von Situationen (z.B. die Aufmerksamkeit auf andere Aspekte richten) oder auch durch die Kontrolle des Ausdrucks negativer Emotionen (z.B. entspannter Gesichtsausdruck obwohl man wütend ist) reguliert werden. Eisenberg et al. (2001) konnten zum Beispiel zeigen, dass Kinder mit dissozialem Verhalten weniger in der Lage sind, unangenehme Emotionen kognitiv zu beeinflussen. Diese Kinder empfinden also nicht nur stärker ausgeprägte Ärgerreaktionen, sondern sind auch weitaus weniger kompetent im Umgang mit diesem emotionalen Zustand. Ebenfalls zeichnen sich aggressive Kinder durch einen eingeschränkten mimischen Gesichtsausdruck, begrenzte Empathiefähigkeiten, mangelndes Emotionsverständnis und einen unangemessenen Ausdruck von Emotionen in Situationen aus (vgl. Petermann & Wiedebusch, 2003). Neben solchen kognitiven, eher internen Fähigkeiten, liegen Kompetenzen der Emotionsregulation auch in der Vermeidung von Situationen, die negative Emotionen auslösen. (John & Gross, 2004). Beispielsweise kann das aktive Aufsuchen Ärger auslösender Situationen als ein Merkmal geringer emotionaler Regulationsfähigkeiten angesehen werden (John & Gross, 2004).

Der kompetente Umgang mit Emotionen scheint im Vergleich zu ungünstigen Temperamentsmerkmalen weniger physiologisch bedingt zu sein, sondern eher mit spezifischen Sozialisationserfahrungen einherzugehen (Holodynski & Friedlmeier,

2006). Eltern sind einerseits Modelle im Umgang mit Emotionen und bestimmen das emotionale Klima in Familien, was wiederum den Erwerb kindlicher Kompetenzen in der Emotionsregulation beeinflusst (Parke, 1994). Andererseits unterstützen Eltern das Kind auch aktiv bei der Bewältigung negativer Emotionen durch sogenanntes *emotionales Coaching* (Gottman, Katz & Hooven, 1997). Eltern tragen danach durch die Kommunikation mit dem Kind über dessen Probleme zu einer Reduktion seiner negativen Emotionen bei. Dies hilft dem Kind, seine Gefühle zu verbalisieren und angemessene Problemlösekompetenzen zu entwickeln. Darüber hinaus erlernen Kinder beim Toben mit den Eltern (beim sogenannten *Rough & Tumble play*), emotionale Signale wahrzunehmen und angemessen mit negativen Emotionen, wie etwa Frustrationen, umzugehen (Peterson & Flanders, 2005). Das Toben mit den Eltern ist zudem eine sehr effiziente Methode, Kindern zu verdeutlichen, welche Verhaltensweisen von anderen (noch) toleriert werden und welche nicht. So haben beispielsweise Kinder aus Ein-Eltern-Familien deutlich weniger Gelegenheiten, mit ihrem Elternteil zu toben und dadurch Kompetenzen der Emotionsregulation zu erlernen. In Spielsituationen verletzen sie ihre Spielpartner schließlich versehentlich – oder motiviert durch Frustration – häufiger als andere Kinder und setzen damit aversive Interaktionen unter Gleichaltrigen in Gang (Schmith, Hunter, Carvalho & Costabile, 1992). Auch bei Kindern aus Familien mit gewalttätigen und hochaggressiven Interaktionen bleiben die Möglichkeiten zum Erlernen einer kompetenten Emotionsregulation weitgehend aus. Vielmehr sind die Interaktionen durch ausgeprägte und unflexible emotionale Reaktionen gekennzeichnet (vgl. Peterson & Flanders, 2005). So konnten Shipman und Zeman (2001) zeigen, dass Kinder, deren Eltern aversive Erziehungspraktiken anwenden, weniger angemessen mit negativen Emotionen (wie Ärger) in sozialen Situationen umgehen können. Bestehen auch abseits dieser aversiven familiären Kontexte keine Gelegenheiten zum Erlernen situational angemessener Reaktionen auf negative Emotionen, ist das Risiko für chronisch dissoziale Verhaltensprobleme hoch (Snyder, Stoolmiller, Wilson & Yamamoto, 2003).

Scaramella und Leve (2004) haben in Anlehnung an das Interaktionsmodell von Patterson (vgl. Kapitel 4.1.4) Entstehungsbedingungen und langfristige soziale Konsequenzen geringer emotionaler Regulationsfertigkeiten aufgezeigt. Ihr Entwicklungsmodell gibt die Beziehungen zwischen reaktivem Temperament, den Fähigkeiten zur Emotionsregulation und harschen Erziehungspraktiken im Entwicklungsverlauf wieder (vgl. Abbildung 4.4). Die Autoren knüpfen damit an Befunde an, die zeigen, dass Kinder die Fähigkeit zur Emotionsregulation vor allem in der Interaktion mit ihren Eltern erlernen und diese Kompetenzen auf andere soziale Interaktionen außerhalb der Familie übertragen (z.B. Isley, O'Neil, Clatfelter, & Parke, 1999). Scaramella und Leve (2004) gehen davon aus, dass Kinder mit einer starken negativen emotionalen Reaktivität (als Temperamentsmerkmal) deutliche Probleme haben, Fähigkeiten der Emotionsregulation zu entwickeln, weil erstens starke emotionale Reaktionen viel schwieriger zu regulieren sind als niedrige (Pfeil a in Abbildung 4.4). Zweitens evoziert, wie bereits erwähnt, eine hohe emotionale Reaktivität ein harsches, das heißt strenges und emotional negativ getöntes (raues) Erziehungsverhalten bei den Eltern (Pfeil b), was es für das Kind wiederum erschwert, angemessene Fähigkeiten zur Emotionsregulation von den Eltern zu erlernen (Pfeil c). Daraus entsteht im Verlauf des Vorschulalters ein Kreislauf nachteiliger Eltern-Kind-Interaktionen, bei denen einerseits Kinder negative Reaktionen bei den Eltern hervorrufen (Pfeile d) und andererseits die Eltern mit diesen Reaktionen die mangelnden Kompetenzen in der Emotionsregulation weiter verschärfen (Pfeile c). Die fehlenden Fähigkeiten im Umgang mit negativen affektiven Zuständen wirken sich schließlich beim Übergang zur Schule auch direkt auf die Peerbeziehungen aus (Pfeil e), während harsches Erziehungsverhalten der Eltern eher indirekt über mangelnde soziale Kompetenzen den Umgang mit Gleichaltrigen für diese Kinder erschwert (Pfeil f).

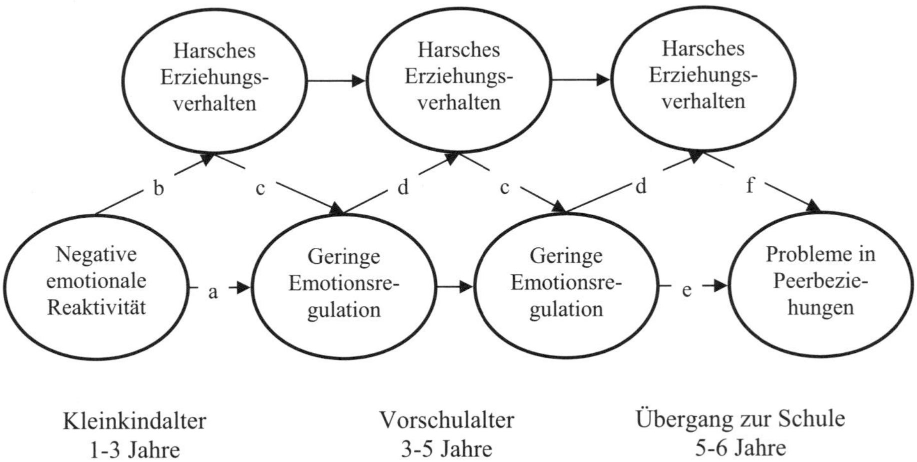

Abbildung 4.4: Das frühkindliche Zwangsmodell (nach Scaramella & Leve, 2004)

Scaramella und Leve (2004) beschreiben mit diesem Modell sehr früh einsetzende, nachteilige soziale Interaktionen, die den Grundstein für einen persistent-dissozialen Entwicklungsverlauf legen können. Die Autoren schlagen daher vor, Interventionen bereits im Kleinkindalter anzusetzen, da einerseits das Interaktionsgeschehen zwischen Eltern und Kindern noch weniger automatisiert ist als in späteren Entwicklungsabschnitten. Zum anderen beschränkt sich der Aktionsradius, in denen sich die Kinder aufhalten, fast ausschließlich auf den familiären Kontext. Präventionsmaßnahmen sollten daher darauf abzielen, die Eltern von Kindern mit „schwierigem" Temperament auf ihre besonderen Erziehungsaufgaben hinzuweisen und sie vor allem auf die Notwendigkeit einer angemessenen Vermittlung von Fähigkeiten zur Emotionsregulation vorzubereiten. Bei älteren Kindern wären hingegen Interventionen angebracht, die das Erlernen von Fertigkeiten zur Emotionsregulation über Situationen und Kontexte hinweg ermöglichen (z.B. Webster-Stratton, Reid & Hammond, 2004). Eine kompetente Emotionsregulation scheint insbesondere für die Vermeidung offener Formen dissozialen Verhaltens (z.B. Aggression) bedeutsam zu sein. In Bezug auf dissoziale Verhaltensweisen, die nicht oder nur begrenzt mit situational bedingten Ärgerreaktionen einhergehen (z.B. geplante und verdeckte Formen von Devianz), spielt die Emotionsregulation jedoch nur eine untergeordnete Rolle (vgl. Hubbard et al., 2002).

Soziale Kompetenz und prosoziales Verhalten

Unter sozialer Kompetenz werden verschiedene Fertigkeiten verstanden, die sowohl eine gelungene Anpassung an soziale Normen und Regeln als auch das Durchsetzen eigener Interessen und Bedürfnisse ermöglichen (Kanning, 2002). Neben einer Liste von Teilkomponenten (Wahrnehmung von Emotionen, Selbstkontrollkompetenzen) wird der Begriff häufig auf konkretes soziales Verhalten (spezifische soziale Fertigkeiten und prosoziale Verhaltensweisen) bezogen. In Anlehnung an Caldarella und Merrell (1997) zählen bei Kindern und Jugendlichen unter anderem dazu:

- *Fertigkeiten zur Bildung positiver Sozialbeziehungen*: Andere loben, Hilfeleistungen anbieten, Übernahme sozialer Verantwortlichkeit, Gespräche initiieren, Gespür für Humor.
- *Selbstmanagementfähigkeiten*: Kontrolle negativer Emotionen, Befolgen sozialer Regeln, angemessene Reaktion auf Kritik, Ignorieren von Hänseleien.
- *Fertigkeiten im Kontext des schulischen Lernens*: aufmerksam zuhören, wenn nötig, um Hilfe bitten, ausreichend organisiert sein, Ablenkung von Mitschülern ignorieren.
- *Verlässlichkeit und Kooperativität*: soziale Regeln und Instruktionen anerkennen, Versprechen einhalten.
- *Soziale Durchsetzungsfähigkeiten*: selbstsicher eigene Bedürfnisse ausdrücken, unfaire Regeln in Frage stellen.

Kinder und Jugendliche mit dissozialen Verhaltensproblemen zeichnen sich durch zahlreiche Defizite in allen diesen Kompetenzbereichen aus. Beispielsweise zeigen ältere empirische Untersuchungen, dass dissoziale Kinder Schwierigkeiten haben, eine Unterhaltung zu beginnen, vor allem wenn sie sich in Gruppen von Gleichaltrigen befinden (Putallaz & Wasserman, 1990). Zudem geben sie seltener positives und häufiger negatives Feedback in sozialen Interaktionen (Coie, Dodge & Kupersmidt, 1990). Derartige Verhaltensdefizite haben besonders im Hinblick auf soziale Konfliktsituationen gravierende Auswirkungen: Einerseits verursachen schwache soziale Kompetenzen häufigere Konflikte mit Eltern, Lehrern oder Gleichaltrigen. Andererseits erschweren fehlende kommunikative Fähigkeiten (z.B. angemessene Reaktion auf Kritik) die kompetente Lösung sozialer Probleme. Dissoziale Kinder greifen daher verstärkt auf sozial inkompetente oder gar aggressive Handlungsstrategien zurück und rufen damit auch reaktiv-aggressive Verhaltensweisen bei ihren Interaktionspartnern hervor, was nicht zuletzt in Ablehnung oder dem Abbruch der sozialen Beziehung endet.

Newcomb, Bukowski und Pattee (1993) haben in einem meta-analytischen Review unter anderem die Forschungsergebnisse über den Zusammenhang zwischen sozialen Kompetenzen und soziometrischen Einschätzungen von Kindern zusammengefasst. Populäre (beliebte) Kinder lösen soziale Probleme besonders kompetent, sind sehr hilfsbereit, unterstützen andere, zeigen überdurchschnittliche Empathie und verfügen über ausgeprägte positive Persönlichkeitseigenschaften (z.B. Humor). Kinder, die von anderen zurückgewiesen und nicht gemocht werden, zeichnen sich hingegen durch unterdurchschnittliche Ausprägungen in diesen sozialen Fertigkeiten aus und weisen zudem ein hohes Ausmaß aggressiven Verhaltens auf. Schwach entwickelte soziale Fertigkeiten wirken sich demnach recht deutlich im Umgang mit Gleichaltrigen und den damit verbundenen Ablehnungserfahrungen aus. Neben der Gruppe der sehr Beliebten und der Zurückgewiesenen konnte eine weitere Gruppe von Kindern identifiziert werden, die zwar über hohe soziale Fertigkeiten verfügten, aber dennoch vergleichsweise häufig aggressives Verhalten zeigten. Diese Gruppe der so genannten kontroversen Kinder wird dabei von einigen Gleichaltrigen abgelehnt, von anderen wiederum gemocht. Soziale Fertigkeiten scheinen also notwendig zu sein, um – zumindest bei einem Teil der Gleichaltrigen – Anerkennung zu erfahren, auch wenn diese kontroversen Kinder durch das gleichzeitige Vorliegen aggressiven Verhaltens von anderen Gleichaltrigen als unbeliebt eingeschätzt werden. Negative Auswirkungen aggressiven Verhaltens (dauerhafte Ablehnung durch Peers) können also teilweise durch soziale Kompetenzen ausbalanciert werden (Newcomb et al., 1993).

Jugendliche, mit unzureichenden sozialen Fertigkeiten zeigen wahrscheinlich ein höheres Risiko für persistent-dissoziale Entwicklungen (vgl. Moffitt, 1993a). Campbell und Ewing (1990) fanden in einer prospektiven Untersuchung heraus, dass Kinder mit persistenten Verhaltensproblemen über das Kindesalter hinweg deutlich weniger soziale Kompetenzen aufweisen als ihre nichtdissozialen Gleichaltrigen. Mangelnde soziale Kompetenzen scheinen besonders das Risiko für eine hohe Stabilität dissozialen Verhaltens zu steigern, weil dadurch positive Entwicklungschancen verspielt werden, zum Beispiel Bindungen zu nichtdevianten Jugendlichen (Moffitt, 1993a). Hingegen gehen ausgeprägte soziale Kompetenzen auch bei Kindern und Jugendlichen mit bestehendem dissozialem Verhalten mit einer vorteilhaften Verhaltensentwicklung einher, weil ein Abrücken von dissozialen Entwicklungspfaden vermutlich leichter möglich ist (vgl. Kasten 4.2, S. 117). Auch die positiven Effekte sozialer Kompetenzprogramme weisen auf eine protektive Wirkung sozialer Kompetenzen im Hinblick auf die Entwicklung dissozialer Verhaltensprobleme hin (vgl. Kapitel 5.2). So kamen Najaka, Gottfredson und Wilson (2001) nach einer metaanalytischen Untersuchung zur Wirksamkeit sozialer Kompetenzprogramme zu dem Schluss, dass eine Verbesserung der sozialen Kompetenzen mit einem Absinken dissozialer Verhaltensprobleme einherging.

Defizite in der sozialen Informationsverarbeitung

In Anlehnung an Theorien der Informationsverarbeitung haben Huesmann (1988) und insbesondere die Arbeitsgruppe um Kenneth Dodge (vgl. zusammenfassend Crick & Dodge, 1994; Dodge & Pettit, 2003) in zahlreichen Arbeiten die Rolle von Informationsverarbeitungsprozessen bei der Entwicklung aggressiver und anderer dissozialer Verhaltensprobleme untersucht. Diese Autoren differenzieren zunächst in Anlehnung an allgemeine sozial-kognitive Entwicklungsmodelle (Flavell & Miller, 1998) zwischen dem aktuellen sozial-kognitiven Verarbeitungsprozess (d.h. der „Online"-Verarbeitung konkreter sozialer Situationen) und den vorhandenen sozialen Schemata (d.h. dem bisherigen sozialen Erfahrungsschatz einer Person, z.B. dem Wissen über soziale Regeln). Den aktuellen sozial-kognitiven Verarbeitungsprozess sehen Crick und Dodge (1994) als Kette von sechs aufeinander folgenden Verarbeitungsschritten, die als situative Einflussfaktoren konkreter sozialer Situationen zu verstehen sind (vgl. Abbildung 4.5).

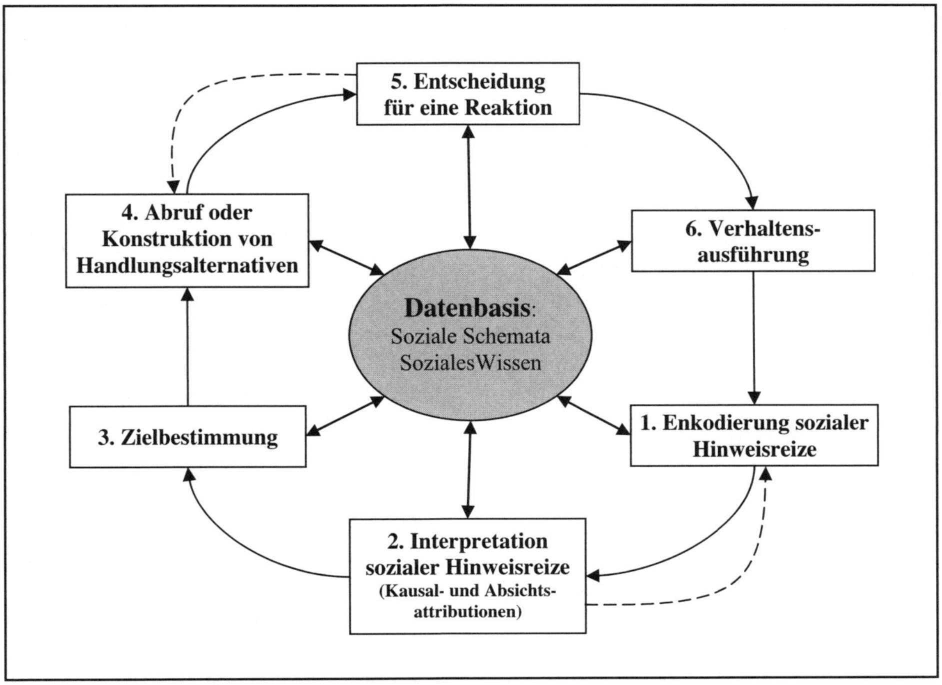

Abbildung 4.5: Modell der sozialen Informationsverarbeitung (modifiziert nach Crick & Dodge, 1994)

Der erste Verarbeitungsschritt besteht in der *sozialen Wahrnehmung* und *Enkodierung* der für eine Person relevanten externalen und internalen Hinweisreize einer sozialen Situation. Dazu zählt die selektive Aufmerksamkeit auf bestimmte situative Merkmale oder Merkmale der Interaktionspartner sowie auch die Speicherung relevanter Stimuli im Kurzzeitgedächtnis als Voraussetzung für eine weitere kognitive Verarbeitung. In der zweiten Phase erfolgt die *Bewertung* und *Interpretation* der wahrgenommenen sozialen Hinweisreize. Dabei werden beispielsweise dem Verhalten anderer Personen mögliche Ursachen zugeschrieben (soziale Attribution). Mit dem dritten Verarbeitungsschritt beginnt die *eigene Handlungsplanung*. Auf Basis des sozialen Inputs werden zunächst die eigene Handlungsabsichten und die konkreten Handlungsziele entworfen. Im vierten Verarbeitungsschritt ruft das Individuum nun mögliche Reaktionen aus dem gespeicherten Verhaltensrepertoire ab oder konstruiert aktiv neue Handlungsalternativen. Danach folgt im fünften Schritt die *Entscheidung für eine Verhaltensalternative* auf Basis der Bewertung verschiedener Handlungsmöglichkeiten. Dabei werden positive und negative intra- und interpersonale Konsequenzen abgewogen sowie die Instrumentalität eines Verhaltens für das Erreichen der angestrebten Handlungsziele bewertet (vgl. Heckhausen, 1977).

Schließlich erfolgt sechstens die *Verhaltensumsetzung*, die selbst wieder positive und negative Reaktionen des sozialen Umfeldes nach sich zieht.

Diese Prozesse laufen in konkreten sozialen Situationen rasch und vor dem Hintergrund emotionaler Prozesse ab und sind dabei von den individuellen Erfahrungen in der Vergangenheit abhängig (Lemerise & Arsenio, 2000). Zudem sind verschiedene Rückkopplungsschleifen im Verarbeitungsprozess vorgesehen, so etwa zwischen dem Abwägen möglicher Handlungsfolgen und dem Generieren neuer Handlungsalternativen. Auf jeder der geschilderten Verarbeitungsstufen greifen Personen auf die aktivierte soziale Datenbasis zurück, die das Wissen, die sozialen Schemata und die sozialen Erfahrungen einer Person repräsentieren und im Gedächtnis gespeichert sind. Die soziale Informationsverarbeitung wird also auf der Basis des sozialen und kognitiven Entwicklungsstandes als das Ergebnis der bisherigen Sozialisationserfahrungen betrachtet und steuert die Wahrnehmung und Verarbeitung zukünftiger sozialer Interaktionen, so dass sich bei wiederholten Prozessen bestimmte automatisierte Reaktions- und Verarbeitungsmuster verfestigen.

Nach Crick und Dodge (1994) weisen nun Kinder mit aggressiven und anderen Formen dissozialer Verhaltensprobleme konsistente Defizite auf allen beschriebenen Verarbeitungsschritten der sozialen Informationsverarbeitung auf (vgl. auch Beelmann & Lösel, 2005). So zeigten sie bei der *Encodierungsphase* eine größere Sensibilität und ein besseres Erinnerungsvermögen für aggressive Hinweisreize (Dodge & Frame, 1982) und nahmen in sozialen Interaktionen ihre Partner als aggressiver wahr (Lochman & Dodge, 1998). In der *Interpretationsphase* zeigten eine Fülle von empirischen Untersuchungen, dass aggressive Kinder dem Interaktionspartner verstärkt feindselige Handlungsabsichten unterstellen und mögliche andere Erklärungen für das Verhalten des anderen außer Acht gelassen werden (sogenannter *hostile attribution bias*; vgl. z.B. Coie, Dodge, Terry & Wright, 1991; Lochman & Dodge, 1994; Zelli, Dodge, Lochman, Laird & Conduct Problems Prevention Research Group, 1999). Dies geschieht vor allem in ambivalenten sozialen Situationen (z.B. wenn sie beim Sport nicht in eine Mannschaft gewählt werden), die somit eher als bedrohlich wahrgenommen und bewertet wird.

Auf Ebene der *Zielfestlegung* zeigten aggressive Kinder mehr egozentrische und dissoziale Ziele (Coie et al., 1991; Crick & Ladd, 1990) und in der Phase der *Reaktionssuche* mehr aggressive und impulsive Reaktionsmuster sowie ein insgesamt eingeschränktes Handlungsrepertoire (Rubin, Bream & Rose-Krasnor, 1991; Zelli et al., 1999). Dies gilt offenbar besonders für Kinder aus problembelasteten Familien, die wesentlich häufiger aggressive Reaktionen erlernt haben und für die prosoziale Handlungsmöglichkeiten weniger verfügbar sind, um auf äußere (mehr oder weniger bedrohliche) Reize sozial angemessen reagieren zu können. In der Phase der *Handlungsauswahl und -bewertung* ergab sich insgesamt eine geringere Selbstkontrolle (und damit eine relativ unreflektierte Handlungsrealisierung) und eine eher kurzfristige Handlungsorientierung (Nagin & Pogarsky, 2003). Dabei scheinen die Kinder die positiven Folgen aggressiven Verhaltens zu über- und negativen Folgen zu unterschätzen. Zudem schreiben sie aggressivem Verhalten eine höhere Funktionalität zu, um ein für sie relevantes Ziel zu erreichen (Perry, Perry & Rasmussen, 1986; Werner & Nixon, 2005; Zelli et al., 1999). Schließlich konnte auf Ebene der *Handlungsaus-*

führung und -steuerung ein Defizit an sozial-kompetenten Handlungsschemata bei aggressiven Kindern festgestellt werden (Dodge, Pettit, McClaskey & Brown, 1986).

Dodge und Mitarbeiter sowie zahlreiche andere Autoren haben mit ihren Arbeiten gezeigt, dass eine verzerrte sozial-kognitive Informationsverarbeitung ein bedeutsamer proximaler Risikofaktor für die Entwicklung, Stabilisierung und Automatisierung speziell aggressiver Verhaltensprobleme ist (Beelmann & Lösel, 2005; Dodge, Lansford et al., 2003). Die Entwicklung der dargestellten Besonderheiten ist dabei primär von frühen Sozialisations- und Lernerfahrungen, wie etwa Missbrauch, aggressiven Verhaltensmodellen oder unsicheren Sozialbindungen abhängig (Dodge, 1993). Neuere Untersuchungen zeigen zudem, dass auch physiologische Defizite oder früher Alkohol- und Drogenkonsum zu charakteristischen Fehlern in der Informationsverarbeitung führen, zum Beispiel bei der Antizipation von Langzeitfolgen des eigenen Handelns (George, Rogers & Duka, 2005). Unabhängig von ätiologischen Fragen moderieren verzerrte Informationsverarbeitungsprozesse auch den Zusammenhang zwischen anderen Risikofaktoren und aggressivem Verhalten. Dodge, Lansford et al. (2003) konnten zeigen, dass der Zusammenhang zwischen der Ablehnung durch Gleichaltrige und dem zukünftigen aggressiven Verhalten durch soziale Informationsverarbeitungsprozesse vermittelt wurde. So führte die Ablehnung durch Gleichaltrige zu bestimmten verzerrten Formen der Interpretation des Verhaltens anderer Kinder. Dies erhöhte wiederum die Wahrscheinlichkeit aggressiver Reaktionsformen im Peer-Kontext.

Selbstkontrolle

Mangelnder Selbstkontrolle wird eine zentrale Rolle bei der Entwicklung dissozialen Verhaltens zugesprochen. So nehmen Gottfredson und Hirschi (1990) in ihrem kriminologischen Ansatz an, dass normbrechende Handlungen vor allem auf ein geringes Ausmaß an *Selbstkontrolle* zurückführbar sind (vgl. bereits Lösel, 1975). Selbstkontrolle wird als eine Fähigkeit von Personen verstanden, auf kurzzeitige Vorteile ihrer Handlung in Anbetracht möglicher langfristiger Nachteile zu verzichten. Da Kriminalität meist auf unmittelbare Bedürfnisbefriedigung ausgerichtet ist, liegt es nahe, das Ausmaß an Selbstkontrolle als eine wichtige risikoerhöhende Variable zu betrachten. Darüber hinaus lässt sich mit Hilfe mangelnder Selbstkontrolle die hohe Prävalenz von deviantem Verhalten im Jugendalter erklären: Jugendliche haben im Gegensatz zu den meisten Erwachsenen noch keine ausreichenden Kontrollkompetenzen aufgebaut, werden jedoch im Vergleich zu Kindern aufgrund des größeren Aktionsradius deutlich häufiger mit Gelegenheiten für dissoziale Verhaltensweisen konfrontiert. Gottfredson und Hirschi (1990) nehmen an, dass Erziehungseinflüsse maßgeblich für den Aufbau an Selbstkontrolle verantwortlich sind und weniger neuropsychologische oder genetische Faktoren. Sie vermuten, dass mangelnde elterliche Aufsicht und inkonsistente elterliche Reaktionen dabei von Bedeutung sind.

Für die Annahmen der Selbstkontrolltheorien konnte hinreichende Evidenz gefunden werden (z.B. Lösel & Bender, 2003). Gleichwohl sind Interaktionen mit neuropsychologischen Faktoren im Gegensatz zu den Annahmen von Gottfredson und Hirschi (1990) nicht von der Hand zu weisen. So existiert ein Zusammenspiel zwischen Einschränkungen in der präfrontalen Hirnaktivität, niedrigem Arousal, geringer Selbstkontrolle und delinquentem Verhalten (vgl. Kap. 4.1.2.), die sich zumeist bei schweren Formen dissozialen Verhaltens finden (Cauffman, Steinberg & Piquero, 2005). Bei leichten Formen kriminellen Verhaltens scheint das Ausmaß an Selbstkontrolle auch ohne das Vorliegen neuropsychologischer Defizite durchaus Erklärungskraft zu liefern (Cauffman et al., 2005).

Werthaltungen und Neutralisierungstechniken

Bereits im Modell von Crick und Dodge (1994) zur sozialen Informationsverarbeitung wird angenommen, dass Kinder und Jugendliche bei der kognitiven Verarbeitung sozialer Situationen auf ihre bereits erworbenen sozialen Schemata zurückgreifen. Zu diesen Schemata können auch Werthaltungen und normative Überzeugungen gerechnet werden, die auf diese Weise Einfluss auf die Verhaltenssteuerung gewinnen. Beispielsweise zeigen Kinder und Jugendliche, die die Ansicht vertreten, aggressives Verhalten sei in bestimmten Situationen normativ angemessen, tatsächlich mehr aggressives Verhalten (z.B. Werner & Nixon, 2005).

Im Rahmen der Subkulturtheorie (Cohen & Short, 1968; vgl. Kap. 4.1.6) wird angenommen, dass delinquente Personen Ziele verfolgen, welche teilweise mit Normen und Zielen der Mehrheit der Bevölkerung in Konflikt stehen, jedoch in bestimmten Subkulturen (z.B. Gruppen von delinquenten Jugendlichen) als angemessen und akzeptabel bewertet werden. Im Gegensatz zu den Annahmen der Subkulturtheorie lehnen delinquente Jugendliche konventionelle Normen nicht grundsätzlich ab und auch in empirischen Untersuchungen liegen meist nur geringe Korrelationen zwischen dissozialen Einstellungen und dissozialem Verhalten vor (z.B. Deater-Deckard, Lansford, Dogdge, Pettit & Bates, 2003). Sykes und Matza (1957) nehmen vielmehr an, dass Einstellungen und Verhaltensweisen intraindividuell durchaus divergieren können. Demnach zeigen manche Jugendliche auch trotz fehlender dissozialer Einstellungen dissoziales Verhalten, weil sie sich sogenannter *Rationalisierungs- und Neutralisierungstechniken* bedienen (vgl. Übersicht in Tabelle 4.1).

Diese kognitiven Strategien dienen dazu, eine entstehende Dissonanz zwischen Normen und Verhalten zu reduzieren (Festinger, 1957). Rationalisierungstechniken setzen dabei erst *nach* einem Norm brechenden Verhalten ein und haben die Funktion, ein Verhalten im Nachhinein zu rechtfertigen, dadurch Kontrolle zu erlangen oder soziale Konflikte zu minimieren. Beispielsweise stellt der nachträgliche Verweis auf Zwänge (z.B. „mir blieb keine andere Wahl") eine solche Rationalisierung dar. Neutralisierungstechniken gehen hingegen dem dissozialen Verhalten zeitlich voraus und üben einen Einfluss auf die Motivation und damit das Verhalten aus (Fritsche, 2005). So kann beispielsweise ein Ladendieb zwar jedem ein eigenes Recht auf Eigentum zugestehen, jedoch mit Hilfe von Neutralisierungstechniken Rechtfertigungen für sein Verhalten in einer konkreten Situation finden: Sei es, weil ihm die Eltern kein Taschengeld geben, um sich etwas zu kaufen (Ablehnung von Verantwortlichkeit), oder weil er glaubt, dass es den Supermarkt schon nicht ruinieren wird (Ablehnung von Schaden; vgl. Fritsche, 2003; 2005). Minor (1981) hat angenommen, dass derartige Strategien umso mehr eingesetzt werden, je intensiver konventionelle Normen bereits internalisiert sind und je ausgeprägter die entstandene Dissonanz ist. Eine hinreichende empirische Bestätigung dieser Strategien als Risikofaktoren dissozialen Verhaltens und der Beteiligung an dissozialen Entwicklungsverläufen steht noch aus (Fritsche, 2005). Gleichwohl liefern die genannten Techniken eine plausible Erklärung für die Divergenz zwischen Einstellungen und Verhalten bereits dissozialer Jugendlicher und stellen viel versprechende Ansatzpunkte psychologischer Interventionen vor allem in der Rehabilitation bereits Straffälliger dar (vgl. Kap. 6).

Tabelle 4.1: Taxonomie von Neutralisierungs- und Rationalisierungstechniken (modifiziert nach Fritsche, 2003)

Art der Technik	**Kategorien**	**Beispiel**
Normbruch nicht anerkennen	Ablehnung der Verurteilenden	Die machen es doch auch nicht besser.
	Ablehnung von Verantwortung für die Zukunft	Nach mir die Sintflut.
Ausrede	Ablehnung der Verantwortlichkeit	Es gab keine andere Möglichkeit.
	Fehlende Intentionalität	Ich war ganz in Gedanken.
Rechtfertigung	Ablehnung des Schadens	So schlimm war es gar nicht.
	Ablehnung des Opfers	Der hat es verdient.
Verweis	… auf eigene Faulheit	Ich bin viel zu faul, jedes Mal zum Glascontainer zu laufen.
	… auf Zwänge	In diesem Fall muss man an sich denken.
	… auf Loyalität	Alle meine Freunde finden das gut, da kann ich nicht außen vorstehen.
	… auf normkonformes Verhalten in der Vergangenheit	War eine Ausnahme, sonst passiert mir das nie.
	… auf versprochene Veränderung	Ich werde mich in Zukunft ändern.
	…auf Normverstöße anderer	Keiner beachtet das Tempolimit.
	…auf Hilflosigkeit des Einzelnen	Wenn keiner die Umwelt schützt, kann ich alleine eh wenig ausrichten.
Zugeständnis	Akzeptanz	Es war meine Schuld.
	Wiedergutmachung	Ich werde es wieder gut machen.

Vorurteile und dissoziale Einstellungen

Die Diskussionen um Normen und Werthaltungen zeigen, dass dissoziale Entwicklungsprobleme sich nicht nur in unangepassten Verhaltensweisen gegenüber der sozialen Umwelt, sondern auch in *abweichenden Einstellungen* äußern können. Insbesondere ausgeprägte Vorurteile gegenüber Mitgliedern von Minderheiten (beispielsweise Migranten, Homosexuelle oder Behinderte) können vor dem jeweiligen kulturellen Hintergrund als Entwicklungsprobleme angesehen werden. Unter Vorurteilen sind in Anlehnung an Brown (1995) das Aufrechterhalten ablehnender sozialer Einstellungen oder kognitiver Überzeugungen sowie das Ausdrücken negativer Gefühle gegenüber Mitgliedern einer Gruppe aufgrund ihrer Gruppenzugehörigkeit zu verstehen. Welche Entwicklungsbedingungen und Wirkmechanismen etwa ausländerfeindlichen Einstellungen zu Grunde liegen, wurde bislang weitaus seltener untersucht als die Risiken einer dissozialen Verhaltensentwicklung (Beelmann, Saur & Schulze, 2006). Dennoch weist die besorgniserregende Zunahme von Straftaten mit rechtsradikalem Hintergrund in der Bundesrepublik auf die bestehende Aktualität der Problematik hin (Bundesministerium des Inneren, 2006). Aus diesem Grund soll im Folgenden auf verschiedene Faktoren und Prozesse der Entwicklung von Vorurteilen und diskriminierendem Verhalten bei Kindern und Jugendlichen eingegangen werden. In Bezug auf Einstellungen lassen sich, wie bei dissozialem Verhalten allgemein, unterschiedliche Entwicklungsrisiken vermuten, die sowohl mit der kognitiven Entwicklung, als auch mit Merkmalen der Familie oder des Freundeskreises einhergehen.

Kognitive Entwicklung. Die Erforschung des Entwicklungsverlaufs negativer Einstellungen hat vor allem Aboud (1988) zur Annahme veranlasst, Veränderungen in den sozial-kognitiven Fähigkeiten von Kindern als einen Motor für entwicklungsbedingte Veränderungen in Vorurteilen anzusehen. Demnach besteht Grund zu der Annahme, dass Einschränkungen oder Verzögerungen in der sozial-kognitiven Entwicklung die Ausprägung von Vorurteilen begünstigen. Eine solche Vermutung erhärtet sich durch Studien, die einen Zusammenhang zwischen schwachen kognitiven Fähigkeiten im Kindes- und Jugendalter und späteren ausgeprägten rassistischen Einstellungen finden konnten (Ihle et al., 2005). Derartige Fähigkeiten beziehen sich unter anderem auf Differenzierungs- und Klassifikationsleistungen oder die soziale Perspektivenübernahme. Beispielsweise sind Kinder mit ausgeprägten Vorurteilen weniger in der Lage, Unterschiede zwischen verschiedenen Mitgliedern der Fremdgruppe (z.B. im Aussehen) wahrzunehmen (Doyle & Aboud, 1995; Black-Gutman & Hickson, 1996). Über diese Faktoren hinaus konnte bereits Davidson (1976) in einer prospektiven Studie hohe Zusammenhänge zwischen dem moralischen Entwicklungsstand nach Kohlberg (1971) im Alter von zehn Jahren und dem Ausmaß an Vorurteilen im Alter von dreizehn Jahren ($r = -.64$) ausmachen. Das Erreichen einer höheren moralischen Entwicklungsstufe (gemessen in Form moralischer Dilemmata) geht demnach mit weniger Vorurteilen einher. Ebenso hing in dieser Untersuchung auch der Intelligenzquotient negativ mit Vorurteilen zusammen ($r = -.46$). Insgesamt ist der Zusammenhang zwischen kognitiven Faktoren und der Vorurteilsentwicklung bislang jedoch zu wenig untersucht. Zum Teil liegen widersprüchliche Befunde vor, zudem fehlen vor allem längsschnittliche Analysen, um kausale Prozesse zu verschiedenen Entwicklungszeitpunkten besser abschätzen zu können. Darüber hinaus sind die Korrelationen zwischen kognitiven Fähigkeiten und negativen Einstellungen in vielen Studien allenfalls moderat, so dass sie keinesfalls als alleinige Erklärung für interindividuelle Unterschiede herangezogen werden können. Daher fokussieren andere Erklärungsmuster stärker auf familiäre und soziale Determinanten negativer Intergruppeneinstellungen.

Familiäre Faktoren. Eltern spielen eine zentrale Rolle in der Vermittlung von Einstellungen, politischen Orientierungen und Vorurteilen (Black-Gutman & Hickson, 1996; Rutland, 1999). Bereits 1950 konstatierten Adorno, Frenkel-Brunswik, Lewinson und Sanford (1950), dass das Aufwachsen in einem kühlen Familienklima mit autoritärem Erziehungsstil eine Persönlichkeitsentwicklung begünstigt, die mit Intoleranz und Fremdenfeindlichkeit einhergeht. Auch in empirischen Untersuchungen konnte ein Zusammenhang zwischen einem normativ-autoritärem Familienklima und ausgeprägten ausländerfeindlichen Einstellungen gefunden werden (Kracke, Noack, Hofer & Klein-Allermann, 1993; Ihle et al., 2005; Kiesner, Maass, Cadinu & Vallese, 2003). Ferner werden Zusammenhänge zwischen negativen Einstellungen der Eltern gegenüber Fremdgruppenmitgliedern und denen der Kinder unter dem Begriff der intergenerationalen Transmissionen diskutiert. Kracke et al. (1993) berichten relativ ähnliche rassistische Einstellungen von Jugendlichen im Vergleich zu ihren Eltern. Dabei scheinen Prozesse des Modelllernens eine wichtige Rolle zu spielen (Lipscomb, McAllister & Bregman, 1985). Besonders in vorurteilsbelasteten Familien werden demnach von den Kindern imitierte elterliche Einstellungen bewusst oder unbewusst durch positive Reaktionen verstärkt (Carter & Rice, 1997). Die Übereinstimmung in den Einstellungen zwischen Eltern und Kindern wird jedoch von zahlreichen Faktoren moderiert (z.B. Gniewosz & Noack, 2006), was sich auch in recht heterogenen empirisch ermittelten Korrelationen von $r = .15$ bis $r = .50$ widerspiegelt (z.B. Hadjar & Baier, 2002; Noack, 2001). Je besser beispielsweise die Qualität der Eltern-Kind-Beziehung ist, desto deutlicher stimmen Eltern und Kinder in den politischen und Ausländer ablehnenden Einstellungen überein (Kracke et al., 1993). Neuere Studien machen darüber hinaus deutlich, dass die wahrgenommenen Einstellungen der Eltern bedeutsamer als die tatsächlichen Vorurteile sind und insofern einen Moderator in der intergenerationalen Transmission von Einstellungen darstellen (Gniewosz & Noack, 2006). Zudem konnten Urban und Singelmann (1998) in Bezug auf Ausländer ablehnende Einstellungen in der mittleren Adoleszenz kumulative Effekte elterlicher Einstellungen nachweisen. Demnach nimmt zwar der direkte Zusammenhang zwischen mütterlichen und kindlichen Vorurteilen im Entwicklungsverlauf ab, jedoch bleibt ein indirekter Einfluss durch die Stabilität der Einstellungen des Kindes über die Zeit bestehen. Diese relative Stabilität ließ sich auch in anderen längsschnittlichen Untersuchungen finden (Noack, 2001). Hier blieb der positive Zusammenhang eines autoritären Erziehungsstils und der Fremdenfeindlichkeit der Eltern mit den fremdenfeindlichen Einstellungen des Kindes über das Jugendalter hinweg stabil. Wenngleich recht schnell komplexe Wirkungsgefüge deutlich werden, legen diese Befunde dennoch nahe, dass elterliche Merkmale (Erziehungsstil, elterliche Einstellungen) die Entwicklung von Vorurteilen – besonders bei Kindern – nachhaltig beeinflussen.

Gleichaltrige. Da ab der frühen Adoleszenz die Gleichaltrigen als Entwicklungsagent zunehmend an Bedeutung gewinnen, ist auch in Bezug auf die Entwicklung ablehnender Einstellungen gegenüber Minderheiten eine besondere Rolle des Freundeskreises zu vermuten. Dabei konnte insbesondere ein hohes Ausmaß an Peerablehnung als Risikofaktor für ausgeprägte Vorurteile identifiziert werden, allerdings nur bei Jugendlichen mit geringem Selbstwert (Kiesner et al., 2003). Zwar gehen Jugendliche davon aus, dass ihre Freunde ähnliche Einstellungen wie sie vertreten, jedoch sind die tatsächlichen Übereinstimmungen in den Vorurteilen und ethnischen Einstellungen innerhalb von jugendlichen Freundschaftsdyaden eher niedrig (Aboud & Doyle, 1996; Ritchey & Fishbein, 2001). Zum einen wird vermutet, dass Einstellungen für die Freundschaftsauswahl eher sekundär sind und vorwiegend äußere Kriterien, wie Ethnizität, Kleidungsstil oder Alter dominieren. Zum anderen könnten Jugendliche in Peergruppen zwar ein ähnliches Ausmaß an diskriminierendem Verhalten zeigen, jedoch eigentlich divergente Einstellungen haben und nur aus Gruppendruck und weniger aus persönlichen Überzeugungen Vorurteile äußern (Kiesner et al., 2003). Nicht zuletzt ist es möglich, dass nur bei Jugendlichen mit extrem ausgeprägten Vorurteilen auch hohe Übereinstimmungen mit den Vorurteilen ihrer Freunde vorliegen (z.B. bei rechtsextremen Jugendlichen). So konnten Frindte, Neumann, Hieber, Knote und Müller (2001) in einer Interviewstudie mit fremdenfeindlichen Gewalttätern zeigen, dass mit Beginn des Jugendalters eine konkrete Ideologisierung der Interviewten durch den Einfluss der aus der entsprechenden Szene stammenden Freunde stattfand. Allerdings zeigte sich, dass die interviewten Gewalttäter bereits sehr früh in der Kindheit aggressiv verhaltensauffällig waren. Ein Teil der Jugendlichen, welche extrem ausländerfeindliche Einstellungen zeigt, ist demnach auch durch ein breites Muster an Entwicklungsproblemen gekennzeichnet (Ihle et al., 2005). Neben geringeren kognitiven Fähigkeiten und Problemen in der Schule scheinen auch dissoziale Verhaltensprobleme mit einer höheren Ausprägung an Vorurteilen einherzugehen (Ihle et al., 2005). Inwiefern jedoch Ausländer ablehnende Einstellungen lediglich funktional sind, um Gewalt gegen Mitglieder von Fremdgruppen zu legitimieren, also eine Art Neutralisierungstechnik darstellen (vgl. oben), ist bislang noch ungeklärt. Vielmehr scheinen fremdenfeindliche Gewalttäter in erster Linie Gewalttäter zu sein und Vorurteile nur eine Komponente in den Entwicklungsprozessen dissozialen Verhaltens darzustellen (Frindte & Neumann, 2002).

Neben individuellen und Faktoren im sozialen Nahraum (Familie, Peers) werden schließlich auch gesellschaftliche Faktoren als Ursachen ausgeprägter Vorurteile angesehen. Insbesondere geringe Möglichkeiten zu Kontakten zu Mitgliedern der Fremdgruppe bei gleichzeitig hoher Verfügbarkeit von negativen Einstellungen oder Bedrohungsgefühlen (z.B. angebliche Arbeitsplatzkonkurrenz durch Ausländer) tragen erheblich zu einer Verfestigung von Vorurteilen bei Kindern und Jugendlichen bei (z.B. Bullock, 1976). Weiterhin werden eine räumliche, zeitliche und soziale Labilisierung der Lebensumstände (z.B. häufig wechselnde Wohnorte, geringe Konstanz sozialer Beziehungen), mangelnder sozialer Zusammenhalt oder negative Erlebnisse sozialen Wandels (z.B. mit der Wende in den neuen Bundesländern) als gesellschaftliche Risikofaktoren diskutiert (vgl. z.B. Heitmeyer, 1995). Somit wirken sich sowohl individuelle Faktoren und mikrosoziale Prozesse, als auch gesamtgesellschaftliche Merkmale auf die Entwicklung von Vorurteilen und rassistischen Einstellungen aus.

Zwischenresümee zu psychologischen Faktoren und Prozessen

Eine Reihe von psychologischen Merkmalen konnten als Risiko- und Schutzfaktoren dissozialer Verhaltensprobleme identifiziert werden. Sie betreffen sowohl kognitive als auch emotionale und verhaltensbezogene Merkmale. Auf kognitiver Ebene spielen Defizite in der Intelligenz, Aufmerksamkeits- und Hyperaktivitätsprobleme sowie Verzerrungen in der sozialen Informationsverarbeitung eine tragende Rolle für die Entwicklung und Persistenz dissozialer Verhaltensprobleme bei Kindern und Jugendlichen. In Bezug auf emotionale Prozesse bestehen Risiken in einem schwierigen Temperament und mangelnden Fähigkeiten zur Emotionsregulation. Auf Verhaltensebene erwiesen sich Defizite in der sozialen Kompetenz oder mangelnde Selbstkontrollfähigkeiten als besonders nachteilig für den weiteren Entwicklungsverlauf. Derartige Risikomerkmale treffen keineswegs auf alle auffälligen Kinder und Jugendlichen zu und hängen meist auch nur mit bestimmten Formen dissozialen Verhaltens (z.B. aggressivem Verhalten) zusammen. Im Sinne einer eingeschränkten Selbstregulation wirken sich psychologische Risikomerkmale umso gravierender aus, je länger sie im Entwicklungsverlauf persistieren. Prozesse der zunehmenden Automatisierung tragen dazu bei, dass sich dysfunktionale kognitiv-emotionale Verarbeitungsmuster verselbständigen und dadurch langfristig das Risiko abweichender Entwicklungen deutlich erhöhen.

4.1.4 Soziale Einflussfaktoren und -prozesse: Elterliche und familiäre Merkmale

Die bisherige Darstellung hat gezeigt, dass zahlreiche biologische und psychologische Faktoren und Prozesse an der Entwicklung dissozialer Verhaltensprobleme beteiligt sind. Selbstverständlich beschränken sich die relevanten Entwicklungsprozesse nicht allein auf diese Merkmale. Vielmehr ist soziales Verhalten und soziales Problemverhalten von einer Reihe von Bedingungen und Merkmalen des sozialen Kontextes abhängig, die von Personen sowohl aktiv geschaffen oder aufgesucht werden als auch direkt oder indirekt auf das Verhalten des Individuums wirken und auf diese Weise bestimmte Verhaltenstendenzen verstärken oder abschwächen (Pinquart & Silbereisen, in Vorb.).

Für das Verständnis sozialer Umgebungseinflüsse auf die menschliche Entwicklung haben die Arbeiten Bronfenbrenners zur Ökologie der menschlichen Entwicklung (1979; Bronfenbrenner & Ceci, 1994) entscheidend beigetragen. Die soziale Umwelt kann demnach als eine ineinander geschachtelte Anordnung konzentrischer Strukturen verstanden werden, die er analog zu soziologischen Strukturebenen als Mikro-, Meso-, Exo- und Makrosystem bezeichnet. Dabei kennzeichnet das Mikrosystem Aktivitäten, Rollen und zwischenmenschliche Beziehungen, die eine Person in einem gegebenen Lebensbereich (z.B. innerhalb Familie) ausführt und erlebt. Das Mesosystem beinhaltet die Wechselbeziehungen verschiedener Lebensbereiche (Mikrosysteme), an denen eine Person aktiv beteiligt ist (z.B. die Familie, Schule). Das Exosystem umfasst Lebensbereiche, an denen eine Person nicht aktiv beteiligt ist, deren Ereignisse aber von unmittelbarem Einfluss auf die Mikrosysteme einer Person sind (z.B. die Arbeitswelt des Vaters). Das Makrosystem bezieht sich schließlich auf grundsätzliche formale und strukturelle Ähnlichkeiten der Systeme niedrigerer Ordnung und repräsentiert subkulturelle und kulturelle Einflüsse auf das menschliche Handeln (z.B. Art der pädagogischen Betreuung, Werte und normative Standards). Bronfenbrenner sieht diese Strukturen als vielfach ineinander verwobene Systeme an, bei denen Veränderungen auf der einen Ebene zwangsläufig Veränderungen auf einer anderen zur Folge haben. Der Mensch wird von Systemveränderungen beeinflusst, ist aber als aktiv Handelnder auch Ausgangspunkt von Veränderungen. Als Folge dieser wechselseitig bedingten Veränderungen ergeben sich Wechsel der Person in andere, neue Lebensbereiche, die als ökologische Übergänge bezeichnet werden. Ökologische Übergänge sind Folge wie Anstoß von Entwicklungsprozessen.

Auch Verhaltensprobleme von Kindern und Jugendlichen entstehen innerhalb sozialer Systeme, die auf unterschiedlichen ökologischen Ebenen angesiedelt sind und voneinander abhängen. Der primäre Entwicklungskontext auf der Mikroebene ist dabei die Familie und die Interaktion mit Bezugspersonen, welche wiederum in andere Strukturebenen, wie das Wohnumfeld, eingebunden sind. In alltagspsychologischen Diskussionen über die Ursachen von Dissozialität von Kindern und Jugendlichen wird das Aufwachsen in einer aversiven familiären Umwelt, die oft zitierte „schwere Kindheit“, nicht selten als bedeutsamer Erklärungsmechanismus herangezogen. Tatsächlich finden sich eine Vielzahl von Untersuchungen, die Besonderheiten des elterlichen Erziehungsverhaltens und des familiären Entwicklungskontextes als bedeutsam für die Entstehung und Aufrechterhaltung dissozialer Entwicklungsverläufe bestätigen. Wir wollen an dieser Stelle auf die Rolle dieser Merkmale und die relevanten psychologischen Wirkprozesse näher eingehen, wobei zunächst die Diskussion um unterschiedliche Erziehungsstile und aversive Interaktionsprozesse zwischen Familienmitgliedern skizziert werden soll. Anschließend werden die Einflüsse weiterer Erziehungsmerkmale (z.B. Aufsicht und Supervision) für die Entwicklung dissozialen Verhaltens näher betrachtet, bevor auf die Rolle der Gleichaltrigen und weiterführende kontextuelle Faktoren in den Abschnitten 4.1.5 und 4.1.6 eingegangen wird.

Elterliches Erziehungsverhalten

Forschungen zu entwicklungsförderlichem oder nachteiligem Erziehungsverhalten von Eltern sind bis heute bedeutsam durch die Arbeiten von Baumrind (1989) und Maccoby und Martin (1983) geprägt, in denen zwischen autoritativen, autoritären, permissiven und vernachlässigenden Erziehungsstilen unterschieden wird (vgl. auch Fuhrer, 2005a; Schneewind, 1999). Der autoritative Erziehungsstil zeichnet sich einerseits durch elterliche Anforderungen und das Bestehen auf die Einhaltung von sozialen Regeln aus (vgl. Abbildung 4.6). Andererseits wird jedoch das Kind in hohem Maße akzeptiert/unterstützt und zur Autonomie (innerhalb der geforderten Regeln) ermutigt. Vom autoritativen grenzt Baumrind (1989) den autoritären und den permissiven Erziehungsstil ab, die sich beide als ungünstig bzw. als Risiko für die kindliche Entwicklung erwiesen haben. Der autoritäre Erziehungsstil ist durch eine rigide Kontrolle des kindlichen Verhaltens gekennzeichnet und auf die uneingeschränkte Machtposition der Eltern ausgerichtet. Die Eltern drängen primär auf das Einhalten der elterlichen Regeln und versuchen dieses Ziel auch mithilfe massiver, zumeist körperlicher, Strafen durchzusetzen (vgl. Hoppe-Graf, 1999). Der permissive Erziehungsstil ist dagegen wenig lenkend, kontrollierend und fordernd. Nach Maccoby und Martin (1983) lässt sich dieser Typus zusätzlich in einen nachgiebigen (verwöhnenden) und vernachlässigenden Typus differenzieren (vgl. Abbildung 4.6), so dass sich die verschiedenen Erziehungsstile anhand von zwei Grunddimensionen des Erziehungsverhaltens, nämlich *Zuwendung/Unterstützung und emotionale Wärme* auf der einen Seite und *Lenkung und Kontrolle* auf der anderen Seite, beschreiben lassen (Fuhrer, 2005a).

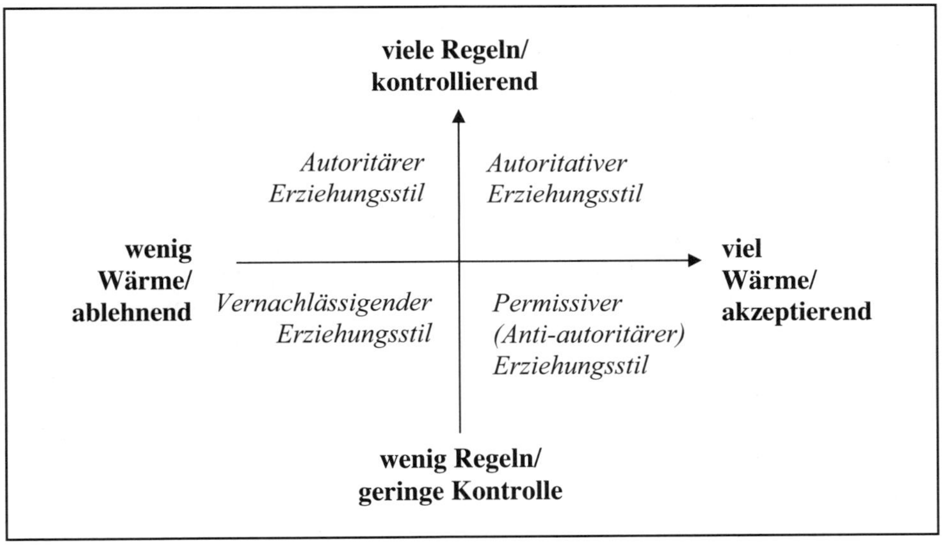

Abbildung 4.6: Erziehungsstile nach Baumrind (1989)

Die verschiedenen Erziehungsstile wurden in zahlreichen Arbeiten mit positiver und negativer kindlicher Entwicklung in Beziehung gesetzt. Der autoritative Erziehungsstil erwies sich dabei in Bezug auf die Förderung der kindlichen Sozialentwicklung den anderen Stilen als deutlich überlegen (Steinberg, 2001). Vor allem der autoritäre und vernachlässigende Erziehungsstil hängt offenbar mit der Entwicklung dissozialer Verhaltensprobleme zusammen, während permissiv erzogene Kinder längerfristig eher schlechte Schulleistungen sowie Alkohol- und Drogenprobleme zeigen (Baldry & Farrington, 2000). Zudem scheint ein autoritativer Erziehungsstil protektive und kompensatorische Wirkungen in Bezug auf dissoziales Verhalten bei Kindern und Jugendlichen zu haben (Pettit et al., 1997). So untersuchten Pettit et al. (1997) den Einfluss autoritativer Erziehung bei verhaltensauffälligen Kindern, die zuvor autoritärem bzw. aggressivem Erziehungsverhalten der Eltern *(„harsh parenting")* ausgesetzt waren. Sie zeigten, dass autoritatives Erziehungsverhalten auch in späteren Entwicklungsabschnitten die negativen Einflüsse früherer aversiver familiärer Bedingungen abpuffern konnte. Dieser Effekt war besonders in Familien mit niedrigem sozioökonomischem Status zu finden. Auch zu einem späteren Entwicklungszeitpunkt und nach dem negativen Einfluss eines ungünstigen Erziehungsstils hatte ein autoritatives Erziehungsverhalten also einen förderlichen Effekt auf die Entwicklung des Kindes.

Selbstverständlich geben Erziehungsstile nur einen sehr groben Eindruck von den entwicklungsförderlichen elterlichen Erziehungskompetenzen. Außerdem wird der Einfluss des elterlichen Erziehungsverhaltens von einigen Forschern grundsätzlich in Zweifel gezogen (vgl. dazu Kasten 4.1). In der einschlägigen Literatur werden mittlerweile auch zahlreiche Einzelmerkmale wie Beziehungs-, Kommunikations- und Förderkompetenzen diskutiert (vgl. Fuhrer, 2005a; Petermann & Petermann, 2006). Darüber hinaus sind zur Charakterisierung des elterlichen Erziehungsverhaltens maßgeblich Erziehungskognitionen wie beispielsweise Selbstwirksamkeitsempfinden, Zufriedenheitserleben, Attributionen des kindlichen Verhaltens, elterliche Grundeinstellungen zur Erziehung und Erziehungsziele notwendig (Dix, 2000). Zudem scheinen Persönlichkeitseigenschaften der Eltern und Temperamentsmerkmale des Kindes wichtige Einflussfaktoren des elterlichen Erziehungsverhaltens zu sein (Belsky & Jaffee, 2006). Dabei sind Wechselwirkungen mit sozial-kognitiven Informationsverarbeitungsprozessen seitens der Eltern bedeutsam. So konnte gezeigt werden, dass elterliche Attributionen des kindlichen Verhaltens den Zusammenhang zwischen Kindverhalten und den darauf folgenden elterlichen Erziehungsreaktionen vermitteln. Beispielsweise schreiben Eltern Kindern mit einem „schwierigen" Temperament und Aufmerksamkeitsdefiziten eher interne Ursachen für negatives Verhalten zu und unterstellen entsprechend eine vorsätzliche und feindselige Absicht (Johnston & Ohan, 2005). Sehen Eltern ein kindliches Fehlverhalten als intendiert an, reagieren sie deutlich häufiger mit negativen Emotionen und harschem Erziehungsverhalten (Leung & Slep, 2006). So konnten Snyder, Cramer, Afrank und Patterson (2005) zeigen, das Verhaltensstörungen des Kindes im Vorschulalter mit feindseligen Attributionsmustern und ineffektivem Disziplinierungsverhalten der Mutter einhergingen und diese Faktoren wiederum zu einem Anstieg der Verhaltensprobleme im Kindergarten und in der Grundschule führten.

Aversive Erziehungspraktiken – Zwangsinteraktionen

Elterliche Gewalt und aversive physische Disziplinierungsmaßnahmen gelten als bedeutsame Prädiktoren und Risikofaktoren dissozialen und delinquenten Verhaltens (Lipsey & Derzon, 1998). Wolfe, Crooks, Lee, McIntyre-Smith und Jaffee (2003) fanden in einer Metaanalyse negative Effekte familiärer Gewalt auf Verhaltensprobleme des Kindes ein einer Größenordnung von $d = 0.25$. Darüber hinaus ist der Zusammenhang zwischen physischen Disziplinierungsmaßnahmen und oppositionellem Trotzverhalten sowie späterem aggressiv-delinquenten Verhalten vielfach empirisch bestätigt worden (Beelmann, Stemmler, Lösel & Jaursch, in Druck; Dishion, Patterson & Kavanagh, 1992; Loeber & Dishion, 1983; Patterson et al., 1998; Patterson, Reid & Dishion, 1992) und offenbar dann besonders groß, wenn bestimmte Schwellenwerte überschritten werden, das heißt besonders harsche und gewalttätige Erziehungsmethoden praktiziert werden (Deater-Deckard & Dodge, 1997).

Kasten 4.1: Relativierung des Erziehungsverhaltens nach Sandra Scarr und Judith Harris

Eine Darstellung der bedeutsamen Erziehungsfaktoren und -prozesse wäre nicht vollständig ohne die Darstellung von zwei Ansätzen, die die Bedeutung des elterlichen Erziehungsverhaltens für die Sozial- und Persönlichkeitsentwicklung grundsätzlich in Zweifel ziehen. So argumentiert Scarr (1992; Scarr & Deater-Deckard, 1997) auf Basis eines verhaltensgenetischen Ansatzes, dass die gattungstypische genetische Ausstattung des menschlichen Nachwuchses grundsätzlich für eine große Bandbreite unterschiedlicher Umweltbedingungen geeignet ist und es insofern eine große Anzahl funktional gleichwertiger Umwelten gibt. Interindividuelle Entwicklungsunterschiede sind demnach vor allem das Ergebnis unterschiedlicher Genotypen und den darauf aufbauenden evokativen und proaktiven Person-Umwelt-Transaktionen (vgl. Caspi, 1997; Schneewind, 1999). Der Einfluss elterlichen Erziehungsverhaltens bzw. der Entwicklungsumgebung wird hingegen auf die Bereitstellung von notwendigen Entwicklungsbedingungen (genügend Nahrung, anregungsvolle Lernumgebung) reduziert. Sind diese Bedingungen gegeben, können vor allem die günstigen Effekte eines spezifischen Erziehungsstils oder bestimmter Erziehungsmerkmale nicht mehr nachgewiesen werden.

Ähnlich kritisch argumentiert Harris (1995, 2000), in dem sie elterlichem Erziehungsverhalten grundsätzlich zu vernachlässigende Langzeiteffekte auf die Persönlichkeitsentwicklung ihrer Kinder zuschreibt. Anders als Scarr (1992) argumentiert sie jedoch nicht auf Basis genetischer Befunde, sondern entwirft eine Sozialisationstheorie, die auf multiplen Umwelten, kulturspezifischen Prozessen und dem Einfluss sozialer Gruppen außerhalb des Elternhauses aufbaut. Ihrer Ansicht nach manifestiert sich die Persönlichkeitsentwicklung vor allem im sozialen Kontext der Peer-Gruppe im Jugendalter, während dem elterlichen Verhalten im Vergleich mit diesen und anderen Sozialisationseinflüssen (z.B. den der Medien) eine wesentlich geringere Bedeutung zugesprochen wird (Harris, 2000).

Beide Positionen relativieren also die Rolle des elterlichen Erziehungsverhaltens, sind aber selbst auch kritisiert worden. Von einer bio-ökologischen Position wurde beispielsweise gegen die Argumentation von Scarr eingewandt, dass genetische Potentiale sich nur in dem Maße realisieren lassen, wie konkrete soziale Umwelten dies zulassen, in positiven wie in negativen Fällen (Bronfenbrenner & Ceci, 1994; vgl. auch Maccoby, 2000). In ähnlicher Weise argumentiert Baumrind (1993), wenn sie behauptet, dass die durchschnittlich zu erwartende Umwelt nach Scarr („average expectable environment“) nicht gleichzusetzen ist mit einer optimalen Lernumwelt und es selbst unter günstigen sozialen Bedingungen gravierende Abweichungen von notwendigen Entwicklungsstandards geben kann. Darüber hinaus kritisiert sie Scarr dafür, dass vorwiegend Daten zur Intelligenzentwicklung für die Argumentation verwendet werden, und eine Übertragbarkeit auf die Sozial- und Persönlichkeitsentwicklung zweifelhaft ist.

Diese Diskussionen und andere Fragen über den Anteil der genetischen Einflussnahme auf das Erziehungsverhalten lassen sich nur mithilfe von umfangreichen Längsschnittstudien mit genetisch sensitiven Designs (Zwillings- und Adoptionsstudien) beantworten, die aber bislang nur sehr eingeschränkt vorliegen. Angesichts der Tatsache, dass der größte Teil von Kindern und Jugendlichen auf Dauer keine Verhaltensprobleme entwickelt, haben die Überlegungen von Scarr aber eine gewisse alltagspsychologische Plausibilität. Auch die Ansichten von Harris (1995, 2000) werden durch die Befunde zur Rolle der Peer-Gruppen bei der Entwicklung und Verfestigung dissozialer Verhaltensprobleme im Jugendalter (vgl. dazu Kap. 4.1.5) in gewissem Maße bestätigt.

Die *Theorie der Zwangsinteraktion (coercive-interaction)* nach Patterson et al. (1992) stellt ein empirisch gut bewährtes Erklärungsmodell für die Entwicklung oppositionellen und aggressiven Verhaltens im Vor- und Grundschulalter dar und hat einen elementaren Beitrag zum Verständnis von Mikroprozessen familiärer Interaktionen geliefert. Ausgangspunkt für die Entstehung eines derartigen Interaktionsmusters sind alltägliche Aufforderungen der Eltern an ihre Kinder (z.B. ins Bett gehen, Spielsachen aufräumen usw.). Diesen Aufforderungen begegnet das Kind gelegentlich mit Unlust- und Trotzreaktionen. Haben die Verweigerungen des Kindes Erfolg, wird das Verhalten über Prozesse der negativen Verstärkung, das heißt durch die Vermeidung unangenehmer Konsequenzen, systematisch gelernt. Aggressives Verhalten wird somit belohnt, wenn es die Wahrscheinlichkeit von aversivem Verhalten anderer Familienmitglieder reduziert. Der Zwangscharakter der Interaktion ergibt sich dabei aus der Abhängigkeit des aversiven Verhaltens eines Familienmitgliedes vom aversiven Verhalten anderer Familienmitglieder. Eine derartige Interaktionssequenz soll am Beispiel eines Kindes, das fernsieht, veranschaulicht werden (vgl. Abbildung 4.7). Ausgangspunkt ist der Wunsch der Mutter, dass ihr Kind nicht so viel Zeit vor dem Fernseher verbringt. Sie schaltet daher den Fernseher ab (1). Das Kind empfindet dies als aversiv, es möchte weiter fernsehen und beginnt zu schreien (2). Die Mutter empfindet das Schreien ihres Kindes als unangenehm und möchte das Kind beruhigen (3). Dazu hat sie verschiedene Handlungsoptionen: Erstens könnte die Mutter nachgeben und den Fernseher wieder anschalten, um das Schreien des Kindes zu stoppen (4a). Dadurch würde das Schreien des Kindes belohnt (5a) und in Zukunft wahrscheinlicher. Zweitens könnte die Mutter mit schimpfen oder Androhung von Strafen reagieren, um das kindliche Schreien zu beenden (4b). Hat die Mutter damit Erfolg und das Kind beruhigt sich, wird die Mutter ihrerseits in ihrem aversiven Verhalten verstärkt (5b). Das Kind könnte allerdings erneut aversiv auf das Schimpfen der Mutter reagieren und weiter schreien (4b → 2), womit ein negativer Interaktionszyklus begründet werden könnte.

Mithilfe dissozialer Interaktionsstrategien versuchen die beteiligten Familienmitglieder unmittelbare negative Stimuli zu vermeiden, jedoch mit der Folge langfristiger negativer Effekte auf das Interaktionsgeschehen. Nach Patterson et al. (1992) werden sowohl das Kind als auch die Mutter im dissozialen Verhalten verstärkt, weil sie es beide hin und wieder schaffen, durch aversives Verhalten einen für sich unangenehmen Zustand zu stoppen (nichtkontingente Verstärkung). Wiederholungen derartiger Interaktionsmuster führen dazu, dass sowohl die elterlichen als auch die kindlichen Reaktionen zunehmend ausgeprägter werden (z.B. harte Strafandrohungen der Eltern und Wutanfälle des Kindes). Je häufiger sich das Kind mit derartigem Verhalten durchsetzt bzw. je häufiger die Eltern nach langen „Machtkämpfen" schließlich doch nachgeben, desto häufiger setzen die Kinder derartiges Verhalten ein, um Anforderungen aus dem Weg zu gehen. Die Eltern reagieren zunehmend inkonsistent, d.h. teils mit übertriebener Kontrolle und Bestrafungen, teils mit Gleichgültigkeit hinsichtlich der Durchsetzung ihrer Aufforderungen. Mit der Zeit entsteht in solchen Familien ein Klima der Nötigung (*coercion*) und ein emotional negativ getöntes Klima, in dem Eltern und Kinder in ihren negativen Verhaltenskontigenzen zunehmend bekräftigt und Interaktionen entweder ganz gemieden werden oder positive Interaktionen zwischen Eltern und Kindern ausbleiben.

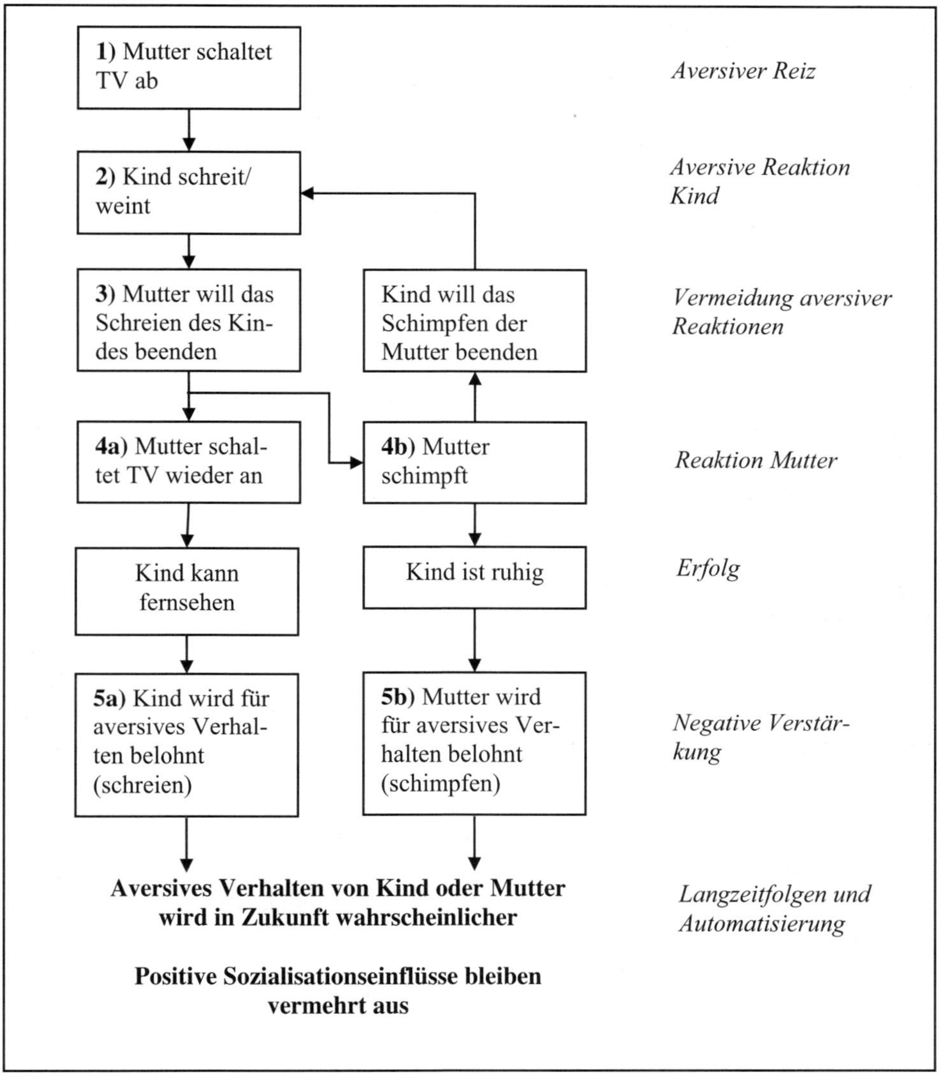

Abbildung 4.7: Beispiel einer Zwangsinteraktion nach Patterson et al. (1992).

Patterson und Mitarbeiter (1992) gehen davon aus, dass verschiedene Risikofaktoren wie die finanzielle Situation der Familie, das kindliche Temperament oder elterliche Gesundheitsprobleme deshalb mit der Entwicklung von Problemverhalten in Zusammenhang stehen, weil sie die Wahrscheinlichkeit für aversive Interaktionen im Sinne des Zwangsmodells erhöhen und auf diese Weise den Sozialisationsprozess negativ beeinflussen. Daher unterscheiden sich Familien darin, inwieweit aversives Interaktionsverhalten gezeigt wird und einzelne Familienmitglieder geneigt sind, dissoziale Verhaltensweisen wie schreien oder schlagen einzusetzen, um aversives Verhalten anderer Familienmitglieder zu stoppen. Negative mikrosoziale Interaktionen, die alltäglich und wiederholt zwischen Eltern und ihren Kindern ablaufen, stellen auf diese Weise die Grundlage langfristiger dissozialer Entwicklungsprozesse dar (Granic & Patterson, 2006). Die Autoren betonen damit auch die Bedeutung wechselseitiger Einflüsse und die zirkuläre Kausalität aversiver familiärer Interaktionen. Die Anwendung physisch-aggressiver Bestrafungsmethoden der Eltern verändert sich dabei mit der Entwicklung des Kindes und nimmt mit zunehmendem Alter deutlich ab (Loeber & Farrington, 2000).

Eine weitere zentrale Annahme im Entwicklungsmodell von Patterson besteht darin, dass sich Eltern-Kinder-Interaktionen bereits in der frühen Kindheit verfestigen und Kinder dadurch schon in sehr frühen Entwicklungsabschnitten im dissozialen Verhalten trainiert werden. Das Modell macht deutlich, dass sowohl permissive (vgl. Abbildung 4.7, 4a/5a) als auch autoritäre elterliche Erziehungsstile (vgl. Abbildung 4.7, 4b/5b) zu einer Stabilisierung dissozialen Verhaltens und der Eskalation eines emotional negativ getönten Interaktionsmusters beitragen. Automatisierte kognitiv-emotionale Reaktionen der Familienmitglieder (z.B. Ärger über das Verhalten des Interaktionspartners) führen mit der Zeit dazu, dass immer geringere Anlässe und Verhaltensäußerungen (z.B. Augenrollen) notwendig sind, um eskalierende Interaktionen in Gang zu bringen (Granic & Patterson, 2006). Schließlich hat ein derart etabliertes Eltern-Kind-Interaktionsmuster auch Konsequenzen bei nachfolgenden Entwicklungsübergängen. Kommt das Kind beispielsweise in die Schule, ist die Wahrscheinlichkeit hoch, dass es aufgrund erlernter und automatisierter aggressiver Verhaltensweisen und fehlender sozialer Kompetenzen von anderen Kindern abgelehnt wird. Dies hat wiederum Auswirkungen auf die Affinität zu anderen dissozialen Kindern und Jugendlichen (Crick & Dodge, 1994; Granic & Patterson, 2006) und erhöht damit die Wahrscheinlichkeit einer dauerhaft dissozialen Verhaltensentwicklung.

Die Annahmen von Patterson und Mitarbeitern konnten in zahlreichen Studien empirische Evidenz finden (z.B. Ary et al., 1999; Dishion et al., 1992; Patterson et al., 1992; Patterson et al., 1998). Im Rahmen präventiver Elterntrainings ergibt sich durch dieses Modell die Notwendigkeit, sich entwickelnde Zwangsprozesse zwischen Eltern und Kindern vor allem durch konsistentes Erziehungsverhalten zu unterbrechen und stattdessen positive Interaktionszyklen zu fördern (vgl. Kap. 5.3, 5.4). Allerdings liegen auch hier offenbar differenzielle Zusammenhänge vor. Deater-Deckard und Dodge (1997) haben zum Beispiel kultur-, kontext- und geschlechtsspezifische Effekte zwischen dem elterlichen Disziplinierungsverhalten und dissozialen Verhaltensproblemen nachweisen können. Sie fanden unter anderem, dass *leichte* körperliche Bestrafungen (etwa Klapps auf den Po) bei afro-amerikanischen Familien offenbar zu *geringeren* Verhaltensproblemen führten, während diese Maßnahmen in weißen Familien mit steigenden Problemraten einhergingen. Zudem waren die Effekte harscher Disziplinierungstechniken bei einer emotional warmen Eltern-Kind-Beziehung weniger gravierend als bei einer emotional problematischen Beziehung. Schließlich traten deutliche geschlechtsspezifische Effekte auf: Körperliches Disziplinierungsverhalten der Mütter hatte höhere Effekte auf dissoziales Verhalten von Mädchen, während das väterliche Erziehungsverhalten vor allem mit dissozialen Problemen von Jungen zusammenhing. Dies zeigt, dass der Einfluss des Erziehungsverhaltens von wichtigen Kontextfaktoren abhängig ist und die Ergebnisse vermutlich auch kulturspezifisch variieren (vgl. Russell, Hart, Robinson & Olson, 2003).

Elterliches Monitoring

Neben familiärer Gewalt und der Art des Disziplinierungsverhaltens steht insbesondere das elterliche Monitoring (elterliche Aufsicht) deutlich mit Problemverhalten wie Drogenkonsum und Delinquenz Jugendlicher in Zusammenhang. Ein höheres Ausmaß elterlicher Aufsicht geht dabei mit geringerer Delinquenz, später einsetzendem Sexualverhalten und besseren Schulleistungen einher (z.B. Jacobson & Crockett, 2000; Loeber & Stouthamer-Loeber, 1986; Patterson & Stouthamer-Loeber, 1984). Durch mangelnde elterliche Kontrolle verbringen vor allem Jungen mehr Freizeit außerhalb des Hauses, wodurch die Gefahr steigt, mit dissozialen Kindern und Jugendlichen in Kontakt zu kommen. Dadurch nehmen Gelegenheiten für delinquentes Verhalten im Kreis jugendlicher delinquenter Peergruppen zu (Agnew & Petersen, 1989; Osgood, et al., 1996), was besonders bei Jugendlichen, deren Eltern tagsüber nicht zu Hause sind und die nicht von anderen Erwachsenen (z.B. den Großeltern) betreut werden, einen bedeutsamen Risikofaktor für delinquente Entwicklungen darstellt (Jacobson & Crockett, 2000).

Elterliches Monitoring bzw. die elterliche Kontrolle kindlicher Aktivitäten wurde in frühen Forschungsarbeiten zumeist an Hand des elterlichen Wissens über die Aktivitäten des Kindes gemessen. Es wurde davon ausgegangen, dass dieses Wissen aus dem elterlichen Engagement bezogen auf die Entwicklung des Kindes herrührt. Kerr und Stattin (2000) kritisierten dies in ihren Forschungsarbeiten insofern, als das Wissen der Eltern über ihr Kind sich vielmehr aus der Bereitschaft des Kindes ergibt, über aushäusige Aktivitäten zu berichten (Kerr & Stattin, 2000). Dies ist offenbar vor allem von der Qualität der Eltern-Kind-Beziehung abhängig. Demzufolge sind Kinder bei einem positiven, vertrauensvollen Familienklima auch eher bereit, über ihre Freizeitaktivitäten und Freizeitpartner mit den Eltern zu reden. Dabei zeigen diejenigen Kinder die geringste Bereitschaft, die bereits ein abweichendes (delinquentes) außerhäusliches Verhalten zeigen oder deren Eltern ein autoritäres Erziehungsverhalten an den Tag legen (Darling, Cumsille & Caldwell, 2006). In beiden Fällen erwarten Kinder und Jugendliche eher negative Reaktionen ihrer Eltern, was dazu führt, diese Gesprächsthemen zu vermeiden und damit die Eltern-Kind-Beziehung langfristig zu unterminieren (Darling et al., 2006). Auf der anderen Seite hatte ein autoritatives Erziehungsverhalten der Eltern positive Konsequenzen auf die Bereitschaft des Kindes, den Eltern Informationen über sich preiszugeben. Dabei schienen Kinder unter einem solchen Erziehungsverhalten auch von den Eltern abweichende Meinungen zu äußern, was ein wichtiger Schritt im Hinblick auf die Autonomie der Kinder sein kann. Eine Förderung des elterlichen Wissens über die Aktivitäten des Kindes sollte sich daher primär an autoritativen Erziehungskonzepten orientieren.

Eltern-Kind-Konflikte und familiäre Konflikte

Die oben beschriebenen Zwangsinteraktionen zwischen Eltern und Kindern legen die Vermutung nahe, dass auch das Ausmaß an Eltern-Kind-Konflikten mit delinquentem Verhalten in Zusammenhang steht. Die empirischen Arbeiten zu diesem Thema weisen in eine ähnliche Richtung. Häufige Konflikte zwischen Eltern und Kindern stellen einen bedeutsamen Stressor dar, fördern das Aufsuchen dissozialer Peers und beeinträchtigen den Selbstwert von Kindern (Patterson et al., 1992). Allerdings sind

Eltern-Kind-Konflikte besonders beim Übergang zum Jugendalter zu einem gewissen Grad normativ. Aufgrund der biologischen und kognitiven Entwicklung in dieser Entwicklungsphase müssen die Beziehungen zwischen Eltern und Jugendlichen neu ausgehandelt werden, womit sich auch die Rollen der Familienmitglieder verändern (Holmbeck, 1996; Laursen & Collins, 1994; Laursen, Coy & Collins, 1998). Das Ausmaß elterlicher Konflikte stellt vor allem dann einen Risikofaktor dar, wenn diese Konflikte in Form von aggressivem Verhalten ausgetragen werden und positive Sozialisationseinflüsse der Eltern (z.B. in gemeinsamen Freizeitunternehmungen) ausbleiben (Pinquart, 2001). Es sind somit nicht primär die Konflikte selbst oder die Häufigkeit der Konflikte, die dissoziales Verhalten begünstigen, sondern vielmehr die Art und Weise der Konfliktbewältigung und das mögliche Ausbleiben positiver Sozialisationseinflüsse der Eltern durch die Konflikte (Patterson, 1982). Die Art der Konfliktbewältigung scheint dabei auch vom kindlichen Temperament, psychischen Erkrankung der Eltern oder sozioökonomischen Beeinträchtigungen abhängig zu sein (Scaramella & Leve, 2004; Ingoldsby et al., 2006). Demnach rufen ein schwieriges Temperament des Kindes sowie Depressivität und hoher psychosozialer Stress der Eltern sowohl mehr Konflikte als auch ein harscheres und aversives Erziehungsverhalten hervor.

Ein negativer Einfluss auf die Verhaltensentwicklung des Kindes konnte allerdings nicht nur von Konflikten zwischen Eltern und Kindern, sondern auch insgesamt von Konflikten innerhalb der Familie nachgewiesen werden. Nach einschlägigen Meta-Analysen hängen eine schlechte Ehequalität und Partnerkonflikte sowohl mit einer geringen Qualität der Eltern-Kind-Beziehung (Erel & Burman, 1995) als auch mit negativem Erziehungsverhalten (Krishnakumar & Buehler, 2000) in hohem Maße zusammen (durchschnittliche Effektstärken von d = 0.46 und 0.62). Nach Cummings und Davies (1994, 2002) sind diese Zusammenhänge über eine Reihe von Merkmalen und Prozessen im familiären Kontext vermittelt. Eine besondere Rolle scheint dabei das vermehrte Auftreten von inkonsistentem Erziehungsverhalten als Folge der Konflikte zu haben. Inkonsistenzen können dabei sowohl innerhalb eines Elternteils (intraparentale Inkonsistenz) als auch zwischen den Elternteilen (interparentale Inkonsistenz) auftreten und das Risiko für dissoziale Verhaltensprobleme vor allem bei Jungen beträchtlich steigern (O'Leary & Vidair, 2005).

Familienstrukturelle Bedingungen (Broken homes)

Familienstrukturelle Bedingungen (z.B. Alleinerziehung) werden ebenfalls häufig als Risikofaktoren von Entwicklungsproblemen bei Kindern und Jugendlichen unter dem Schlagwort „Broken home" (zerstörtes Zuhause) diskutiert. In diesem Zusammenhang werden insbesondere die Auswirkungen von Alleinerziehung und Scheidung auf die kindliche Entwicklung untersucht (z.B. VanderValk, Spruijt, De Goede, Maas & Meus, 2006). Dabei ergab sich, dass Kinder aus Ein-Elternteil-Familien durch einen geringeren sozioökonomischen Status, höhere Stressbelastungen, geringere emotionale Unterstützung und Einschränkungen im elterlichen Monitoring einem höheren Risiko für die Entwicklung dissozialer Verhaltensprobleme ausgesetzt sind (Thomson, Hanson & McLanahan, 1994). Die Familienstruktur kann somit als distaler Risikofaktor betrachtet werden, der über proximale Mechanismen (z.B.

Stress in der Familie, Ausmaß elterlichen Monitorings) mit dissozialem Verhalten einhergeht. Ergebnisse aus Meta-Analysen verweisen auf moderate Zusammenhänge zwischen familienstrukturellen Bedingungen und delinquentem Verhalten (Loeber & Stouthamer-Loeber, 1986), wobei insbesondere die väterliche Abwesenheit als ein häufiges Strukturmerkmal untersucht wurde. Inwieweit das Fehlen des Vaters negative Effekte auf die kindliche Sozialisation hat, ist jedoch offenbar abhängig von der Qualität der Vater-Kind-Beziehung. So konnten Jaffee, Moffitt, Caspi und Taylor (2003) zeigen, dass die Abwesenheit des Vaters kindliches dissoziales Verhalten reduzierte, wenn der Vater selbst dissoziale Verhaltensprobleme aufwies. Handelte es sich jedoch um einen Vater ohne dissoziale Verhaltensauffälligkeiten, dann stieg das Risiko für kindliche Dissozialität mit zunehmender väterlicher Abwesenheit. Dabei wird vermutet, dass dieser Zusammenhang vor allem durch das Fehlen des sogenannten *Rough & Tumble-Plays* (wildes Spielen, das vor allem mit dem Vater stattfindet) zustande kommt. In Ein-Elternteil-Familien sind danach die Möglichkeiten des Kindes, auf spielerische Weise den Umgang mit Angst, Frustration oder Erfolg zu erlernen, geringer, was sich schließlich negativ hin zur Entwicklung dissozialer Verhaltensstörungen auswirkt (Peterson & Flanders, 2005). Die Folgen familienstruktureller Bedingungen für die Verhaltensentwicklung liegen daher eher im Fehlen positiver Sozialisationseinflüsse.

Besonders häufige Gründe für familienstrukturelle Veränderungen und den damit verbundenen Rollenwechseln stellen Scheidungen dar. Amato und Keith (1991) machten deutlich, dass Verhaltensauffälligkeiten von Kindern aus Scheidungsfamilien weniger auf die Scheidung als kritisches Lebensereignis oder das Fehlen des Vaters an sich zurückzuführen sind, sondern vielmehr auf jahrelang vorausgehende elterliche Konflikte. Damit konnten die Autoren eine Begründung liefern, warum Separation zwischen Eltern und Kindern im Fall der Scheidung das Risiko für dissoziales Verhalten erhöht, nicht jedoch im Fall des Todes eines Elternteils (Juby & Farrington, 2001). Inwiefern also das Fehlen eines Elternteils einen Risikofaktor für die Entwicklung dissozialer Verhaltensprobleme darstellt, ist primär vom auslösenden Ereignis und den vorausgehenden familiären Lebensbedingungen abhängig. Dabei zeigt sich das höchste Risiko bei den Kindern, die aufgrund von Gefängnisaufenthalten des Vaters in Ein-Elternteil-Familien aufwachsen (Murray & Farrington, 2005), wenngleich mit Jaffee et al. (2003) zu vermuten ist, dass in diesen Fällen die Abwesenheit des dissozialen Vaters immer noch günstiger ist als dessen Anwesenheit (vgl. oben).

Psychopathologie der Eltern und intergenerationale Kontinuität

Verhaltensprobleme und psychische Erkrankungen der Eltern stellen ebenfalls Risikofaktoren für die Dissozialität des Kindes dar. Insbesondere mütterliche Depressivität und väterliche Kriminalität erhöhen deutlich das Risiko für Problemverhalten in der nachfolgenden Generation (z.B. Marmorstein, Malone & Iacono, 2004). Kim-Cohen, Moffitt, Taylor, Pawlby und Caspi (2005) untersuchten beispielsweise das Risiko für die Entwicklung einer Störung des Sozialverhaltens bei Kindern, bei deren Müttern sich nach ihrer Geburt eine depressive Störung ausbildete (vgl. Abbildung 4.8). Sie fanden heraus, dass die Prävalenz für Störungen des Sozialverhaltens dieser

Kinder im Alter von 7 Jahren deutlich höher war als bei einer Kontrollgruppe. Eine ähnlich überdurchschnittliche Prävalenz lag bei Kindern vor, deren Mütter keine depressive Störung, aber eine dissoziale Entwicklungsgeschichte aufwiesen. Der größte Anteil an Diagnosen konnte jedoch in der Gruppe der Kinder nachgewiesen werden, deren Mütter eine Komorbidität in beiden Verhaltensproblemen zeigten.

Mütterliche Depressivität scheint hauptsächlich mit einer stressintensiven Familienumwelt in Zusammenhang zu stehen und die Bereitschaft der Mutter zu erhöhen, inadäquate und physisch-strafende Erziehungsmaßnahmen anzuwenden, welche die Entwicklung von Verhaltensstörungen des Kindes begünstigen. Demzufolge fanden Kim-Cohen et al. (2005) ebenfalls heraus, dass die Kinder in der Gruppe der Mütter mit depressivem und dissozialem Verhalten einem geringen Niveau elterlicher Zuneigung und einem hohen Ausmaß von Misshandlung durch die Eltern ausgesetzt waren. Darüber hinaus stellt die Partnerwahl depressiver Mütter einen weiteren Erklärungsmechanismus dar. Depressive und dissoziale Mütter wählen offenbar eher einen Partner aus, der sich durch dissoziale Verhaltensweisen auszeichnet (Kim-Cohen et al., 2005), wodurch das Risiko einer dissozialen Entwicklung beim Kind deutlich ansteigt (Jaffee et al., 2003; Smith & Farrington, 2004).

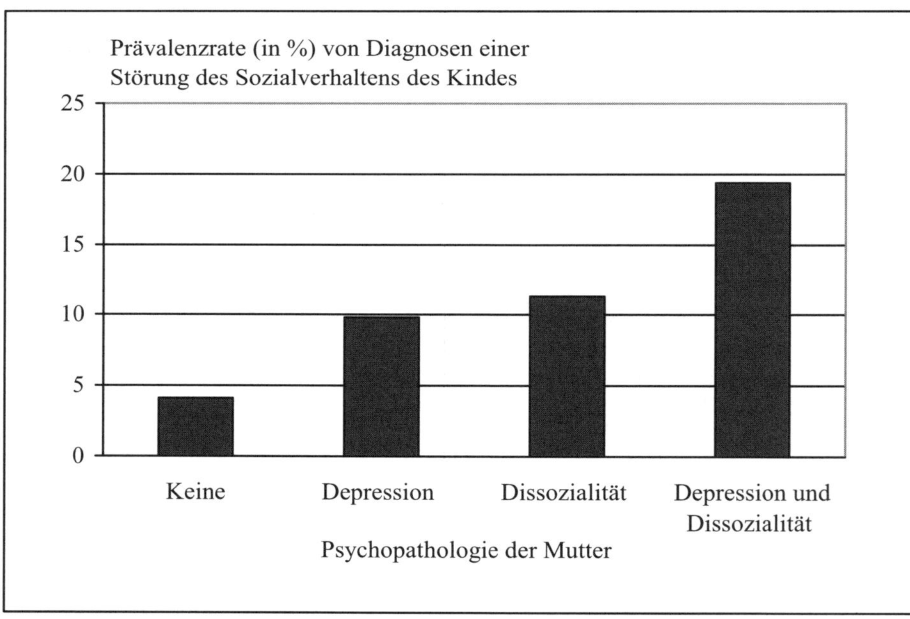

Abbildung 4.8: Prävalenz von Diagnosen einer Störung des Sozialverhaltens bei Gruppen von Kindern, deren Mütter Depressionen, eine dissoziale Entwicklungsgeschichte, beide oder keine Störungen aufwiesen (nach Kim-Cohen et al., 2005)

Eine derart erhöhte Wahrscheinlichkeit dissozialer Verhaltensprobleme über mehrere Generationen hinweg wird unter dem Begriff der intergenerationalen Kontinuität beschrieben. Elterliche Delinquenz stellt demzufolge einen signifikanten Prädiktor dissozialen Verhaltens nachfolgender Generationen dar (Loeber & Stouthamer-Loeber, 1986). Einen kriminellen Vater zu haben erhöht dabei nicht nur das Risiko von Störungen des Sozialverhaltens in der Kindheit, sondern verdoppelt auch das Risiko einer Inhaftierung im Jugendalter (Farrington, 2000; Smith & Farrington, 2004). Über drei Generationen hinweg werden die Zusammenhänge jedoch deutlich geringer (Smith & Farrington, 2004). Derartige intergenerationale Kontinuitäten werden durch eine Reihe von Faktoren und Prozessen verursacht. Eine Erklärung dieses Phänomens ist wahrscheinlich in der Kumulation von Risikofaktoren in Familien mit dissozialem Verhalten zu finden. Demnach besteht für Kinder von dissozialen Eltern ein erhöhtes Risiko, in Multi-Problem-Milieus hineingeboren zu werden (Jaffee, Belsky, Harrington, Caspi & Moffitt, 2006). Weiterhin scheint neben genetischen und biologischen Faktoren oder nachteiligen Wohnumwelten auch Gewalt in der Familie eine entscheidende Rolle in diesem Prozess zu spielen (Patterson et al., 1992; Rutter, 1998). Schließlich werden aber offenbar nicht nur Verhaltensprobleme sondern auch aversive und dysfunktionale Erziehungspraktiken von den Eltern an die Kinder weitergegeben und von ihnen angewandt, wenn sie selbst im Jugend- oder Erwachsenenalter Eltern werden. So konnten Deater-Deckard et al. (2003) zeigen, dass diejenigen Kinder, die physische Disziplinierungsmaßnahmen als Kinder erlebt hatten, verglichen mit anderen Gleichaltrigen eine positivere Einstellung zu Gewalt als Erziehungsform angaben. Umgekehrt konnten Belsky, Jaffee, Sligo, Woodward und Silva (2005) einen Zusammenhang zwischen einem warmen und fürsorglichen Erziehungsverhalten der Eltern mit dem Erziehungsverhalten der Kinder im Erwachsenenalter ausmachen. Simons, Beaman, Conger und Chao (1993) fanden ebenfalls, dass ein retrospektiv gemessenes harsches und inkonsistentes Erziehungsverhalten von Müttern mit ähnlichen Erziehungspraktiken in der nächsten Generation einherging. Dabei muss nicht unbedingt eine Kontinuität dissozialen Verhaltens bis ins Erwachsenenalter innerhalb jeder Generation vorliegen. Smith und Farrington (2004) vermuten, dass Störungen des Sozialverhaltens in der Kindheit ohne darüber hinausgehende Verhaltensdefizite im Jugend- und Erwachsenenalter aufgrund der beschriebenen Transmission von Erziehungspraktiken mit Verhaltensproblemen nachfolgender Generationen zusammenhängen.

Es scheinen also vor allem generationenübergreifende ähnliche Erziehungspraktiken zu sein, die für eine Kontinuität dissozialen Verhaltens über Generationen hinweg sorgen. Allerdings können zahlreiche Faktoren auch zur Diskontinuität in diesem Prozess beitragen. Ein prosozialer Lebenspartner, der entwicklungsförderliche Erziehungspraktiken an der nächsten Generation anwendet, kann beispielsweise ausreichen, um derartige Kontinuitäten zu stoppen (Marmorstein et al., 2004).

Zwischenresümee zu elterlichen und familiären Merkmalen und Prozessen

Die familiäre Umwelt stellt zumindest in frühen Jahren den primären Entwicklungskontext von Kindern dar und ist aus diesem Grund von zentraler Bedeutung für die Verhaltensentwicklung. Vor allem ein nachteiliges elterliches Erziehungsverhalten und zwanghafte aversive Interaktionen zwischen Familienmitgliedern stehen offenbar in direktem Zusammenhang mit einer dissozialen Verhaltensentwicklung. Dabei scheinen mangelnde Erziehungskompetenzen dafür verantwortlich zu sein, dass aggressive und dissoziale Verhaltensweisen im Rahmen feindseliger Interaktionsmuster systematisch verstärkt werden. Darüber hinaus bleiben in Folge familiärer Konflikte prosoziale Interaktionen zwischen Familienmitgliedern aus und führen zu frühen Defiziten in der Sozialentwicklung. Vor allem im Jugendalter verstärkt eine mangelnde elterliche Aufsicht und Kontrolle zusätzlich das Risiko für dissoziale Verhaltensweisen. Auch ungünstige familienstrukturelle Bedingungen beeinflussen familiäre Interaktionen und stehen über eine erhöhte psychosoziale Belastung innerhalb der Familie indirekt mit dissozialem Verhalten der Kinder in Zusammenhang. Über ein nachteiliges Erziehungsverhalten bewirken auch Verhaltensprobleme oder psychische Erkrankungen der Eltern ein höheres Risiko für dissoziale Entwicklungen der Kinder und legen damit den Grundstein für eine Kontinuität von Verhaltensproblemen über Generationen hinweg. Der Einfluss elterlicher und familiärer Merkmalen auf dissoziale Verhaltensprobleme der Kinder verändert sich jedoch stetig im Entwicklungsverlauf, da auch Risiko- und Schutzfaktoren normativen und nichtnormativen Veränderungen unterliegen (vgl. Loeber & Farrington, 2000).

4.1.5 Soziale Einflussfaktoren und -prozesse: Die Rolle der Gleichaltrigen

Der Zusammenhang zwischen dem Kontakt zu devianten Gleichaltrigen und dissozialem Verhalten hat sich als einer der konsistentesten und robustesten Befunde in der Forschung zur Dissozialität bei Kindern und Jugendlichen erwiesen (z.B. Elliott & Menard, 1996, Lipsey & Derzon, 1998). So haben dissoziale Jugendliche großteils dissoziale Freunde, was wiederum einer der besten Prädiktoren für eine weitere und eskalierende dissoziale Karriere ist (z.B. Dishion, Spracklen, Andrews & Patterson, 1996; Lipsey & Derzon, 1998; Vitaro, Brendgen & Tremblay, 2000). Darüber hinaus geht das *Verlassen* dissozialer Freundschaftsnetzwerke mit einem deutlichen Abfall im dissozialen Verhalten einher (Elliott & Menard, 1996; Sampson & Laub, 1993). Weiterhin werden fast 80% der Straftaten Jugendlicher in Gruppen begangen (vgl. Schwind, 2003), so dass Freundschaftsnetzwerke und Peergruppen wichtige Faktoren in der Verhaltensentwicklung von Jugendlichen darstellen.

Die zitierten Befunde werfen zunächst die Frage auf, inwieweit dissoziale und kriminelle Freunde nur die Folge einer langfristigen dissozialen Entwicklung sind, oder ob sie einen auslösenden Effekt auf den Beginn von Verhaltensproblemen ausüben. Das Ausmaß und die Art der Wirkung von Peers auf die Sozialisation werden in der Fachliteratur kontrovers diskutiert (Harris, 1995; Kandel, 1996). Auf der einen Seite nimmt der Einfluss der Eltern im Jugendalter zum Beispiel durch den größeren Aktionsradius von Jugendlichen ab, während die Bedeutung der Gleichaltrigen offensichtlich ansteigt. Entsprechend werden Peergruppen als wesentliche Sozialisationsagenten und Entwicklungskontexte jenseits der frühen Kindheit angesehen, die einen maßgeblichen Einfluss auf die Sozial- und Persönlichkeitsentwicklung des Individuums ausüben (Sozialisationshypothese; Harris, 1995). Auf der anderen Seite wird der Einfluss der Peers auf die Entwicklung relativiert, weil die Eltern und die bisherige Sozialisation entscheidend dazu beitragen, in welche Peergruppen sich Kinder und Jugendliche begeben (Selektionshypothese, Kandel, 1996).

Selektionsprozesse

Kinder und Jugendliche bevorzugen in Schule und Freizeit diejenigen Gleichaltrigen, die ihren eigenen Dispositionen und Neigungen (d.h. Persönlichkeitseigenschaften, Interessen) entsprechen. Insofern sind sie aktiv und maßgeblich an der Formierung ihres Peernetzwerkes beteiligt (Selektionshypothese). Auch in Bezug auf dissoziale Verhaltensweisen ist die wahrgenommen Ähnlichkeit entscheidend für die Freundesauswahl und geht sogar mit einer höheren Dauer der Freundschaftsbeziehungen einher (Brendgen, Vitaro & Bukowski, 2000; Weerman & Smeenk, 2005). Derartige Befunde ließen sich bereits in der mittleren Kindheit beobachten. Beispielsweise bevorzugen aggressive Kinder im Grundschulalter auch eher andere aggressive Kinder als Spielpartner (Ladd, 1983). Da elterliche Einflüsse an der dissozialen Verhaltensentwicklung ihrer Kinder in dieser Altersstufe direkt beteiligt sind (vgl. oben), vermutet Kandel (1996), dass sie auch indirekt durch das kindliche Verhalten auf die Auswahl von Freunden wirken.

Dishion, Patterson und Griesler (1994) nehmen an, dass die Ablehnung durch (konventionelle) Gleichaltrige bei der Selektion dissozialer Freundeskreise eine zentrale Rolle spielt. Ein Grund für die Ablehnung durch Peers scheint in bereits bestehenden Verhaltensproblemen von Kindern liegen (Brendgen, Vitaro, Turgeon & Poulin, 2002; Newcomb et al., 1993). So erfahren besonders diejenigen Kinder Zurückweisung von Gleichaltrigen, die unter anderem als Folge von ineffektiven und aversiven Erziehungspraktiken in der Familie nur geringe prosoziale Kompetenzen aufgebaut haben. Die Ablehnung geschieht vorwiegend durch konventionelle, sozial kompetente Gleichaltrige, die daraufhin eher gemieden und Jugendliche mit ähnlichen Verhaltensproblemen als Interaktionspartner ausgewählt werden. Dissoziale Gleichaltrige werden jedoch nicht allein aus Mangel an konventionellen Freunden aufgesucht, sondern aktiv bevorzugt. So liegen mit den Ablehnungserfahrungen gemeinsame (einschneidende) Erlebnisse zu Grunde, die die Wahrscheinlichkeit für enge soziale Beziehungen unter abgelehnten Kindern und Jugendlichen erhöhen (Kandel, 1996). Insbesondere Jugendliche, die über Jahre hinweg Ablehnung von Gleichaltrigen und schulische Misserfolge erleben, finden in dissozialen Peers Interaktionspartner und Freunde, die sie akzeptieren und ähnlich deviante Einstellungen vertreten. Deviante Freunde und Peergruppen sind dabei nicht nur funktional, um mit vergangenen Ablehnungserfahrungen umzugehen, sondern sie erhöhen auch die Wahrscheinlichkeit auf positives Feedback (Akzeptanz) in Bezug auf die eigene Person (Granic & Patterson, 2006).

Weiterhin scheint die Zurückweisung von Gleichaltrigen nicht nur durch die Selektion delinquenter Freunde eine kausale Wirkung auf aggressives Verhalten zu haben. Vielmehr steigert die Peerablehnung auch die grundsätzliche Bereitschaft, proaktives und reaktives aggressives Verhalten anzuwenden und erhöht das Risiko für langfristiges dissoziales Verhalten (Dodge et al., 2003). Besonders gefährdet sind dabei offenbar diejenigen Kinder, die schon in frühen Jahren ein höheres Ausmaß an aggressiven Verhaltensproblemen aufweisen. Vermutlich verändern Ablehnungserfahrungen die Art und Weise, wie Kinder ihre soziale Umwelt wahrnehmen. So werden Verzerrungen in der sozial-kognitiven Informationsverarbeitung (vgl. Kap. 4.1.3 das Modell von Crick & Dodge, 1994) bestätigt und zugleich verstärkt. Zudem schränkt die Zurückweisung durch Gleichaltrige die Möglichkeiten ein, wichtige soziale Kompetenzen in der Interaktion mit nichtdevianten Peers aufzubauen. Diese Effekte führen schließlich zu einem geringeren Selbstwertgefühl, durch das neben dissozialen auch internalisierende Verhaltensprobleme forciert werden können (Lopez & DuBois, 2005).

Sozialisationsprozesse

Zahlreiche empirische Untersuchungen konnten einen deutlichen Sozialisationseinfluss dissozialer Freunde auf die dissoziale Verhaltenentwicklung von Kindern und Jugendlichen bestätigen. Die Einflüsse hängen aber offenbar von zahlreichen Faktoren ab (Gifford-Smith, Dodge, Dishion & McCord, 2005; Hartup, 1999). Vitaro, Tremblay, Kerr, Pagani und Bukowski (1997) wiesen beispielsweise nach, dass dissoziale Freunde nur bei Kindern mit moderatem dissozialen Verhalten einen Anstieg in der Delinquenz verursachten. Bei Kindern ohne oder mit extrem ausgeprägtem dissozialen Verhalten zeigten sich hingegen keine verstärkenden Effekte. Während Erstere wahrscheinlich protektive Merkmale aufwiesen, war bei Letzteren das dissoziale Verhalten schon derart ausgeprägt, dass deviante Freunde das Problemverhalten nicht weiter steigern konnten. Der Einfluss dissozialer Peers gefährdet somit vor allem Kinder mit leichten Verhaltensproblemen.

Dishion und seine Arbeitsgruppe haben die Sozialisationsprozesse in Gruppen dissozialer Jugendlicher intensiv untersucht und konnten besondere Merkmale in deren Kommunikation ausmachen. Im Rahmen der Oregon Youth Study (vgl. Tabelle 4.2) wurden Jugendliche beispielsweise bei einer Unterhaltung mit einem Freund in einer Laborsituation beobachtet (Dishion et al., 1996). Dabei unterschieden sich delinquente und nichtdelinquente Dyaden sowohl in den Gesprächsthemen, als auch in den Reaktionen aufeinander. So unterhielten sich delinquente Freundschaftsdyaden etwa viermal so häufig über normbrechende Themen wie nichtdelinquente Dyaden. Darüber hinaus reagierten dissoziale Jugendliche positiv (z.B. mit Lachen) auf aggressive sprachliche Ausdrücke ihrer Freunde, während nichtdelinquente Jugendliche diese ignorierten (Dishion et al., 1996; Granic & Dishion, 2003). Diesen Prozess der kontingenten positiven Reaktionen auf normbrechende Diskussionen bezeichnen Dishion et al. (1996) als *Devianztraining* und die entsprechende Kommunikation als *deviant talk* (Gespräche über abweichendes Verhalten). Normbrechende Verhaltensweisen werden dadurch kontinuierlich positiv verstärkt, so dass die Ähnlichkeit Jugendlicher im Hinblick auf dissoziales Verhalten mit zunehmender Interaktionsdauer ansteigt. Darüber hinaus ist auch für die Auswahl der Freundeskreise entscheidend, wie sehr Kinder und Jugendliche positive Verstärkung für ihr Verhalten von anderen Gleichaltrigen erfahren. Dishion et al. (1996) konnten weiterhin zeigen, dass das Ausmaß dieses Devianztrainings das zukünftige dissoziale Verhalten bedeutsam vorhersagen konnte. Während dissoziale Kinder und Jugendliche also von konventionellen Gleichaltrigen oft negatives Feedback auf ihr Verhalten bekommen, werden sie durch ähnliche dissoziale Peers positiv in ihren verbalen Äußerungen bekräftigt, was wiederum die Interaktionshäufigkeit erhöht. Ebenso wiesen Interventionsmaßnahmen, die in homogenen Gruppen dissozialer Jugendlicher durchgeführt wurden, eine geringere Wirksamkeit oder gar negative Effekte auf (Ang & Hughes, 2002). Die dissozialen Teilnehmer schienen sich dabei gegenseitig durch den *deviant talk* während eines Trainings im abweichenden Verhalten zu verstärken (vgl. Dishion, McCord & Poulin, 1999). Die hier vorgestellten Arbeiten über die Kommunikation dissozialer Jugendliche liefern also nicht nur Erklärungen für Sozialisationsprozesse in dissozialen Jugendgruppen, sondern auch wichtige Implikationen für die Prävention und Intervention, zum Beispiel im Hinblick auf die Zusammensetzung von Trainingsgruppen und die Interaktionsintensität der Teilnehmer.

Beliebtheit dissozialer Jugendlicher

Im Jugendalter gewinnt der soziale Status bei den Peers eine zunehmend bedeutsamere Rolle für das Selbstbild Jugendlicher. Zudem stellt – wie ausgeführt wurde – soziale Zurückweisung einen intensiven Stressor dar. Dabei gibt es zunächst paradoxe Befunde. Einerseits werden dissoziale Jugendliche weniger von ihren Peers gemocht und erfahren deutliche Ablehnung. Auf der anderen Seite haben sie größere Freundeskreise als ihre normativen Gleichaltrigen (Dishion et al., 1994). Folglich scheinen aggressive und dissoziale Kinder und Jugendliche nicht derart unbeliebt und isoliert zu sein, wie man auf den ersten Blick vermuten könnte (Coie & Kupersmidt, 1983). Moffitt (1993a) hat angenommen, dass Kinder mit frühem Beginn und persistent-dissozialem Entwicklungsverlauf (sogenannte *lebenslauf-persistentes Verhalten,* vgl. Kap. 4.2.1) im Jugendalter Rollenmodelle für die meisten Jugendlichen darstellen, also nicht grundsätzlich abgelehnt werden. Dabei gibt es Unterschiede zwischen der Popularität (d.h. dem Ansehen) und der sozialen Präferenz (d.h. der Zuneigung). So steht aggressives Verhalten mit der wahrgenommenen Popularität in der frühen Adoleszenz positiv, mit der sozialen Präferenz jedoch negativ in Zusammenhang (Cillessen & Mayeux, 2004). Wahrscheinlich genießen Jungen, die sich physisch dominant verhalten auch deshalb ein höheres Ansehen, weil sie biologisch weiter entwickelt sind als ihre Gleichaltrigen und mehr Autonomie ausstrahlen (Kracke, 1993). Sie werden jedoch nicht unbedingt als Freunde präferiert. Aggressive Kinder und Jugendliche werden also innerhalb einer Peergruppe als zentrale Personen eingeschätzt und nehmen eine Art Führungsposition ein, werden jedoch tendenziell weniger (oder zumindest nur von einer kleineren Gruppe) gemocht. Im Verlauf des Jugendalters verändern sich diese Einschätzungen jedoch, da physische Unterschiede geringer werden und die Möglichkeiten abnehmen, mit dominantem Verhalten einen besonderen sozialen Status zu gewinnen (Cillessen & Mayeux, 2004). Die skizzierte Divergenz zwischen Ansehen und Zuneigung scheint nicht für Kinder und Jugendliche mit einem besonders hohen Ausmaß an Aggression zu gelten. Sie werden von sehr vielen Gleichaltrigen abgelehnt und verfügen nicht über ein großes soziales Netzwerk (vgl. Newcomb et al., 1993, vgl. Kap. 4.1.3).

Zwischenresümee zur Rolle der Gleichaltrigen

Die Gleichaltrigen werden vor allem ab der Adoleszenz für die Sozialentwicklung bedeutsam und lösen damit die Familie als primäres Sozialisationssystem ab. Der Kontakt zu und die Mitgliedschaft in devianten Peergruppen erwiesen sich als wichtige Risikomerkmale einer dissozialen Verhaltensentwicklung. Einerseits spiegelt das Zusammensein mit dissozialen Gleichaltrigen eine bereits bestehende problematische Verhaltensentwicklung wider. Andererseits verstärken dissoziale Peers über verschiedene Mechanismen Verhaltensprobleme von Jugendlichen. Dabei spielen offenbar kommunikative Prozesse wie der *deviant talk* eine wichtige Rolle. Jugendliche mit dissozialem Problemverhalten scheinen bei Gleichaltrigen zwar durchaus populär zu sein. Sie werden jedoch von einem großen Teil ihrer Altersgruppe als potentielle Freunde abgelehnt. Diese Ablehnung trägt ebenfalls in einem erheblichen Maße zur Verschärfung ihrer dissozialen Entwicklungskarriere bei.

4.1.6 Soziale Einflussfaktoren und -prozesse: Kontextfaktoren

Sozioökonomischer Status, Wohnumfeld und Nachbarschaften

In fast jeder größeren Stadt finden sich Wohnviertel mit vergleichsweise hohen Raten an Gewalt und Kriminalität. Besonders sozial benachteiligte Wohngegenden mit hoher Arbeitslosigkeit und niedrigem Bildungsstatus der Bewohner sind durch ein höheres Ausmaß an Jugendkriminalität gekennzeichnet (Loeber & Wikstroem, 1993; Wikstroem & Sampson, 2003). Empirische Untersuchungen zum Zusammenhang von Merkmalen des Wohnumfelds und devianten Entwicklungsverläufen beziehen sich einerseits auf *strukturelle Merkmale der Nachbarschaft,* wie den Anteil arbeitsloser Menschen, das Ausmaß an Kriminalität in der Wohngegend, den Anteil an Migranten oder die Verfügbarkeit von Drogen (Ingoldsby & Shaw, 2002; Sampson & Laub, 1993). Andererseits ist auch die *soziale Organisation* einer Wohngegend Gegenstand von Erklärungsmodellen, die sich beispielsweise in der Art der Kommunikation der Bewohner oder dem Ausmaß an sozialer Kontrolle äußert (Sampson, Morenoff & Gannon-Rowley, 2002).

Der Einfluss von Nachbarschaften und Wohngegenden auf die Entwicklung dissozialen Verhaltens von Kindern und Jugendlichen lässt sich im Wesentlichen über vier Mechanismen beschreiben (vgl. Abbildung 4.9). Erstens beeinflusst die soziale Struktur benachteiligter Wohngebiete die Verfügbarkeit devianter Rollenmodelle, da die Wahrscheinlichkeit, dort mit anderen dissozialen Kindern, Jugendlichen und Erwachsenen in Kontakt zu kommen, größer ist (Chung & Steinberg, 2006). Zweitens ergeben sich durch schwache soziale Bindungen und wenig ausgeprägte soziale Netzwerke vermehrt Gelegenheiten zu delinquentem Verhalten (Sampson et al., 2002), da ein geringer Bekanntheitsgrad und eine geringe Interaktionshäufigkeit der Bewohner zu einem niedrigen Ausmaß an sozialer Kontrolle führen. Im Vergleich dazu ist die soziale Kontrolle in Kleinstädten wegen der hohen Kommunikationsdichte und dem hohen Bekanntheitsgrad der Einwohner untereinander deutlich stärker ausgeprägt und infolge dessen delinquentes und kriminelles Verhalten von Kindern und Jugendlichen mit größeren Risiken verbunden. Zudem erschweren schwache soziale Bindungen in belasteten Wohngebieten die Ausbildung formeller und informeller Norm- und Wertsysteme, die sich unter anderem in Einstellungen gegenüber Dissozialität oder der Bereitschaft zu zivilcouragiertem Verhalten bei Normverstößen Anderer äußern (Wikstroem & Sampson, 2003). Drittens führt die erhöhte Kriminalitätsbelastung zu einer höheren Wahrscheinlichkeit von Viktimisierungserfahrungen oder zu einer größeren Verfügbarkeit von Drogen, durch die wiederum das Risiko für Problemverhalten ansteigt. Und schließlich sind viertens benachteiligte Wohngebiete durch eine unterdurchschnittliche Qualität von Bildungseinrichtungen sowie durch unzureichende institutionelle Freizeitangebote speziell für Kinder und Jugendliche gekennzeichnet. Letzteres beeinflusst wiederum die Orte, an denen sich Kinder und Jugendliche in ihrer Freizeit aufhalten (vgl. unten), die unter Umständen kriminogen wirken.

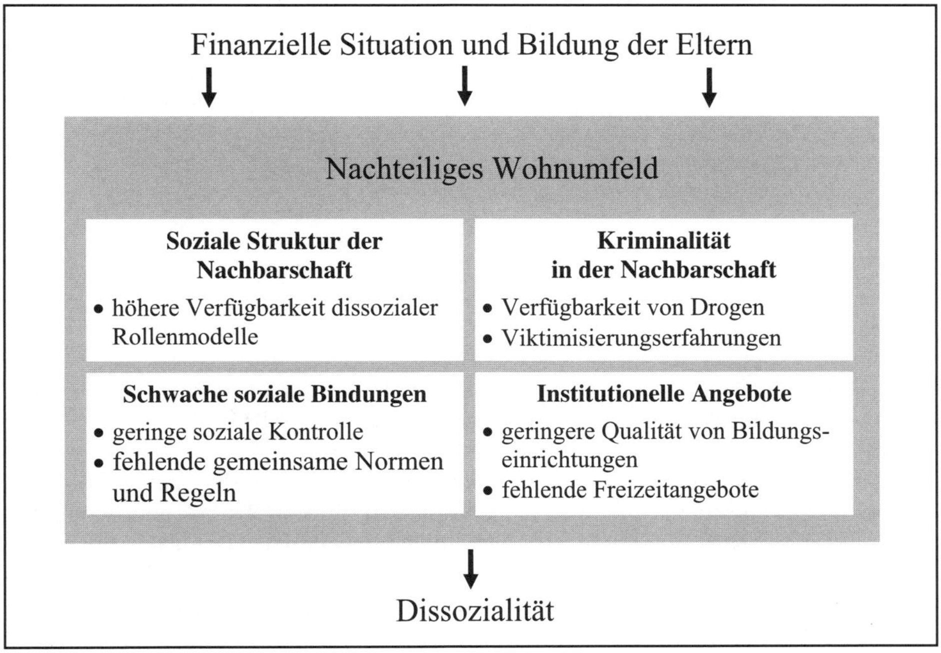

Abbildung 4.9: Wirkmechanismen des Wohnumfeldes auf dissoziales Verhalten

Die Wahl der Wohngegend einer Familie ist selbstverständlich nicht zufällig, sondern von verschiedenen Variablen abhängig. Wichtige Einflussfaktoren sind zum Beispiel das Einkommen und der akademische Bildungsgrad der Eltern (vgl. Abbildung 4.9). Ökonomische Belastungen haben jedoch nicht nur einen Einfluss auf die Auswahl von Wohngegenden, sondern wirken sich auch direkt in den Mikrokontexten Familie und Freundeskreis aus (Beyers, Bates, Pettit & Dodge, 2003; Chung & Steinberg, 2006). Beispielsweise forcieren sozioökonomische Faktoren Konflikte der Eltern untereinander sowie zwischen Eltern und Kindern (Conger, Ge, Elder, Lorenz & Simons, 1994, vgl. Abbildung 4.10). Finanzielle Belastungen erhöhen danach das Ausmaß an Eltern-Kind-Konflikten und gehen mit geringerem elterlichem Monitoring einher, was wiederum mit der Affinität zu delinquenten Freundeskreisen und mit dissozialem Verhalten in Zusammenhang steht (Conger et al., 1994). Besonders in Familien, in denen Konflikte eher durch aversive Strategien (Gewalt) gelöst werden, wirkt sich ökonomischer Stress negativ auf das Erziehungsverhalten und damit auf die Verhaltensentwicklung des Kindes aus. Diese Ergebnisse verdeutlichen, dass nicht nur die Prävalenz dissozialer Verhaltensprobleme in nachteiligen Wohngebieten erhöht ist, sondern auch die Prävalenz an psychologischen und sozialen Risikofaktoren.

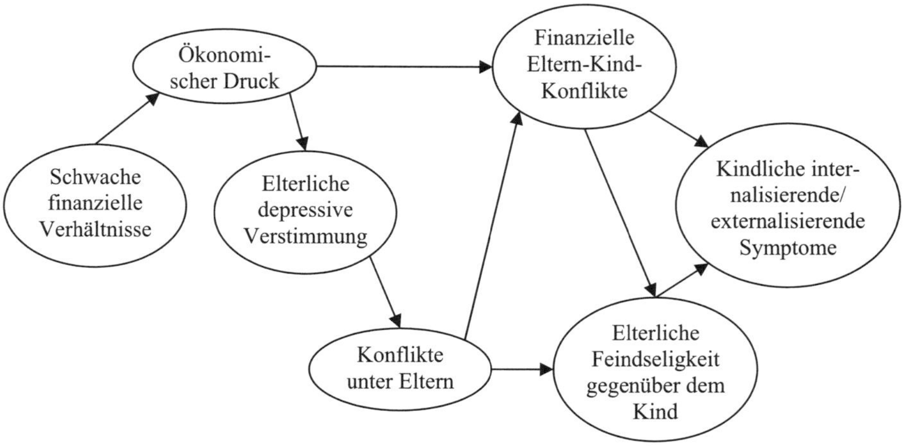

Abbildung 4.10: Wirkungsweise ökonomischer Belastungen auf Eltern-Kind-Konflikte und kindliche psychische Störungen nach Conger et al. (1994)

Auch Stouthamer-Loeber et al. (2002) konnten zeigen, dass der durchschnittliche sozioökonomische Status der Wohngegend die Anzahl der Risiko- und Schutzfaktoren für dissoziales Verhalten bei Jugendlichen moderiert. Demnach liegen bei Jugendlichen aus Nachbarschaften mit schwachen sozioökonomischen Verhältnissen fast doppelt so viele Risikofaktoren vor, als bei Jugendlichen aus wohlhabenden Gegenden, während die Anzahl an förderlichen Faktoren deutlich geringer ausfällt (vgl. Abbildung 4.11). Dieser Befund unterstreicht die spezielle Risikofunktion des Multi-Problem-Milieus in der Entwicklung dissozialer Verhaltensweisen und verlangt dementsprechend eine besondere Berücksichtigung bei der Entwicklung und Bereitstellung präventiver und interventiver Maßnahmen (vgl. Kap. 5.5).

Freizeitaktivitäten

Mit der Adoleszenz und dem steigenden Aktionsradius Jugendlicher spielt auch die Art und Weise, wie Jugendliche ihre Freizeit verbringen, eine zunehmend wichtige Rolle für die Verhaltensentwicklung. Vor allem außerhäusliche Freizeitaktivitäten, die durch wenig Strukturierung und die Abwesenheit von Erwachsenen charakterisiert sind (z.B. das Rumhängen in Parks) stehen mit dissozialen Verhaltensproblemen in Zusammenhang (Mahoney & Stattin, 2000; Mahoney, Stattin & Lord, 2004). Dagegen stellen strukturierte Freizeitaktivitäten (z.B. in Sportvereinen), die von Erwachsenen angeleitet oder begleitet werden, offenbar einen protektiven Faktor dar und scheinen insbesondere förderlich für den Aufbau sozialer Kompetenzen zu sein (Larson, 2000).

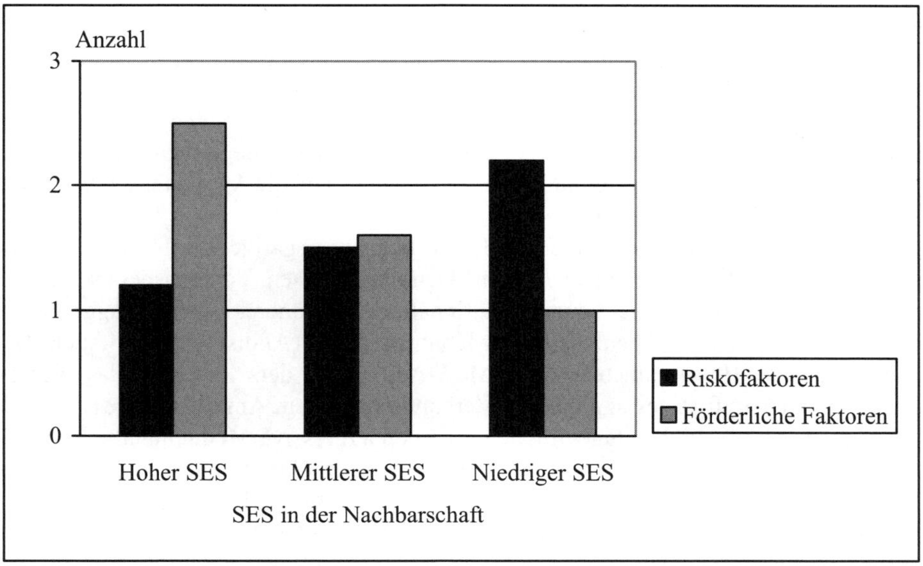

Abbildung 4.11: Anzahl an Risikofaktoren und förderliche Faktoren von Jugendlichen in Abhängigkeit vom durchschnittlichen sozioökonomischen Status (SES) der Wohngegend (aus: Stouthamer-Loeber et al., 2002)

Unstrukturierte Freizeitaktivitäten können einerseits Kriminalität begünstigen, weil die Wahrscheinlichkeit höher ist, an den damit verbundenen Orten mit delinquenten Jugendlichen in Kontakt zu kommen und über die dort anwesenden Rollenmodelle dissoziale Verhaltenweisen nachzuahmen (Agnew & Petersen, 1989). Zudem fördern eine fehlende soziale Kontrolle und die geringe Strukturiertheit der Freizeitaktivitäten bei Anwesenheit von Peers allgemein die Motivation für delinquentes Verhalten (Osgood et al., 1996). So konnten Raabe, Titzmann und Silbereisen (in Druck) zeigen, dass allein die Häufigkeit unstrukturierter Freizeitaktivitäten delinquentes Verhalten begünstigte. In diesen Freizeitbeschäftigungen lag offenbar für Migrantengruppen ein besonderes Risiko, da sie aufgrund von migrationsbedingten Faktoren (sprachlichen Problemen, Diskriminierungserfahrungen) ohnehin deutliche Beschränkungen in ihrer Freizeitgestaltung aufwiesen und verstärkt unstrukturierte Kontexte nutzten, um mit anderen Immigranten zusammen zu sein (Raabe et al., in Druck). Die Art der Freizeitgestaltung ist somit für die Entwicklung dissozialer Verhaltensprobleme ein ernst zu nehmender Einflussfaktor. In ungünstigen Fällen erleichtert sie den Zugang zu Drogen oder Waffen, durch den schwere Formen von Delinquenz überhaupt erst möglich werden. Zudem stellen Freizeitaktivitäten einen offenbar günstigen Rahmen dar, da die meisten Straftaten Jugendlicher dort stattfinden (vgl. Schwind, 2003). Strukturierte und supervidierte Freizeitangebote bieten hingegen die Möglichkeit, positive Entwicklungen zu initiieren und auf diese Weise dissozialen Verhaltenskarrieren vorzubeugen.

Fernsehen und Videospiele

Eine Studie von Groebel und Gleich (1993) über Gewaltdarstellungen im deutschen Fernsehen kam zu dem Ergebnis, dass innerhalb einer Fernsehwoche fast 500 Morde auf den größten deutschen Fernsehsendern zu sehen waren. Solche Zahlen geben ausreichend Anlass zur besorgten Frage nach möglichen negativen Effekten von Aggression und Gewaltdarstellungen in den Medien auf die Verhaltensentwicklung von Kindern und Jugendlichen.

Experimentelle Untersuchungen im Labor belegen negative kurzfristige Wirkungen von Gewaltdarstellungen in Filmen. Demnach wiesen Versuchspersonen nach dem Betrachten von Filmen mit Gewaltinhalten ein höheres Maß an aggressiven Verhaltensweisen auf als Personen einer Kontrollgruppe (Andison, 1977). Auch Paik und Comstock (1994) kamen in einer Meta-Analyse zu dem Ergebnis, dass gerade junge Kinder kurzfristiges aggressives Verhalten nach dem Ansehen aggressiver Filme zeigten. Aber auch bei Jugendlichen scheinen aggressive Medieninhalte kurzfristig verbales und physisch-aggressives Verhalten zu erhöhen (Anderson et al., 2003; Villani, 2001). Korrelative Studien bestätigen diese Befunde: Belson (1978) berichtet beispielsweise in einer Studie mit 12- bis 17-jährigen Jungen in England, dass diejenigen mit ausgeprägtem Konsum von Gewalt im Fernsehen 49% mehr aggressive Delikte in den vorausgegangenen sechs Monaten verübt hatten, als Jungen, die kaum aggressiven Fernsehinhalten ausgesetzt waren. Weil jedoch die Art und Häufigkeit des Fernsehens auch in umgekehrter Richtung von der eigenen Aggressionsneigung abhängt (Paik & Comstock, 1994), ist eine kausale Interpretation solcher Daten nur in längsschnittlichen Untersuchungen möglich. Diese zeigen insgesamt eine durchschnittliche Korrelation zwischen dem Konsum von Gewalt im Fernsehen und späterem aggressiven Verhalten von $r = .10$ bis $r = .20$, je nach Erhebungsmethodik und den Erhebungsintervallen zwischen den Messzeitpunkten. Eron, Huesmann, Lefkowitz und Walder (1972) untersuchten in einer der prominentesten Studien zu dieser Thematik Langzeitwirkungen von Gewalt im Fernsehen. Dabei hing das Ausmaß an konsumierter Fernsehgewalt im Alter von 8 Jahren deutlich mit aggressivem Verhalten 10 Jahre später zusammen ($r = .31$) und blieb auch nach der Kontrolle zahlreicher Kovariaten (z.B. Intelligenz, sozioökonomischer Status, Ausmaß von Aggression mit 8 Jahren) bestehen. Hingegen konnte das Aggressionsniveau im Alter von 8 Jahren nicht die Häufigkeit und die Art des Fernsehkonsums im Alter von 18 Jahren voraussagen.

Diese Wirkungen traten allerdings allein bei Jungen auf, bei Mädchen zeigten sich diese Effekte nicht. Huesmann und Eron (1986) berichten in einer dreijährigen Längsschnittuntersuchung an achtjährigen Kindern in Australien, Israel, Polen, Finnland und den USA nur schwache und inkonsistente Zusammenhänge medialer Gewaltdarstellungen im Alter von 8 Jahren mit der Aggressivität im Alter von 11 Jahren. Fünfzehn Jahre später wurde jedoch die Stichprobe aus den USA erneut untersucht (Huesmann, Moise-Titus, Podolski & Eron, 2003). Dabei zeigte sich eine geringe aber signifikante Korrelation zwischen dem Ausmaß an Fernsehgewalt in der Kindheit und aggressivem Verhalten im Erwachsenenalter von $r = .21$ bei Jungen und $r = .19$ bei Mädchen. Darüber hinaus berichteten diejenigen Jungen mit sehr ausgeprägtem Fernsehkonsum in der Kindheit im Vergleich zu denjenigen mit sehr niedrigem Konsum ein deutlich höheres Ausmaß von Gewaltdelikten im Erwachsenenalter (z.B. 42% vs. 22% in Bezug auf Gewalt gegenüber dem Lebenspartner). Diese Ergebnisse deuten auf einen verzögerten Effekt aggressiver Medieninhalte auf aggressives Verhalten hin, der auch nicht durch einen erhöhten Fernsehkonsum aggressiver Kinder erklärt werden konnte. Denn das Ausmaß an Aggression im Alter von 8 Jahren ging in dieser Studie nicht mit der Menge konsumierter Fernsehgewalt im Erwachsenenalter einher (Huesmann et al., 2003). Sowohl kurz- als auch langfristige negative Effekte aggressiver Fernsehinhalte lassen sich also nicht einfach damit erklären, dass aggressive Kinder und Jugendliche entsprechende Medien in größerem Ausmaß konsumieren. Insgesamt scheinen damit hohe kurzfristige und geringe bis mittlere langfristige Wirkungen von medialen Gewaltdarstellungen auf die Entwicklung aggressiven Verhaltens von Kindern und Jugendlichen vorzuliegen. Die Befunde sind jedoch nicht immer einheitlich, besonders in Bezug auf nichtaggressive Formen von Dissozialität (Savage, 2004). Zudem gehen verschiedene Autoren davon aus, dass die vorgestellten Effekte in verschiedenen Subgruppen (z.B. Kinder mit bestehenden Verhaltensstörungen) durchaus größer sind und einige Kinder und Jugendliche eine besondere Vulnerabilität für aggressive Medieninhalte aufweisen (z.B. Anderson et al., 2003; Felson, 1996).

Zur Wirkungsweise von Medien bzw. Fernsehkonsum auf aggressives oder dissoziales Verhalten liegen unterschiedliche Erklärungsmuster vor. Die *Habituierungsthese* nimmt an, dass bei häufigem Fernsehkonsum eine Desensitivierung, also eine Gewöhnung an aggressive und gewalttätige Reize stattfindet (Rule & Ferguson, 1986). Die Zuschauer stumpfen ab, die emotionalen Reaktionen werden mit wiederholtem Konsum geringer und die Konsequenzen aggressiven Verhaltens mit der Zeit als weniger bedrohlich angesehen. Eine solche Habituierung der emotionalen Reaktionen konnte in verschiedenen Studien gefunden werden (z.B. Bartholow, Bushman & Sestir, 2006). Dies scheint auch Folgen für das Verhalten in realen Kontexten zu haben, da beispielsweise Personen, die ein geringeres Ausmaß von Angst beim Ansehen von Horrorfilmen empfinden, anschließend deutlich häufiger aggressives Verhalten zeigen (Berkowitz, 1986).

Bushman und Huesmann (2001) versuchen mit dem Hinweis auf *sozial-kognitive Prozesse* den Zusammenhang zwischen Gewaltdarstellungen im Fernsehen und aggressiven Verhaltensweisen zu erklären (vgl. auch Abbildungen 4.5 und 4.12). Sie knüpfen damit an die Modelle der verzerrten sozialen Informationsverarbeitung aggressiver Kinder und Jugendlicher an (vgl. Kap. 4.3). Demnach kommt es durch einen häufigen Konsum medialer Gewalt sowohl zu einer Sensitivierung in der Wahrnehmung aggressiver Reize als auch zu einer erhöhten kognitiven Verfügbarkeit aggressiver Verhaltensmöglichkeiten. Dabei werden laut den Autoren auch dissoziale Überzeugungen und Einstellungen erlernt. Diese Annahmen konnten hinreichend empirisch bestätigt werden (vgl. Übersicht von Anderson et al., 2003). Insbesondere konnte gezeigt werden, dass aggressive Fernsehinhalte die Attributionsschemata verändern und zu positiven Einstellungen gegenüber nichtnormativen Handlungen zur Erreichung individueller Ziele beitragen (Anderson et al., 2003). Ebenso erweitern derartige Medien das Verhaltensspektrum und führen speziell bei jüngeren Kindern zur spielerischen Nachahmung zuvor betrachteter Gewaltszenen. Nicht zuletzt können Medien auch durch die Vermittlung von Neutralisierungstechniken (vgl. Kap. 4.1.3) die Bereitschaft für normbrechende Verhaltensweisen erhöhen. Paik und Comstock (1994) machten zum Beispiel deutlich, dass in Filmen das normbrechende Verhalten des (meist beliebten) Hauptdarstellers häufig mit dem Recht auf Selbstverteidigung legitimiert und auf diese Weise bestimmte Neutralisierungsschemata zur Verfügung gestellt wurden.

Betrachtet man das Fernsehen als Freizeitaktivität, dann lassen sich weitere Erklärungsmuster für mögliche Entwicklungsgefährdungen anführen. Im Vergleich zu anderen Freizeitaktivitäten sind beim Fernsehen kaum Möglichkeiten gegeben, soziale Fähigkeiten zu erlernen (z.B. im Umgang mit Gleichaltrigen) oder im Sinne von Selbstbestätigung Kompetenzen zu erleben (wie z.B. beim Spielen eines Musikinstrumentes). Fernsehen ist also eine Freizeitaktivität mit dem primären Fokus auf Entspannung und bietet daher in übermäßigem Konsum nur wenige entwicklungsförderliche Anreize (vgl. Larson, 2000).

Es gibt somit unterschiedliche Erklärungsansätze für den Zusammenhang zwischen dem Konsum aggressiver Fernsehinhalte und dem Ausmaß aggressiven Verhaltens. Neben den genannten Erklärungsmechanismen konnte die Medienforschung eine Reihe von Mediatoren und Moderatoren identifizieren, die den Zusammenhang zwischen Mediengewalt und aggressivem Verhalten beeinflussten (z.B. Huesmann & Eron, 1986). Wiegman, Kuttschreuter und Baarda (1992) fanden beispielsweise heraus, dass Intelligenz sowohl negativ mit der Konsumhäufigkeit von Gewalt im Fernsehen als auch mit der Aggressionsneigung zusammenhängt und daher eine konfundierende Variable darstellt. Neben der Identifikation wichtiger Drittvariablen ist die Untersuchung derartiger Moderatoren besonders wichtig, um mögliche Gruppen mit einer hohen Vulnerabilität für die Wirkungen aggressiver Medieninhalte ausfindig machen zu können.

Besonders im Zusammenhang mit den Amokläufen an Schulen wie im amerikanischen Littleton 1999 oder am Erfurter Gutenberg Gymnasium 2002, wurde der Einfluss gewaltverherrlichender Videospiele, wie beispielsweise *Doom*, *Wolfenstein*, *Halflife* oder *Resident Evil,* intensiv diskutiert (die Begriffe Computer- oder Videospiele beziehen sich zwar auf unterschiedliche technische Systeme – Computer vs. Spielkonsole – werden im Folgenden aber synonym verwendet). Bereits seit einiger Zeit werden aggressionssteigernde Effekte von Videospielen auch wissenschaftlich untersucht. Beispielsweise spielte in einer Untersuchung von Irwin und Gross (1995) eine Gruppe von Kindern ein Computerspiel mit aggressiven Inhalten, während eine andere Gruppe ein Videospiel ohne aggressive Thematik ausprobieren sollte. In der anschließenden Interaktion mit Gleichaltrigen zeigten sich die Kinder mit aggressivem Spielinhalt verbal und physisch deutlich aggressiver. Die durchschnittliche Effektstärke betrug dabei über mehrere Verhaltensmaße hinweg $r = .31$ ($d = 0.65$). Auch einige längsschnittliche Untersuchungen konnten aggressionssteigernde Effekte von Videospielen zu nachfolgenden Messzeitpunkten ausmachen (z.B. Ihori, Sakamoto, Kobayashi & Kimura, 2003). Ebenso wiesen Anderson und Bushman (2001) in einer meta-analytischen Zusammenfassung experimenteller und nichtexperimenteller Studien deutliche Effekte der Nutzung gewalttätiger Computerspiele auf kurz- und langfristiges aggressives Verhalten nach. Dabei zeigten die Autoren, dass nicht nur die Art der Videospiele bedeutsam war, sondern allein die mit Videospielen verbrachte Zeit ausreichte, um aggressives Verhalten bei den Nutzern zu steigern.

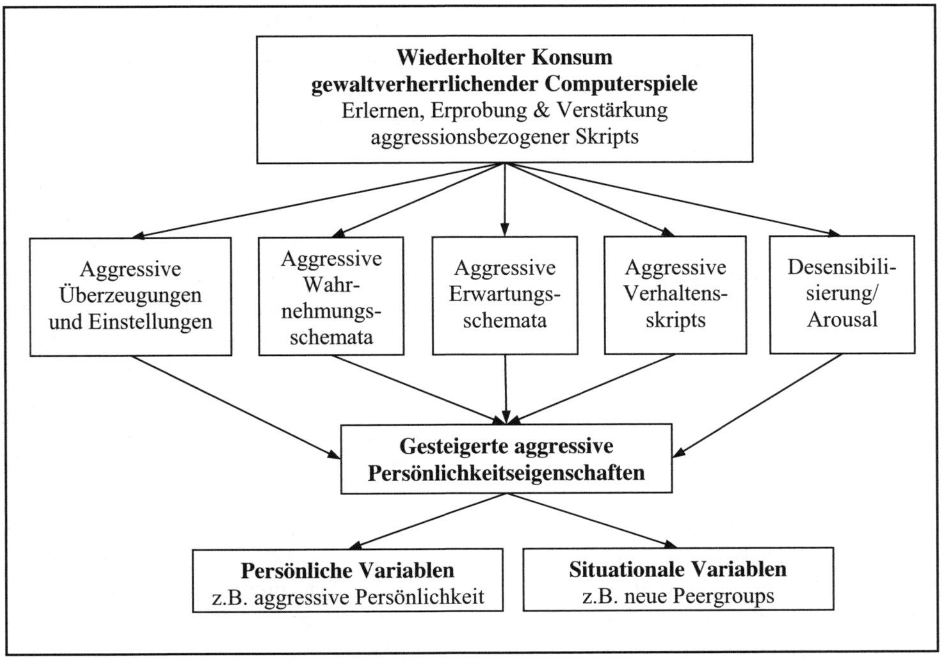

Abbildung 4.12: Aggressionsmodell über Langezeiteffekte von Computerspielgewalt, modifiziert nach Anderson und Bushman (2001)

In ihrem *Allgemeinen Aggressionsmodell* verdeutlichen Anderson und Bushman (2001) die langfristig negativen Folgen gewaltverherrlichender Computerspiele (vgl. Abbildung 4.12). Sie nehmen an, dass derartige Spiele ähnlich wie aggressive Filminhalte direkt die sozialen Informationsverarbeitungsprozesse von Jugendlichen beeinflussen: Einstellungen gegenüber aggressivem Verhalten verändern sich, Verhaltensweisen werden eher als aggressiv wahrgenommen, Erwartungen an aggressives Verhalten werden positiver eingeschätzt, die Verfügbarkeit aggressiver Verhaltensmöglichkeiten wird erhöht und durch Desensibilisierung kommt es zum Abflachen emotionaler Reaktionen. Durch eine häufige Nutzung derartiger Spiele nehmen insgesamt aggressive Persönlichkeitseigenschaften zu, die ihrerseits das Aufsuchen von Situationen begünstigen und in denen aggressives Verhalten normativer ist. Zudem erhöht sich die Bereitschaft, in einer gegebenen Situation ein uneindeutiges Verhalten als aggressiv zu bewerten und Aggression anzuwenden. Anderson und Bushman (2001) konnten für dieses Modell eine hinreichende empirische Evidenz finden. Videospiele mit aggressivem Inhalt verstärken nicht nur aggressive Kognitionen, sondern erhöhen auch aggressiv-emotionale Empfindungen, steigern allgemein das Arousal und fördern somit auch langfristig aggressives Verhalten. Dementsprechend zeigten sich negative Effektstärken mit prosozialem Verhalten (r = -.16). Derartige Wirkungen lassen sich jedoch nicht bei allen Spielen nachweisen, sondern variieren offenbar in Abhängigkeit von der Spielumgebung (*Virtuelle Realität* vs. *Konsole*) und der Art des Spiels (*Fighting-Games* vs. *Shooting-Games*; Eastin & Griffiths, 2006). So waren die Zusammenhänge mit aggressivem Verhalten bei Kampfspielen

(Fighting-Games) höher als bei Spielen mit Einsatz von Schusswaffen (Shooting-Games). Die Autoren begründen diesen Befund mit der größeren Alltagsnähe der Kampfspiele und unterstreichen damit ihre Forderung nach einer differenzierten Bewertung von Videospielen. Hier steht die Forschung jedoch erst am Anfang.

Es besteht also hinreichende empirische Evidenz dafür, dass gewaltverherrlichende Computerspiele zu einer kurz- und langfristigen Erhöhung aggressiver Verhaltensprobleme führen. Die Wirkmechanismen sind dabei ähnlich zu denen anderer Medien, wenngleich Videospiele auch eine aktivere Rolle des Nutzers abverlangen und dadurch die Aufmerksamkeit und Konzentration auf die jeweiligen Spielinhalte größer ist (z.B. Eastin & Griffith, 2006). Ein eindeutiger kausaler Nachweis der Wirkung aggressiver Fernsehinhalte oder Videospiele auf langfristig aggressive und dissoziale Entwicklungen unterliegt jedoch hohen methodischen Anforderungen (z.B. Kontrolle des exakten Konsums) und ist schwer zu realisieren. Dennoch lassen die berichteten Untersuchungen auf eine deutlich risikoerhöhende Wirkung schließen, unabhängig davon, ob es sich um bereits aggressive oder bislang unauffällige Nutzer handelt. Aufgrund der technischen Entwicklungen und der Vielzahl medialer Einflüsse werden Forschungsarbeiten über die Folgen von Medienkonsum auf verschiedene Kompetenzbereiche von Kindern und Jugendlichen ohne Zweifel an Bedeutung gewinnen. Dabei scheinen insbesondere die durch das Internet neu geschaffenen Möglichkeiten der privaten und nahezu unkontrollierbaren Verbreitung von Gewaltvideos unsere besondere Aufmerksamkeit zu erfordern.

Soziologische und kriminologische Erklärungsansätze und Kriminalitätstheorien

Neben den dargestellten psychologischen Theorien befassen sich auch soziologische und kriminologische Theorien mit der Erklärung abweichenden und dissozialen Verhaltens (vgl. umfassend Lamnek, 1988, 1997). Diese Ansätze fokussieren stärker als die zuvor dargestellten Arbeiten auf makro-soziale Einflussfaktoren und ihren Einfluss auf individuelles Handeln. Es geht somit um grundlegende soziale und gesellschaftliche Einflüsse, die sich zum Beispiel aus sozialer Strukturierung, geteilten oder nicht geteilten Norm- und Wertvorstellungen und ökonomischen Rahmenbedingungen ergeben können.

Anomietheorie von Merton (1968). Der Anomiebegriff wurde von Durkheim (1977 [1893]) eingeführt. Er beschreibt ein unzureichendes Beziehungssystem zwischen Mitgliedern einer Gesellschaft, dass durch einen Zustand der Regel- oder Normlosigkeit (Anomie) und somit durch ein geschwächtes Kollektivbewusstsein gekennzeichnet ist. Anomie entsteht nach Durkheim durch überstarke Individualisierung der Gesellschaftsmitglieder (die er als Folge der Arbeitsteilung moderner Industriegesellschaften ansah) und durch Diskrepanzen zwischen ihrem Anspruchsniveau und den aktuell zur Verfügung stehenden materiellen Gütern. Merton (1968) erweiterte diesen Ansatz und stützt sich in seiner Theorie auf die Vorstellung, dass Kulturen und Gesellschaften im Laufe ihrer Entwicklung Normen über erstrebenswerte Ziele einer Gesellschaft sowie Vorstellungen über die normativen Mittel zur Erreichung dieser Ziele ausbilden. Ferner nimmt Merton (1968) an, dass sich Gesellschaften danach differenzieren, in welchem Ausmaß legitime Mittel zur Verfügung stehen, um die geteilten und hoch bewerteten Ziele erreichen zu können. Liegt beispielsweise eine hohe Arbeitslosigkeit vor, so sind für einen Teil der Bevölkerung die Möglichkeiten begrenzt, mit legitimen Mitteln (z.B. Arbeit) an bestimmte hoch bewertete Statussymbole (z.B. ein wertvolles Auto) zu gelangen. Eine große Ziel-Mittel-Diskrepanz in Gesellschaften führt nach Merton mit einer größeren Wahrscheinlichkeit zu kriminellen Handlungen, weil ein Teil der Gesellschaft versucht, mit nicht-normativen Mitteln die gesellschaftlich hoch bewerteten Ziele (Sozialprestige oder Ansehen) zu erreichen. Kriminalität ist also die Folge eines fehlenden Zugangs zu allgemein akzeptierten Mitteln einzelner Mitglieder einer Gesellschaft, anerkannte Ziele erreichen zu können, oder anders ausgedrückt: eine Folge sozialer Ungerechtigkeit und sozialer Ungleichheit. Die Anomietheorie betont somit eine Verknüpfung zwischen gesamtgesellschaftlichen bzw. ökonomischen Gegebenheiten und verschiedenen Formen abweichenden Verhaltens. Präventionsbezogen ergibt sich daraus die Aufgabe, benachteiligten Gruppen Chancengleichheit im Hinblick auf den Zugang oder den Erwerb gesellschaftlich akzeptierter Mittel zuzugestehen oder auf die Veränderung gemeinsam geteilter Ziele hinzuwirken, deren Erreichung allen gesellschaftlichen Gruppen weitgehend möglich ist.

Theorie der sozialen Kontrolle von Hirschi (1969). Die Theorie der sozialen Kontrolle von Hirschi (1969) verfolgt eine andere Herangehensweise zur Erklärung devianten Verhaltens. Ausgangspunkt ist die Frage, welche Faktoren dazu führen, dass Individuen *nicht* gegen Gesetze und soziale Regeln verstoßen. Dabei nimmt der Autor vier verschiedene Einflussfaktoren an: Erstens die *Bindung (Attachment)* an konventionelle Personen wie Eltern, Lehrer oder Peers, zweitens die *Übereinstimmung (Committment)* mit den von der Gesellschaft herangetragenen Ziele (z.B. gute schulische Leistungen), drittens das *Eingebundensein (Involvement)* in konventionelle Aktivitäten in den Bereichen Schule und Familie und viertens das Ausbilden *konventioneller Überzeugungen (Beliefs)*, also die Verinnerlichung von Normen, die dem gesellschaftlichen Wertesystem entsprechen. Je ausgeprägter diese vier Faktoren bei einer Person vorliegen, desto weniger neigt sie zu delinquentem und kriminellem Verhalten. Dabei geht Hirschi (1969) von der Annahme aus, dass ein einheitliches Wertesystem in der Gesellschaft existiert, dem jedes Individuum im unterschiedlichen Maße ausgesetzt ist. Positive soziale Bindungen (z.B. an die Eltern) führen nun dazu, dass man sich diesem Wertesystem entsprechend verhält. Auf der anderen Seite lehnen Menschen, die sich kriminell verhalten, gesellschaftlich geteilte sozialen Normen und Werte aufgrund schwacher sozialer Bindungen zu konventionellen Personen ab. Hinter diesen Annahmen steckt ein sogenannter *Rational-Choice-Ansatz*, der davon ausgeht, dass kriminelles Verhalten auf Informationsverarbeitungsprozessen in Form von Kosten- und Nutzenrechnungen beruht (Clarke & Cornish, 1987). Überwiegt der Nutzen erheblich die Kosten, wird Delinquenz wahrscheinlicher. Schwache Bindungen zu konventionellen Personen oder ein geringes Interesse an der Erreichung schulischer und beruflicher Ziele führen dazu, dass die Nachteile kriminellen Verhaltens vergleichsweise geringer ausfallen, da neben der juristischen Strafe (die ja nur eintritt, wenn man erwischt wird) geringere persönliche oder soziale Folgen zum Beispiel durch Status- oder Arbeitsplatzverlust zu erwarten sind. Folglich ist man weniger bemüht, den gesellschaftlichen Normen und Werten zu entsprechen.

Aus der Sicht der Theorie der sozialen Kontrolle ist daher das Aufbauen von positiven sozialen Bindungen zwischen Kindern und Jugendlichen und konventionellen Partnern ein Schlüssel zur Prävention von Dissozialität.

Subkulturtheorie von Cohen (1968). Cohen (1968) knüpft an die Anomietheorie Durkheims an und postuliert in seiner Subkulturtheorie, dass sich individuelle Verhaltensdevianz aus Normenkonflikten zwischen Subsystemen der Gesellschaft und dem Gesamtsystem ergeben. Ausgangspunkt sozialer Ausdifferenzierung sind Spannungszustände zwischen Zielen und Wünschen einer Person und der realen Lebensumwelt, die letztlich zur Ausbildung devianter Subkulturen führen. Dies trifft insbesondere auf Jugendliche aus sozial benachteiligten Gesellschaftsschichten zu, die weniger Chancen haben, gesellschaftlich angesehene Ziele auf legalem Weg zu erreichen. Aus diesem Umstand ergibt sich nach Cohen (1968) ein Anpassungsproblem des Individuums, das auf verschiedene Weise bewältigt werden kann. Eine Möglichkeit besteht im Zusammenschluss mit Personen mit ähnlichen Anpassungsproblemen und in der Schaffung neuer bindender Wert- und Normmuster. Derartige Prozesse werden vor allem dann wahrscheinlich, wenn etwa Jugendlichen institutionalisierte Möglichkeiten für die Erreichung ihrer Ziele versperrt bleiben (Schule, Berufsausbildung). Durch soziale Ausdifferenzierung entsteht schließlich eine Subkultur, in denen sich gemeinsame Normen und Werte ausbilden und in denen zum Beispiel dissoziale Verhaltensweisen (vor allem Kriminalität) als normativ angesehen werden. Cohen versteht daher den Zusammenschluss in deviante Subkulturen mit eigenen, von der Gesamtgesellschaft divergenten Normsystemen (z.B. jugendlichen Gangs) als Reaktion auf gesellschaftliche Probleme und Deprivationen einzelner Bevölkerungsteile.

Etikettierungstheorie. Sogenannte Etikettierungsansätze (*labeling approach*) beschäftigen sich mit gesellschaftlichen Zuschreibungsprozessen devianten Verhaltens (Lemert, 1951; Tannenbaum, 1953). Individuen werden durch die Anwendung gesellschaftlicher Normen, die als sozial konstruiert verstanden werden, in sozialen Interaktionen mit bestimmten Merkmalen etikettiert oder „gelabelt“ (z.B. als aggressiv bezeichnet). Diese Zuschreibungen integrieren die Personen in ihre Selbstdefinitionen und verhalten sich letztendlich entsprechend diesen Erwartungen. Der Etikettierungsansatz beschäftigt sich somit mit den Urteilen der sozialen Umwelt auf ein individuelles Verhalten und den Reaktionen des Individuums auf solche Urteile. Damit ist aggressives und kriminelles Verhalten letztlich die Folge gesellschaftlicher Zuschreibungs- oder Stigmatisierungsprozesse und einer misslungenen Identitätsbildung. Etikettierungstheorien verändern damit den Blickwinkel der Betrachtung, da nicht mehr Ursachen von, sondern Reaktionen auf abweichendes Verhalten untersucht werden. Gegenstand der Analyse sind vor allem die informelle und formelle soziale Kontrolle und ihre Auswirkungen auf individuelles Verhalten.

Routine Activity Theory von Cohen und Felson (1979). Die *Routine Activity Theory* nach Cohen und Felson (1979) berücksichtigt vor allem situative Bedingungen oder aktualgenetische Prozesse zur Erklärung von Kriminalität und Viktimisierung. Sie nimmt an, dass für eine konkrete Straftat drei Voraussetzungen erfüllt sein müssen:

Erstens ein lohnendes und wertvolles Ziel, zweitens ein fehlendes Schutzsystem, das kriminelles Verhalten verhindern oder bestrafen könnte, und drittens die Anwesenheit eines motivierten Täters. Ziele von abweichendem Verhalten können sich auf Personen, Objekte oder Orte beziehen, die sich durch eine hohe Wertigkeit oder einen einfachen Zugang auszeichnen. Die Anwesenheit von Schutzpersonen oder Schutzsystemen kann sich direkt (z.B. in Form von Sicherheitskräften) oder auch indirekt (durch Videokameras und Alarmsysteme) äußern. Die Motivation des Täters kann aus akuten materiellen Bedürfnissen (z.B. in Folge von Armut), aber auch durch soziale Faktoren (z.B. durch Gruppendruck) entstehen. Mit der Benennung dieser drei Bedingungen für kriminelles Verhalten hat die Routine Activity Theory wichtige Implikationen für situationsbezogene und technische Präventionsmaßnahmen geliefert. Danach sinkt die Wahrscheinlichkeit kriminellen Handelns sobald eine dieser Bedingungen in einer Situation wegfällt.

Die skizzierten soziologischen und kriminologischen Theorien verfolgen jeweils unterschiedliche Perspektiven, die zwar durchaus in Konkurrenz zueinander stehen, sich aber als Erklärungsmodelle für Delinquenz und Kriminalität auch nicht ausschließen. Ähnliches gilt für das Verhältnis von soziologischen und psychologischen Theorieansätzen. Sie sind weniger als Erklärungsalternativen, sondern vielmehr als Ansätze mit unterschiedlichen Analyseniveaus zu verstehen. Angesichts der in diesem Kapitel aufscheinenden Komplexität der Entstehungs- und Entwicklungsprozesse dissozialen Verhaltens erscheint es geradezu notwendig, unterschiedliche Theorien und Modelle für die Erklärung von Verhaltensphänomenen und als Grundlage präventiver und interventiver Maßnahmen zu berücksichtigen.

Zwischenresümee zu Kontextfaktoren

Verschiedene Kontextvariablen erhöhen ebenfalls das Risiko einer dissozialen Entwicklung. Ein nachteiliges Wohnumfeld, ein geringer sozioökonomischer Status oder unstrukturierte Freizeitaktivitäten sind vorwiegend distale Risikofaktoren und beeinflussen die Verhaltensentwicklung indirekt durch geringere Entwicklungsmöglichkeiten (Opportunitäten) oder stellen Rahmenbedingungen für proximale Risikofaktoren dar (Multi-Problem-Milieus). Derartige Kontextbedingungen wirken jedoch nicht auf jede Person in gleichem Maße, sondern entfalten in Abhängigkeit von individuellen Merkmalen unterschiedliche Effekte. Negative mediale Einflüsse in Form von Gewaltdarstellungen im Fernsehen oder in Videospielen stehen einerseits durch die Vermittlung bestimmter Verhaltensstandards mit der kindlichen Sozialisation in Zusammenhang. Sie erhöhen aber andererseits durch veränderte Informationsverarbeitungsprozesse auch direkt das Risiko devianter Entwicklungen. Kriminologische und soziologische Theorien abweichenden Verhaltens befassen sich darüber hinaus mit grundlegenden gesellschaftsbezogen Faktoren (z.B. Werten und Zielen) als Risiken von Delinquenz und Kriminalität junger Menschen.

4.1.7 Zusammenfassung biologischer, psychologischer und sozialer Risikofaktoren: Ein kumulatives Entwicklungsmodell dissozialen Verhaltens

Die intensiven Forschungsanstrengungen der letzten Jahre erlauben mittlerweile recht stabile Aussagen über die Entwicklungsbedingungen und den Entwicklungsverlauf dissozialen Verhaltens. Sie lassen sich zu folgenden Kernaussagen zusammenfassen:

- Biologische Risikofaktoren machen deutlich, dass die Ausgangsbasis dissozialer Entwicklungsprobleme bereits früh im Lebenslauf, nämlich schon während der Schwangerschaft, der Geburt oder im Kleinkindalter liegen kann.
- Biologische Merkmale stehen in engem Zusammenhang mit psychologischen Prozessen und beeinflussen damit die Art und Weise, wie Kinder ihre Umwelt wahrnehmen, in ihrer Umwelt handeln und auf Bedingungen des sozialen Kontextes reagieren.
- Aversive soziale Interaktionen und Beziehungen, besonders in der Familie, interagieren mit biologischen und psychologischen Risiken des Kindes und verschärfen damit das Risiko einer psychopathologischen Entwicklung.
- Durch elterliches Erziehungsverhalten lassen sich verschiedene Risikobedingungen abpuffern oder verstärken. Vor allem Eltern, deren Kinder Verhaltensprobleme aufweisen, scheinen zumeist mit ihren Erziehungsaufgaben überfordert zu sein. Denn einerseits rufen problematische Kinder eher negative Reaktionen bei den Eltern hervor, andererseits weisen Eltern dissozialer Kinder meist selbst eine dissoziale Vergangenheit auf und sind deshalb eher bereit, aversive Erziehungspraktiken einzusetzen.
- Im Jugendalter wirken sich die Ablehnung von Peers und der Kontakt zu devianten Jugendlichen intensiv auf die Entwicklung dissozialen Verhaltens aus. Jugendliche sind jedoch mit steigendem Alter in zunehmendem Maße aktive Gestalter ihrer eigenen Entwicklung. Die Auswahl von Freundeskreisen ist daher nicht unabhängig von den Zielen und Merkmalen einer Person, die sich als Resultat genetischer Bedingungen und vergangener sozialer Erfahrungen ergeben.
- Die Nachbarschaften, Freizeitkontexte und medialen Umgebungen stellen weitere Kontexte dar, in denen Kinder und Jugendliche mit dissozialem Verhalten konfrontiert werden und die mehr oder weniger gute Gelegenheiten zum Erlernen und Ausführen dissozialer Verhaltensweisen liefern.

Wir haben in der bisherigen Darstellung immer wieder zu verdeutlichen versucht, dass biologische, psychologische und soziale Risikofaktoren nicht unabhängig zu betrachten sind. Allein aus der Darstellung der Risikomechanismen und Entwicklungsprozesse wurden die zahlreichen Wechselwirkungen der Faktoren offensichtlich, so dass einfache Kausalmodelle den Entstehungsbedingungen und dem Entwicklungsverlauf dissozialen Verhaltens nicht gerecht werden können. In sogenannten kumulativen Entwicklungsmodellen wird daher versucht, die Wechselwirkungen im Sinne eines Kettenreaktionsmusters zu verdeutlichen (vgl. Abbildung 4.13).

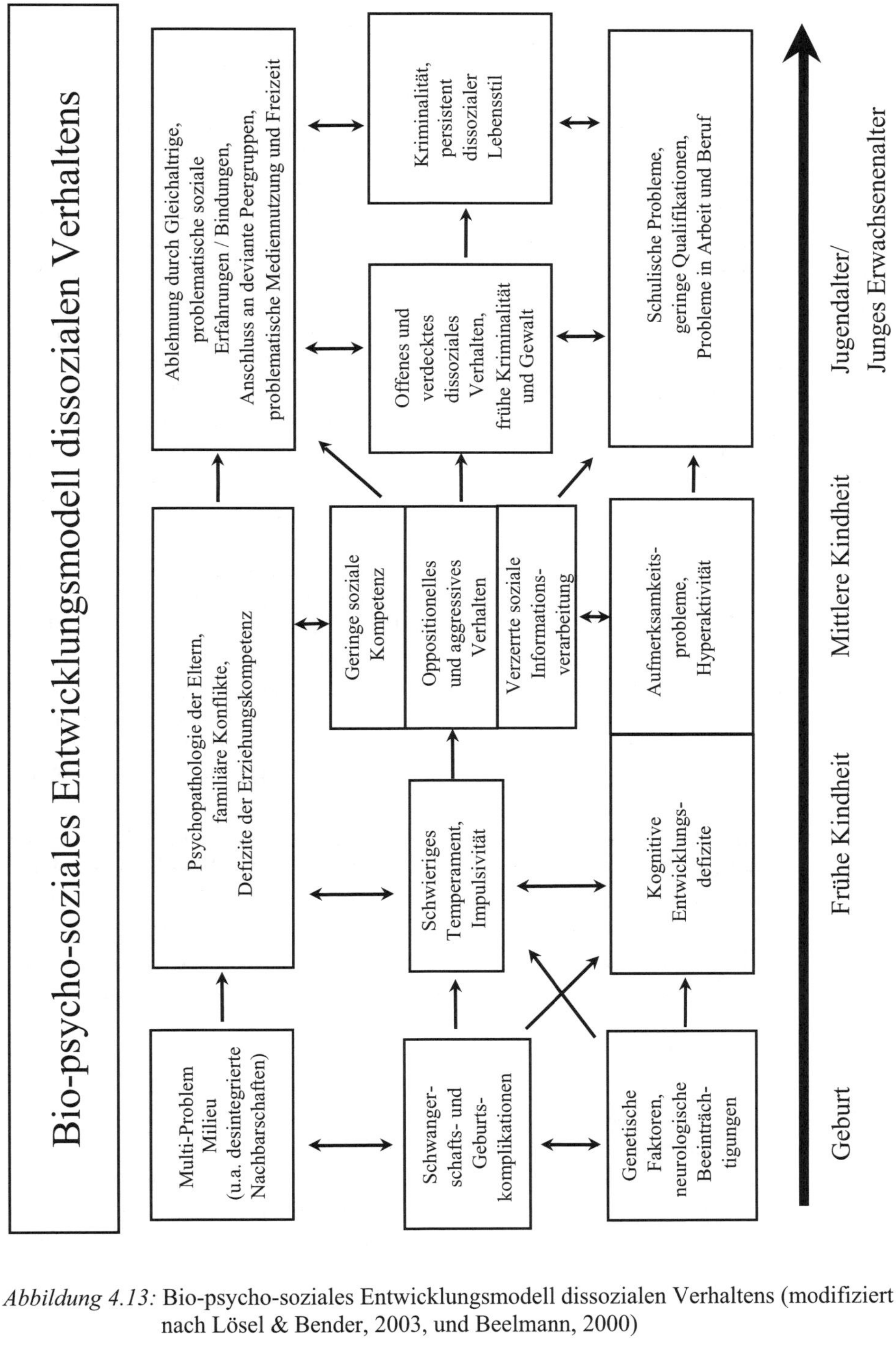

Abbildung 4.13: Bio-psycho-soziales Entwicklungsmodell dissozialen Verhaltens (modifiziert nach Lösel & Bender, 2003, und Beelmann, 2000)

Nach diesem Modell stellen kumulierte soziale (Multi-Problem-Milieu) und biologische Risiken (genetische Faktoren und neurologische Beeinträchtigungen) den Ausgangspunkt eines persistent dissozialen Entwicklungsverlaufes dar, deren Interaktionen bereits vorgeburtlich in Schwangerschafts- und Geburtskomplikationen ihren Ausdruck finden. Diese Konstellation führt bereits in der frühen Kindheit zu kognitiven Entwicklungsdefiziten und einem „schwierigen" Temperament, die ihrerseits auf die Defizite und Belastungen der Eltern und Familien stoßen. Sind Eltern nicht oder nur unzureichend in der Lage auf ihre „schwierigen" Kinder adäquat zu reagieren, setzen erste transaktionale Problemkreisläufe ein, die insbesondere durch Probleme der Eltern-Kinder-Interaktion gekennzeichnet sind und im weiteren Entwicklungsverlauf Aufmerksamkeitsstörungen und Probleme der Verhaltensentwicklung begünstigen oder verstärken. Gleichzeitig bleiben Möglichkeiten zum Erlernen sozialer Kompetenzen aus, Defizite in der sozialen Informationsverarbeitung entstehen oder verstärken sich. Diese Konstellationen gehen dann beim Übergang in die Schule mit der Ablehnung von Gleichaltrigen, schulischen Leistungsproblemen und im weiteren Entwicklungsverlauf mit dem Anschluss an deviante Peergruppen sowie einer problematischen Mediennutzung oder Freizeitgestaltung einher. Dissoziales Problemverhalten wird auf diese Weise verfestigt und zeigt einen progredient negativen Verlauf bis hin zur Kriminalität und einem persistent dissozialen Lebensstil.

Selbstverständlich gibt dieses Modell nur einen prototypischen Entwicklungsverlauf wieder und bezieht sich vor allem auf diejenigen Kinder und Jugendlichen mit einer hohen Wahrscheinlichkeit von dauerhaften Problemen des Sozialverhaltens (vgl. Kap. 4.2). Darüber hinaus ist es ein Risikomodell und berücksichtigt keine protektiven Prozesse. Das Modell macht aber deutlich, dass die hier vorgestellten Risikofaktoren und -prozesse in bestimmten Entwicklungsabschnitten von größerer Bedeutung sind, während sie in anderen Altersstufen weniger zur Erklärung dissozialer Verhaltensprobleme beitragen. Die Mehrzahl der von frühen Risiken betroffenen Kinder ist jedoch nicht zu derartigen Karrieren „verdammt", weil schützende Entwicklungsprozesse die Wirkung von Risiken abpuffern können. So machen die hier berichteten Befunde zur Stabilität des Problemverhaltens zwar die besondere Dynamik der Fehlentwicklungen deutlich, gleichzeitig zeigen sich allerdings auch beträchtliche Diskontinuitäten sowie erst später einsetzende gravierende Fehlentwicklungen (Loeber & Stouthamer-Loeber, 1998; Maughan & Rutter, 1998). Nach Loeber (1990) sind langfristige Fehlentwicklungen jedoch umso wahrscheinlicher,

- je mehr Risikofaktoren vorliegen und kumulieren,
- je früher ein Problemverhalten gezeigt wird,
- je häufiger ein Problemverhalten auftritt,
- je länger ein Problemverhalten bereits gezeigt wurde,
- je vielfältiger das Problemverhalten ist (z.B. Hyperaktivität, Impulsivität, oppositionelles und aggressives Verhalten, Delinquenz und Kriminalität) und
- je verschiedener die Kontexte (Familie, Kindergarten, Schule usw.) sind, in denen das Problemverhalten auftritt (vgl. auch Frick & Loney, 1999).

Es sind vor allem jene früh einsetzenden, persistent devianten Entwicklungsverläufe, mit denen wir uns im Folgenden näher beschäftigen wollen, und die es im Rahmen von präventiven und interventiven Maßnahmen zu verhindern oder unterbrechen gilt.

4.2 Personenorientierte Ansätze: Verlaufsformen und Entwicklungspfadmodelle dissozialen Verhaltens

Seit ungefähr zwei Jahrzehnten konzentriert sich ein beachtlicher Teil der Forschung zu dissozialen Verhaltensproblemen auf die Untersuchung verschiedener Verlaufsformen und Entwicklungspfade. Als Entwicklungspfad bezeichnet man ein *gemeinsames Muster der Entwicklung einer Gruppe von Individuen, das sich von der Verhaltensentwicklung anderer Gruppen von Individuen unterscheidet* (nach Loeber & Farrington, 2000). Während mittels variablenorientierter Forschungsansätze die Identifikation und das Zusammenspiel von Risiko- und Schutzfaktoren im Entwicklungsprozess betrachtet wird, ist es somit das Ziel eines personenorientierten Vorgehens, Gruppen von Individuen mit unterschiedlichen Entwicklungsverläufen zu identifizieren (Bergman et al., 2006). Im Folgenden sollen etablierte Entwicklungsmodelle zu dieser Thematik detailliert vorgestellt werden, nachdem bereits in Kapitel 3 prominente Arbeiten zu verschiedenen Verlaufsformen dissozialen Verhaltens angesprochen wurden. Die mit diesen Modellen verbundenen Forschergruppen wurden bereits bei den variablenorientierten Ansätzen der Entwicklungspsychopathologie mehrfach zitiert, da sie ihre Modellannahmen im Rahmen umfassender prospektiver Längsschnittstudien entwickelt haben, die selbstverständlich auch zur Untersuchung einzelner Einflussvariablen genutzt wurden. Da es sich dabei um international bedeutsame und weltweit bekannte Untersuchungen handelt, die unser Wissen zur Entwicklung dissozialer Verhaltensprobleme entscheidend beeinflusst haben, gibt die folgende Tabelle 4.2 zunächst einen Überblick zu den Rahmenbedingungen dieser Studien.

Tabelle 4.2: Bedeutsame Längsschnittstudien in der Dissozialitätsforschung (Auswahl)

Studie und Autoren	Merkmale der Studie
Pittsburg Youth Study (PYS) R. Loeber & M. Stouthamer-Loeber	Beginn: 1987 Land: USA Alter T1: 7–13 Jahre Anzahl Messzeitpunkte: > 16 Stichprobe: 1.517 (Jungen), Besonderheiten: Hoch- vs. Niedrig-Risiko Jugendliche
Dunedin Study T. E. Moffitt, P. S. Silva & P. Stanton	Beginn: 1975/76 Land: Neuseeland Alter T1: 3 Jahre Anzahl Messzeitpunkte: > 8 Stichprobe: 1.037 (Jungen und Mädchen) Besonderheiten: 91% aller 1972–1973 geborenen Kinder in Dunedin

Tabelle 4.2: Fortsetzung

Studie und Autoren	Merkmale der Studie
Montreal Longitudinal Study R. E. Tremblay	Beginn: 1984 Land: Kanada Alter T1: 6 Jahre Anzahl Messzeitpunkte: 9 Stichprobe: 1.161 (Jungen)
The Glueck Study S. Glueck & E. Glueck; R. Sampson & J. Laub	Beginn: 1940 Land: USA Alter T1: 10–17 Jahre Anzahl Messzeitpunkte: > 10 Stichprobe: 500 delinquente vs. 500 nichtdelinquente Jugendliche (fallweise zugeordnet)
Cambridge Study in Delinquent Development (CSDD) D. P. Farrington & D. J. West	Beginn: 1961 Land: Großbritannien Alter T1: 8–9 Jahre Anzahl Messzeitpunkte: > 7 Stichprobe: 411 (Jungen)
Oregon Youth Study (OYS) D. Capaldi & G. R. Patterson	Beginn: 1984 Land: USA Alter T1: 10 Jahre Anzahl Messzeitpunkte: >17 Stichprobe: 200 (Jungen) Besonderheiten: 2 Kohorten
Rochester Youth Development Study (RYDS) T. P. Thornberry	Beginn: 1988-1997 Land: USA Alter T1: 12–14 Jahre Anzahl Messzeitpunkte: 12 Stichprobe: 1.000 (Jungen und Mädchen) Besonderheiten: Hochrisikojugendliche

Im Folgenden werden mit den Modellen der Arbeitsgruppen von Terri E. Moffitt, Rolf Loeber und Gerald R. Patterson zunächst drei wichtige Entwicklungspfadmodelle vorgestellt und diskutiert. Anschließend folgen drei Abschnitte, die sich mit spezifischen Fragen (dem Verlauf aggressiven Verhaltens, der Dissozialitätsentwicklung bei Mädchen und der Psychopathie bei Kindern und Jugendlichen) befassen, bevor abschließend eine Bewertung personenorientierter Modelle vorgenommen wird.

4.2.1 Terri E. Moffitt: Lebenslauf-persistente vs. adoleszenz-limitierte Devianz

Der prominenteste Versuch, unterschiedliche Verlaufsformen dissozialen Verhaltens zu identifizieren, stammt von Moffitt (1993a, 2006). Sie unterscheidet in ihrer Entwicklungstaxonomie zwischen einer kleineren Gruppe von Individuen mit Problemverhalten über die Lebensspanne (*lebenslauf-persistente Gruppe*) und einer größeren Gruppe, die nur auf die Phase der Adoleszenz begrenztes Problemverhalten zeigt (*adoleszenz-limitierte Gruppe*). Der lebenslauf-persistente Pfad zeichnet sich durch eine hohe langfristige Stabilität im dissozialen Verhalten aus. Abweichungen beginnen bereits in frühen Entwicklungsphasen (z.B. häufiges Schlagen oder Beißen im Alter von vier Jahren) und bleiben über die gesamte Altersspanne erhalten (z.B. Schuleschwänzen und Drogenkonsum in der Jugend, schwere Delinquenz im frühen Erwachsenenalter). Das Problemverhalten manifestiert sich dabei in jeder Entwicklungsphase unterschiedlich, da sich die sozialen Gelegenheiten für dissoziales Verhalten entwicklungsbedingt verändern. Moffitt knüpft damit an das Konzept der *heterotypischen Kontinuität* an (Kagan, 1971; Moffitt, 1993a), das heißt, es wird eine kontinuierlich abweichende Verhaltensentwicklung angenommen, die sich in jeder Alterstufe in unterschiedlichen Formen manifestiert. Die Ursachen des lebenslaufübergreifenden Problemverhaltens liegen dabei nach Mofftitt (1993a) vor allem in frühen neuropsychologischen Defiziten, möglicherweise verursacht durch Komplikationen in der Schwangerschaft oder genetische Vorbelastungen, die im weiteren Entwicklungsverlauf mit einem „schwierigen" Temperament, kognitiven Beeinträchtigungen und/oder Hyperaktivität einhergehen. Aufgrund dieser negativen Verhaltensmerkmale unterliegen die Kinder bereits früh dem Risiko, in ihrer Entwicklungsumwelt negative Reaktionen hervorzurufen. So stellt ein schwieriges kindliches Temperament beispielsweise besondere Ansprüche an die elterliche Erziehungskompetenz. Sind Eltern diesen Herausforderungen nicht gewachsen und reagieren ablehnend oder aggressiv auf das kindliche Verhalten, kommen weitere Risiken für zukünftige Verhaltensprobleme hinzu (Dishion et al., 1992). Frühkindliche Auffälligkeiten können demnach nachteilige soziale Beziehungen innerhalb (z.B. Geschwister oder Eltern) und außerhalb der Familie (z.B. Peers oder Lehrer) verursachen und verstärken. Aufgrund derart negativer transaktionaler Prozesse zwischen biologischen, psychologischen und sozialen Faktoren bleiben die Verhaltensprobleme mit einer erhöhten Wahrscheinlichkeit bis ins Erwachsenenalter stabil. Dieser Entwicklungsverlauf wurde bereits im Rahmen des bio-psycho-sozialen Entwicklungsmodells im Kapitel 4.1.7 vorgestellt und deckt sich im Wesentlichen mit der Annahme Moffitts zum lebenlang persistenten Verlaufstypus.

Von dieser Gruppe mit frühem Beginn im Problemverhalten unterscheidet Moffitt (1993a, 2006) Jugendliche, die nur während einer begrenzten Phase der Adoleszenz verstärkt Problemverhalten zeigen und sich offenbar in vielerlei Hinsicht von der ersten Gruppe unterscheiden. So zeigen diese Jugendlichen deutlich seltener neuropsychologische Defizite, weniger familiäre Risiken und können sich sozial kompetenter verhalten. Außerdem ist diese Gruppe offenbar sehr viel größer als die Gruppe mit lebenslauf-persistentem Problemverhalten. Als Ursache für die hohe Prävalenz dissozialen Verhaltens Jugendlicher vermutet Moffitt eine Reifungslücke im Jugendalter („*maturity gap*"), welche sie als Diskrepanz zwischen der weitgehend abgeschlossenen biologischen Reife und den noch nicht verfügbaren Erwachsenenrollen beschreibt. Speziell delinquentes und kriminelles Verhalten sowie Alkohol- und Drogenkonsum sind dann kompensatorische Verhaltensmuster, um Privilegien des Erwachsenenalters vorwegzunehmen (Moffitt, 1993a), wobei Jugendliche mit lebenslauf-persistentem Problemverhalten in diesem Lebensabschnitt oft als Rollenmodelle für zeitlich begrenzt abweichende Jugendliche fungieren (vgl. Kap. 4.1.4).

Da die genannte Reifungslücke theoretisch bei allen Jugendlichen auftritt und leichtere Formen der Delinquenz und Kriminalität eine hohe Prävalenz in dieser Altersphase aufweisen, ist dissoziales Verhalten im Jugendalter nach Ansicht von Moffitt (1993a) im begrenzten Ausmaß auch als normativ zu bewerten. Erklärungsbedürftig ist jedoch, warum einige Jugendliche nicht delinquent und kriminell auffällig werden und warum Jugendliche mit adoleszenz-limitiertem Problemverhalten im weiteren Verlauf der Entwicklung wieder vom Problemverhalten abrücken. Zur Beantwortung der ersten Frage führt Moffitt (1993a) im Wesentlichen vier Gründe an: Erstens vermutet sie, dass manche Jugendliche über bestimmte, dem Erwachsenenalter entsprechende Statusrollen verfügen (beispielsweise durch die Übernahme von Verantwortung in religiösen Gruppen oder Sportvereinen) oder zweitens aufgrund ihrer biologischen Entwicklung später in die Pubertät kommen und dadurch die Entwicklungslücke weniger intensiv ausfällt. Drittens ist es möglich, dass Jugendliche nicht oder nur wenig mit dissozialen Rollenmodellen in Kontakt kommen oder viertens Persönlichkeitseigenschaften aufweisen (z.B. erhöhte Ängstlichkeit), die den Zugang zu devianten Peernetzwerken erschweren. Auslöser für die Beendigung der dissozialen Karriere im Jugendalter sind zumeist informelle und formelle Sanktionen, die Jugendliche in Folge ihres dissozialen Verhaltens durch die soziale Umgebung erfahren (etwa Strafen der Eltern, in der Schule oder – bei schwereren Delikten – Reaktionen der Polizei und des Gerichts). Zudem sinkt das Problemverhalten bei Jugendlichen mit adoleszenz-limitierter Dissozialität dann wieder ab, wenn Jugendliche an Statussymbole gelangen, wie zum Beispiel den Erwerb eines eigenen Einkommens oder eines Führerscheins sowie den Beginn einer Partnerschaft.

Derartige Veränderungen stellen Wendepunkte in der Entwicklung Jugendlicher dar, in deren Folge dissoziale Verhaltensweisen absinken können (Sampson & Laub, 1993). In Kasten 4.2 wird detaillierter auf die Rolle sogenannter *turning points* (Wendepunkte) eingegangen. Dennoch bestehen auch bei Jugendlichen mit adoleszenz-limitiertem Problemverhalten längerfristige Risiken. Je nach Ausmaß der Abweichungen können geringere Schulleistungen oder Gefängnisaufenthalte, frühe Schwangerschaften oder exzessiver Alkohol- und Drogenkonsum die Zukunftschancen auf dem Arbeitsmarkt beeinträchtigen und so für eine relative Stabilität der Verhaltensprobleme bis ins Erwachsenenalter sorgen. Den Verlaufsformen dissozialen Verhaltens liegen nach Moffitt (1993a) somit qualitativ unterschiedliche Entwicklungsbedingungen zu Grunde. Persistente Formen sind als das Resultat komplexer transaktionaler und negativ verlaufender Entwicklungsprozesse zu verstehen, beginnen in der Kindheit und bleiben langfristig stabil. Jugendtypische Formen ergeben sich hingegen eher aus einem kurzfristigen Missverhältnis zwischen biologischer Reife und sozialem Status, setzen im Jugendalter ein und nehmen im frühen Erwachsenenalter wieder rapide ab.

Empirisch konnten diese beiden Verlaufsformen in zahlreichen Untersuchungen bestätigt werden (Moffitt, 1993a, 2006; Moffitt et al., 1996; Moffitt et al., 2002). Beispielsweise zeigten Moffitt et al. (2002) im Rahmen der Dunedin-Studie (vgl. Tabelle 4.2), dass 10% der Kohorte bereits Problemverhalten im Kindesalter (lebenslauf-persistente Verlaufsform) aufwiesen und diese Gruppe für über die Hälfte aller

Kasten 4.2: Wendepunkte der Entwicklung: Warum hören einige Jugendliche auf, sich dissozial zu verhalten?

Sampson und Laub (1993) haben im Rahmen ihrer entwicklungspsychologischen Arbeiten versucht zu erklären, warum einige Jugendliche ab dem Ende der Adoleszenz von kriminellem und dissozialem Verhalten abrücken. Sie gehen davon aus, dass trotz einer Kontinuität kriminellen Verhaltens einzelne Lebensereignisse und Erfahrungen auf den weiteren Lebensverlauf einwirken und Wendepunkte, sogenannte *turning points*, darstellen können. Wendepunkte können zum Beispiel der Militärdienst oder auch eine neue Partnerschaft sein.

Diese Ereignisse führen unter Umständen zu deutlichen Veränderungen in den sozialen Beziehungen, wobei vor allem das Ausmaß an sozialer Kontrolle zunimmt. Mangelnde soziale Kontrolle im Sinne der Theorie sozialer Kontrolle (Hirschi, 1969, vgl. Kap. 4.1.6) führen die Autoren dabei als wesentliche Ursache kriminellen Verhaltens an. Durch Veränderung in den sozialen Bindungen und der damit verbundenen sozialen Kontrolle nehmen die Nachteile dissozialen Verhaltens für die Person deutlich zu (z.B. Verlust des Arbeitsplatzes oder Scheidung) und daher die Motivation für Kriminalität ab.

Auch Moffitt (1993a) geht davon aus, dass Lebensereignisse für manche dissoziale Jugendliche Wendepunkte darstellen. Jedoch sieht sie darin wenige Chancen für Jugendliche mit Problemverhalten über die Lebensspanne, da sie aufgrund ihres eingeschränkten Verhaltensrepertoires und ihrer dissozialen Karriere nur unbefriedigende Jobs und nachteilige Partnerschaften finden. Ihren theoretischen Annahmen zu Folge berichten die 26-jährigen Männer mit Problemverhalten über die Lebensspanne in der Studie von Moffitt et al. (2002) tatsächlich viel häufiger langjährige Aushilfsjobs, fehlende Ausbildungen um einen guten Job zu bekommen, schwache interpersonale Beziehungen sowie Einträge im Führungszeugnis, die die zukünftigen Möglichkeiten auf dem Arbeitsmarkt deutlich erschweren. Moffitt et al. (2002) stimmen also der Theorie von Sampson und Laub (1993) nur insofern zu als Wendepunkte nur dann zu Diskontinuität im dissozialen Verhalten führen, wenn die neuen sozialen Beziehungen von entwicklungsförderlicher Qualität sind (Moffitt, Caspi, Harrington & Milne, 2002). Ihrer Ansicht nach profitieren vor allem Jugendliche mit adoleszenz-limitiertem Problemverhalten von solchen Wendepunkten, da sie über bessere soziale Kompetenzen verfügen und sich förderliche Entwicklungskontexte erschließen können. Für die Jugendlichen mit frühem Beginn im Problemverhalten bieten solche Lebensereignisse jedoch aufgrund der transaktionalen Prozesse zwischen nachteiligen persönlichen Eigenschaften und negativen Entwicklungsumwelten nur selten die Gelegenheit, ihre dissoziale Karriere zu unterbrechen. Sampson und Laub (1993, 2003) gehen jedoch davon aus, dass selbst Schwerkriminelle im Verlauf des Erwachsenenalters von dissozialem Verhalten abrücken und dieser Zeitpunkt lediglich interindividuell unterschiedlich ist.

berichteten Gewaltdelikte (53%) im Alter von 26 Jahren verantwortlich war (vgl. Abbildung 4.14). Ein Großteil der Gewaltdelikte scheint somit auf eine sehr kleine Gruppe zurückzuführen zu sein, die sich durch eine hohe Stabilität dissozialen Verhaltens auszeichnet (vgl. auch Donker, Smeenk, van der Laan & Verhulst, 2003; Moffitt & Caspi, 2001). Dagegen zeigten 26% der Stichprobe in dieser Studie einen Beginn der Dissozialität im Jugendalter (jugendtypische Verlaufsform) und waren für lediglich 29% der Gewaltdelikte im Alter von 26 Jahren verantwortlich.

Auch die Annahme, dass Unterschiede im zeitlichen Beginn des Problemverhaltens mit differenziellen Risikofaktoren einhergehen, konnte in zahlreichen Studien belegt werden (z.B. Patterson et al., 1998; Raine et al., 2005). Demnach zeigen Kinder mit einem früh einsetzenden dissozialen Verhalten ausgeprägte familiäre Probleme, ein höheres Ausmaß an neuropsychologischen Beeinträchtigungen und Impulsivität, geringere intellektuelle Fähigkeiten und unangepasste emotionale Reaktionen im Vergleich zu denjenigen mit einem späten Beginn (Moffitt & Caspi, 2001; Moffitt et al., 1996). Ein adoleszenz-limitierter Entwicklungspfad hing dagegen besonders stark mit dem Vorhandensein delinquenter Freunde zusammen (Moffitt & Caspi, 2001).

Wenngleich diese Befunde auf eine gute empirische Fundierung deuten, haben sich bislang nicht alle Annahmen der Entwicklungstaxonomie von Moffitt (1993a) bestätigt. Inwiefern das dissoziale Verhalten bei der Gruppe mit jugendtypischem Verlauf im Erwachsenenalter tatsächlich nachlässt, ist beispielsweise noch unklar. Gegenwärtig weisen die empirischen Befunde darauf hin, dass ein nicht unbeträchtlicher Teil dieser Jugendlichen auch im Erwachsenenalter deutlich häufiger Drogen- und Eigentumsdelikte begeht (vgl. Abbildung 4.14; Moffitt et al., 2002). So entfielen 54% aller Eigentums- und 45% aller Drogendelikte im Alter von 26 Jahren auf die adoleszenz-limitierten Straftäter. Daher scheint zumindest noch eine weitere Gruppe zu existieren, bei der das dissoziale Verhalten im Jugendalter einsetzt und bis ins Erwachsenenalter bestehen bleibt.

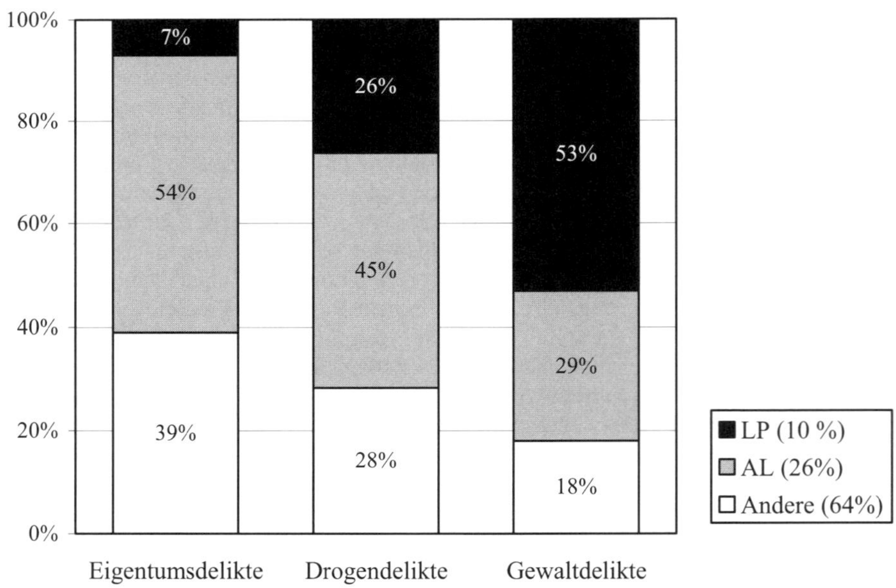

Abbildung 4.14: Selbstberichtete Delikte innerhalb des letzten Jahres bei 26jährigen Männern aus der Dunedin-Studie in Abhängigkeit von früherem Problemverhalten (Moffitt et al., 2002). Relative Häufigkeit der Entwicklungspfade an der Gesamtgruppe (LP: lebenslauf-persistente, AL: adoleszenz-limitierte Verlaufsform)

Diese Befunde deuten darauf hin, dass eine Einteilung in zwei Gruppen zu kurz greift und möglicherweise weitere Entwicklungspfade existieren (vgl. Moffitt, 2006). Neben spät einsetzenden persistenten Verlaufsformen wird auch eine Gruppe mit Verhaltensstörungen in der Kindheit diskutiert, die im Jugendalter jedoch kein überdurchschnittliches dissoziales Verhalten zeigt und als so genannter *childhood-limited type* (auf die Kindheit beschränkte Verlaufsform) beschrieben wird. Moffitt et al. (2002) vermuten, dass diese Gruppe in der Kindheit vor allem ein hohes Ausmaß an aggressiven Verhaltensproblemen aufweist und in der Adoleszenz eher von anderen Jugendlichen abgelehnt wird. Daher bekommen sie nur schwer Zugang zu Peernetzwerken und damit auch weniger Gelegenheiten für gruppenbasiertes deviantes Verhalten. Moffitt et al. (2002) fanden allerdings heraus, dass diese Kinder zwar kein erhöhtes dissoziales Verhalten zeigten, jedoch stärker durch internalisierende Verhaltensprobleme und Persönlichkeitsstörungen gekennzeichnet waren. Lebenslaufpersistente und adoleszenz-limitierte Verlaufsformen dissozialen Verhaltens lassen sich daher zwar empirisch bestätigen, werden aber der Vielfalt möglicher Entwicklungsverläufe nicht gänzlich gerecht.

4.2.2 Rolf Loeber: Drei Entwicklungspfade dissozialen Verhaltens

Angesichts der oben genannten Probleme einer auf zwei Typen basierenden Taxonomie postulieren Loeber und Hay (1997) eine zusätzliche Gruppe mit beginnendem dissozialem Verhalten im Jugendalter, deren Verhalten bis ins Erwachsenenalter stabil bleibt. Mit diesem Typ wird vor allem dem Umstand Rechnung getragen, dass ca. 50% der erwachsenen Straftäter keine dissoziale Vergangenheit aufweisen (vgl. z.B. Farrington, 1994) und ein nicht unbeträchtlicher Teil der Straftaten im Erwachsenenalter weder von persistent noch vorübergehend dissozialen Kindern und Jugendlichen verübt wird (Moffitt et al., 2002). Somit erweitern Loeber und Stouthamer-Loeber (1998) das Modell von Moffitt (1993a) und gehen von drei Entwicklungstypen dissozialen Verhaltens aus:

- Lebensspannentypus (life-course type)
- vorübergehender Typus (limited-duration type)
- spät einsetzender Typus (late-onset type)

Die Autoren nehmen also ähnlich wie Moffitt (1993a) zunächst eine persistente und eine vorübergehende Verlaufsform an. Danach zeichnet sich der lebensspannenübergreifende Pfad vor allem durch aggressives Verhalten im Kindesalter aus, das bis ins Erwachsenenalter stabil bleibt. Loeber und Stouthamer-Loeber (1998) differenzieren den Lebensspannentypus jedoch anders als Moffitt (1993a) zusätzlich in einen Typus mit bereits vorschulisch einsetzendem Problemverhalten (*preschool-onset subtype*) und einem mit Beginn in der Kindheit (*childhood-onset subtype*). Während der erste Typus durch frühe Aufmerksamkeits- und Hyperaktivitätsprobleme, die mit kognitiven und sozialen Beeinträchtigungen einhergehen, charakterisiert werden kann, ist der zweite Typus durch früh einsetzendes *oppositionelles* Verhalten ohne Aufmerksamkeitsprobleme gekennzeichnet. Unter einem zeitlich begrenzten, vorübergehenden Entwicklungstyp (*limited-duration type*) werden diejenigen Kinder verstanden, die lediglich bis ins Schulalter oder bis zur späten Adoleszenz dissoziales Verhalten zeigen und anschließend nicht mehr auffällig werden. Ferner vermuten Loeber und Stouthamer-Loeber (1998) den bereits erwähnten dritten Typus mit spätem Beginn des Problemverhaltens (*late-onset*) bei dem dissoziales Verhalten im Jugendalter beginnt und bis ins Erwachsenenalter persistiert.

Neben differenzierteren und zusätzlichen Verlaufsformen nehmen Loeber und seine Forschergruppe ferner an, dass eine alleinige Betrachtung des Zeitpunktes im Einsetzen nicht ausreicht, um den weiteren Entwicklungsverlauf vorherzusagen. Sie schreiben:

> *„Der Zeitpunkt des Einsetzens* [des Problemverhaltens; Anmerk. der Autoren]*(...) liefert nur wenige Informationen. Klassifikationen, die weitere Angaben über das Alter des Beginns, die Häufigkeit und die Dauerhaftigkeit von Verhaltensprobleme sowie über die Entwicklungsgeschichte nutzen, sind besser geeignet, Therapeuten, Bewährungshelfern und anderen, die mit Kindern arbeiten, zu helfen."* (übersetzt nach Loeber & Stouthamer-Loeber, 1998, S. 246).

Aus diesem Grund haben Loeber und Mitarbeiter neben der genannten Typologie und frühen eindimensionalen Entwicklungsmodellen (sogenannte *Loeber-Leiter*, vgl. Loeber & Dishion, 1983) auch ein Modell konzipiert, in dem sie Entwicklungspfade für *unterschiedliche Formen* dissozialen Verhaltens annehmen. Insbesondere differenziert er offene (z.B. Aggression) und verdeckte (z.B. Diebstahl) Formen dissozialen Verhaltens bei persistent-dissozialen Jugendlichen (Loeber & Stouthamer-Loeber, 1998; Loeber & Hay, 1997). So beschreiben die Autoren einen offenen Pfad, beginnend mit leichter Aggression in frühen Jahren, gefolgt von Schlägereien bis hin zu Gewalt in der späten Adoleszenz, und einen verdeckter Pfad, beginnend mit leichtem, nichtaggressiv delinquentem Verhalten vor dem 15. Lebensjahr, Sachbeschädigung bis hin zu schwerer Delinquenz (Einbruch) in der späteren Adoleszenz (vgl. Abbildung 4.15).

Weiterhin berücksichtigen Loeber und Mitarbeiter früh einsetzende Verhaltensprobleme in Form von Autoritätskonflikten und beschreiben damit eine vorausgehende Entwicklungssequenz, die in Form von Trotzverhalten und Vermeidung von Autoritäten (z.B. Weglaufen von zu Hause) vor dem 12. Lebensjahr gekennzeichnet ist (Loeber & Hay, 1997; Loeber & Stouthamer-Loeber, 1998). Während ein größerer Teil von Jugendlichen danach Problemverhalten auf unteren Stufen der jeweiligen Entwicklungspfade zeigt (rechte Skala in Abbildung 4.15), verfolgen nur wenige Jugendliche den gesamten Entwicklungsverlauf bis zu schwerwiegenden dissozialen Verhaltensweisen (Mord, schwerer Einbruch). Der autoritätsvermeidende Pfad geht dem offenen und verdeckten Pfad zeitlich voraus und erhöht das Risiko einer dieser beiden Pfade einzuschlagen. Zudem können sich Kinder gleichzeitig auf mehreren Entwicklungspfaden befinden, also offene und verdeckte Formen delinquenten Verhaltens zeigen.

Innerhalb der Gruppe der persistent-dissozialen Jugendlichen spiegelt sich die Unterscheidung in einen offenen und verdeckten Pfad auch empirisch wieder (Loeber, DeLamatre, Keenan & Zhang, 1998; Loeber, Wei, Stouthamer-Lober, Huizanga &

Thornberry, 1999). Allerdings ergaben sich große Überlappungen zwischen den beiden Entwicklungssequenzen. Insbesondere der offene Pfad trat selten isoliert auf (Kjelsberg, 2002). Vielmehr fanden sich Gruppen, die aggressives und nichtaggressives dissoziales Verhalten zeigten und solche, die allein nichtaggressive Straftaten, wie Einbruch oder Diebstahl, begangen. Eine derartige Asymetrie der Verlaufsformen war auch im Übergang zwischen den postulierten Entwicklungspfaden zu finden. Jungen mit einer eskalierenden Entwicklung auf dem offenen Pfad waren durch ein erhöhtes Risiko für dissoziale Entwicklungen auf dem verdeckten Pfad gekennzeichnet, jedoch nicht umgekehrt (Loeber et al., 1999). Da es nur sehr wenige Jugendliche gab, die ausschließlich aggressive Straftaten begangen, andererseits aber eine hinreichend große Gruppe Jugendlicher, die allein nichtaggressive Delikte zeigten, sprechen sich manche Autoren dafür aus, den offenen Pfad dem verdeckten Pfad unterzuordnen (z.B. Kjelsberg, 2002). Loeber, Keenan und Zhang (1997) konnten schließlich einen eskalierenden Entwicklungsverlauf bestätigen, da diejenigen Jugendlichen, die am Ende der Entwicklungspfade das schwerste dissoziale Verhalten zeigten, auch zuvor leichtere Delikte in der angenommenen Reihenfolge innerhalb eines Pfades verübt hatten. Das Modell von Loeber und Mitarbeitern verdeutlicht daher einerseits die Eskalation eines Problemverhaltens innerhalb und über verschiedene Pfade hinweg und bestätigt andererseits die Persistenz und homotypische Kontinuität dissozialer Verhaltensprobleme.

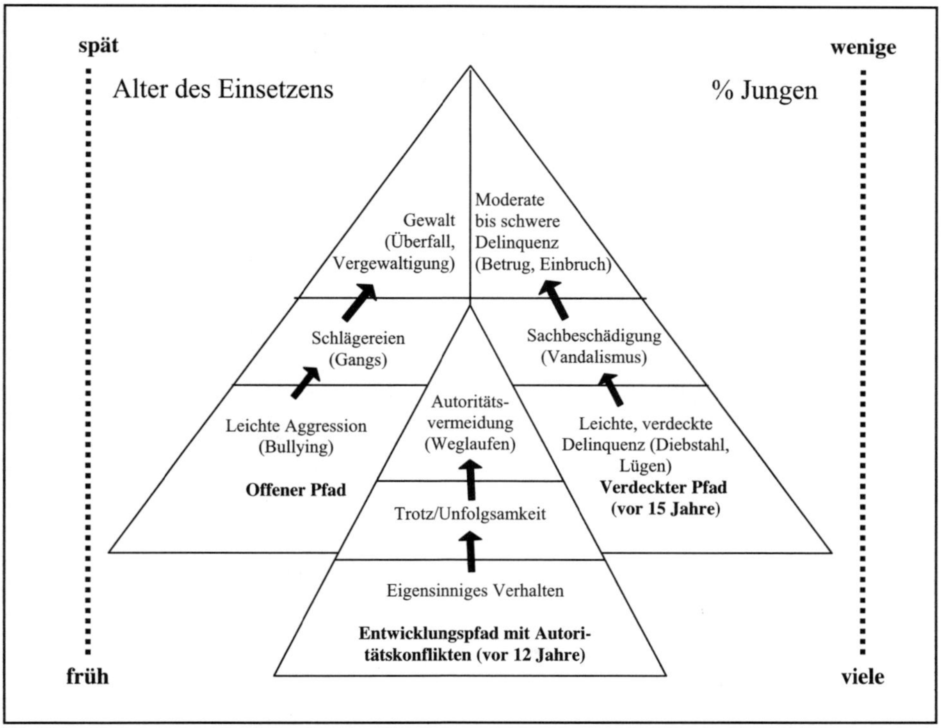

Abbildung 4.15: Entwicklungspfade verschiedener Formen persistent dissozialen Verhaltens (übersetzt nach Loeber & Hay, 1997)

4.2.3 Gerald R. Patterson: Früh- vs. Spätstarter

Ähnlich wie Loeber gehen Patterson und Mitarbeiter von einer Gruppe mit einem frühen und einer Gruppe mit einem späten Einsetzen *gravierender* dissozialer Verhaltensprobleme aus, die als *Früh-* bzw. *Spätstarter* bezeichnet werden (Patterson et al., 1989). Der frühe Entwicklungspfad (Frühstarter) ist dabei charakterisiert durch oppositionelles Trotzverhalten im Vorschulalter, gefolgt von aggressivem und nichtaggressivem dissozialen Verhalten in der mittleren Kindheit, bis hin zu schwerwiegenden Verhaltensproblemen in der Adoleszenz. Dabei knüpfen Patterson et al. (1989) diesen Pfad an konkrete Verhaltensereignisse im Entwicklungsverlauf: Kindlichem dissozialen Verhalten vor dem Alter von 10 Jahren folgen eine frühe Inhaftierung vor dem Alter von 14 und chronische Straftaten im Alter von 18 Jahren. Danach kommt es zu wiederholten Delikten im Erwachsenenalter (vgl. Abbildung 4.16). Der spät einsetzende Entwicklungspfad (Spätstarter) ist durch das erstmalige Auftreten von Verhaltensproblemen im Jugendalter gekennzeichnet. Spätstarter lassen sich durch die gleiche Entwicklungssequenz charakterisieren, weisen jedoch keine Verhaltensauffälligkeiten vor dem Alter von 10 Jahren auf, sondern beginnen erst anschließend eine dissoziale Karriere. Das Problemverhalten zeigt sich in dieser Gruppe jedoch nicht derart ausgeprägt wie bei den Frühstartern. Im Gegensatz zu Moffitt (1993a) nehmen Patterson und Mitarbeiter (1989) aber auch bei dieser Gruppe dissoziale Verhaltensprobleme bis ins Erwachsenenalter an.

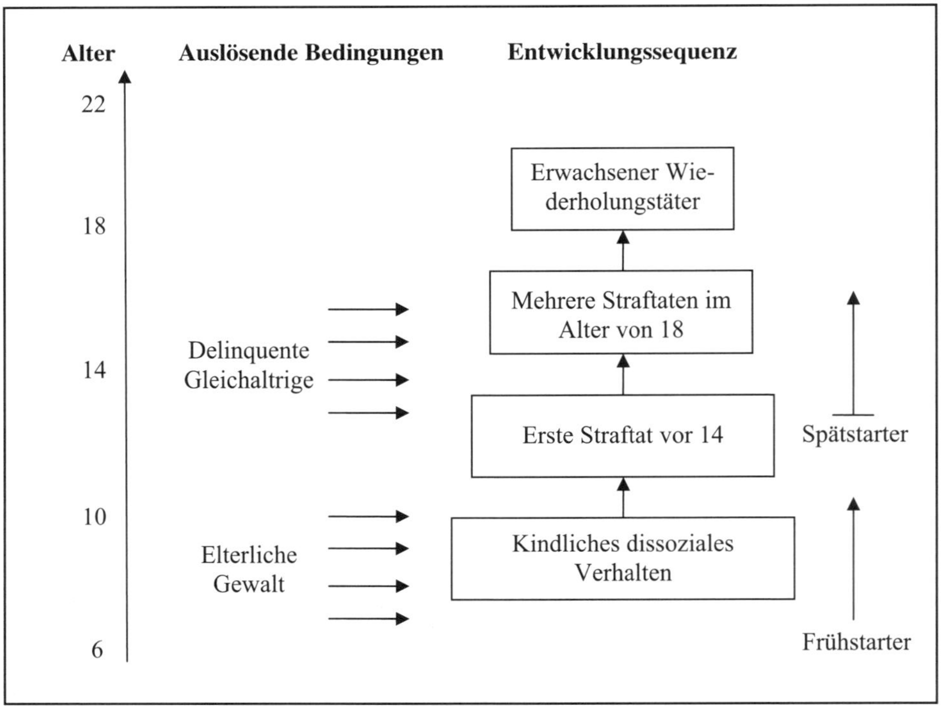

Abbildung 4.16: Entwicklungssequenz dissozialen Verhaltens nach Patterson und Mitarbeitern (vgl. Patterson et al., 1989, 1992)

Im Vergleich zum Loeber-Modell gehen Patterson und Mitarbeiter von einem einzigen sequentiellen Entwicklungsprozess für extremes dissoziales Verhalten im Erwachsenenalter aus. Demnach vollzieht sich eine Entwicklung von leichten zu progradient schwereren Formen dissozialen Verhaltens, bei der jeder höheren Stufe das Erreichen der jeweils unteren Stufe vorausgeht (Patterson et al., 1998; Reid, Patterson & Synder, 2002). Damit werden die jeweils erreichten Schweregrade zu geeigneten Prädiktoren für die weitere Zunahme dissozialen Verhaltens. Je früher dabei die Probleme einsetzen, desto langfristiger und intensiver halten sie an. Daher haben Frühstarter ein höheres Risiko für eine persistent-dissoziale Entwicklung als Spätstarter. Die Autoren beziehen sich bei diesen Annahmen auf empirische Untersuchungen, die zeigen konnten, dass Wiederholungstäter deutlich jünger zum Zeitpunkt ihrer ersten delinquenten Tat waren, als diejenigen, die nur einmal wegen einer kriminellen Handlung in der späten Adoleszenz verurteilt wurden (z.B. Mannheim & Wilkins, 1955).

Patterson et al. (1989) nehmen an, dass der problematische Entwicklungsverlauf der Frühstarter durch relativ früh einsetzende aversive Erziehungspraktiken der Eltern ausgelöst wird (vgl. Theorie der Zwangsinteraktion in Kap. 4.1.4), während bei Spätstartern vielmehr die Zugehörigkeit zu delinquenten Peergruppen eine derartige Rolle spielt (vgl. Patterson et al., 1998). Im Rahmen ihrer Oregon Youth Study (vgl. Tabelle 4.2) konnten sie zeigen, dass 71% aller 18-jährigen chronisch-straffälligen männlichen Jugendlichen, die mindestens dreimal von der Polizei verhaftet wurden, eine längerfristige, bereits in der Kindheit beginnende dissoziale Karriere aufwiesen (Patterson et al., 1989). Andererseits berichten die Autoren auch, dass 50% der Kinder mit dissozialem Verhalten im Alter von 10 Jahren zu keinem späteren Zeitpunkt kriminell auffällig wurden. Wie auch in anderen prospektiven Untersuchungen war also der Anteil an falsch positiven Fällen relativ groß. Den Annahmen von Patterson et al. (1989) entsprechend stand jedoch die Intensität negativer elterlicher Erziehungspraktiken im Alter von zehn Jahren mit persistent auffälligen Entwicklungssequenzen in Zusammenhang. Sie fanden jedoch keine hinreichenden empirischen Belege für die Annahme eines spät einsetzenden Entwicklungspfades zur Erklärung schwerer delinquenter Verhaltensprobleme und rücken von dieser Annahme ab:

> *„Die Gesamtergebnisse verleiten uns dazu, den späteinsetzenden Pfad als eine Alternative zum früheinsetzenden Pfad in der Vorhersage langfristiger negativer Konsequenzen, wie chronische Straftaten im Erwachsenenalter, zu verwerfen.“* (übersetzt nach Patterson et al., 1998, S. 543).

4.2.4 Richard E. Tremblay: Verlaufsformen aggressiven Verhaltens

Alle bislang vorgestellten Pfadmodelle beruhen auf der Annahme, dass aggressives Verhalten im Verlauf der Entwicklung durch unterschiedliche Sozialisationsprozesse erlernt wird. Tremblay postuliert hingegen, dass physische Aggression eine weitgehend angeborene Verhaltensweise darstellt und nicht durch Lernprozesse erworben werden muss (Tremblay, 2000; Tremblay & Nagin, 2005). Er bezieht sich dabei insbesondere auf Häufigkeitsverteilungen aggressiven Verhaltens über den Entwicklungsverlauf. Nach Tremblay steigt die Häufigkeit physisch-aggressiven Verhaltens bis zum Alter von 2 Jahren durch die zunehmenden motorischen Fähigkeiten an (z.B. Boxen, Treten, Werfen) und erreicht zwischen 2 und 4 Jahren nach der Geburt ihren Höhepunkt (z.B. Goodenough, 1931). Danach erfolgt ein kontinuierlicher Abfall der Prävalenz aggressiven Verhaltens bis ins Erwachsenenalter. Diesen Verlauf der physischen Aggression führt Tremblay (2000) auf das Erlernen von alternativen prosozialen Verhaltensweisen und nichtphysischen Formen aggressiven Verhaltens (z.B. verbale oder verdeckte Aggression) zurück. Er geht somit davon aus, dass Kinder also keine spezifischen Lernerfahrungen brauchen, um sich physisch-aggressiv verhalten zu können. Vielmehr scheinen Sozialisationsprozesse dafür verantwortlich zu sein, dass Kinder physisch-aggressives Verhalten durch sozial angemessenes Sozialverhalten ersetzen.

Vor dem Hintergrund dieses normativen Verlaufs geht Tremblay von vier Entwicklungspfaden aggressiven Verhaltens aus. Während ein Großteil der Kinder im Vorschulalter zunächst eine hohe oder moderate Häufigkeit aggressiven Verhaltens aufweist, dem ein Absinken bis ins Erwachsenenalter folgt (hoch und moderat abfallender Verlauf), zeigen einige Kinder über die gesamte Altersspanne kaum aggressives Verhalten (niedrig persistenter Verlauf). Zudem nimmt er eine vergleichsweise kleine Gruppe von Kindern an, die im Vorschulalter ein besonders hohes Ausmaß aggressiven Verhaltens aufweisen und bis ins Jugendalter auf diesem Niveau bleiben (hoch persistenter Verlauf).

Nagin und Tremblay (1999) konnten diese vier Pfade in der Montreal Longitudinal Study (vgl. Tabelle 4.2) empirisch bestätigen (vgl. Abbildung 4.17). Demnach zeigt der größte Teil der Kinder moderates (53%) oder häufiges (28%) aggressives Verhalten in der Kindheit, dem ein Abfall zwischen 6 und 15 Jahren folgt. Darüber hinaus gibt es eine Gruppe, die weder im Vorschulalter noch später physisch-aggressives Verhalten zeigt (14%). Wenige Kinder mit sehr ausgeprägter physischer Aggression in der frühen Kindheit bleiben jedoch bis zum 15. Lebensjahr auf einem hohen Niveau der Aggression (4%) und haben dabei das höchste Risiko für späteres dissoziales Verhalten. Frühes aggressives Verhalten im Kindesalter wird daher als eigenständiger Risikofaktor für spätere Gewaltdelikte, aber auch für delinquentes Verhalten angesehen (Broidy et al., 2003; Nagin & Tremblay, 1999).

Im Gegensatz zu den Pfadmodellen von den Arbeitsgruppen um Loeber, Patterson oder Moffitt, die unterschiedliche Entwicklungspfade an Hand des Beginns dissozialer Verhaltensprobleme definieren, sieht Tremblay (2000) in Bezug auf aggressives Verhalten nur dessen Ausprägung zu einem Alterszeitpunkt als das entscheidende Merkmal an. Hoch persistent aggressive Kinder weisen demnach das höchste Risiko für dissoziales Verhalten im Jugend- und Erwachsenenalter auf. Ähnlich wie Loeber plädieren Nagin und Tremblay (1999) damit auch für eine Unterscheidung dissozialer Verhaltensweisen und nehmen einen spezifischen Entwicklungsprozess für physisch-aggressives Verhalten an. Allerdings ist bei Vorschulkindern das Vorhandensein einer Schädigungsabsicht, die ein Definitionsmerkmal aggressiven Verhaltens darstellt (vgl. Kap. 2), kritisch zu hinterfragen. So ist beispielsweise strittig, ob Verhaltensweisen wie schlagen oder treten bei Kleinkindern mit ähnlichen Verhaltensweisen in späteren Entwicklungsabschnitten funktional vergleichbar sind. Gleichwohl verweist das Modell von Tremblay (2000) auf die tragende Rolle von

Sozialisationsprozessen beim Aufbau sozialer Kompetenzen als Alternative zu physisch-aggressiven Verhaltensschemata.

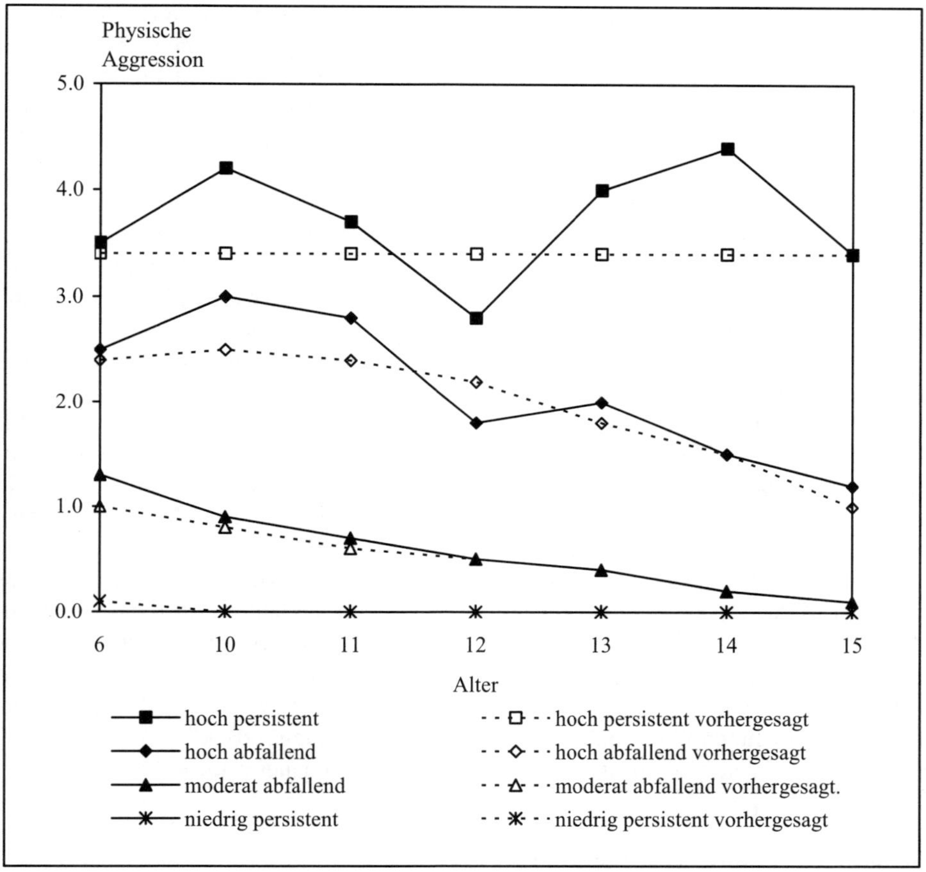

Abbildung 4.17: Gegenüberstellung vorhergesagter Entwicklungspfade physischer Aggression (gestrichelte Linien) und empirisch festgestellter Entwicklungsverläufe (durchgezogene Linien) nach Nagin und Tremblay (1999)

4.2.5 Dissoziale Entwicklungspfade bei Mädchen

Die bislang beschriebenen Verlaufsformen dissozialen Verhaltens wurden fast ausschließlich an männlichen Kindern und Jugendlichen überprüft. Erst in den letzten Jahren wurden ähnliche Fragestellungen im Hinblick auf die Entwicklung dissozialen Verhaltens bei Mädchen problematisiert (z.B. Broidy et al., 2003).

Im Vergleich zu den von Moffitt (1993a) postulierten Verlaufstypen nehmen Silverthorn und Frick (1999) charakteristische Unterschiede in den Entwicklungsverläufen bei Mädchen an. Demnach scheint es bei Mädchen einen Entwicklungspfad mit verspätetem Einsetzen (*delayed-onset*) dissozialen Verhaltens in der Adoleszenz zu geben, bei dem dissoziales Verhalten bis ins Erwachsenenalter stabil bleibt und der dem lebenslauf-persistenten Pfad bei Jungen ähnelt. Einen rein auf die Adoleszenz beschränkten Typ konnten sie jedoch bei Mädchen nicht nachweisen (Silverthorn & Frick, 1999; Silverthorn, Frick & Reynolds, 2001). Dagegen fanden Moffitt und Caspi (2001), dass die Unterscheidung in lebenslauf-persistentes und auf das Jugendalter beschränktes dissoziales Verhalten auch bei Mädchen zutraf. So konnten 1% der Mädchen in der Dunedin-Studie dem lebenslauf-persistenten Entwicklungspfad und 18% dem adoleszenz-limitierten Entwicklungspfad zugeordnet werden. Vergleicht man dies mit den Jungen dieser Stichprobe, so ergibt sich ein Verhältnis zwischen Jungen und Mädchen von 10:1 bei dem lebenslauf-peristenten und 1,5:1 bei dem adoleszenz-limitierten Typus (Moffitt & Caspi, 2001). Da die absolute Zahl von Mädchen, die dem lebenslauf-persistenten Pfad zugeordnet werden konnten, jedoch äußerst gering war ($n = 6$), sind diese Annahmen jedoch fraglich.

In Bezug auf das Modell von Loeber und Mitarbeiter konnten Gorman-Smith und Loeber (2005) auch bei Mädchen einen offenen, verdeckten und autoritätsvermeidenden Entwicklungspfad dissozialen Verhaltens ausmachen, wenngleich die Stabilität dieser Entwicklungsverläufe im Vergleich zu Jungen deutlich geringer war. Allerdings scheinen abweichende familiäre Entwicklungsbedingungen (z.B. viele Konflikte) stärker mit einer persistent dissozialen Entwicklung bei Mädchen einherzugehen als bei Jungen (Gorman-Smith & Loeber, 2005).

In Bezug auf das Modell von Tremblay (2000) zeigten Broidy et al. (2003), dass auch bei Mädchen das Ausmaß physisch-aggressiven Verhaltens im Kindesalter mit dem des aggressiven Verhaltens im Jugend- und Erwachsenenalter einherging. Jedoch ergaben sich, anders als bei Jungen, keine Zusammenhänge mit delinquenten Verhaltensproblemen. Diese Befunde stehen jedoch bislang zu isoliert da, um weiterführende Annahmen über konkrete dissoziale Entwicklungsverläufe bei Mädchen zu rechtfertigen. Weitere empirische Untersuchungen sind daher erforderlich.

4.2.6 Psychopathie bei Kindern und Jugendlichen

Neben den umfassenderen Entwicklungspfadmodellen gibt es innerhalb der Gruppe der Kinder mit frühen Verhaltensauffälligkeiten weitere Unterteilungen in spezifischere Typen mit besonderer Gefährdungslage. Da im Erwachsenenalter psychopathische Persönlichkeitsmerkmale auf affektiver (fehlende Schuldgefühle, beschränkter emotionaler Ausdruck), interpersonaler (fehlende Empathie, Benutzung anderer zur eigenen Zielerreichung) und behavioraler (rücksichtsloses Verhalten) Ebene als Risikofaktoren für ausgeprägtes dissoziales Verhalten gelten (z.B. Brandt, Kennedy, Patrick & Curtin, 1997), wurden auch bei Kindern derartige Persönlichkeitsmerkmale als Prädiktoren gravierender dissozialer Entwicklungsverläufe vermutet (z.B. Lynam, 1996; Salekin & Frick, 2005). Frick und Morris (2004) gehen davon aus, dass Kinder mit sogenannten *gefühllos-unemotionalen Persönlichkeitseigenschaften* ein besonders hohes Risiko für dissoziales Verhalten im Jugend- und Erwachsenenalter aufweisen. Gefühllos-unemotionale Eigenschaften treten bei ca. 14% der Jugendlichen auf und äußern sich unter Anderem in fehlender Empathie, Affektverflachung und mangelnden Schuldgefühlen (McCord & McCord, 1959/1964).

Derartige Persönlichkeitseigenschaften scheinen vor allem in Verbindung mit Störungen des Sozialverhaltens zu einer langfristigen Entwicklung schwerer dissozialer Verhaltensprobleme zu prädisponieren. Frick, Stickle, Dandreaux, Farrell und Kimonis (2005) verglichen Kinder, die gefühllos-unemotionale Persönlichkeitseigenschaften mit und ohne Störungen des Sozialverhaltens aufwiesen mit Kindern einer nicht klinischen Gruppe im Hinblick auf das Ausmaß aggressiven und delinquenten Verhaltens über einen Zeitraum von vier Jahren im Alter von 8 bis 12 Jahren. Sie fanden heraus, dass Kinder mit derartigen Persönlichkeitsmerkmalen *und* einer Störung des Sozialverhaltens für über 50% der Polizeikontakte der gesamten Stichprobe verantwortlich waren und das höchste Ausmaß an aggressivem und delinquentem Verhalten zeigten. Kinder mit Störungen des Sozialverhaltens ohne gefühllos-unemotionale Persönlichkeitseigenschaften wiesen zwar auch deutlich mehr aggressives und delinquentes Verhalten auf als die nichtklinische Kontrollgruppe, erreichten aber nicht das Ausmaß an Dissozialität der Gruppe mit gefühllos-unemotionalen Persönlichkeitseigenschaften. Das isolierte Vorliegen dieser Persönlichkeitsmerkmale schien dagegen im Vergleich zur Kontrollgruppe nicht das Risiko für dissoziale Verhaltensprobleme zu erhöhen (Frick et al., 2005).

Somit tragen gefühllos-unemotionale Persönlichkeitsmerkmale besonders bei Kindern mit Störungen im Sozialverhalten maßgeblich zur Entwicklung persistenter und schwerer Formen dissozialen Verhaltens bei. Welche Wirkmechanismen und Prozesse hinter diesem Zusammenhang stehen, ist bislang jedoch unklar. Die Befunde machen aber deutlich, dass diese Gruppe durch eine besonders negative Entwicklungsdynamik gekennzeichnet ist (Salekin & Frick, 2005).

4.2.7 Bewertung und Nutzen der dargestellten Pfadmodelle

Der entscheidende Vorteil von Entwicklungspfadmodellen im Vergleich zu anderen Theorien abweichenden Verhaltens besteht darin, dass sie nicht einen einzelnen Prozess für die langfristige Entwicklung delinquenten und kriminellen Verhaltens annehmen, sondern vielmehr versuchen, Gruppen mit unterschiedlichen ätiologischen Verläufen zu differenzieren (vgl. Moffitt, 1993a; Loeber & Hay, 1997; Patterson & Yoerger, 1993). Damit werden Entwicklungspfadmodelle den oben beschriebenen Konzepten von Äqui- und Multifinalität (Cicchetti & Rogosch, 1996) besser gerecht als etwa die generellen Kriminalitätstheorien (vgl. Kap. 4.1.6). Annahmen und postulierte Verlaufsformen der vorgestellten Modelle der Arbeitsgruppen um Moffitt, Loeber und Patterson sind in Abbildung 4.18 abschließend noch einmal im Überblick dargestellt.

Selbstverständlich spiegeln diese Modelle nur ein grobes Bild der Verhältnisse wider. Zwar konnte in großangelegten Längsschnittuntersuchungen die Existenz der postulierten Verlaufsformen in den meisten Fällen bestätigt werden. Gleichwohl ergaben sich auch beträchtliche Anteile an Kindern und Jugendlichen mit dissozialem Verhalten, die nicht den angenommenen Entwicklungspfaden zugeordnet werden konnten (vgl. Moffitt et al., 2002; Patterson et al., 1998). So zeigten beispielsweise die meisten Studien, dass ein großer Teil (ca. 50%) von Kindern mit frühem dissozialem Verhalten keine persistenten Verhaltensstörungen über die Kindheit hinaus entwickelte (Patterson et al., 1998).

Moffitt, T. E.
nimmt zwei Entwicklungspfade an: Eine Gruppe mit dissozialem Verhalten über die Lebensspanne und eine mit auf das Jugendalter begrenztem dissozialen Verhalten

Loeber, R.
geht von drei Entwicklungspfaden aus: Eine Gruppe mit dissozialem Verhalten über die Lebensspanne, eine auf das Jugendalter begrenzte und eine mit spätem Einsetzen im Problemverhalten und bis ins Erwachsenenalter persistente Gruppe

Patterson, G. R.
nimmt zwei Typen an: Eine Gruppe mit frühem Einsetzen von dissozialem Verhalten in der Kindheit und eine Gruppe mit späterem Beginn in der Adoleszenz.

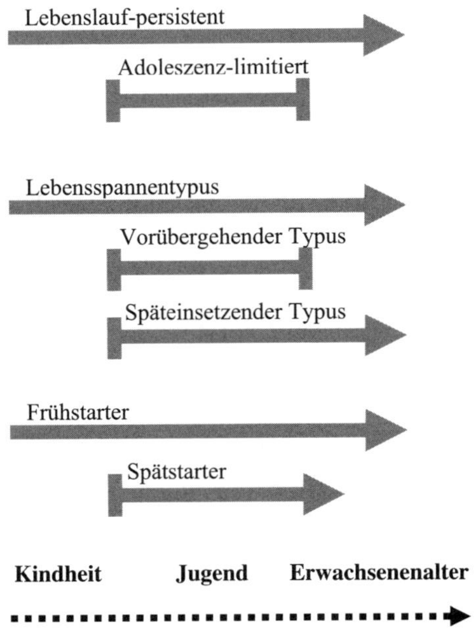

Abbildung 4.18: Drei Modelle dissozialer Entwicklungspfade

Trotz dieser Probleme haben die Modelle auf bedeutsame Weise zum Verständnis dissozialen Verhaltens bei Kindern und Jugendlichen beigetragen und liefern zahlreiche Implikationen für die Prävention und Intervention (vgl. Kap. 5). Aus diesem Grund sollen die wesentlichen Befunde noch einmal zusammengefasst werden.

- Verhaltensprobleme im Kindesalter scheinen unterschiedliche Formen dissozialen Verhaltens im Jugend- und Erwachsenenalter vorherzusagen. Von allen dargestellten Modellen wird ein Entwicklungspfad mit frühem Einsetzen des Problemverhaltens angenommen, der sich bis ins Erwachsenenalter fortsetzt (Loeber & Hay, 1997; Moffitt, 1993a; Patterson et al., 1992; Tremblay, 2000). Dieser Pfad wurde in zahlreichen Studien empirisch bestätigt (Moffitt & Caspi, 2001; Moffitt et al., 2002; Patterson et al., 1998). Er findet sich bei einer kleinen Anzahl von Personen, die etwa 5 bis 7% der männlichen Jugendlichen ausmacht und die für den größten Teil der (aggressiven) Straftaten im Erwachsenalter verantwortlich zu sein scheint (Moffitt, 1993a; 2006; Stattin & Magnusson, 1996; White, Bates & Buyske, 2001). Insbesondere physisch-aggressives Verhalten im Kindesalter weist dabei die höchste homo- und heterotypische Kontinuität auf (Broidy et al., 2003; Nagin & Tremblay, 1999). Bei Mädchen steht der Nachweis eines lebenslauf-persistenten Entwicklungspfades bislang jedoch noch aus (Moffitt & Caspi, 2001).

- Neben längerfristigen Auffälligkeiten scheint bei einigen persistent-dissozialen Kindern und Jugendlichen eine zunehmende Eskalation dissozialer Verhaltensweisen über den Entwicklungsverlauf vorzuliegen. Sowohl im Modell von Loeber und Hay (1997) als auch bei Patterson et al. (1989) wird eine eskalierende Entwicklung von leichten Formen der Dissozialität im Kindes- und frühen Jugendalter bis hin zu schweren Delikten im späten Jugend- und frühen Erwachsenenalter angenommen. Eine derartige Verschärfung dissozialer Probleme konnte in zahlreichen Studien bei Jungen und Mädchen gefunden werden (Broidy et al., 2003; Gorman-Smith & Loeber, 2005; Patterson et. al., 1998). Dennoch bleibt bislang unklar, wie viele Jungen und Mädchen derartig eskalierende Entwicklungssequenzen vollständig durchschreiten.

- Schon die vergleichsweise relativ hohe Prävalenz von dissozialem Verhalten im Jugendalter verdeutlicht, dass vor allem leichte Formen von Dissozialität im Jugendalter durchaus als normativ angesehen werden können. Auch Moffitts (1993a) Annahme einer zweiten Gruppe mit adoleszenz-limitiertem Problemverhalten konnte zumindest in Bezug auf leichte Delinquenz, weniger jedoch bei aggressivem Verhalten, in den meisten empirischen Untersuchungen bestätigt werden (z.B. White et al., 2001). Diese Gruppe unterscheidet sich von persistent-dissozialen Jugendlichen nicht nur in der Schwere des Problemverhaltens sondern auch durch eine geringere Anzahl von Risikofaktoren (White et al., 2001).

- Die Tatsache, dass 50% der Straftäter im Erwachsenenalter nicht den lebenlauf-persistenten oder adoleszenz-limitierten Verlaufsformen zugeordnet werden können (Loeber & Hay, 1997), lässt es sinnvoll erscheinen, Moffitts (1993a) Gruppen um eine weitere zu ergänzen, nämlich um die von Loeber und Stouthamer-Loeber (1998) oder Patterson et al. (1989) angenommenen Spätstarter. Diese Gruppe zeichnet sich dadurch aus, dass sie wahrscheinlich aufgrund der Akkumulation negativer Konsequenzen delinquenten Verhaltens und den damit beeinträchtigten Zukunftschancen auch bis ins Erwachsenenalter hinein dissoziales Verhalten zeigt. Für eine solche Gruppe liegt auch eine hinreichende empirische Unterstützung vor (z.B. Loeber & Hay, 1997; Moffitt et al., 2002; White et al., 2001).

- Die Einteilung in aggressive und nichtaggressive Verlaufsformen dissozialen Verhaltens nach Loeber und Hay (1997) erfordert eine differenzierte Betrachtung der Entwicklungsverläufe. Zu Recht weisen Lösel und Bender (2003) darauf hin, dass man verschiedene Formen dissozialen Verhaltens im Rahmen der entwicklungspsychopathologischen Forschung spezifizieren muss. Die empirischen Untersuchungen unterstützen ebenfalls die Annahme, dass den verschiedenen Formen dissozialen Verhaltens unterschiedliche Entwicklungsprozesse zu Grunde liegen (Barnow, Lucht & Freyberger, 2005; Frick, 1998; Henry, Tolan, Gorman-Smith, 2001; Lahey & Loeber, 1994). Insbesondere physisch-aggressivem Verhalten scheint dabei eine besondere Rolle zuzukommen (Broidy et al., 2003). Während aggressives Verhalten eher mit biologischen Risikofaktoren, negativen Erziehungsumwelten und frühem Beginn (early-starter) in Zusammenhang steht, liegen die Ursachen von nichtaggressiver Dissozialität eher in den negativen Einflüssen delinquenter Peergruppen (Gorman-Smith & Loeber, 2005; Moffitt & Caspi, 2001; Patterson et al., 1989).

5 Psychologische Prävention und Intervention

5.1 Grundlagen der Prävention und Intervention

5.1.1 Modelle der Prävention und Intervention

Unter psychologischer Prävention und Intervention kann der systematische, das heißt der theoretisch und empirisch begründete Versuch verstanden werdem, mit psychologischen Mitteln Kompetenzen zu stärken, Risiken abzuschwächen oder sich bereits anbahnende Negativentwicklungen zu unterbrechen, um das Auftreten dauerhafter psychischer Probleme und Störungen zu verhindern und damit zu einer gesunden Entwicklung von Kindern und Jugendlichen beizutragen (Brandtstädter & von Eye, 1982; Coie et al., 1993; Perrez, 1994, 1998). Psychologische Präventions- und Interventionsmaßnahmen lassen sich unterschiedlich klassifizieren. In einem älteren Modell hat Caplan (1964) die bekannte Unterscheidung zwischen *primärer Prävention* (Maßnahmen, die dem vor dem Auftreten von psychischen Problemen einsetzen), *sekundärer Prävention* (therapeutische Interventionen, die psychische Probleme in ihrem Schweregrad mildern oder gänzlich aufzuheben versuchen) und *tertiäre Prävention* (Vermeidung oder Abschwächung von unerwünschten Folgen psychischer Probleme oder Erkrankungen) vorgenommen. Diese Einteilung wurde allerdings aus verschiedenen Gründen kritisiert, vor allem weil der Präventionsbegriff in diesem Modell sehr weit gefasst wird und auch therapeutische (kurative) und rehabilitative Konzepte einschließt.

In Anlehnung an Gordon (1983) haben Muñoz, Mrazek und Haggerty (1996) ein anderes, wenngleich nicht gänzlich unterschiedliches Ordnungssystem vorgestellt. Im Unterschied zu Caplan (1964) wird der Begriff der Prävention danach auf jene Maßnahmen beschränkt, die vor dem Auftreten eines bestimmten Problems einsetzen. Dabei wird zunächst zwischen universeller (universal) und gezielter (targeted) Prävention unterschieden. *Universelle Prävention* richtet sich an Adressaten, die keine Form von Auffälligkeiten zeigen und kein erhöhtes Risiko für Verhaltensprobleme aufweisen. *Gezielte Prävention* richtet sich an bestimmte Zielgruppen und fasst selektive und indizierte Maßnahmen zusammen. *Selektive Prävention* bezieht sich auf die Arbeit mit Risikogruppen, die durch eine höhere Wahrscheinlichkeit für die Entwicklung psychischer Probleme gekennzeichnet sind. *Indizierte Prävention* richtet sich an Personen, die bereits Vorläuferprobleme oder geringe Ausprägungen eines Problems aufweisen. Von diesen Formen werden klassische kurative Behandlungsformen für klinisch auffällige Personen (*Therapie*) und die Rückfallprophylaxe und Nachsorge (*Rehabilitation*) abgegrenzt (vgl. Abbildung 5.1).

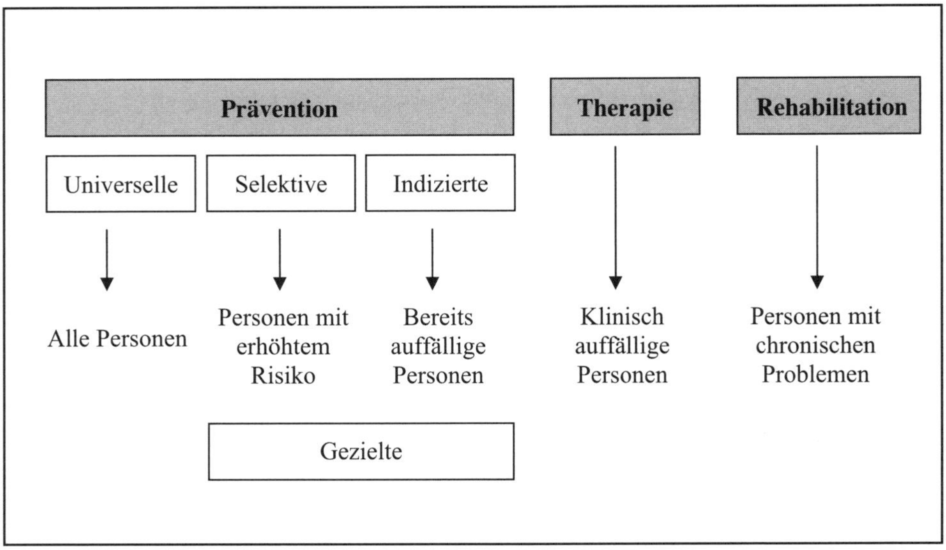

Abbildung 5.1: Übersicht zu Klassifikation und Zielgruppen der Prävention und Intervention

Andere Klassifikationen (z.B. die in der Kriminologie verbreitete Unterscheidung zwischen *General- und Spezialprävention*) beziehen sich partiell auf die genannten Ordnungsgesichtspunkte (vgl. Beelmann, 2000) oder betreffen weiterführende Fragen, zum Beispiel den Ansatzpunkt von Präventions- und Interventionsmaßnahmen. Dabei können *personen-* und *umweltorientierte* Konzepte unterscheiden werden (Perrez, 1994, 1998). Während eine personenorientierte Maßnahme darauf abzielt, individuelles Verhalten zu ändern bzw. individuelle Kompetenzen zu fördern, richten sich umweltbezogene Präventionen auf die Veränderungen im sozialen Kontext der Indexperson. Letztere können dabei von *Verhaltensänderungen* bei Personen im sozialen Nahraum (z.B. Elternprogramme zur Vermeidung kindlicher Auffälligkeiten) bis hin zu gesellschaftspolitischen Maßnahmen makrosystemischer Natur variieren (gelegentlich auch als *Verhältnisänderung* bezeichnet). Bloom (1996) berücksichtigt neben einer Unterscheidung zwischen individueller, sozialer und umweltbezogener Prävention zudem auch die Zielorientierung von Präventions- und Interventionsmaßnahmen, wobei er zwischen *Kompetenzorientierung* einerseits und *Defizitorientierung* andererseits differenziert. Diese Unterscheidung korrespondiert mit der in Kapitel 4 vorgenommenen Unterscheidung zwischen risikoförderlichen und protektiven Entwicklungsprozessen bzw. pathogenetischen vs. salutogenetischen Vorstellungen der menschlichen Entwicklung und Fehlentwicklung (vgl. Bender & Lösel, 1999).

Betrachtet man die genannten Ordnungsdimensionen mehrdimensional, so können präventive und interventive Maßnahmen folgendermaßen klassifiziert werden: (1) *Zieldimension:* Defizit- vs. Kompetenzorientierung, d.h. Orientierung an der Aufhebung oder Verhinderung vermeintlicher oder tatsächlicher Verhaltensdefizite und sozialer Stressoren vs. Orientierung an Kompetenzförderung, Gesundheitsförderung, optimaler Entwicklung; (2) *Interventionsstrategie:* Universelle, selektive oder indizierte Prävention, Therapie oder Rehabilitation (vgl. oben) und (3) *Adressaten* auf einer letztlich kontinuierlichen Dimension von einer reinen Personen- bis reinen

Umweltorientierung (Verhaltens- vs. Verhältnisprävention). Selbstverständlich handelt es sich bei dieser Strukturierung vor allem um eine analytische Trennung von Interventionsebenen und -zielen, deren Zweck in der Veranschaulichung der Anwendungsfelder psychologischer Präventions- und Interventionsmaßnahmen besteht. Ihnen liegen zwar jeweils spezifische inhaltliche Orientierungen zu Grunde, dennoch können konkrete Maßnahmen selbstverständlich gleichzeitig mehrere Ebenen und Anwendungskontexte bedienen. Darüber hinaus lassen sich allgemeine Voraussetzungen nennen, die für alle präventiven und interventiven Maßnahmen gelten.

5.1.2 Voraussetzungen und wissenschaftliche Fundierung

Präventives und interventives psychologisches Handeln bei Kindern und Jugendlichen gründet zunächst auf der Vorstellung, dass die Förderung einer gesunden Entwicklung, die Vermeidung problematischer Entwicklungsverläufe und die frühzeitige Behandlung psychischer Probleme aus gesellschaftspolitischen, sozialen, individuellen, ethischen und nicht zuletzt finanziellen Gründen einer späteren Behandlung oder Rehabilitation Erwachsener vorzuziehen ist (vgl. Farrington & Coid, 2003; Weissberg, Kuster & Gullotta, 1997; Welsh & Farrington, 2006). Diese Argumentation kann jedoch wissenschaftlich nicht allein mit „guten Absichtserklärungen" untermauert werden. Vielmehr bedarf es spezifischer Voraussetzungen, damit psychologische Prävention und Intervention den genannten Aufgaben gerecht werden kann. In Anlehnung an Beelmann (2000, 2007b) sind dabei mindestens fünf Aspekte von Bedeutung:

- *Empirische Legitimation und normative Begründung von Zielen*

Da professionelles psychologisches Handeln auf die Veränderung menschlichen Verhaltens und Erlebens ausgerichtet sind, stellen sich zunächst verschiedenen Fragen der grundsätzlichen Legitimation des Handelns und der Begründung von Interventionszielen. Erstens müssen epidemiologische Argumente (Häufigkeiten von Verhaltensproblemen, Prävalenzraten von abweichendem Verhalten etc.) vorgebracht werden, um überhaupt ein definierbares Problem oder ein Anliegen zu formulieren, dass interventive Handlungen rechtfertigen würden. Zweitens muss die Indikation *psychologischer* Präventions- und Interventionsmaßnahmen in Abgrenzung von anderen Handlungsstrategien verdeutlicht werden. Je nach Anwendungsfeld liegen auch nichtpsychologische Alternativen wie etwa juristische, sozial-politische, bildungsbezogene oder auch medizinische Maßnahmen vor, die möglicherweise wirksamer und effizienter zur Lösung der Probleme beitragen können. Drittens stellt sich (bei positiver Indikation psychologischer Maßnahmen) die Frage, welche *spezifischen Präventions- und Interventionsstrategien* verfolgt werden sollen. Aus der oben genannten Klassifikation ergibt sich beispielsweise die Frage, ob ein konkretes Programm als universelle oder gezielte Präventionsstrategie zu gestalten ist oder psychotherapeutische Verfahren eine bessere Handlungsstrategie darstellen. Diese Entscheidung ist keineswegs im Sinne eines „*Vorbeugen ist besser als heilen*" selbstevident, da eine begründete Auswahl sowohl von Ergebnissen vergleichender Evaluationen abhängig ist und eine ganze Reihe von grundlegenderen Überlegungen anzustellen sind (vgl. Tabelle 5.1).

Nach Offord, Kraemer, Kazdin, Jensen und Harrington (1998) liegt beispielsweise ein Nachteil universeller Präventionsstrategien in der Schwierigkeit, die Öffentlichkeit vom Nutzen der Maßnahmen zu überzeugen, da die Verfahren mit relativ hohen Kosten verbunden sind, weil alle Personen einer definierten Population erreicht werden sollen. Darüber hinaus wird primär jene Klientel angesprochen, die ohnedies dem geringsten Risiko für eine Fehlentwicklung unterliegt. Gezielt präventive oder therapeutische Strategien sind dagegen besser auf die spezifischen Bedürfnisse bestimmter Personengruppen zugeschnitten. Für eine geeignete Auswahl von Zielpersonen ist jedoch spezifisches Wissen über die Existenz der Risiken sowie deren Vorhersagekraft im Hinblick auf die weitere Entwicklung notwendig. Zudem können durch Auswahlprozesse Stigmatisierungseffekte auftreten, die wiederum bei universellen Strategien vermieden werden können (vgl. Tabelle 5.1).

Tabelle 5.1: Vor- und Nachteile verschiedener Interventionsstrategien (nach Offord et al., 1998)

Interventionstyp	**Vorteile**	**Nachteile**
Universelle Prävention	• Alle potentiell Gefährdeten werden erreicht • Relativ geringe Eingriffsintensität • Geringe Stigmatisierungseffekte • Frühe Reaktion auf Probleme	• Kostenintensiv (wg. großer Anzahl von Personen) • Große Anzahl von Personen haben Intervention nicht nötig • Gefahr einer Pathologisierung der Bevölkerung • Schwer, alle Mitglieder einer Population zu erreichen (aber: Kindergarten, Schule)
Gezielte Prävention Therapie Rehabilitation	• Zuschnitt auf besonders bedürftige Gruppen • Spezifischere Hilfen möglich • Relativ preiswert	• Differenzierte Erkenntnisse über Risikofaktoren und Entstehungsbedingungen sind nötig • Zuverlässige Auswahlprozeduren (Screeningverfahren) sind nötig • Mögliche Stigmatisierungseffekte • Hohe Eingriffsintensität und zum Teil sehr hoher Aufwand • Relativ späte Hilfen • Implementationsprobleme bei Risikogruppen (selektive Inanspruchnahme, Abbruchraten)

Eine weitere Kernvoraussetzung zur empirischen Begründung psychologischer Prävention und Intervention ist die (relativ) zuverlässige *Prognose von Entwicklungsverläufen* (Brandtstädter & von Eye, 1982). Vor allem bei präventiven Maßnahmen hängt die Legitimation professionellen Handelns entscheidend von der Frage ab, was ohne Einsatz von Interventionen im weiteren Entwicklungsverlauf passiert, da das

Handeln zunächst ohne ein erkennbares Problem initiiert wird. Daher müssen Daten zur Prävalenz eines Problems durch Angaben zur dessen Stabilität im Entwicklungsverlauf und ggf. auch zur sukzessiven Verschärfung oder zur Negativdynamik von Entwicklungsverläufen ergänzt werden. Schließlich müssen fünftens, Ziele von Interventionsmaßnahmen spezifiziert und vor allem im Hinblick auf ihre normativen Anteile offen gelegt werden. Diese Anforderungen sind nur auf den ersten Blick einfach zu erfüllen, da formale Zielsetzungen letztlich nicht nur logischen Kriterien der Ableitung aus (psychologischen) Theorien, sondern auch wertgeladenen Modellen von der optimalen Gestaltung menschlicher Entwicklungen und gesellschaftlichen Vorstellungen von der Fürsorgepflicht innerhalb menschlicher Lebenssysteme entsprechen. Dennoch oder besser: gerade deshalb bedarf es nach Brandtstädter und von Eye (1982) einer möglichst rationalen bzw. zumindest nachvollziehbaren Begründung von Präventions- und Interventionszielen (vgl. auch Greve, 1993). Neben dieser normativen Verpflichtung, hat sich darüber hinaus gezeigt, dass die Durchführungsqualität von Präventions- und Interventionsmaßnahmen und damit auch deren Wirksamkeit in entscheidendem Maße von Werthaltungen und Einstellungen der beteiligten Personen abhängig ist (vgl. Greenberg, 2004). Aus diesem Grund muss es im genuinen Interesse der Programmbetreiber liegen, ggf. vorhandene normative Differenzen in den Zielsetzungen offen zu legen und durch Diskussion zu minimieren.

- *Entwicklungstheoretische Begründung*

Das grundlegende Ziel jedweder psychologischen Intervention liegt in der *Veränderung* menschlichen Verhaltens und Erlebens. Mit dieser allgemeinen Ausrichtung können Interventionsmaßnahmen von allgemeinen entwicklungspsychologischen Theorien in großem Maße profitieren. Denn diese Theorien vermitteln ein grundlegendes Verständnis dafür, nach welchen Prinzipien sich Entwicklungen (oder intraindividuelle Veränderungen) vollziehen. Mit anderen Worten: Entwicklungstheorien beschreiben und erklären genau jene Prozesse, die in Interventionen eingeleitet werden sollen. Vor diesem Hintergrund haben sich zum Beispiel transaktionale, ökologische oder dynamisch-kontextuelle Entwicklungstheorien für die Gestaltung und Ausrichtung von Interventionsmaßnamen als heuristisch sinnvoll erwiesen (vgl. Bond & Hauf, 2004; Lerner, 2001; Lerner & Damon, 1998; Sameroff & Fiese, 2000).

Beispielsweise können Entwicklungsprozesse nach dem transaktionalen Modell von Sameroff und Fiese (2000) als das Resultat von fortlaufenden Rückkopplungsprozessen zwischen der biologischen Ausstattung (Genotyp), den individuellen Verhaltensausprägungen (Phänotyp) und der sozialen Umwelt (environtyp) beschrieben werden, wobei letzteres sich mit Bezug auf das ökologische Modell von Bronfenbrenner (1979; Bronfenbrenner & Ceci, 1994) als Konglomerat individueller, familiärer und gesellschaftlicher Faktoren begreifen lässt. Transaktionale Entwicklungsmodelle stellen somit eine sinnvolle Integration biologischer (reifungsorientierter), sozialer und handlungstheoretischer Entwicklungsmodelle dar, auf die sich auch das vorgestellten kumulative Entwicklungsmodell dissozialen Verhaltens in signifikanter Weise bezieht (vgl. Kap. 4.1.7). Für die Interventionsentwicklung und -planung sind sie insofern nützlich, als die relative Bedeutung der drei Einflussebenen altersbezogenen Veränderungen unterliegt. Wesentliche Veränderungen ergeben sich zum Beispiel durch den systematischen Anstieg selbstgesteuerter Entwicklungsregulationen im Laufe der Entwicklung, während in gleichem Maße sozial und biologisch gesteuerte Prozesse stärker relativiert werden (Brandtstädter & Greve, 1994). Umwelteinflüsse unterliegen mit zunehmendem Lebensalter größeren Schwankungen, die mit der Ausweitung der sozialen Systeme (Kindergarten, Schule, Freunde), in denen das Kind interagiert, zu tun haben. Mit dieser Ausweitung der sozialen Systeme ist eine grundsätzlich fallende Bedeutung familiärer Sozialisationssysteme verbunden (Harris, 1995); zudem wird der Wechsel in andere Ökosysteme (ökologische Übergänge) als Folge von Entwicklungsprozessen und als Initialzündung für neue Entwicklungen begriffen (vgl. Kap. 4.1.4; Bronfenbrenner, 1979). Aus diesen Annahmen ergeben sich verschiedene Konsequenzen für die Prävention und Intervention, die zum Beispiel mit der Bedeutung, denen die Stärkung von Selbstregulationsprozessen in Interventionen zukommen sollen, sowie der Nutzung von ökologischen Übergängen als Phasen erhöhter Ansprechbarkeit von Veränderungen zusammenhängen. Diese Überlegungen zeigen, dass sich die Vorstellung eines durch komplexe Wechselwirkungsprozesse gekennzeichneten Entwicklungsverlaufs als theoretische Leitorientierung nicht nur für die Entstehung, sondern auch für die Prävention und Intervention in besonderer Weise eignet (Coie et al., 1993; Sroufe, 1997).

- *Formulierung einer Programmtheorie*

Zur wissenschaftlichen Fundierung von Präventions- und Interventionsmaßnahmen en ist es selbstverständlich von großer Bedeutung, die Inhalte des Programms theoretisch abzuleiten. Dabei geht es vor allem um die Erklärung von Fehlentwicklungen, die verhindert oder behandelt werden sollen (d.h. um ätiologische Modelle), und um die präventiven und interventiven Möglichkeiten, die sich aus diesen Annahmen und Theorien ergeben. In diesem Zusammenhang spielen die in Kapitel 4 dargestellten entwicklungspsychopathologischen Erkenntnisse eine tragende Rolle. Es ist unmittelbar nachzuvollziehen, dass aus dem Wissen über die Wirkung und Wirkungsweise von Risiko- und Schutzfaktoren, dem Verlauf von Entwicklungspfaden oder den dargestellten ätiologischen Theorien, Hinweise zur inhaltlichen Gestaltung von Präventions- und Interventionsmaßnahmen abzuleiten sind. Inwieweit sich bestehende Konzepte auf diese Erkenntnisse beziehen, wird in den Kapiteln 5.2 bis 5.5 eingehend zu erörtern sein. Grundsätzlich ergeben sich jedoch auch Ableitungsprobleme. So sollten sich Interventionen nicht auf Risikofaktoren der Entwicklung per se beziehen, sondern allein auf jene, die sich verändern lassen (vgl. Unterscheidung zwischen *feste* und *variable* Risikomerkmale in Kap. 4.1.1). Des Weiteren ist vermutlich der Bezug zu empirisch bestätigten Schutzfaktoren heuristisch sinnvoller, weil die Merkmale per definitionem zu einer Verringerung des Risikos unter Belastung beitragen und insofern das Handlungsrepertoire und die Bewältigungskompetenzen erweitern und nicht nur das Risikopotential verringern (vgl. auch Petermann & Schmidt, 2006). Diese und andere Überlegungen zeigen, dass es durch empirisch gestütztes Vorwissen zu einer verbesserten Gestaltung von Interventionsmaßnahmen kommen kann.

- *Begründete Konzeption der Interventionsdurchführung*

Die bislang dargestellten theoretischen Aspekte der Prävention und Intervention reichen insofern nicht aus, als für die Umsetzung von Maßnahmen noch eine Reihe weiterer Faktoren von Bedeutung sind, die sich auf die konkrete Durchführung und die Durchführungsbedingungen der Intervention beziehen. Derartige Überlegungen betreffen somit das *Wie* einer Interventionsmaßnahme, für das eine Reihe von relevanten Merkmalen genannt werden können. Dazu gehören das „Timing" oder der altersbezogene Beginn einer Intervention, seine Intensität oder die didaktische und methodische Gestaltung. Zudem werden die Kompetenz und das Engagement der Trainer und Therapeuten sowie die Motivation und Veränderungsbereitschaft der Klientel von wichtiger Bedeutung für die Umsetzung und Wirksamkeit von Maßnahmen sein. Schließlich ist für eine fundierte Interventionsdurchführung auch die Spezifikation der notwendigen Rahmenbedingungen von Bedeutung, in denen die Maßnahmen stattfinden sollen. Diese und andere Merkmale kennzeichnen vor allem die pädagogische Dimension von Präventions- und Interventionsmaßnahmen, deren Bedeutung in der Interventionsforschung bislang unterschätzt, aber in den letzten Jahren häufig zum Gegenstand empirischer Untersuchungen wurde, insbesondere im Kontext des Transfers von Interventionskonzepten in praktisch relevante Settings (vgl. z.B. Payne, Gottfredson & Gottfredson, 2006).

- *Empirische und praktische Bewährung*

Eine gute theoretische Fundierung der Programme kann allerdings keine praktischen Erfolge garantieren, und umgekehrt ist eine wirksame Prävention und Intervention nicht unbedingt von der Qualität der zu Grunde gelegten theoretischen Annahmen abhängig. Effektives Handeln lässt sich auch ohne Wissen darüber, warum etwas effektiv ist, umsetzen (Brandtstädter & von Eye, 1982). Theoretische Annahmen sind somit weder notwendige noch hinreichende Bedingungen für einen Erfolg von Präventions- und Interventionsmaßnahmen. Aus diesem Grund ist eine systematische, das heißt nach wissenschaftlichen Kriterien durchgeführte Evaluierung zwingende Voraussetzung für eine evidenz-basierte Fundierung der Konzepte. Nach Flay et al. (2005) umfasst dies:

- die nachgewiesene Wirksamkeit in methodisch hochwertigen Untersuchungen, die von mindestens zwei unabhängigen Forschergruppen durchgeführt wurden (*efficacy*),
- die nachgewiesene Wirksamkeit in praktisch repräsentativen Settings (*effectiveness*) und
- Überlegungen und Maßnahmen zur Verbreitung und Implementation der Programme in soziale Versorgungssysteme (*dissemination*).

Für die Analyse und integrative Bewertung konkreter Präventions- und Interventionsansätze dienen heute vor allem Ergebnisse aus Meta-Analysen (vgl. Beelmann & Bliesener, 1994; Lipsey & Wilson, 2001), in denen der Kenntnisstand zu einem Interventionsbereich möglichst umfassend und in einer quantitativ orientierten Weise zusammengefasst wird. Die in Meta-Analysen ermittelten Effektstärken dienen der summarischen Bewertung der Maßnahmen und spielen für die folgende Darstellung zu Präventions- und Interventionsmaßnahmen eine wichtige Rolle. Aus diesem Grund gibt die folgende Tabelle 5.2 eine kurze Übersicht zur Interpretation von Effektgrößen in Meta-Analysen mit Bezug auf Cohens (1988) Einteilung in kleine, mittlere und große Effekte einschließlich entsprechender statistischer Interpretationshilfen (vgl. auch Lipsey & Wilson, 2001).

Tabelle 5.2: Statistische Interpretationshilfen von Effektstärken in Meta-Analysen

Effekt nach Cohen (1988)	*d*	*r*	*U3*	*OR*	VBR
Klein	0.20	.10	57.9	1.5	10
Mittel	0.50	.24	69.1	2.5	24
Groß	0.80	.37	78.8	4.3	37

Anmerkungen: *d* = klassische Effektstärke als standardisierten Differenzmaß zwischen zwei Gruppen (Behandlungs- vs. Kontrollgruppe), *r* = Pearson Produkt-Moment-Korrelation, *U3* = Verteilungsparameter, der den Anteil der behandelten Gruppe angibt, die besser als der durchschnittlich Proband der Kontrollgruppe ist, *OR* = Odds Ratio (Faktor, um den die Verbesserungschancen der Behandlungsgruppe steigt), VBR = Verbesserungsrate (prozentuale Erhöhung der Verbesserungschancen in der Behandlungsgruppe nach *Binominal Effect Size Display*, vgl. Lipsey & Wilson, 2001).

5.2 Übersicht zu Präventions- und Interventionsansätzen

Wie bereits in den Kapiteln 3 und 4 dargelegt wurde, sind dissoziale Verhaltensprobleme über die gesamte Spanne des Kindes und Jugendalters weit verbreitet. Die Forschungen zur Stabilität und Entwicklungsdynamik des Problemverhaltens machen zudem deutlich, dass derartige Verhaltensmuster einem großen Risiko unterliegen, sich im Entwicklungsverlauf zu verfestigen. Beides – die hohe Prävalenz und die relativ hohe Stabilität der Probleme – sind zentrale Gründe dafür, dass Möglichkeiten der frühen Prävention und Intervention international und im deutschen Sprachraum verstärkt diskutiert und untersucht wurden (vgl. Cierpka, 2005; Farrington & Coid, 2003; Hahlweg, Döpfner & Heinrichs, 2006; Jimmerson & Furlong, 2006; Loeber & Farrington, 1998, 2001; Peters & McMahon, 1996; Sherman, Farrington, Welsh & MacKenzie, 2002; Welsh & Farrington, 2006). Heute liegen zahlreiche Präventions- und Interventionsmodelle mit unterschiedlicher fachwissenschaftlicher Verortung (Psychologie, Medizin, Pädagogik, Sozialarbeit und Sonderpädagogik, Gesundheitswissenschaften, Kriminologie) und unzählige Programme und Initiativen auf unterschiedlichen Interventionsebenen mit jeweils divergenten Inhalten und Methoden vor (Bundeskriminalamt, 2004; Fröhlich-Gildhoff, 2006). Diese Vielfalt ist auch das Resultat der vermeintlich geringen Wirksamkeit der Behandlung und Rehabilitation bereits krimineller und gewalttätiger Jugendlicher und Erwachsener (vgl. Kapitel 6). In der Tat scheint es in diesem Bereich im Vergleich zu anderen psychischen Problemen und Störungen besonders schwierig zu sein, positive Veränderungen zu erzielen und Rückfälle zu vermeiden (vgl. Lipsey & Wilson, 1998; Lösel, 1995). Die durchschnittlichen Effekte liegen selbst bei den wirksamsten Programmen allenfalls im moderaten Bereich und unterstützen das Argument einer frühen Prävention negativer Entwicklungsprozesse.

In Anlehnung an Lösel (2004a) können drei Präventions- und Interventionsebenen in Bezug auf dissoziales Verhalten von Kindern und Jugendlichen unterschieden werden: (1) Sozial-, bildungs-, familien- und gesundheits*politische* Maßnahmen, deren Ziel vor allem in der Reduktion gesellschaftlich relevanter Risikofaktoren liegt (z.B. Reduktion von Armut und Arbeitslosigkeit; Verbesserung von Bildungschancen und der Gesundheitsvorsorge bei sozialen Problemgruppen), (2) *polizeiliche und juristische* Maßnahmen, die überwiegend auf die Veränderung und Kontrolle situativer Faktoren der Delinquenz und eine konsequente strafrechtliche Sanktionierung ausgerichtet sind (z.B. reduzierte Gelegenheit zur Devianz, höhere Kontrolle im sozialen Nahraum und in den Medien) sowie (3) eine große Palette *psychologisch-pädagogischer* Maßnahmen, die am Verhalten und den psychosozialen Bedingungen des Problemverhaltens ansetzen (vgl. Tabellen 5.3 und 5.4).

Tabelle 5.3: Übersicht zu Maßnahmen der Prävention und Intervention bei dissozialen Verhaltensproblemen (modifiziert nach Lösel, 2004a)

Interventionsebene	**Beispiele für präventive und interventive Maßnahmen**
Sozial-, bildungs-, familien- und gesundheitspolitische Maßnahmen	Maßnahmen zur Reduktion von Armut und Arbeitslosigkeit, verbesserte Bildungsmöglichkeiten und Gesundheitsversorgung, gesetzlicher Anspruch auf Betreuungsangebote
Polizeiliche und juristische Maßnahmen	Konsequenter Jugendschutz, hohe Aufklärungsraten bei Straftaten, reduzierte Verfügbarkeit von Waffen, Einsatz szenekundiger Beamte, Möglichkeiten der technischen Kriminalprävention (z.B. Videoüberwachung), verstärkte Kontrolle von Gewalt in Medien
Psychologisch-pädagogische Maßnahmen	Systematische soziale Förderung von Kindern und Jugendlichen, Lehrerbildung, Elterntrainingsprogramme; strukturierte Freizeitpädagogik und attraktive Jugendangebote; Aufklärungs- und Medienkampagnen gegen Gewalt

Wir wollen uns im weiteren Verlauf weitgehend auf die Darstellung der psychologisch-pädagogischen Maßnahmen beschränken. Soweit sich die Vorschläge auf die Rehabilitation straffälliger Jugendlicher beziehen, werden wir in Kapitel 6 auch auf andere Konzepte eingehen (z.B. zum Täter-Opfer-Ausgleich). Zur Diskussion politischer, polizeilicher und juristischer Präventionsmaßnahmen sei dagegen auf weiterführende Darstellungen verwiesen (Bliesener, 2008; Bundeskriminalamt, 2004; Lösel, 2004a,b; Welsh & Farrinton, 2006). Aber bereits auf psychologisch-pädagogischer Ebene sind die Maßnahmenvorschläge vielfältig. Die Palette reicht von Aufklärungsprogramme für junge Mütter über soziale Trainingsprogramme für Kinder in der Schule und systematische sonderpädagogische Frühförderung für Familien aus dem Multi-Problem-Milieu, sozial- und medienpädagogischen Maßnahmen, umfassenden multisystemischen Interventionen oder pädagogische Maßnahmen des Opferschutzes (vgl. Tabelle 5.4).

Tabelle 5.4: Übersicht zu psychologisch-pädagogischen Maßnahmen in der Prävention und Intervention dissozialer Verhaltensprobleme (nach Lösel, 2004a, vgl. auch Bliesener, 2008)

Zielgruppe / Setting	**Maßnahme**
Kindergarten	Systematische soziale Förderung, vernetzte Diagnose- und Förderangebote
Schule	Soziale Trainingsprogramme, kooperative Lernformen, Lehrer- und Erziehertrainings, schulische Antigewaltprogramme
Peer-Gruppe / Freizeit	Strukturierte Freizeitpädagogik; Erlebnispädagogik; attraktive Jugendangebote in Kirche und Vereinen
Jugend- und Familienhilfe	Elterntrainingsprogramme, niederschwellige Beratungsangebote
Opferbezogene Maßnahmen	Systematisches Opfertraining
Gesundheitswesen	Aufklärungs- und Bildungsprogramme für junge Mütter, psychotherapeutische Angebote für Kinder und Familien
Gemeinde	Integrierte Nachbarschaften, Vermeidung von Verwahrlosung, Stadtteilarbeit

Die Vielfalt der Programminitiativen ist vor allem ein Resultat unterschiedlicher Annahmen über die Ursachen dissozialer Verhaltensprobleme, spiegelt aber auch die unterschiedliche fachwissenschaftliche Verortung der Maßnahmen wider. Wir möchten uns im Folgenden auf jene Ansätze beschränken, die sich einerseits in einem signifikanten Maße auf die dargestellte entwicklungspsychopathologische Forschung beziehen und für die andererseits eine nennenswerte Evaluationsforschung vorliegt. Nach Kazdin (1998) trifft dies auf drei Gruppen von Präventions- und Interventionsmaßnahmen in diesem Bereich zu (vgl. auch Beelmann, 2006; Brestan & Eyberg, 1998; Southam-Gerow & Kendall, 1997; Wassermann & Miller, 1998):

- Soziale Trainingsprogramme für Kinder (Kap. 5.3).
- Behaviorale Elterntrainingsprogramme (Kap. 5.4).
- Umfassendere multimodale Präventions- und Interventionskonzepte, wobei kombinierte Eltern-Kind-Programme, familienorientierte Frühinterventionen sowie umfassende schulische Präventions- und Interventionsmaßnahmen zu unterscheiden wären (Kap. 5.5).

5.3 Soziale Trainingsprogramme für Kinder

5.3.1 Allgemeine Beschreibung

Trainingsprogramme zur Förderung der sozialen Kompetenz sind zur Prävention und Intervention dissozialer Verhaltensprobleme oft eingesetzt worden. Ihr Ziel ist die Kompensation von Defiziten in den sozialen Fertigkeiten. Sie setzten damit an einen wiederholt belegten Risikofaktor dissozialen Verhaltens an (vgl. Kap. 4.1.3). Heute liegen eine Reihe manualisierter Programme für unterschiedliche Altersgruppen, mit unterschiedlichem Umfang und unterschiedlichen inhaltlichen Schwerpunkten vor (Merrell & Gimpel, 1998; Spence, 2003; Topping, Holmes & Bremner, 2000). Typischerweise werden die Programme jedoch mit einer begrenzten Anzahl von 10 bis 20 Sitzungen und im Gruppenformat durchgeführt, in denen Verhaltensübungen, die Bearbeitung hypothetischer Konfliktsituationen und der Umgang mit negativen Gefühlen im Vordergrund stehen.

Theoretisch beziehen sich soziale Trainingprogramme zumeist auf Banduras (1977) Arbeiten zur sozialen Lerntheorie und verfolgen entsprechend das strukturierte und schrittweise Lernen kognitiver und verhaltensbezogener Aspekte sozial kompetenten Verhaltens. Wie bereits in Kap. 4.1.3 ausgeführt wurde, kann soziale Kompetenz als Sammelbegriff von Einzelfertigkeiten verstanden werden, die zu einer gelungenen Anpassung an soziale Regeln und Normen sowie gleichzeitig sozial akzeptierten Durchsetzung eigener Interessen und Bedürfnisse führt (Kanning, 2002). Dazu gehören zum Beispiel Fertigkeiten zum Aufbau von Freundschaftsbeziehungen und die Fähigkeit, eigene Emotionen zu regulieren (z.B. Frustrationen zu bewältigen) oder um Hilfe und Unterstützung zu bitten (Caldarella & Merrell, 1997). Gemäß dieser breiten Zielsetzung eignen sich die Verfahren nicht nur zur Prävention und Behandlung dissozialer Verhaltensprobleme, sondern auch zur Anwendung bei anderen Problemen im Sozialverhalten, zum Beispiel bei sozial zurückgezogenem Verhalten oder intellektuell behinderten Kindern und Jugendlichen (vgl. Beelmann, Pfingsten & Lösel, 1994; Jerusalem & Klein-Heßling, 2002).

Historisch können soziale Trainingsprogramme mit eher verhaltensorientierten und eher sozial-kognitiven Schwerpunkten unterschieden werden (vgl. Beelmann et al., 1994), in denen – je nach Alter der Kinder und Jugendlichen – verschiedene Interventionstechniken genutzt werden (z.B. Modelllernen, Rollenspiele, soziale Verstärkung, Gruppendiskussionen). In verhaltensorientierten Programmen wird vor allem das Erlernen konkreter Verhaltenskompetenzen angestrebt (z.B. Kontaktaufnahme zu anderen Personen, Freundschaften schließen, gemeinsames Spiel, angemessenes Äußern eigener Bedürfnisse). Dabei wird zumeist mithilfe von sozialen Modellen (sozial kompetenten Gleichaltrigen, Erwachsenen oder auch Filmmodellen) gearbeitet. Sozial-kognitive Programme beziehen sich stärker auf die Förderung grundlegender sozial-kognitiver Aspekte des Sozialverhaltens. Sie lassen sich historisch auf verschiedene Förderansätze zurückführen, zum Beispiel dem *Training sozialer Problemlösefertigkeiten* (Spivack & Shure, 1974), dem *Training der emotionalen Rollenübernahme* (vgl. Chandler, 1973) und dem *Training der Selbst-, Impuls- oder Ärgerkontrolle* (vgl. Camp, Blom, Hebert & van Doornick, 1977).

Eine Unterscheidung der Trainingsprogramme nach inhaltlichen Gesichtspunkten wird heute allerdings kaum noch vorgenommen, da sich die Konzepte im Laufe ihrer Entwicklung deutlich angenähert haben. So sind aktuelle Trainingsprogramme (etwa Beelmann, Jaursch & Lösel, 2004; Bierman, Greenberg & Conduct Problems Prevention Research Group, 1996; Kusché & Greenberg, 1994; Webster-Stratton & Reid, 2003) zumeist umfassend ausgerichtet und fördern sowohl unterschiedliche verhaltensorientierte Komponenten als auch eine breite Palette sozial-kognitiver Fertigkeiten (z.B. soziale Problemlösekompetenzen, Emotionserkennung und -regulation, Techniken zur effektiven Selbstkontrolle). Diese Programmentwicklungen korrespondieren mit den konzeptionellen Erweiterungen des sozialen Kompetenzbegriffs, zum Beispiel im Hinblick auf die soziale Informationsverarbeitung (Crick & Dodge, 1994) oder die emotionale Kompetenz (Denham & Burton, 2003; Petermann & Wiedebusch, 2003). Im Folgenden soll ein Überblick über wichtige internationale und deutschsprachige Programme gegeben werden. Dabei stellen wir jeweils die Inhalte der Programme vor und möchten den Stand der wissenschaftlichen Evaluierung *kritisch* referieren. Abschließend erfolgen eine allgemeine Übersicht zur Wirksamkeitsforschung sowie eine Stellungnahme im Hinblick auf den Nutzen und die Grenzen sozialer Trainingsprogramme im Rahmen der Prävention und Intervention dissozialer Entwicklungsprobleme.

5.3.2 Internationale Programme

Soziales Problemlösetraining „I Can Problem Solve" (Shure, 1993)

Das Training in sozialen Problemlösekompetenzen wurde intensiv als präventive und interventive Maßnahme zur Vermeidung und Behandlung dissozialer und anderer Verhaltensprobleme eingesetzt (Frauenknecht & Black, 2004; Kazdin, 2003; Lösel & Beelmann, 2005). Der Ansatz geht auf D'Zurilla und Goldfried (1971) zurück und wurde ursprünglich von Spivack und Shure (1974) auf das Kindes- und Jugendalter übertragen. Seitdem wurden diese Trainingsprogramme in zahlreichen Trainingsvarianten angeboten (vgl. etwa Kazdin, Siegel & Bass, 1992; Weissberg et al., 1981) oder als Abschnitt in aktuelle umfassende Trainingsprogramme integriert (z.B. im PATHS-Curriculum, vgl. unten). Unter sozialem Problemlösen wird die Fähigkeit verstanden, eine breite Palette von jeweils altersspezifischen sozialen Problemsituationen (z.B. für das Vorschulalter der Streit um ein Spielzeug) angemessen, das heißt vor dem Hintergrund sozialer Regeln und Normen und mit sozial akzeptierten Mitteln zu lösen. Dazu sind eine bestimmte Anzahl kritischer Teilfertigkeiten notwendig, die partiell mit allgemeinen kognitiven Maßen (Intelligenz) zusammenhängen, aber dennoch qualitativ verschiedene Kompetenzen betreffen. Dazu gehören:

- *Sensitivität für soziale Probleme und Identifikation von Gefühlen* (Soziale Wahrnehmung).
- *Erkennen von Ursachen sozialen Handelns* (Kausales Denken, Perspektivenübernahme).

- *das Generieren von alternativen Lösungen für interpersonelle Probleme* (Alternatives Denken).
- die *Planung von Handlungsschritten* (Ziel-Mittel-Denken).
- die *Antizipation von Handlungskonsequenzen* (Konsequenzen-Denken).

Das ursprüngliche Problemlösekonzept von Spivack und Shure (1974) wurde ab Anfang der achtziger Jahre auch von anderen Autorengruppen aufgegriffen und mehrfach modifiziert (vgl. Shure, 1993). Das aktuelle Programm *I Can Problem Solve* (ICPS) liegt in drei Programmvarianten für unterschiedliche Altersgruppen vor (Preschool, Kindergarten and Primary Grades, Intermediate Elementary Grades) und ist somit für den Altersbereich von etwa 4 bis 10 Jahren geeignet. Die drei Programme bestehen einschließlich verschiedener Wiederholungsübungen aus 59 bis 88 aufeinander aufbauenden Lektionen, die sich jeweils in *vorbereitende Problemlöseübungen* und *Problemlöseübungen* einteilen lassen. Die *vorbereitenden Problemlöseübungen* dienen dem Erwerb von sprachlichen und kognitiven Grundvoraussetzungen einer gelungenen Problemlösung (z.B. dem Erwerb des semantischen Gehalts der Wortkonzepte „Gleich“ und „Verschieden“ oder der Fähigkeit, Gefühle zu erkennen). Die Problemlöseübungen beziehen sich im Anschluss auf die oben skizzierten Fertigkeiten der alternativen Handlungsplanung und dem Vorausschauen und Bewerten der Handlungsfolgen (vgl. detailliert zum EFFEKT-Kindertraining in Kap. 5.3.3).

Das soziale Problemlösetraining von Shure (1993) oder ähnliche Problemlöseprogramme wurden in zahlreichen Evaluationsstudien der Autoren (z.B. Spivack & Shure, 1982) und anderer Arbeitsgruppen weitgehend positiv geprüft (vgl. Denham & Almeida, 1987). Sie kamen dabei sowohl in der Prävention (Lösel & Beelmann, 2005) als auch in der Behandlung dissozialer Verhaltensprobleme erfolgreich zum Einsatz (vgl. Kazdin, 2003). Es ergaben sich allerdings Probleme, die mit der Breite und Dauer der erzielten Wirkungen zusammenhingen. So wurden die höchsten Effekte vor allem in Studien erzielt, in denen Erfolgskriterien erfasst wurden, die sehr nahe an den Trainingsinhalten lagen (z.B. die Anzahl der generierten Handlungsalternativen in hypothetischen Konfliktsituationen), während die Effekte auf breite gefasste Erfolge (etwa dissoziales Verhalten nach Angaben von Lehrern in der Schule) weitaus geringer ausfielen (Lösel & Beelmann, 2005). Vor diesem Hintergrund reicht möglicherweise ein reines Problemlösetraining nicht aus, um dauerhafte Verhaltensänderungen zu initiieren (Kazdin, 2003). Der Problemlöseansatz wurde aber von zahlreichen anderen Programm-Initiativen aufgenommen und in breiter gefassten Konzepten der Kompetenzförderung integriert.

Das PATHS-Curriculum

Das *PATHS-Curriculum* (PATHS = *P*romoting *A*lternative *T*hinking *S*trategies) ist ein umfangreiches soziales Trainingssystem, das vom Kindergarten bis zum 5. Schulklasse nach amerikanischem Schulsystem (d.h. vom 4. Lebensjahr bis zum Ende unseres Grundschulalters) mit jeweils entwicklungsbezogen abgestimmten Einheiten eingesetzt werden kann (Greenberg & Kusché, 2002; Kusché & Greenberg,

1994). Es geht vom sogenannten ABCD-Entwicklungsmodell der sozialen Kompetenz aus (Tabelle 5.5). Danach bestehen vier relevante Entwicklungsbereiche (*a*ffektiver, *b*ehavioraler, k(*c*)ognitiver und sogenannter *d*ynamischer Bereich) mit jeweils zwei Fertigkeitskomponenten, die für die psychosoziale Entwicklung und die erfolgreiche Bewältigung sozialer Anforderungen im Vor- und Grundschulalter notwendig sind. Ein besonderer Schwerpunkt liegt dabei in Anlehnung an Goleman (1995) auf der Förderung emotionaler Kompetenzen und der Integration und Vernetzung sprachlicher, emotionaler, kognitiver und verhaltensbezogener Kompetenzen beim Kind.

Tabelle 5.5: Das ABCD-Entwicklungsmodell des PATHS-Curriculums

Entwicklungsbereich	**Teilkomponenten**
*A*ffektiver Bereich	Fähigkeit zum Emotionsverständnis Fähigkeit zur Emotionskontrolle
*V*erhaltensbereich (*B*ehavioraler Bereich)	Fähigkeit zur Verhaltenskontrolle Angemessene soziale Verhaltensfertigkeiten
K(*C*)ognitiver Bereich	Fertigkeiten des analytischen/logischen Schlussfolgerns Unabhängiges Denken (Entscheidungen treffen, Verantwortlichkeitsübernahme für die Lösung eigener Probleme)
*D*ynamischer Bereich	Positiver Selbstwert Gesunde Persönlichkeitsentwicklung

Dieses Entwicklungsmodell leiteten die Autoren aus kognitiv-behavioralen Theorieansätzen, aber auch aus psychoanalytischer und humanistischer Pädagogik ab (Greenberg & Kusché, 1993, 2006). In ihre Trainingskonzeption gehen zudem neurobiologische und hirnanatomische Überlegungen ein, etwa zur Stärkung exekutiver Funktionen im Frontalhirnlappen oder zur horizontalen Vernetzung der beiden Gehirnhälften (vgl. Kusché & Greenberg, 2006). Das PATHS-Curriculum wurde ursprünglich für die Kompetenzförderung behinderter (vor allem tauber) Kindern entwickelt. Mittlerweile liegen zur Prävention sozialer Verhaltensprobleme zwei Versionen für Kindergarten-Kinder (*Preschool-Paths*) und für Schulkinder bis zur 5. Klassenstufe (*K-5-Curriculum*) vor. Inhaltlich gliedert sich das Curriculum in fünf Kernfertigkeiten des Sozialverhaltens, die sich mit der Förderung der Selbstkontrolle, dem emotionalen Verständnis, dem Selbstwertgefühl, der Entwicklung von Freundschaftsbeziehungen und mit dem Training in sozialen Problemlösefertigkeiten befassen. Zu diesem Zweck wurden insgesamt 30 (Kindergarten-Version) bzw. 131 Lektionen (K-5-Version) von etwa 20 bis 30 Minuten Dauer entwickelt, die im Rahmen des Kindergartens in einem Jahr oder während des Schulunterrichts über den Zeitraum von fünf Schuljahren hinweg bei ca. 50 bis 60 Lektionen pro Schuljahr (einschließlich Wiederholungslektionen) implementiert werden können (Greenberg & Kusché, 2006). Dabei sind die Lektionen je nach Alter bzw. Schulstufe der Kinder zu sechs Curriculums-Bänden zusammengefasst, in denen eine Vielzahl von Übungen und Materialien enthalten sind, die zum Beispiel Bildvorlagen, Situationsbeschreibungen mit Gruppendiskussionen und das schrittweise Lösen von Problemen beinhalten. Einen Schwerpunkt mit insgesamt drei Bänden und 56 Lektionen bilden dabei Übungen zum Umgang mit und zur Regulation von Emotionen (Gefühlerkennung, Kommunikation über Gefühle, Empathie) und zur Förderung von Gleichaltrigen-Beziehungen und dem Umgang mit interpersonellen Problemen (z.B. Freundschaften schließen, Versöhnung mit Freunden, sich ausgeschlossen fühlen).

Zur Evaluation des Programms liegen mittlerweile mehrere gut kontrollierte Untersuchungen vor (Eisner, Jünger & Greenberg, 2006; Greenberg & Kusché, 2006). Das PATHS-Curriculum wurde zunächst an einer Gruppe stark hörbehinderter Kinder auf seine Wirksamkeit überprüft (Greenberg & Kusché, 1993, 1998). Dabei ergaben sich eine verbesserte Gefühlserkennung, eine höhere Frustrationstoleranz und höhere soziale und Problemlösekompetenzen der Kinder. Die erste randomisierte experimentelle Wirkungsüberprüfung der Programmautoren fand bei 286 Kindern aus Regel- und Sonderschulen statt (Greenberg, Kusche, Cook & Quamma, 1995). Allerdings wurde dabei eine PATHS-Pilotversion für die zweite und dritte Schulstufe (6 bis 8 Jahre) eingesetzt und allein emotionale Erfolgsmaße, wie etwa die Fähigkeit zur sprachlichen Äußerung von Gefühlen oder die Selbstwirksamkeit zur Kontrolle eigener Gefühle bewertet. Es ergaben sich zahlreiche signifikante Effekte zugunsten der Trainingsgruppe, Effekte auf *dissoziale Verhaltensprobleme* wurden allerdings nicht untersucht. Es profitierten jedoch Kinder mit bereits bestehender dissozialer Verhaltensproblematik stärker vom Programm als Kinder mit geringen und mittleren Auffälligkeitswerten, woraus eine gewisse Eignung des Programms für die Dissozialitätsprävention abgeleitet werden kann. Bei einer Teilgruppe dieser Kinder mit diversen Entwicklungsproblemen traten zudem längerfristige Verhaltenseffekte nach Lehrerbeurteilung auf (Kam, Greenberg & Kusché, 2004). Diese Effekte waren jedoch klein und fanden sich nicht im Hinblick auf positives (prosoziales) Verhalten der Kinder, sondern allein im Nachlassen von Verhaltensproblemen. Als selektive Präventionsmaßnahme wirkte das Programm zudem nur dann, wenn die Schulleitung dem Konzept gegenüber positiv eingestellt war und die Durchführung aktiv unterstützt hatte. Insgesamt erwies sich die Qualität der Implementierung als entscheidend für die Wirksamkeit des Programms (Kam, Greenberg & Walls, 2003). Auf dieses für die Umsetzung von Trainingsmaßnahmen sehr bedeutsame Ergebnis wird später noch näher eingegangen.

Am bislang umfangreichsten wurde das PATHS-Curriculum als universelle und selektive Präventionsmaßnahme im Rahmen der *Fast Track-Studie* (Conduct Problems Prevention Research Group, 1992, 2004b; vgl. Kap. 5.5.3) überprüft (Conduct Problems Prevention Research Group, 1999b). In der universellen Präventionsstudie wurden über 6.700 Erstklässler (etwa je zur Hälfte Trainingsgruppe und untrainierte Kontrollgruppe) aus vier Gebieten der USA und drei Kohorten untersucht. Es wurde eine PATHS-Version mit 57 Sitzungen eingesetzt, verteilt über das erste Schuljahr von September bis Mai bei zwei bis drei Treffen pro Woche. Hauptergebnis dieser Studie war ein kleiner, aber signifikanter Effekt in Höhe von $d = -0.22$ auf aggressives und hyperaktives/störendes Verhalten in der Klasse nach Peer-Beurteilungen. Darüber hinaus bewerteten unabhängige Beobachter die Klassenatmosphäre in den Programm-Klassen als positiver (z.B. Einhalten von Regeln, aufgabenorientiertes Arbeiten). Effekte auf prosoziales Verhalten und die Verhaltenseinschätzungen von

Lehrern konnten jedoch nicht festgestellt werden (vgl. Conduct Problems Prevention Research Group, 1999b). Das PATHS-Curriculum wurde außerdem als Teil einer gezielten Präventionsmaßnahme für Hochrisikokinder eingesetzt (Conduct Problems Prevention Research Group, 1999a, 2002, 2004a). Auf Ergebnisse dieser Untersuchung wird bei den kombinierten Programmansätzen näher eingegangen. Vom PATHS-Curriculum liegt mittlerweile eine deutschsprachige Kurzversion TIP (*T*raining *im* *P*roblemlösen) für die erste Klasse (Hacker et al., in Druck) sowie eine ungekürzte deutsche Version mit dem Namen PFAD (*P*rogramm zur *F*örderung *A*lternativer *D*enkstrategien) vor, die zurzeit in einer großen Wirkungsevaluation in der Schweiz überprüft wird (vgl. Eisner, Jünger & Greenberg, 2006).

Die Dinosaurier-Schule

Die sogenannte *Dinosaurier-Schule* (Webster-Stratton & Reid, 2003) ist Teil des Programmpakets *The Incredible Years* (zu deutsch: Die wunderbaren Jahre), das in den Abschnitten 5.4.1 und 5.5.1 noch näher beschrieben wird. Es wurde als soziales Trainingsprogramm für vier- bis achtjährige Kinder konzipiert und hauptsächlich im Rahmen gezielter Präventionsmaßnahmen oder zur Behandlung bei Kindern mit Störungen des Sozialverhaltens und oppositionellem Trotzverhalten eingesetzt (Reid, Webster-Stratton & Hammond, 2003; Webster-Stratton & Hammond, 1997; Webster-Stratton, Reid & Hammond, 2001). Es besteht aus 22 Trainingssitzungen, die sich mit dem Training sozialer Fertigkeiten, der Perspektivenübernahme und Empathie, dem sozialen Problemlösen und vor allem dem Aufbau von Freundschaftsbeziehungen und kooperativem Verhalten in der Schule befassen (Webster-Stratton, 2000; Webster-Stratton & Reid, 2003; vgl. Tabelle 5.6). Eine Besonderheit des Programms ist, dass alle Themen mithilfe spezieller Videovignetten bearbeitet werden. Die Videovignetten illustrieren zum Beispiel soziale Probleme aus dem Alltag der Kinder (etwa die Ablehnung von Gleichaltrigen), die in der Gruppe diskutiert und für die gemeinsam nach Lösungsmöglichkeiten gesucht werden. Die gesamte Programmadministration geschieht unter Nutzung verschiedener Identifikationsfiguren (vor allem mit verschiedenen Dinosaurierpuppen und -bildern, daher auch der Programm-Name).

Tabelle 5.6: Inhalte des *Dina Dinosaurier Social Skills and Problem-Solving Curriculum* (übersetzt und modifiziert nach Webster-Stratton & Reid, 2004, S. 101f.)

Programmeinheiten	**Inhalte und Ziele**
1. Einheit: *Einführung*	• Bedeutsamkeit von Regeln vermitteln • Aktive Gestaltung von Klassenregeln • Folgen von Regelverletzungen • Erwerb von Belohnungen für erwünschtes Verhalten • Aufbau von Freundschaften
2. Einheit: *Wie man sein Bestes in der Schule gibt*	• Basisfertigkeiten (Zuhören, Abwarten, andere nicht unterbrechen, sich bei Fragen ruhig melden) • Kooperatives Verhalten mit Lehrern und anderen Kindern

Tabelle 5.6: Fortsetzung

Programmeinheiten	**Inhalte und Ziele**
	• Umgang mit Kindern, die sich über andere lustig machen oder stören • Grundlegende Stufen der Problembearbeitung (erst nachdenken, dann handeln) • Einüben von Konzentration und angemessenem Verhalten in der Klasse
3. Einheit: *Gefühle entdecken und verstehen*	• Gefühle bezeichnen • Gefühle erkennen (verbale und nonverbale Hinweise) • Bewusstsein für nonverbale Kommunikation entwickeln • Entspannungsmethoden erlernen • Ursachen für Gefühle • Empathie und Perspektivenübernahme • Über Gefühle sprechen
4. Einheit: *Lernen von Problemlöseschritten*	• Lernen, wie man ein Problem kennzeichnet • Lösungen für hypothetische Probleme generieren • Impulsive Reaktionen unterdrücken • Verstehen, was eine Entschuldigung bedeutet • Alternative Lösungen für Problemsituationen • Unterschiedliche Konsequenzen verschiedener Lösungen antizipieren • Kritische Beurteilung von Problemlösungen (eigene und fremde)
5. Einheit: *Ärger-Management*	• Zusammenhang Ärger und gutes Problemlösen • Umgang und Kontrolle ärgerlicher Reaktionen • Nützlichkeit von Entschuldigungen • Ärger erkennen (bei sich selbst und anderen) • Umgang mit Ärgerreaktionen bei anderen (Erwachsenen und Kindern)
6. Einheit: *Freundlich sein*	• Bedeutung von Freundschaften • Anderen helfen und mit anderen teilen • Teamarbeit in der Schule und Zuhause • Vorteile von Helfen, Teilen und Teamarbeit • Einüben von Freundschaftsfähigkeiten
7. Einheit: *Freundschaften aufbauen und pflegen*	• Freunden Fragen stellen und etwas erzählen • Freunden zuhören • Über etwas sprechen, das mich stört • Entschuldigung und Komplimente • Mitspielen lernen • Vorschläge statt Kommandos • Einüben von Freundschaftsfähigkeiten

Das Dinosaurier-Programm wurde von den Programmautorinnen in bislang zwei hochwertigen randomisierten Erfolgsstudien evaluiert (vgl. Reid, Webster-Stratton & Hammond, 2003; Webster-Stratton & Hammond, 1997; Webster-Stratton, Reid & Hammond, 2001, 2004). Dabei zeigte sich zunächst, dass das Programm bei hoch belasteten Gruppen gut implementiert werden konnte und es überwiegend positive Rückmeldungen der Eltern zum Training gab. Hinsichtlich der Erfolge konnten zahlreiche positive Effekte nachgewiesen werden. In einer ersten Untersuchung an 97 4 bis 7 Jahre alten Kindern mit den DSM-Diagnosen *Oppositionelles Trotzverhalten* und *Störungen des Sozialverhaltens* zeigten sich gegenüber einer unbehandelten Warte-Kontrollgruppe sowohl positive Wirkungen auf proximale Erfolgskriterien wie den sozialen Problemlösefertigkeiten und dem Konfliktmanagement, als auch in distalen Maßen wie dissozialen Verhaltensproblemen nach Elternratings oder durch Verhaltensbeobachtungen in der Gruppe. Diese Erfolge konnten weitestgehend über einen Zeitraum von einem Jahr nach dem Training bestätigt werden (Webster-Stratton et al., 2001a). Es zeigten sich darüber hinaus klinisch signifikante Ergebnisse. So ergaben sich bei 80,4% der Trainingsgruppe in mindestens einem klinisch relevanten Symptom Verbesserungen, während diese Rate in der Kontrollgruppe bei 47,8% lag. Insgesamt war das Programm ähnlich wirksam wie ein umfangreiches Elterntraining (vgl. folgenden Abschnitt) und wies nur wenig geringere Effekte auf als ein kombinierter Programmansatz aus Eltern- und Kindertraining (Webster-Stratton & Hammond, 1997).

In einer zweiten umfangreicheren Studie wurde das Programm an 159 4- bis 8-jährigen Kindern mit klinischer Diagnose in oppositionellem Trotzverhalten wiederum mit einem Elterntraining, einem Lehrertraining und den jeweiligen Kombinationen der Programme verglichen (Webster-Stratton et al., 2004; Reid et al., 2003). Auf detaillierte Ergebnisse dieser Untersuchung wird noch eingegangen (vgl. Kap. 5.4.2 und 5.5.1). Das Kindertraining erzielte jedoch in fünf von neun Ergebnisbereichen signifikante Erfolge in einer Größenordnung von $d = 0.35$ bis 0.51. Außerdem zeigten sich klinisch signifikante Verbesserungen, die je nach Kriterium bei etwa 60 bis 70% der Trainingsgruppe im Vergleich zu 20% in der Kontrollgruppe auftraten. Diese Verbesserungen blieben auch zwei Jahre nach dem Training bestehen bzw. wurden sogar verstärkt. Allerdings erwies sich das Trainingsprogramm in dieser Studie anders als in der ersten Untersuchung als weniger effektiv als ein Elterntraining, ein Lehrertraining oder ein kombiniertes Trainingsprogramm.

Ärger-Kontroll-Programme

Sogenannte Ärger-Kontroll-Programme sind vor allem für aggressive Kinder und Jugendliche mit bereits deutlich ausgeprägter Symptomatik entwickelt worden. Ihnen liegt die Annahme zugrunde, dass der Umgang mit negativen Gefühlen (Wut, Ärger) und eine wenig reflektierte Handlungssteuerung (oder geringe Selbstkontrolle) *aktualgenetische* Ursachen vor allem *reaktiv-aggressiver Handlungen* sind (vgl. Kap. 2.1). Insofern zielen diese Programme auf eine Kontrolle und den angemessenen Umgang mit Wut- und Ärgerreaktionen und eine Unterbrechung von Ärger-Aggressions-Automatismen. Die Programme setzten somit im Vergleich zu den bislang beschriebenen Modellen eher an der Veränderung einer spezifischen sozial-kognitiver

Komponente aggressiven Verhaltens an. Bekannte internationale Programme sind das *Anger Coping Program* (Larson & Lochman, 2002; Lochman, Barry & Pardini, 2003), das *Anger Management Training* (Feindler & Weisner, 2006) sowie das *Aggression Replacement Training* von Goldstein, Glick und Gibbs (1998).

Das *Anger Coping Program* (Larson & Lochman, 2002) besteht aus insgesamt 18 Sitzungen, die sich gemäß dem Programm-Namen vorwiegend mit dem Erlernen von Selbstkontrolle und von Bewältigungs- oder Copingkompetenzen bezogen auf Wut- und Ärgerreaktionen befassen. Die Kinder lernen zum Beispiel Methoden des Selbstgesprächs und Ablenkungs- und Entspannungstechniken, um mit Provokationen von Mitschülern umzugehen. Dies wird dann in Rollenspielen wiederholt geübt und in der Gruppe diskutiert. Zudem befassen sich die Kinder auch mit der Analyse von Ärgerreaktionen. In konkreten Beobachtungsübungen wird zum Beispiel gelernt, wann typischerweise Ärgerreaktionen auftreten, welche physiologischen Reaktionen sie nach sich ziehen und wie man diese bei sich und anderen erkennen kann. Daneben werden ähnlich wie auch in Problemlösetrainings soziale Problemsituationen in der Schule und im Kontakt zu Peers besprochen und alternative Handlungsmöglichkeiten exploriert. Dies alles geschieht unter der Nutzung von speziellen Videos/DVDs, die insbesondere eine Generalisierung der erlernten Fertigkeiten über den Übungskontext der Gruppe hinaus gewährleisten soll. Sowohl in den Übungsbeispielen wie auch den anderen Programmmaterialien wird dem Transfer des Gelernten besondere Aufmerksamkeit gewidmet.

Das Anger-Coping-Programm wurde in einer Reihe von teilweise methodisch hochwertigen Evaluationsstudien in den letzten 20 Jahren geprüft (vgl. z.B. Lochman, Burch, Curry & Lampron, 1984; Lochman & Curry, 1986; Lochman, Lampron, Gemmer, Harris & Wychoff, 1989; zusammenfassend: Lochman & Lenhart, 1993). Darin zeigte sich, dass das Programm unter anderem zu einer signifikanten Reduktion aggressiven Verhaltens nach Eltern- und Lehrerangaben und zu einer Reduktion des störenden und einer Erhöhung kooperativen Verhaltens in der Schule nach unabhängigen Beobachtern führte. Diese Effekte traten jedoch nicht konsistent bei allen Studien auf und hingen vorwiegend mit dem Problemniveau bzw. dem Kompetenzdefizit der Kinder vor dem Training zusammen, wobei bei stärker problembelasteten Kindern insgesamt höhere Effekte auftraten. In Follow-up-Untersuchungen zeigte sich, dass das Programm über einen Zeitraum von drei Jahren zur Prävention von Drogen- und Alkoholproblemen, nicht jedoch zur Prävention delinquenten Verhaltens beitrug (Lochman, 1992). Zudem waren die Erfolge allein bei jenen Kindern stabil, die an Auffrischungsstunden (sogenannte booster-sessions) teilnahmen. Aufgrund dieser begrenzten Langzeiteffekte wird das Programm heute als sogenanntes *Power Coping Program* (Lochman & Wells, 1996; Lochman, Wells & Murray, 2007) mit einer Elterntrainingskomponente angeboten. Aktuelle Evaluationsstudien bestätigen, dass insbesondere Kinder, bei denen sich die sozial-kognitiven Prozesse verbessert hatten, vom Programm profitierten und sich auch längerfristig Effekte auf delinquentes und Suchtverhalten zeigten (Lochman & Wells, 2002, 2003, 2004; vgl. Kap. 5.5.1 zu kombinierten Programmen).

5.3.3 Deutschsprachige Programme

Auch im deutschen Sprachraum liegen mittlerweile mehrere präventiv und therapeutisch eingesetzte soziale Trainingsprogramme zur Prävention und Intervention bei dissozialen Verhaltensproblemen vor. Sie sind zumeist Übersetzungen oder Adaptationen englischsprachiger Programme oder orientieren sich ganz wesentlich an deren Inhalten. Die Förderung der sozialen Kompetenz bei Kindern und Jugendlichen hat im deutschen Sprachraum allerdings schon eine lange Tradition (z.B. Lerchenmüller, 1986; Petermann & Petermann, 1978). Kontrollierte Evaluationsstudien sind jedoch bis heute eine Ausnahme (vgl. Beelmann & Lösel, in Druck a; Lösel & Beelmann, 2003).

Präventive und therapeutische Trainingsprogramme der Petermann-Gruppe

Von der Arbeitsgruppe um Franz und Ulrike Petermann stammen die präventiv orientierten Trainings *Sozialtraining in der Schule* (Petermann, Jugert, Rehder, Tänzer & Verbeek, 1999), das *Verhaltenstraining für Schulanfänger* (Petermann, Natzke, Gerken & Walter, 2006), das *Training mit Jugendlichen* (Petermann & Petermann, 2007) sowie das bereits in der 11. Auflage publizierte *Trainingsmanual zur Behandlung aggressiver Kinder* (Petermann & Petermann, 2005).

Training mit aggressiven Kindern. Das Training mit aggressiven Kindern ist seit 1978 verfügbar und wurde seitdem mehrfach modifiziert und neu aufgelegt (zuletzt: Petermann & Petermann, 2005). Ausgehend von älteren lerntheoretischen Prozessmodellen der Aggression (Kaufmann, 1965) richtet sich das Programm vorwiegend an Kinder im Alter von 7 bis 13 Jahren mit bereits bestehender, deutlich ausgeprägter aggressiver Verhaltensproblematik. Es sieht neben einem Einzel- und einem Gruppentraining für die Kinder zusätzlich eine systematische Eltern- und Familienberatung sowie eine ergänzende Lehrerberatung vor und ist somit als Modulsystem konzipiert. Inhaltliche Schwerpunkte des Programms sind das systematische Erlernen von Entspannung, die Erarbeitung einer differenzierten Wahrnehmung sozialer Situationen und angemessene Formen der Selbstbehauptung sowie das Einüben kooperativen und helfenden Verhaltens und die Stärkung der Selbstkontrolle und Empathiefähigkeit (vgl. Petermann & Petermann, 2005). Zur Erreichung dieser Ziele wird im Programm auf unterschiedliche lerntheoretische Methoden wie dem Diskriminationslernen, Rollenspielen, Münzverstärkung sowie kognitiven Strategien, wie der Selbstverbalisation und Selbstinstruktion, zurückgegriffen. Das Programm besteht ferner aus einer Vielzahl von Arbeitsmaterialen, das unter anderem Entspannungsgeschichten, Videomaterial, schriftliches Arbeitsmaterial, Rollenspielvorschläge, begleitende Erhebungs- und Evaluationsbögen und anderes einschließt. Es ist speziell auf die Problemgruppe aggressiver Kinder zugeschnitten und explizit nicht geeignet für Kinder- und Jugendliche mit bereits bestehender delinquent-krimineller Auffälligkeit.

Das *Einzeltraining* besteht aus fünf Modulen, die je nach Frequenz und Verteilung der Einheiten in fünf oder zehn Sitzungen á 50 bzw. 100 Minuten abgehalten werden, in denen der Therapeut mit dem Kind alleine arbeitet. Ausgangspunkt ist zunächst der Aufbau einer vertrauensvollen und tragfähigen therapeutischen Beziehung und den Abschluss eines Therapievertrages. Zu diesem Zweck sind vor dem eigentlichen

Training drei Erstkontaktsitzungen vorgesehen. In den fünf Modulen sollen die Kinder unter Nutzung verschiedener Materialien wie Bildgeschichten und Videos lernen, sich mit ihrem aggressiven Verhalten im Alltag auseinandersetzen (z.B. systematisches Beobachten des eigenen Verhaltens in Problemsituationen mit dem so genannten Detektivbogen), sich selbst zu instruieren (etwa zur Selbstberuhigung oder zur Selbstinstruktion bei der schrittweisen Lösung sozialer Problemsituationen) oder Folgen des eigenen Handelns vorauszuschauen (nach dem Motto: „Erst denken, dann handeln"). Eine Übung besteht zum Beispiel darin, dass die Kinder aus einer vorgegebenen Geschichte über einen Fuchs (als Sinnbild für ein schlaues Tier), zu lernende Handlungs- und Selbstinstruktionsstrategien herauslesen (sogenannte Fuchssprüche). Dabei geht es zum Beispiel um direkte Selbstinstruktionen zur Beruhigung („Cool bleiben") oder die Anleitung zur Reflexion („Ich versetze mich in die Lage des anderen"). In einer weiteren Übung werden anhand von Bildkarten zu sozialen Problemsituationen im Alltag der Kinder (z.B. ein Kind hat in der Schule die Bastelarbeit eines anderen Kindes kaputt gemacht) Reaktions- und Lösungsmöglichkeiten mit dem Kind exploriert und später mit vorgegebenen Lösungsmöglichkeiten (je eine aggressive und eine sozial kompetente) verglichen und diskutiert. Neben derartigen Übungen mit dem Kind werden im Manual eine Reihe von schwierigen Therapiesituationen für das Einzeltraining beschrieben (z.B. Kind hält sich nicht an abgemachte Regeln), wie sie in der Arbeit mit aggressiven Kindern oft vorkommen, und mögliche Handlungsstrategien des Therapeuten vorgeschlagen.

Das *Gruppentraining* dient der Vertiefung der in den Einzelsitzungen erlernten Kompetenzen und soll den Transfer der gelernten Inhalte in reale soziale Interaktionen sichern. Es umfasst sechs Module, die in sechs bzw. zwölf Sitzungen á 50 bzw. 100 Minuten umgesetzt werden. Methodisch wird vorwiegend in strukturierten Rollenspielen und durch die gemeinsame Bearbeitung von Bildgeschichten gearbeitet. In Gruppen von drei bis vier Kindern lernen die Teilnehmer zum Beispiel soziale Reaktionen der Interaktionspartner wahrzunehmen, über Ursachen von Wut zu reflektieren, eine differenzierte Selbstwahrnehmung durch Rückmeldung der anderen Trainingsteilnehmer aufzubauen und eine erhöhte Frustrationstoleranz nach Rückmeldung negativer Kritik zu entwickeln sowie selbst positive Rückmeldungen an andere Kinder zu geben. Diese Einheiten dienen vor allem der erhöhten Selbstkontrolle des Verhaltens sowie der Übung sozial kompetenten Verhaltens in konkreten Interaktionen. Im sogenannten Lob-Tadel-Spiel soll ein Kind beispielsweise selbst ausgedachte Geschichten vor der Gruppe erzählen, die – nach einer verdeckten Instruktion durch den Therapeuten – sehr unterschiedlich auf die Geschichten reagiert (lobend, neutral, kritisch). In der anschließenden Besprechung geht es unter anderem darum, angemessen mit Kritik in solchen Situationen umzugehen. Da derartige Übungen mit aggressiven Kindern oft nicht einfach umzusetzen sind, sind ebenso wie beim Einzeltraining im Manual auch schwierige Gruppensituationen und mögliche Reaktionen des Therapeuten aufgeführt.

Die zusätzliche *Eltern- und Familienberatung* wurde als Element in das Training mit aufgenommen, vornehmlich mit dem Argument, dass wesentliche Risikofaktoren für die Entwicklung aggressiven Verhaltens im familiären Kontext zu finden sind (vgl. Kap. 4.1.4; Petermann & Petermann, 2005). Die Beratung gliedert sich wie das Einzeltraining in eine Kontaktphase, therapiebegleitende Sitzungen und ein Treffen zur Therapienachkontrolle. In den fünf Modulen werden die Eltern vor allem in die lerntheoretischen Grundlagen aggressiven und sozial kompetenten Verhaltens eingeführt. Darüber hinaus sollen sie lernen, ihr Erziehungsverhalten und das Verhalten der Kinder systematisch zu beobachten, wirkungsvolle Aufforderungen zu stellen und Verstärkungen gezielt einzusetzen. Schließlich üben sie, Erziehungs- und Kommunikationsprobleme selbstständig zu lösen und dabei zum Beispiel Methoden wie den Familienrat (Dreikurs, Gould & Corsini, 1977) einzusetzen.

Zur Effektivität des Programms liegen bislang vor allem dokumentierte Fallstudien aus den Arbeitsgruppen der Programmautoren vor (vgl. Petermann & Bochmann, 1993). Darin zeigte sich unter anderem, dass sowohl nach einem Einzeltraining als auch nach einem Gruppentraining in fast allen Kategorien eines eingesetzten standardisierten Beobachtungsverfahrens signifikante Verbesserungen in der aggressiven Verhaltenssymptomatik auftraten. In einer neueren unkontrollierten Untersuchung im Kontext einer Erziehungsberatungsstelle mit 13 klinisch auffälligen Kindern fanden sich darüber hinaus signifikante Effekte des Trainings bis sechs Monate nach der Behandlung in den Elternangaben zum aggressiven Problemverhalten (Petermann et al., 2007). Diese positiven Resultate sollten jedoch vorsichtig interpretiert werden, da kontrollierte Untersuchungen bislang noch nicht vorliegen.

Verhaltenstraining für Schulanfänger. Das Verhaltenstraining für Schulanfänger ist als präventives Trainingsprogramm zur Förderung sozialer und emotionaler Grundfertigkeiten und zur Vorbeugung aggressiven und unaufmerksamen/hyperaktiven Verhaltens konzipiert und richtet sich an Grundschüler der ersten und zweiten Klasse (vgl. Petermann et al., 2006). Diese Zielgruppe wurde gewählt, um die mit dem Schuleintritt einhergehenden Veränderungen aufzugreifen und relativ frühzeitig dem Risiko einer negativen Verhaltens- und Leistungsentwicklung vorzubeugen. Typischerweise wird das Training vom Klassenlehrer im Rahmen der Unterrichtsstunden mit der ganzen Klassen durchgeführt. Neben der Förderung des Schülerverhaltens soll auch den Lehrern ein entsprechendes Basiswissen über aggressives und unaufmerksames/hyperaktives Verhalten vermittelt und ihnen wichtige Handlungsanleitungen zur Verbesserung der Lehrer-Schüler-Beziehung und der lernpsychologischen Grundlagen negativen Schülerverhaltens vorgestellt werden.

Das Training besteht aus 26 Sitzungen à 45 Minuten bei zwei Sitzungen pro Woche. Es gliedert sich in vier Themenbereichen, die aufeinander aufbauen. Sie befassen sich mit (1) dem Erwerb von Trainingsgrundlagen (Entspannungsübungen, Motivationsaufbau), (2) der Steigerung der Aufmerksamkeit (z.B. durch Lernen von Selbstinstruktionstechniken), (3) der Verbesserung der Selbst- und Fremdwahrnehmung emotionaler Grundkategorien (z.B. Angst, Ärger, Freude) und dem Aufbau sozial-emotionaler Fertigkeiten und prosozialem Verhalten (z.B. Hilfeverhalten) sowie (4) der Vermittlung von sozialen Basiskompetenzen und angemessenem Problemlösungsverhalten (z.B. Konsequenzen vorhersehen, Auswahl angemessener Handlungsstrategien). Die Bearbeitung dieser Themen erfolgt im Rahmen eines Spiels (Schatzsuche), das über das ganze Training durchgeführt und durch eine Handpuppe (Chamäleon), die zugleich als Identifikationsfigur dient, moderiert wird. Die Handpuppe wird vor allem zur Einleitung und Anmoderation der Sitzungen eingesetzt. Darüber hinaus steht eine Reihe von Bildgeschichten zu hypothetischen sozialen Situationen, die mit den Kindern im Rahmen von Rollen- und Interaktionsspielen bearbeitet werden, zur Verfügung. Die entsprechenden Materialien werden für die Kinder in einem Arbeitsbuch zusammengefasst.

Das Training wurde bislang in einer größeren Evaluationsstudie (Gerken, Natzke, Petermann & Walter, 2002) bei 142 Schülern der ersten und zweiten Klasse überprüft und wies positive Effekte im Hinblick auf externalisierendes und internalisierendes Problemverhalten der Kinder aus Sicht der Lehrer auf. Problematisch war allerdings, dass die Trainings- und Vergleichsgruppe bereits vor dem Training zum Teil deutliche Unterschiede in den Verhaltensratings aufwiesen und die Auswertungen jeweils nur im Prä-Post-Vergleich und nicht zwischen der Trainings- und Kontrollgruppe erfolgten.

Sozialtraining in der Schule. Das Sozialtraining in der Schule (Petermann et al., 1999) richtet sich vorwiegend an Kinder der dritten bis sechsten Klasse (Altersbereich von etwa 8 bis 13 Jahren). Es dient vor allem dem Aufbau einer angemessenen Selbstbehauptung im schulischen Kontext. Es besteht aus neun thematischen Sitzungen, die jeweils aus sechs Phasen bestehen (Einleitungs-, Regel-, Ruhe-, Arbeits- und Abschlussphase sowie einem Sitzungsausklang). Typischerweise werden die Sitzungen im Klassenkontext mit zwei Trainern in einer Doppelstunde durchgeführt. Inhaltlich befassen sich die Einheiten, ähnlich wie in den bereits vorgestellten Programmen, mit den sozialen-kognitiven Grundlagen einer sozial kompetenten Handlungssteuerung. Es werden Übungen zur sozialen Wahrnehmung, zum Erkennen und Benennen von Emotionen, Problemlöseübungen, Übungen zum Perspektivenwechsel und zur Impulskontrolle mit den Kindern durchgeführt. Begleitend werden Elternabende, Supervision für die Lehrer sowie in Anlehnung an das Gewaltpräventionsprogramm von Olweus (1996) Maßnahmen auf schulischer Ebene (z.B. ein pädagogischer Tag zum Thema Gewalt) vorgeschlagen.

Das Sozialtraining in der Schule wurde bislang in einer unkontrollierten Evaluationsstudie der Autorengruppe (Petermann et al., 1999) sowie zwei kleineren quasiexperimentellen Untersuchungen in Österreich überprüft (Atria, 2002; Riffert, 2000). Dabei ergaben sich ein Rückgang von aggressiven Antworten in hypothetischen Alltagssituationen, ein Rückgang von aggressivem Verhalten in Beobachtungssituationen sowie eine deutliche Reduktion verschiedener Angstsymptome bei ängstlichen Schülern. Dieses Ergebnis zeigt, dass das Training möglicherweise besser für die Zielgruppe der sozial-unsicheren Kinder geeignet ist.

Soziales Problemlösetraining „Ich Kann Probleme Lösen" (EFFEKT-Training)

In Anlehnung an die Trainingsprogramme von Shure (1993) haben Beelmann et al. (2004) das Programm *Ich kann Probleme lösen* (IKPL) für den deutschen Sprachraum für Kindergartenkinder adaptiert und dessen Wirkung in mehreren Studien untersucht (Beelmann, 2003a, 2004; Beelmann & Lösel, 2005; Lösel, Beelmann, Jaursch & Stemmler, 2006). Das IKPL-Training ist Teil des EFFEKT-Programms (*E*ntwicklungs*F*örderung in *F*amilien: *E*ltern- und *K*indertraining; Lösel et al., 2006) und besteht aus 15 Übungssitzungen zu jeweils 45 bis 60 Minuten und 39 Übungseinheiten, die täglich oder dreimal pro Woche über einen Zeitraum von 3 bis 5 Wochen im Kindergarten zu Gruppen von 6 bis 10 Kindern durchgeführt werden. Wie das Originalprogramm enthält auch das IKPL-Kindertraining zwei Inhaltsbereiche (*vorbereitende Problemlösespiele* und *Problemlösespiele*). Die vorbereitenden Problemlösespiele bestehen aus drei Abschnitten. Im Abschnitt *Wortkonzepte* sollen die Kinder die für die soziale Problemlösung wichtigsten Wortkonzepte (z.B. „Einige-Alle", „Gleich-Verschieden") erlernen. Dies ist wichtig, um die notwendigen kognitiven Grundfertigkeiten für eine differenzierte Problemlösung bei allen Kindern sicher zu stellen. Der Abschnitt *Identifikation von Gefühlen* dient der Förderung der sozialen Wahrnehmung und der Rollenübernahmefertigkeit und bereitet die Fähigkeit zur Antizipation von Handlungskonsequenzen vor. Der Abschnitt *Kausalitätskonzept* umfasst Übungen zum Erlernen wichtiger Konzepte für das Erkennen und Bewerten von Ursachen und Gründen des Verhaltens (z.B. Warum, Weil, Gerecht, Ungerecht), die Voraussetzung für die Antizipation und Bewertung von Handlungskonsequenzen sind. Die eigentlichen Problemlöseübungen umfassen drei Abschnitte. Zunächst soll die Fähigkeit gefördert werden, möglichst viele Lösungsalternativen für soziale Konfliktsituationen zu generieren (*Alternative Konfliktlösungen*). Im zweiten Abschnitt wird die *Antizipation von Handlungskonsequenzen* in hypothetischen Konfliktsituationen trainiert. Der dritte Abschnitt *Bewertung von Handlungskonsequenzen* befasst sich mit dem Training von Fertigkeiten, die für die Auswahl einer angemessenen Handlungsalternative bedeutsam sind. Abschließend werden in integrativen Übungen alle Stufen der sozialen Problemlösung (Identifikation von Gefühlen, Suche nach Ursachen und Gründen des Verhaltens, Generieren von Handlungsalternativen, Antizipation von Handlungskonsequenzen, Bewerten von Handlungskonsequenzen) zusammengefasst.

Umgesetzt werden diese Inhalte mithilfe unterschiedlicher Trainingsformen (z.B. Frage-Antwort-Runden, Fragespiele zu Geschichten und Alltagssituationen mit oder ohne Einsatz von Bildvorlagen, Sing- und Bewegungsspiele, Rollenspiele, Modellspiele unter Einsatz von verschiedenen Handpuppen). Sie können durch eine Anleitung von Eltern, Erzieherinnen und andere Betreuungspersonen ergänzt werden, um die Entwicklung und Anwendung von Problemlösefertigkeiten in alltäglichen Konfliktsituationen aktiv zu unterstützen. Wesentliches Trainingsmedium ist jedoch die über Handpuppen (Ernie und Bert aus der Sesamstraße) moderierte wiederholte Bearbeitung alterstypischer sozialer Probleme (z.B. Kinder streiten sich um ein Spielzeug), bei dem die Kinder einen bestimmten strategischen Umgang zur Bewältigung von sozialen Konfliktsituationen erlernen sollen. Der dazu notwendige Problemlösedialog besteht aus fünf Stufen:

- Problemdefinition (*Was ist passiert?).*
- Identifikation von Gefühlen oder Gründen für das Verhalten anderer (*Wie fühlt sich der andere?* und *Warum hat er das gemacht?).*
- Generierung von Handlungsalternativen (*Was kannst du tun?*).
- Abschätzen der Folgen einer Handlung (*Was passiert dann?*).
- Bewertung der Handlung (*Ist das eine gute Idee?*).

In bislang zwei kleineren und einer umfangreicheren Evaluationsstudie zeigten sich größtenteils positive Ergebnisse des Programms (Beelmann, 2003a, 2004; Beelmann

& Lösel, 2005; Lösel et al., 2006). So wiesen im Kontext einer selektiven Prävention entwicklungsverzögerte Kinder im Vergleich zu einer untrainierten Kontrollgruppe deutlich verbesserte soziale Problemlösefertigkeiten auf (z.B. einen größeren Anteil kompetenter Handlungsalternativen in typischen Peerkonflikten, weniger aggressive Handlungsentscheidungen, verbesserte Antizipation von Handlungsfolgen; vgl. Beelmann, 2003a). Darüber hinaus zeigten sie sowohl vermehrt prosoziales Verhalten als auch geringeres Problemverhalten nach Angaben der Erzieherinnen. Diese Effekte wurden bei einem dreimonatigen Follow-up im Wesentlichen bestätigt und bei den Verhaltenseinschätzungen sogar übertroffen. Weiterhin ergab sich, dass Kinder mit größeren Verhaltensproblemen stärker vom Training profitierten als Kinder mit vergleichsweise günstigen Ausgangswerten. In Übereinstimmung mit der Forschungslage waren die Effekte bei Kindern eines Regelkindergartens jedoch weniger ausgeprägt (vgl. Beelmann, 2004). Dieses Ergebnis hat vermutlich mit sogenannten Bodeneffekten zu tun: Kinder einer unselegierten Stichprobe weisen in der Regel geringe Auffälligkeitswerte auf, so dass sich bei ihnen wenig verbessern lässt. Da aber auch andere methodische Probleme in den Untersuchungen vorlagen (z.B. kleine Stichprobe, mangelnde Vergleichbarkeit von Trainings- und Kontrollgruppe vor dem Training), war eine weiterführende Evaluierung notwendig.

Im Rahmen der Erlangen-Nürnberger Entwicklungs- und Präventionsstudie wurden daher die Effekte des Trainings umfassender und in Kombination mit einem Elterntraining überprüft (Lösel, Beelmann et al., 2005; Lösel et al., 2006). Dabei zeichnete sich zunächst eine hohe Inanspruchnahme- und Teilnahmequote (> 90%) sowie eine hohe Implementationsgüte des Trainings ab. Zum Beispiel bestätigten Beobachtungen zum Verhalten der Kinder während der Trainingssitzungen, dass die Kinder überwiegend (d.h. zu etwa 80% der Trainingszeit) aufgabenbezogenes und sehr selten störendes Verhalten in der Gruppe zeigten. Beide eingesetzten Programme (Kindertraining, Elterntraining) erzielen jeweils mittlere Effekte bei proximalen Erfolgskriterien (z.B. soziale Informationsverarbeitung beim Kindertraining, Erziehungskompetenzen beim Elterntraining) und hatten kleine, aber signifikante Effekte ($d \approx 0.20$) im Hinblick auf die Einschätzungen der Erzieherinnen zu Verhaltensproblemen im Kindergarten. In der kombinierten Programmgruppe mit Kinder- und Elterntraining konnten jedoch höhere Wirkungen festgestellt werden (vgl. Kap. 5.5.1).

Trainingsprogramm Faustlos

Ein weiteres kindorientiertes soziales Training haben Cierpka und Mitarbeiter vorgelegt (Cierpka, 2001; Schick & Cierpka, 2005). Es handelt sich dabei um das amerikanische Programm *Second Step* (Committee of Children, 1997; 2002; Fitzgerald & van Schoiack Edstrom, 2006), das in Deutschland unter dem Namen *Faustlos* vertrieben wird und mittlerweile in vier Altersversionen vorliegt (Kindergarten, 1., 2. und 3. Klasse). Alle Versionen bestehen aus drei inhaltlichen Blöcken, die jeweils bis zu 20 altersspezifische Lektionen beinhalten. Die drei Blöcke befassen sich mit dem Training der *Empathie* (z.B. Erkennen und Mitteilen von Gefühlen), der *Impulskontrolle* (z.B. soziale Problemlösung, Training sozialer Verhaltensfertigkeiten) und dem *Umgang mit Ärger und Wut* (z.B. Selbstkontrolle, Umgang mit Kritik). Umgesetzt werden die Lektionen von Erzieherinnen und Lehrerinnen im Kindergarten oder im schulischen Kontext, jeweils verteilt über das ganze Kindergarten- oder Schuljahr. Als Materialien dienen verschiedene Geschichten zu sozialen Situationen der Kinder, die jeweils mithilfe einer Bildvorlage (als Folie für den Tageslichtprojektor) diskutiert werden. Danach erfolgen thematisch abgestimmte Rollenspiele, um die nötigen Verhaltenskompetenzen aufzubauen.

Bislang liegt für den deutschen Sprachraum eine kontrollierte Evaluationsstudie mit Grundschülern der ersten und zweiten Klasse vor (Schick, 2006; Schick & Cierpka, 2003, 2005). Darin zeigte sich, dass sich die beteiligten Lehrer überwiegend an die Manualvorgaben gehalten hatten und das Curriculum sowie die Materialien weitgehend positiv beurteilten. Hinsichtlich der Wirksamkeit waren aber die Erfolge begrenzt. So ergaben sich signifikante Verbesserungen in den Verhaltensbeurteilungen der Eltern allein im Bereich der sozialen Ängstlichkeit der Kinder (also nicht im primären Programmzielbereich). Darüber hinaus lagen trotz randomisierter Gruppenaufteilung einige gravierende methodische Probleme vor (etwa hohe Ausfallrate bei den Fragebögen; eingeschränkte Erfassung von Lehrerangaben), so dass die Ergebnisse des Programms keineswegs überzeugten. Auch in den groß angelegten Evaluationsstudien des amerikanischen Originalprogramms traten bei den Verhaltensbeurteilungen im Hinblick auf die soziale Kompetenz oder dissoziales Verhalten eher gemischte Resultate auf (vgl. Frey, Hirschstein & Guzzo, 2000; Frey, Bobbit Nolen, van Schoiak Edstrom & Hirschstein, 2005; Grossman et al., 1997). So fanden Grossman et al. (1997) keine Effekte auf das Verhalten der Kinder nach Lehrer- und Elternangaben, wohl aber bei Verhaltenseinschätzungen unabhängiger Beobachtern im Klassenraum. Frey et al. (2005) konnten hingegen kleine, aber signifikante Programmwirkungen auf sozial kompetentes und dissoziales Verhalten nach Lehrerangaben finden und darüber hinaus zahlreiche Effekte im Hinblick auf verschiedene sozial-kognitive Maße feststellen (z.B. Auswahl prosozialer Ziele in Spielen mit hypothetischen sozialen Dilemmata). Insgesamt waren aber die Effekte auf das Verhalten der Kinder – auch vor dem Hintergrund eines immerhin zweijährigen Trainings – klein ($d \approx 0.20$). Sie waren jedoch bei Kindern mit höheren Problemwerten vor dem Training ausgeprägter (d.h. höhere Effekte bei bereits belasteten Gruppen), so dass sich das Programm möglicherweise besser im Bereich der gezielten Prävention eignet.

Aufgrund der geringen Effekte des deutschsprachigen Programms auf dissoziales Problemverhalten sollte die *gewaltpräventive Wirkung* umfassender und vor allem langfristiger untersucht werden, um auch den Programm-Namen zu rechtfertigen und die zum Teil einseitig positiven Effektinterpretationen der Programm-Autoren weiter zu untermauern. Die Vorteile von *Faustlos,* aber auch anderer sozialer Trainingsprogramme liegen zweifelsohne in einer relativ einfachen und kostengünstigen Implementation im Rahmen des Kindergartens und der Schule. Dieser Vorteil birgt aber zugleich gewisse Nachteile. Wie wir bei den Untersuchungen zum PATHS-Curriculum gesehen haben, ist die Implementationsqualität und die Wirksamkeit einer Intervention nicht selten von Einstellungen der ausführenden Personen zum Programm und deren individuellen Einsatz möglicherweise mehr abhängig als von den genauen Inhalten der Programme (vgl. Kam et al., 2003). Die Gefahr latenter Programm-Modifikationen besteht insbesondere bei semiprofessionellen Trainern, die über die genauen Hintergründe und theoretische Fundierung der Maßnahmen wenig informiert sind (Lösel & Beelmann, 2003). Dies könnte letztlich auch zu geringeren Wirkungen der Programme führen. Immerhin gaben in der oben zitierten Untersuchung von Schick und Cierpka (2003) ca. ein Viertel der durchführenden Lehrkräfte an, das Faustlos-Programm nicht weiter zu empfehlen und über die Studie hinaus nicht weiter durchführen zu wollen (Schick & Cierpka, 2003). Weitere Untersuchungen zum Einfluss der genauen Implementationsbedingungen bei sozialen Trainingsprogrammen scheinen daher von großer Bedeutung für die Weiterentwicklung der Verfahren (vgl. auch Greenberg, 2004).

5.3.4 Bewertung sozialer Trainingsprogramme

Soziale Trainingsprogramme mit Kindern und Jugendlichen sind in den letzten drei Jahrzehnten in zahlreichen internationalen Studien mit präventiver und therapeutischer Zielsetzung angewandt worden. Sie werden auch durch die Forschungen zur Entwicklungspsychopathologie dissozialer Verhaltensprobleme als Präventions- und Interventionsansatz recht gut gestützt. Problematische soziale Informationsverarbeitung (Crick & Dodge, 1994), Defizite in sozialen Problemlösekompetenzen (Akhtar & Bradley, 1991; McMurran & McGuire, 2005) und mangelnde prosoziale Interaktionsfertigkeiten (Bagwell, 2004) gehören zu den mehrfach bestätigten Risikofaktoren einer dissozialen Entwicklung (vgl. auch Gifford-Smith & Rabiner, 2004). Darüber hinaus haben die Programme einige praktische Vorteile. Sie lassen sich relativ leicht als populationsbezogene Präventionsstrategie umsetzen (z.B. in Kindergärten und Schulen), sie sind mit relativ geringen Kosten verbunden und zeigen insgesamt weniger große Umsetzungsprobleme als etwa familienorientierte Maßnahmen (vgl. folgenden Abschnitt).

Auch hinsichtlich ihrer Wirksamkeit ist ein überwiegend positives Gesamtfazit zu ziehen. In Tabelle 5.7 sind die Befunde aus einschlägigen Meta-Analysen zu sozialen Trainingsprogrammen in der Prävention und Intervention dissozialer Verhaltensprobleme zusammenfassend darstellt. Die Arbeiten berichten nach Analyse von jeweils zahlreichen Wirkungsevaluationen durch unterschiedliche Forschergruppen, in unterschiedlichen Kontexten, bei unterschiedlicher Klientel und bei verschiedenen Altersgruppen von durchschnittlichen Effekten in einer Größenordnung zwischen 0.3 bis 0.7 Standardabweichungen. Damit gehören soziale Trainingsprogramme zu den am besten evaluierten Präventions- und Interventionsstrategien (vgl. Beelmann, 2006).

Wie jedoch bereits bei der Vorstellung und Diskussion der Einzelprogramme deutlich wurde, differenziert sich die Wirksamkeit der Programme sehr deutlich anhand der jeweiligen Effektkriterien. Bereits Beelmann et al. (1994) zeigten, dass die Generalisierung der Effekte auf weiterführende distale Erfolgsmaße (z.B. Ratings und Beobachtungen zum Sozial*verhalten*) als problematisch zu bewerten war (vgl. Abbildung 5.2). In der Regel tragen zur positiven Gesamteffektivität vor allem die Werte proximaler Erfolgskriterien bei, die jeweils sehr nahe an den Trainingsinhalten liegen (z.B. die sozialen Problemlösefertigkeiten in Problemlösetrainings). Dieses Ergebnismuster trat konsistent bei verschiedenen Anwendungsgruppen auf (z.B. Kindern mit externalisierenden und internalisierenden Problemen, Risikogruppen und unbelasteten Kindern) und ist selbstverständlich kein Nachteil, sondern bestätigt vielmehr das Erreichen der primären Programmziele. In der Regel sollen aber derartige Veränderung auch zu Veränderung im *Verhalten* und der allgemeinen Anpassung der Kinder und Jugendlichen führen, um damit im Bereich der eigentlichen Präventions- und Interventionsanlässe (dissoziales Verhalten) Wirkungen nachzuweisen. Derartige Veränderungen werden durch die Programme jedoch nur zum Teil oder im deutlich geringeren Ausmaß erzielt, wie ein Vergleich anhand verschiedener Erfolgsmerkmale zeigt (Abbildung 5.2). Die höchsten Effekte wurden danach bei sozial-kognitiven Erfolgsparametern, gefolgt von Effekten auf die soziale Verhaltenskompetenz und Maßen der sozialen Anpassung (soziometrische Maße, Einschätzungen zu Verhaltensproblemen) erzielt. Selbstbezogene Kognitionen (z.B. das Selbstkonzept der Kinder) veränderten sich so gut wie überhaupt nicht.

Tabelle 5.7: Übersicht zu Ergebnissen aus Meta-Analysen zu sozialen Trainingsprogrammen mit Schwerpunkt auf Prävention und Behandlung dissozialer Verhaltensprobleme bei Kindern und Jugendlichen.

Autoren	**Anwendungskontext (Zielsetzung)**	**Mittlere Effektstärke *d***	**Anzahl der Studien**
Ang & Hughes (2002)	Gruppenorientierte Prävention und Behandlung im schulischen Kontext (dissoziale Verhaltensprobleme)	0.62	41
Beelmann et al. (1994)	Prävention und Behandlung (alle Problembereiche)	0.47	70
Bennett & Gibbons (2000)	Therapie (dissoziale Verhaltensstörungen)	0.23	30
Lösel & Beelmann (2003)	Prävention (dissoziale Verhaltensprobleme)	0.38	126
McCart et al. (2006)	Therapie (dissoziale Verhaltensstörungen)	0.35	41
Robinson et al. (1999)	Therapie (aggressive Verhaltensstörungen, Hyperaktivität-Impulsivität)	0.74	23
Schneider (1992)	Prävention und Behandlung (alle Problembereiche)	0.85	79
Wilson, Gottfredson & Najaka (2001)	Schulorientierte Prävention (Delinquenz und Sucht)	0.10	216
Wilson, Lipsey & Derzon (2003)	Schulorientierte Prävention (Aggression)	0.25	221

Diese Daten stammen allerdings aus älteren Evaluationsstudien und betrafen nicht allein Kinder mit dissozialen Problemen. In einer neueren Meta-Analyse, in der ein spezieller Fokus auf die Prävention und Intervention dissozialer Verhaltensprobleme gelegt wurde und zudem allein methodisch hochwertige Studien mit randomisiertem

Versuchsdesign ausgewählt wurden, konnten Lösel und Beelmann (2003, 2005, 2006; Beelmann & Lösel, 2006, 2007) diese Ergebnisdifferenzierung anhand der Inhalte, aber auch der Methodik der Wirkungsüberprüfung jedoch recht deutlich bestätigen. Sie integrierten die Befunde von insgesamt 135 Trainings-/Kontrollgruppenvergleichen und differenzierten ihre Ergebnisse danach, ob dissoziales Problemverhalten oder die sozialen Kompetenzen der Kinder und Jugendlichen als Erfolgskriterien gemessen wurden. Problemorientierte Maße zeigten danach kleine, aber signifikant von Null verschiedene Effekte der Trainings an ($d = 0.29$), bei Maßen der sozialen Kompetenz lagen die Effektstärken jedoch höher ($d = 0.43$, vgl. Beelmann & Lösel, 2006).

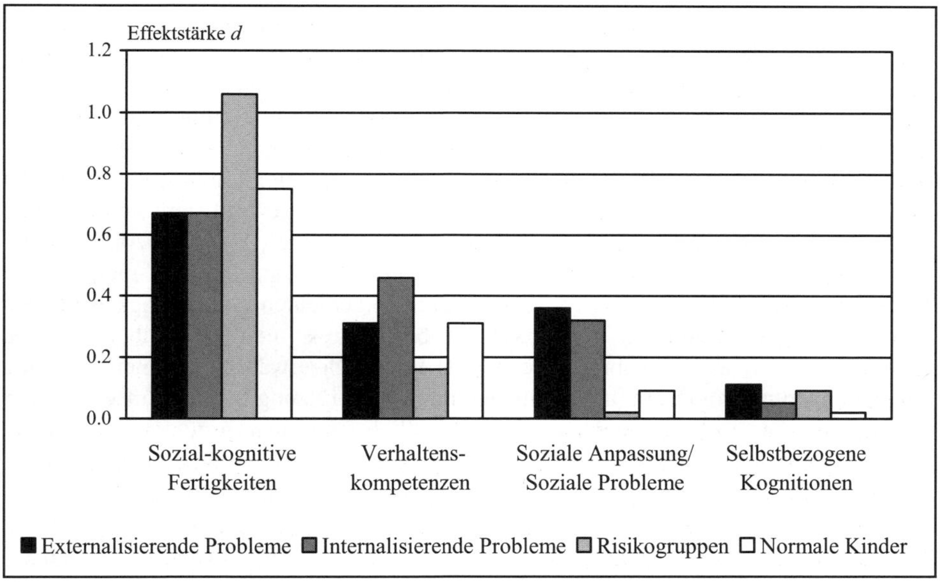

Abbildung 5.2: Effekte sozialer Trainingsprogramme differenziert nach Anwendungsgruppen und verschiedenen Erfolgskriterien (nach Beelmann et al., 1994)

Ergänzend zu den Inhalten der Erfolgskriterien wurden auch verschiedene Datenerhebungsmethoden miteinander verglichen. Diese Ergebnisse waren vor allem in Bezug auf *dissoziales Verhalten* bedeutsam (vgl. Lösel & Beelmann, 2006). So erzielten Eltern- und Expertenbefragungen die höchsten Posttest-Effekte ($d = 0.55$ bzw. 0.36), während Selbstberichte und Offizialdaten (z.B. aus Gerichts- und Polizeiakten) deutlich geringere Wirkungen der Programme anzeigten und nicht signifikant waren ($d = 0.16$ bzw. 0.23). Dies zeigte, dass die Effekte sozialer Trainingsprogramme auf härtere Erfolgskriterien allenfalls gering sind und veranlasste einige Autoren zu sehr kritischen Beurteilungen des präventiven und interventiven Potentials sozialer Trainingsprogramme (Bullis, Walker & Sprague, 2001; Taylor, Eddy & Biglan, 1999). Darüber hinaus muss berücksichtigt werden, dass die Wirksamkeit mit der Zeit abfällt. Alle in Tabelle 5.7 aufgeführten Meta-Analysen berichten von fallenden Effekten in längerfristigen Nachfolgeuntersuchungen, wobei zu berücksichtigen ist, dass selten Nacherhebungszeiträume von mehr als einem Jahr nach dem Training durchgeführt wurden (Lösel & Beelmann, 2003). Bei den oben zitierten Wirkungen in der Arbeit von Beelmann und Lösel (2006) fiel zum Beispiel der Follow-up-Wert auf d = 0.20 für dissoziale Verhaltensprobleme und d = 0.31 für Maße der sozialen Kompetenz. Beide Effekte waren aber weiterhin signifikant von Null verschieden und wiesen somit zumindest auf relativ stabile Effekte im Einjahreszeitraum hin.

Weitere meta-analytische Ergebnisse lieferten wichtige Hinweise auf die Gestaltung und die konkrete Durchführung der Programme. Insgesamt scheint sich eine systematische Integration von sozial-kognitiven Inhalten und sozialen Verhaltensübungen auszuzahlen, da *multimodale Trainingsprogramme* die besten Ergebnisbilanzen aufwiesen. Nur sie erzielten signifikante Kurz- und Langzeiteffekte im Hinblick auf die Förderung sozialer Kompetenzen und bei der Prävention dissozialen Verhaltens (Beelmann & Lösel, 2006). Geringere Effekte ergaben sich, wenn die Programme weder von den Programmautoren noch von assoziierten Personen durchgeführt wurden, also in realen Praxiskontexten und nicht in wissenschaftlichen Pilotstudien evaluiert wurden (Lösel & Beelmann, 2003). Dieser Befund wird auch von anderen Autoren und in anderen Zusammenhängen berichtet (z.B. Wilson et al., 2003). Er zeigt, dass die Wirksamkeit von Pilotprojekten nicht ohne weiteres auf die Wirksamkeit von Programmen in der Routineversorgung generalisiert werden kann, wofür vermutlich eine Reihe von Gründen verantwortlich ist. Das Abfallen der Wirksamkeit kann zum Beispiel mit der fehlenden Konzepttreue von nicht an der Programmentwicklung beteiligten Trainern, mit allgemeinen Umsetzungsproblemen manualisierter Programme in der Praxis oder besonderes guten Rahmenbedingungen in Pilotprojekten zu tun haben. Wie bereits mehrfach erwähnt, scheinen auch die Einstellung zum Programm und die mangelnde Unterstützung bei der Umsetzung der Programme eine Rolle zu spielen. Und schließlich sind auch gerichtete (d.h. latent beschönigende) Auswertungs- und Publikationsstrategien in der Wissenschaft möglicherweise für eine überschätzte Wirksamkeit der Programme in Pilotprojekten verantwortlich (Beelmann & Lösel, in Druck a; Martinson, Anderson & de Vries, 2005). Die skizzierten Effekte sozialer Trainingsprogramme scheinen daher aus vielerlei Gründen eher eine maximale Wirksamkeit wiederzugeben, die in der Routineanwendung höchstwahrscheinlich nicht erreicht wird. Dieses Ergebnis gilt aber für alle Präventions- und Interventionsmaßnahmen im Kindes- und Jugendalter und nicht allein nur für soziale Trainingsprogramme (Beelmann, 2006; Beelmann & Schneider, 2003).

Ein weiteres grundsätzliches Ergebnis der Evaluationsforschung zu sozialen Trainingsprogrammen ist, dass die Effekte im universellen Kontext (d.h. bei unbelasteten Gruppen) geringer ausfallen, als die Effekte bei Risikogruppen oder Gruppen mit subklinischer und klinischer Symptomatik. Dafür sprechen allein die Ergebnisse der in Tabelle 5.7 zitierten Meta-Analysen zu präventiven (vgl. z.B. Lösel & Beelmann, 2003) oder interventiven (z.B. Robinson, Smith, Miller & Brownell, 1999) Anwendungskontexten. Aber selbst innerhalb präventiver Maßnahmen sind die Unterschiede zwischen universellen und gezielten Strategien in Bezug auf die Reduktion von Verhaltensproblemen beträchtlich. Abbildung 5.3 zeigt das entsprechende Ergebnis aus der Arbeit von Lösel und Beelmann (2003; Beelmann & Lösel, 2006).

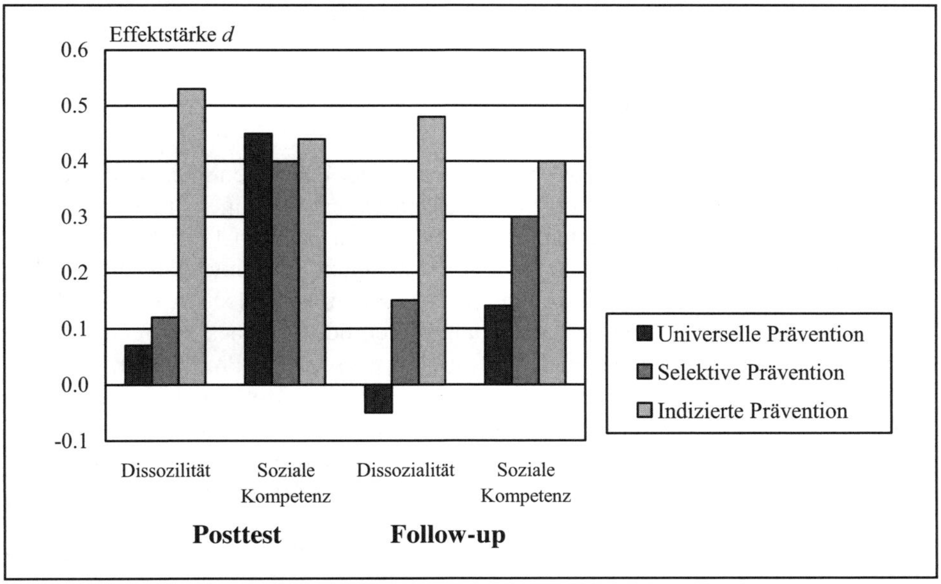

Abbildung 5.3: Effekte sozialer Trainingsprogramme in Abhängigkeit vom Präventionskontext (nach Beelmann & Lösel, 2006)

Danach sind allein bei indizierter Prävention substanzielle Post- und Follow-up-Effekte auf dissoziales Verhalten zu erwarten. Dieses Ergebnis hat zweifelsohne mit den bereits angesprochenen Boden- oder Deckeneffekten zu tun (d.h. geringen Verbesserungsmöglichkeiten von Kindern und Jugendlichen mit geringen Problemen und bereits hohen Kompetenzen). Da aber bei universeller Prävention längerfristig auch kaum Effekte auf die soziale Kompetenz festzustellen sind, unterliegen gerade diese Strategien einem hohen Rechtfertigungsdruck (vgl. dazu näher Kap. 5.1.2 und 5.6).

Ungeachtet dieser Probleme und der differenziellen Datenlage stellen soziale Trainingsprogramme einen anerkannten Ansatz zur Prävention und Intervention dissozialer Verhaltensprobleme und zur Förderung sozialer Kompetenzen dar. Allerdings ist einem unkritischen Förderoptimismus mittlerweile eine realistischere und zugleich vorsichtigere Interpretation der Effekte gewichen. Die größten Probleme liegen in dem Transfer der Programme in reale Praxiskontexte (Kindergärten, Schulen) und in ihrer Wirksamkeit im Hinblick auf die Vermeidung oder Verringerung dissozialer Verhaltensprobleme. Dies gilt insbesondere für universelle Präventionsstrategien. Zukünftige Forschungen sollten daher darauf ausgerichtet sein, die Erfolge stärker als bislang anhand „harter“ Kriterien (d.h. zuverlässigen Beurteilungen dissozialer Verhaltensprobleme), bei längerfristigen Katamnesen (Nachfolgeuntersuchungen) und im Kontext realer Praxisbedingungen zu beurteilen. Dies gilt für den deutschen Sprachraum in besonderer Weise, in dem eine hochwertige Wirksamkeitsforschung erst in letzten Jahren initiiert wurde und nach wie vor erhebliche Evaluationsdefizite vorliegen (Beelmann, 2006; Lösel, 2004a).

5.4 Behaviorale Elterntrainingsprogramme

5.4.1 Allgemeine Beschreibung

Neben der Förderung des Sozialverhaltens der Kinder und Jugendlichen hat sich das Training der elterlichen Erziehungskompetenzen als ein wichtiger Präventions- und Interventionsansatz bei dissozialem Problemverhalten etabliert (vgl. Kazdin, 1997, 1998). Dies hat vorwiegend mit den vielfach bestätigten Zusammenhängen zwischen Defiziten der elterlichen Erziehungskompetenz (z.B. inkonsistentem und emotional negativ getöntem Erziehungsverhalten, autoritärer oder vernachlässigender Erziehungsstil) und der Entstehung und Verfestigung dissozialen Problemverhaltens zu tun (vgl. Kap. 4.1.4). Für die Prävention und Intervention dissozialer Verhaltensprobleme sind insbesondere verhaltensorientierte oder behaviorale Trainingsprogramme entwickelt und angewandt worden. Es existieren aber auch andere Konzepte, die zum Beispiel in psychoanalytischer (Kernberg & Chazan, 1991; Winnicott, 1969) oder humanistischer Tradition stehen (Gordon, 1974, 2005).

Innerhalb der behavioralen Elterntrainings liegen mittlerweile verschiedene Programme für unterschiedliche Anwendungsbereiche vor (vgl. Briesmeister & Schaefer, 1998; Dangel & Polster, 1984). Sie variieren von kurzen, beratungsähnlichen Programmen bis hin zu umfangreichen, familienbezogenen Therapiekonzepten. Gemeinsam ist ihnen die Nutzung unterschiedlicher Interventionsmethoden wie zum Beispiel der systematischen Beobachtung des Erziehungsverhaltens, Rollenspielen, Wissensvermittlung zur kindlichen Entwicklung, In-vivo-Verhaltensübungen und Gruppendiskussionen (vgl. Kazdin, 1997). Im Rahmen der Prävention und Behandlung dissozialen Verhaltens werden in der Regel folgende Ziele verfolgt:

- Erlernen eines konsistenten Erziehungsstils, der positives Verhalten konsequent verstärkt und negativem (aggressivem) Verhalten konsequent Grenzen setzt.
- Effektives Problemmanagement in schwierigen Erziehungssituationen (z.B. bei Missachtung elterlicher Aufforderungen).
- Einsatz effektiver Strategien zur Einhaltung grundlegender sozialer Regeln (insbesondere nach Verstoß gegen diese Regeln und aggressivem Verhalten).
- Vorbildfunktion bei sozialen Konflikten (z.B. keine aggressiven Problemlösungen bei Streitigkeiten der Eltern).
- Anleitung zum Lernen sozialer Regeln (z.B. Beachtung von Rechten anderer Kinder).
- Stärkung der Beaufsichtigungsfunktion insbesondere bei jüngeren Kindern.
- Stärkung der Unterstützungsfunktion bei sozialen Problemen der Kinder (z.B. Hilfe bei schulischen Problemen).
- Verbesserung der Eltern-Kind-Interaktion durch Vermeidung emotional negativer Interaktionen (gegenseitige Bedrohung und Beschimpfung).
- Aufbau positiver Interaktionen, die durch gegenseitigen Respekt, Vertrauen und Zuneigung gekennzeichnet sind.

Diese Ziele werden in den verschiedenen Trainingsprogrammen auf unterschiedliche Weise zu erreichen versucht. Gewöhnlich findet die Maßnahme aber im Rahmen einer Elterngruppe statt, die die Themen in einer strukturierten Art und Weise bearbeitet. Zum Teil werden Problemsituationen und das Zielverhalten auch über Videos demonstriert. Den Eltern wird die Gelegenheit gegeben, sich auszutauschen und die erlernten Kompetenzen im Rollenspiel zu üben. Außerdem werden oft „Hausarbeiten“ (z.B. Beobachtung des eigenen Erziehungsverhaltens zu Hause) aufgegeben, um für einen effektiven Transfer der erlernten Kompetenzen ins häusliche Setting zu sorgen.

Grundlagen und Konzepte behavioraler Elterntrainings gehen primär auf die erziehungspsychologischen Arbeiten des *Oregon Social Learning Centers* (OSLC) um Gerald Patterson zurück (vgl. Kap. 4.1.4; Beelmann, 2007a). Im Laufe der Zeit wurden weiterführende Trainingskonzepte entwickelt, die neben dem Training der unmittelbaren elterlichen Interaktionskompetenzen mit dem Kind die Förderung der sozialen und kommunikativen Kompetenzen der Eltern verfolgen und den sozialen Kontext der Familien (etwa außerfamiliäre Stressoren wie Ärger am Arbeitsplatz oder Streitigkeiten mit Freunden und Verwandten) sowie deren Einfluss auf das Erziehungsverhalten im Rahmen ökologischer und systemtheoretischer Sozialisationsmodelle berücksichtigen (vgl. Cowan, Powell & Cowan, 1998; Miller & Prinz, 1990). Zudem wurden spezielle Inhalte für bestimmte Problemgruppen (allein erziehende Mütter, Adoptiv- und Pflegeeltern) und neue Wege der Administration und Umsetzung der Programme (z.B. unterschiedliche Intensitätsgrade, videobasiertes Training, kombinierte Eltern-Kind-Gruppen) vorgeschlagen.

5.4.2 Internationale Programme

Parent Management Training Oregon Modell (PMTO)

Das *Parent Management Training Oregon Modell* ist eine Bezeichnung für mehrere Elterntrainingsprogramme, die am OSLC um G. R. Patterson, J. R. Reid, M. Forgatch und T. Dishion auf Basis des Zwangsinteraktionsmodells entwickelt wurden (Patterson, 1982; Patterson, et al., 1992; Reid, Patterson & Synder, 2002) und heute unter dem Namen PMTO vertrieben werden. Die Programme dienten ursprünglich der Vermittlung basaler Erziehungskompetenzen (konsistente Verstärkung, Erlernen konsistenter elterlicher Reaktionsmuster auf positives und unerwünschtes Verhalten der Kinder, Grundprinzipien eines autoritativen Erziehungsstils) und der Unterbrechung der in Kapitel 4.1.4 geschilderten Zwangsinteraktionen (*coercive interactions*). Mittlerweile liegen aus der Forschergruppe jedoch zahlreiche Programmvarianten sowie weiterführende Präventions- und Interventionsprogramme vor, in denen das Elterntraining nur ergänzend genutzt wird. Die unterschiedlichen Trainingsmanuale beziehen sich zum Beispiel auf Eltern mit Vorschulkindern (Dishion & Patterson, 1996), auf allein erziehende Mütter (Forgatch, 1994) oder Eltern mit bereits straffällig gewordenen Jugendlichen.

Die genannten Manuale weisen zwar gewisse inhaltliche Unterschiede oder altersspezifische Komponenten auf, sie zielen jedoch alle auf fünf elterliche Kernkompetenzen, die dissoziales Verhalten bei Kindern und Jugendlichen reduzieren und zu einer sozial kompetenten Entwicklung beitragen sollen (Forgatch, Patterson & DeGarmo, 2005). Dazu gehören (1) grundlegenden Erziehungsfertigkeiten (z.B. komplexe Verhaltensäußerungen in kleine Verhaltenseinheiten aufzuteilen, angemessenes Belohnen, kontingente Belohnung positiven Verhaltens), (2) Disziplintechniken (Grenzen setzen) und konsistente Anwendung milder und nicht aggressiver Sanktionierungstechniken (3) angemessenes Monitoring, (4) Problemlösetechniken insbesondere zur Lösung von sozialen Konflikten in der Familie sowie (5) positives Involvement (Liebe, Aufmerksamkeit). Diese Förderziele werden in strukturierten Sitzungen mittels Gruppendiskussionen, Rollenspielen, Videos und Hausarbeiten umgesetzt.

Die Elterntrainings des OSLC wurden in einer Reihe älterer und neuerer Evaluationsstudien bei Risikogruppen oder bei bereits klinisch auffälligen Kindern im Hinblick auf ihre Effektivität überprüft (Patterson, 2005). Zumeist wurden aber umfangreichere Interventionen eingesetzt, in denen das Elterntraining nur ein Element der Intervention war (z.B. Chamberlain & Smith, 2005; Reid, Eddy, Fetrow & Stoolmiller, 1999; vgl. Kap. 5.5). In einer Studie an 238 geschiedenen und allein erziehenden Müttern mit Kindern im Alter von 6 bis 10 Jahren konnte ein 14 bis 16 Sitzungen umfassendes Elterntraining zum Beispiel deutliche Veränderungen im Erziehungsverhalten herbeiführen (vor allem die Reduktion problematischer Disziplinierungstechniken und die Steigerung positiven Erziehungsverhaltens). Direkte Effekte auf das Problemverhalten oder auf prosoziales Verhalten der Kinder traten jedoch nicht auf. Nach umfangreichen Analyseschritten durch Strukturgleichungsmodelle zeigte sich jedoch, dass ein verändertes elterliches Erziehungsverhalten signifikant mit verbesserten Verhaltensratings der Kinder einherging, allerdings erst zwölf Monate nach Beendigung des Programms. Mit anderen Worten: Veränderten sich die elterlichen Erziehungspraktiken, verbesserte sich langfristig auch das Verhalten der Kinder. Dieses Ergebnis stabilisierte sich im Entwicklungsverlauf bis zu 30 Monate nach dem Training (Patterson, DeGarmo & Forgatch, 2004; Martinez & Forgatch, 2001). Während in der Kontrollgruppe insbesondere zwangsbezogene Disziplinierungsmaßnahmen mit dem Alter der Kinder systematisch anstiegen und positives Erziehungsverhalten systematisch abnahm, verhielt es sich in der Experimentalgruppe umgekehrt. Der Verlauf in der Kontrollgruppe erwies sich zudem als ein signifikanter Prädiktor für mütterliche Depressionsneigung und kindliches dissoziales Verhalten.

Eltern-Kind-Interaktionsprogramm von Eyberg

Bei der *Eltern-Kind-Interaktions-Therapie* (*Parent-Child-Interaction Therapy*) von Eyberg und Mitarbeitern (vgl. Eyberg & Boggs, 1998; Foote, Eyberg & Schuhman, 1998; Querido & Eyberg, 2005) liegt der Schwerpunkt auf der Förderung der Eltern-Kind-Kommunikation. Das Programm ist als psychotherapeutisches Konzept vorwiegend bei Vorschulkindern mit bereits ausgeprägter oppositioneller Verhaltenssymptomatik angewandt und konzipiert worden. Es bezieht sich einerseits auf verhaltenstheoretische Arbeiten zum Erziehungsverhalten (Baumrind, 1989; Patterson, 1982) und andererseits auf bindungstheoretische Arbeiten. Entsprechend ist das Ziel der Intervention, die Eltern-Kind-Beziehungen zu verbessern und den Eltern notwendige Erziehungskompetenzen zum effektiven Management kindlichen Problemverhaltens zu vermitteln. Dies geschieht einerseits durch das systematische Üben einer kindgesteuerten Interaktion (*child directed interaction*), in der Eltern lernen, adäquat auf kindliches Interaktionsverhalten oder die kindliche Kommunikation einzugehen. Andererseits werden die Eltern in Kompetenzen zur elterngesteuerten Interaktion (*parent directed interaction*) geschult, um die notwendigen Fertigkeiten zur Verhaltenssteuerung speziell störenden Verhaltens ihrer Kinder zu erwerben. Diese Fähigkeiten entsprechen den Rollen, die typischerweise von Therapeuten in spieltherapeutischen (kindgesteuerte Interaktion) und verhaltenstherapeutischen Kontexten (elterngesteuerte Interaktion) eingenommen werden. In Tabelle 5.8 sind die Grundprinzipien und Kompetenzen für die Eltern-Kind-Interaktion der jeweiligen Interaktionsart zusammenfassend aufgeführt. Zudem enthält das Therapieprogramm eine größere Anzahl von Übungseinheiten, in denen es um positives und nonverbales Erziehungsverhalten geht (z.B. elterliche Imitation des kindlichen Spielverhaltens, elterliche Reflexion der kindlichen Verhaltensäußerungen).

Tabelle 5.8: Grundprinzipien und Kompetenzen, die in der Eltern-Kind-Interaktionstherapie von Eyberg und Mitarbeitern vermittelt werden (modifiziert nach Brinkmeyer & Eyberg, 2003; Querido & Eyberg, 2005).

Interaktionsphase	**Grundprinzipien/Kompetenzen der Eltern**
Kindgesteuerte Interaktion (child directed interaction)	• Loben • Reflektieren • Imitieren • Beschreiben • Begeistert sein • Kommandos vermeiden • Fragen vermeiden • Kritische Kommentare vermeiden • Ignorieren (soweit möglich) negativer Verhaltensweisen • Beenden der gemeinsamen Spielzeit bei aggressivem und destruktivem Verhalten
Elterngesteuerte Interaktion (parent directed interaction)	• Direkte statt indirekte Anweisungen • Anweisungen positiv formulieren • Nur eine Anweisung zur gleichen Zeit • Spezifische statt allgemeine Anweisungen • Altersangemessene Anweisungen • Anweisungen höflich und respektvoll • Begründen von Verhaltensregeln vor der Regel oder nach Befolgen der Anweisung • Anweisungen nur wenn nötig anwenden

Diese Fertigkeiten werden im Unterschied zu anderen Elterntrainingsprogrammen in gemeinsamen Übungen mit dem Kind trainiert. Jede Therapiephase beginnt mit einer Einleitungssitzung, in der den Eltern zunächst die Grundprinzipien erklärt werden, gefolgt von einer vom Therapeuten supervidierten Eltern-Kind-Spieleinheit (coaching session) und einer abschließenden Testphase, in der der Therapeut systematische Beobachtungen des Interaktionsverhaltens während einer strukturierten Spielsituation vornimmt. Die Ergebnisse werden dann in einer Auswertungsrunde mit den Eltern diskutiert und in Hausaufgaben vertieft. Typischerweise werden für dieses Konzept durchschnittlich 13 Einzeltherapiesitzungen veranschlagt, der Umfang kann aber zwischen 8 und 27 Sitzungen variieren (Werba, Eyberg, Boggs & Algina, 2006).

Die Eltern-Kind-Interaktionstherapie wurde in zumeist sehr kleinen klinischen Evaluationsstudien mit kontrolliertem Design überprüft (vgl. z.B. McNeil, Eyberg, Eisenstadt, Newcomb & Funderburk, 1991; Schuhman, Foote, Eyberg, Boggs & Algina, 1998; zusammenfassend Brinkmeyer & Eyberg, 2003). In der bislang umfangreichsten Untersuchung konnten Schuhman et al. (1998) im elterlichen Stresserleben, in Beobachtungsmaßen der Eltern-Kind-Interaktion (z.B. Loben, Kritisieren), aber auch in dissozialen Verhaltensmaßen der Kinder deutliche Wirkungen (Effektstärken im Bereich von d = 0.4 bis 2.0) feststellen. Dabei wurden die Erfolge sowohl bei mütterlichen als auch nach väterlichen Angaben zu Erziehungsproblemen und kindlichem Problemverhalten deutlich. Allerdings traten sowohl bei der Datenerhebung als auch bei der Programmdurchführung beträchtliche Ausfallraten von etwa einem Drittel auf, die die Aussagekraft dieser Befunde erheblich schmälern. Unkontrollierte Überprüfungen der Langzeiteffekte ergaben, dass signifikante Veränderungen und klinisch relevante Effekte über einen Zeitraum von vier bis sechs Jahren erhalten blieben (Hood & Eyberg, 2003; Werba et al., 2006).

Incredible Years Parent Series von Webster-Stratton und Mitarbeitern

Das Elterntraining des Incredible Years-Programms, das wir bereits bei den sozialen Trainingsprogrammen für Kinder kennen gelernt haben, ist eine umfangreiche, aus mehreren Teilprogrammen bestehende Intervention, die sowohl präventiv als auch therapeutisch bei Eltern mit Kindern im Alter von 2 bis 10 Jahren eingesetzt werden kann (vgl. Webster-Stratton, 2005; Webster-Stratton & Herbert, 1994; Webster-Stratton & Hancock, 1998). Das Programm geht sowohl didaktisch als auch inhaltlich weit über klassische Elterntrainingsprogramme hinaus.

Das mehrfach überarbeitete und ergänzte Training besteht aus drei Teilprogrammen, die sich mit klassischen *Erziehungskompetenzen* (BASIC Parent Training Program) sowie *interpersonellen* (ADVANCE Parent Training Program) und *akademischen Kompetenzen* (EDUCATION Training Program, SCHOOL Training Program) der Eltern befassen (vgl. Tabelle 5.9). Diese Einheiten werden auf unterschiedliche Art und Weise durchgeführt. Das BASIC-Programm besteht aus 26 Sitzungen (13 bis 14 Doppelstunden) in Gruppen von zehn bis vierzehn Eltern und wird fast vollständig mit Hilfe von 250 Videovignetten á 1 bis 2 Minuten umgesetzt. Die Videos zeigen alltägliche Eltern-Kind-Interaktionen (Essen, ins Bett gehen), an denen kompetentes Erziehungsverhalten im Sinne des Modelllernens veranschaulicht und problematische Alltagssituationen der Eltern diskutiert und besprochen werden. Der Einsatz von Videos und filmischen Materials wurde speziell für Eltern aus bildungsfernen Sozialschichten gewählt, die oft mit verschriftlichtem Material nicht gut zurecht kommen.

Tabelle 5.9: Inhalte der Elterntrainings-Serie des Incredible Years-Programms (nach Webster-Stratton, 2005)

Programmteil	Geschulte Fertigkeiten	Setting
BASIC (Basistraining)	Gemeinsames Spiel Loben/Belohnen Grenzen setzen Umgang mit Fehlverhalten	Zuhause
ADVANCE (Fortgeschrittenentraining)	Problemlösen Ärgermanagement Kommunikation Kontrolle von Depression Soziale Unterstützung geben und in Anspruch nehmen	Zuhause Arbeit Freizeit
EDUCATION SCHOOL	Anregungen geben Lernroutinen nach der Schule Unterstützung bei Hausaufgaben Leseübungen Beteiligung an schulischen Veranstaltungen und Konferenzen	Zusammenarbeit Schule – Familie

Das ADVANCED-Programm enthält Übungen zur Förderung von Selbstkontrolle, Kommunikationsfertigkeiten, Problemlösekompetenzen und der sozialen Unterstützung der Eltern. Dieses Programm ist speziell für Eltern konzipiert, die deutliche Defizite in den genannten Kompetenzen aufweisen und aus diesem Grund verstärktem Stress ausgesetzt sind, der wiederum auf den familiären und erzieherischen Kontext wirkt. Das ADVANCED-Programm besteht aus 14 Sitzungen und wird mit insgesamt 60 Videovignetten unterstützt. Das Programm zur akademischen Förderung von Eltern ist eine konsequente Weiterführung des ADVANCED-Programms, da Eltern aus Risikofamilien oft auch die notwendige akademische Ausbildung fehlt, um ihre Kinder auf die Schule vorzubereiten und sie in schulischen Belangen zu unterstützen. Dementsprechend geht es im zusätzlichen SCHOOL-Programm (bei Eltern mit Schulkindern) vor allem um die Zusammenarbeit mit Lehrern und die Unterstützung der Kinder beim Lernen und bei den Hausaufgaben. Das Programm besteht aus weiteren vier bis sechs Sitzungen.

Der Elterntrainingsansatz von Webster-Stratton und Mitarbeitern wurde in zahlreichen, methodisch elaborierten Studien geprüft und gehört ähnlich wie bereits vorgestellte soziale Trainingsprogramm dieser Arbeitsgruppe zu den am besten evaluierten Programmen weltweit (zusammenfassend: Webster-Stratton, 2005). Insgesamt liegen mehrere Studien zur Evaluation des BASIC-Elterntrainings (vgl. z.B. Webster-Stratton, 1984, 1998; Webster-Stratton, Kolpacoff & Hollingsworth, 1988) sowie zwei groß angelegte Vergleichsstudien zum gesamten Incredible Years-Programm (Webster-Stratton & Hammond, 1997; Webster-Stratton, Reid & Hammond, 2004) vor, zu denen jeweils längerfristige ein- bis dreijährige Follow-up-Untersuchungen ergänzt wurden (Reid et al., 2003; Webster-Stratton, Hollingsworth & Kolpacoff, 1989).

In klinischen Studien mit Eltern, deren Kinder oppositionelles Trotzverhalten oder eine Störung des Sozialverhaltens aufwiesen, zeigte sich zunächst, dass eine Kombination aus Gruppendiskussionen und videogestützter Trainingsadministration erfolgreicher war, als die jeweiligen Durchführungsmodi allein (Webster-Stratton, 1990). Zudem erbrachte ein Vergleich zwischen dem BASIC- und dem BASIC- plus ADVANCED-Programm deutliche Vorteile des kombinierten Vorgehens im Hinblick auf prosoziales Verhalten der Kinder und dem Kommunikationsverhalten der Eltern. Beide Varianten hatten jedoch ähnliche und zum Teil beträchtliche Erfolge bezogen auf Beobachtungsmaße zur Eltern-Kind-Interaktion (z.B. weniger aggressive Disziplinierungstechniken) und das kindliche Problemverhalten nach unterschiedlichen Informanten und unterschiedlichen Messinstrumenten. Diese Erfolge blieben nach Follow-up-Messungen auch zumindest ein Jahr lang stabil (Webster-Stratton, 1984; Webster-Stratton et al., 1989). Die Aussagekraft der Follow-up-Daten sind aber insofern eingeschränkt, als keine längerfristigen Erhebungen bei der Kontrollgruppe erfolgten. Dies gilt auch für einige bislang unpublizierte Daten einer acht bis zwölfjährigen Nachfolgeuntersuchung, in der 75% der ehemals klinischen Gruppen eine normale psychosoziale Anpassung aufwiesen (Webster-Stratton, 2005). Dies sind beeindruckende Daten, selbst wenn Vergleichsdaten der Kontrollgruppe fehlen. Eine verkürzte Form des Elterntrainings (sogenanntes PARTNERS-Programm) wurde auch als präventive Maßnahme bei fast 400 Müttern einer Risikogruppe (Familien, deren Kinder an Frühförderprojekten teilnahmen) angewandt (Webster-Stratton, 1998). Auch dabei zeigte sich eine Reihe von signifikanten Effekten, die sich vor allem im Erziehungsverhalten (dort insbesondere bei der Reduktion harscher Disziplinierungsmaßnahmen und beim effektiven Setzen von Grenzen), bei der Zusammenarbeit mit Erzieherinnen und Lehrern und – in geringerem Ausmaß – bei den Verhaltensratings der Kinder (Mütter- und Lehrerangaben) ergaben. Darüber hinaus wurde eine 10 bis 20% höhere Besserungsrate in der Interventionsgruppe erzielt, wenn man allein klinisch relevante Veränderungen bewertete. Auch diese Effekte konnten ein Jahr nach Abschluss des Programms weitgehend bestätigt werden.

In Vergleichsstudien zwischen Kinder-, Eltern- und kombiniertem Training erwies sich das Elterntraining als ähnlich wirksam wie das Kindertraining und die kombinierte Trainingsbedingung, die erst im Einjahres-Follow-up den Einzeltrainings überlegen war (vgl. Kap. 5.3 und 5.5). Dabei waren bei den Einzeltrainings jeweils charakteristische Veränderungen in proximalen Erfolgskriterien (z.B. soziale Problemlösefertigkeiten beim Kindertraining, Erziehungsverhalten beim Elterntraining) und wiederum deutliche Effekte auf das kindliche Sozialverhalten in allen drei Gruppen zu verzeichnen (Webster-Stratton & Hammond, 1997). Die Autoren konnten allerdings keine Interventionserfolge in den Erzieherinnen-/Lehrerangaben zum Problemverhalten in den drei Behandlungsbedingungen ausmachen. Sie führten dies einerseits auf die mangelnde Einbindung der Erzieherinnen/Lehrer oder der beteiligten Institutionen zurück. Andererseits zeigte sich, dass das Problemverhalten in der Schule tatsächlich nicht das Ausmaß erreichte, das die Kinder offensichtlich im familiären Kontext aufwiesen. In der zweiten, ebenfalls bereits erwähnten Vergleichsstudie (Webster-Stratton et al., 2004) war das Elterntraining den anderen Einzelprogrammen effektmäßig überlegen. Es zeigten sich signifikante Veränderungen in sieben von neun Ergebnisbereichen mit Effektstärken in der Größenordnung von $d =$

0.35 bis 0.81 und damit ein ähnlich positives Muster wie für alle kombinierten Programmtypen.

Insgesamt liegt somit eine eindrucksvolle empirische Evidenz für die Wirksamkeit der Elternprogramme im klinisch-therapeutischen Einsatz bei Eltern von 3- bis 8-jährigen Kindern vor. Dies gilt sowohl im Hinblick auf die Anzahl und die Qualität der Studien als auch bezogen auf die Breite der Erfolgsmessung und die erzielten Effekte. Darüber hinaus finden sich sorgfältige Untersuchungen der Implementierungsqualität und systematische Konsumentenbeurteilungen in fast allen zitierten Studien. Dennoch ist die Autorin selbstkritisch genug, um auch Grenzen der Wirksamkeit zu diskutieren. Darunter fällt zum Beispiel, dass Familien, die langfristig nicht oder nur wenig vom Programm profitierten, bereits vor dem Programm die größten Problemwerte aufwiesen (Ärger mit der Schule, Partnerschaftsprobleme; vgl. Reid et al., 2003). Für diese Gruppen werden folgerichtig noch intensivere Präventions- und Interventionsmaßnahmen und andere Durchführungsmodalitäten empfohlen (Webster-Stratton, 2005; Webster-Stratton & Herbert, 1994; Webster-Stratton & Reid, 2007).

Positive Parenting Program (Triple P)

Ein mehrstufiges Konzept der Eltern- und Familienarbeit wird von Sanders und Mitarbeitern in ihrem *Triple P-Programm* (*Positive Parenting Program*) vertreten (vgl. Sanders, 1999; Sanders, Turner & Markie-Dadds, 2002). Das Programm oder besser das Trainingsmodell stammt aus Australien, wo es vor etwa 20 Jahren entwickelt wurde, und ist mittlerweile in zahlreichen Sprachen (darunter auch Deutsch, vgl. unten) verfügbar. Das Modell ist nicht primär oder ausschließlich auf die Prävention und Intervention dissozialer Verhaltensprobleme zugeschnitten, sondern verfolgt eine allgemeine Verbesserung der Erziehungskompetenzen und familiären Entwicklungsumwelt. Dennoch weisen sowohl die Programminhalte als auch die Wirksamkeitsstudien einen deutlichen Schwerpunkt im Bereich der Dissozialität auf. Nach Sanders et al. (2002) basiert das Modell auf sechs theoretischen Orientierungen:

- Vermittlung von Erziehungskompetenzen nach den Prinzipien der sozialen Lerntheorie sensu Patterson (1982).
- Methoden und Techniken der Verhaltenstherapie.
- Entwicklungspsychologische Untersuchungen zum Erziehungsverhalten.
- Forschungen zur Entwicklungspsychopathologie von Verhaltensstörungen.
- Sozial-kognitive Modellen der Erziehung (Attributionen, Erwartungen, Selbstwirksamkeit).
- Populationsbezogene Gesundheitsforschung.

Besonderheit und Kernelement des Programms ist die Ausrichtung der Programmintensität an den Bedürfnissen und dem Ausmaß der Risikobelastung der Adressaten. Dazu schlagen die Autoren fünf Maßnahmenebenen vor (vgl. Tabelle 5.10). Das Vorgehen variiert dabei von (1) einfachen landesweit verbreiteten Selbsthilfematerialien (*Universal Triple P*), in denen vor allem alltägliche Erziehungsfragen angesprochen werden, über (2) spezifische Informationen zu ausgewählten Erziehungsproblernen (z.B. zu Wutausbrüchen), die entweder über schriftliches Material oder kurze Beratungskontakte vermittelt werden (*Selective Triple P*), hin zu (3) Elterntrainingsprogrammen geringerer Intensität (bis zu vier Sitzungen), in denen die Fertigkeiten der ersten beiden Trainingsstufen systematisch und unter Anleitung geschult werden (*Primary Care Triple P*). Stufe (4) besteht aus einem intensiven Trainingsprogramm, das verstärkt klassische Risikokonstellationen dissozialen Verhaltens wie etwa inadäquate elterliche Reaktionen auf oppositionelles und aggressives Verhalten oder auch den Umgang mit Lerndefiziten der Kinder fokussiert (*Standard Triple P*). (5) Die letzte Stufe (*Enhanced Triple P*) ist schließlich für Eltern gedacht, deren Kinder bereits klinische Auffälligkeiten zeigen. Die Hilfeleistungen sind dabei deutlich umfangreicher und umfassen individuelle Hilfen für die Familien in den Bereichen Erziehungskompetenz, Stressbewältigung und Partnerschaftskonflikte.

Tabelle 5.10: Konzept des Mehrebenenansatzes des Triple P-Programms nach Sanders (1999; Sanders et al., 2002; modifiziert nach Kuschel und Hahlweg, 2005, S. 160)

Interventionsebene	**Zielgruppe**	**Interventionsmethoden**
1. Universelle Informationen über Erziehung	alle Eltern	kurze schriftliche oder mündliche Information, Selbsthilfematerialien, Gruppenpräsentationen, Medieneinsatz
2. Kurzberatung für spezifische Erziehungsprobleme	Eltern mit spezifischen Sorgen über das Verhalten oder die Entwicklung ihrer Kinder	kurzes Programm (1 bis 4 Sitzungen à 15 Min.) zum Umgang mit einigen konkreten Verhaltensproblemen, face-to-face oder telefonisch
3. Kurzberatung und aktives Training	Eltern mit spezifischen Sorgen über das Verhalten oder die Entwicklung ihrer Kinder und Defiziten in Erziehungsfertigkeiten	kurzes Programm (4 Sitzungen à 15 Min.), zusätzlich Rollenspiele
4. Intensives Elterntraining	Eltern von Kindern mit Verhaltensproblemen	Intensives Programm, fokussiert auf Eltern-Kind-Interaktion und breites Spektrum an Erziehungskompetenzen. Entweder unter Selbstanleitung, in Gruppen oder als Einzelintervention.
5. Erweiterte Interventionen auf Familienebene	Eltern von Kindern mit deutlichen Verhaltensproblemen oder Kindern in Multi-Problem-Familien	Intensives therapeutisches Programm mit zusätzlichen Modulen wie Stimmungs- und Stressmanagement, Hausbesuchen und Partner-Unterstützung

Die Wirksamkeit des Mehrebenenansatzes von Sanders und Mitarbeitern wurde in den letzten Jahren mehrfach und in methodisch anspruchsvollen Untersuchungen mit insgesamt sehr guten Erfolgen evaluiert (vgl. z.B. Bor, Sanders & Markie-Dadds, 2002; Markie-Dadds & Sanders, 2006; Sanders, Markie-Dadds, Bor & Tully, 2000; Sanders, Montgomery & Brechman-Toussaint, 2000; Turner & Sanders, 2006; zusammenfassend: Sanders, 1999; Sanders et al., 2002). Die Untersuchungen beziehen sich dabei vor allem auf Eltern und Familien mit Vorschulkindern und sind zumeist im subklinischen oder klinischen Kontext durchgeführt worden. Es zeigte sich, dass die Programme in der Regel zu einer Veränderung problematischer elterlicher Erziehungspraktiken (z.B. Absinken inkonsistenter Bestrafungen), zu einem geringeren Stresserleben in der Elternrolle und in der Familie und zu einem größeren Selbstvertrauen hinsichtlich der elterlichen Kompetenzen führten. Darüber hinaus wiesen die Programm-Eltern eine verbesserte psychosoziale Anpassung (insbesondere geringe mütterliche Depressionswerte) auf und hatten verbesserte Einstellungen zum Verhalten ihrer Kinder. Schließlich verbesserte sich das Verhalten der Kinder in vielfältiger und zumeist klinisch relevanter Weise. Diese Veränderungen blieben zumindest für einen Zeitraum bis zu einem Jahr nach dem Training weitgehend erhalten.

Wie bereits bei anderen gut evaluierten Programme traten die Effekte allerdings nicht konsistent über alle Studien hinweg auf. Zudem ergaben sich einige ergänzende Ergebnisse zum Vergleich der verschiedenen Triple P-Varianten. In der bislang größten klinischen Untersuchung verglichen zum Beispiel Sanders, Markie-Dadds et al. (2000) drei Administrationsformen der Ebenen vier und fünf (Enhanced Triple P vs. Standard Triple P als Selbsthilfekurs bzw. mit professioneller Vermittlung) an einer Gruppe von 305 Eltern eines dreijährigen Kindes mit bereits deutlich ausgeprägter dissozialer Verhaltensproblematik (indizierte Prävention). Es zeigte sich, dass in allen drei Trainingsgruppen vor allem eine deutliche Reduktion dissozialer Verhaltensweisen nach Einschätzungen der Eltern (Mütter und Väter) und in einer Verhaltensbeobachtung im Vergleich zu einer Wartekontrollgruppe erreicht werden konnte. Dagegen veränderte sich das elterliche Erziehungsverhalten nur nach Selbstberichten, nicht jedoch in Beobachtungssituationen. Im Vergleich der drei Trainingsbedingungen schnitt das umfangreiche Programm am besten ab; zudem waren die beiden Trainingsbedingungen mit professioneller Vermittlung grundsätzlich dem Selbsthilfekurs überlegen. Allerdings fielen die Unterschiede in der Ergebnisbilanz der drei Trainingsvarianten – auch im Einjahres-Follow-up – insgesamt nicht so gravierend aus, dass man von einer deutlichen Überlegenheit des umfangreichen und damit kostenträchtigen Programms (*Enhanced Triple P*) sprechen konnte (vgl. auch Bor et al., 2002).

In einer weiteren Studie wurden die Effekte einer zwölfstündigen Fernsehserie bei Eltern von 2 bis 8 Jahre alten Kindern überprüft (Sanders, Montgomery et al., 2000). Auch hier wiesen die Kinder nach dem Programm geringere Problemwerte nach Elterangaben auf. Insgesamt waren jedoch die Effekte geringer als in den Trainingskursen mit professionellen Trainern. Darüber hinaus konnten keine wesentlichen Veränderungen in den Erziehungsstrategien der Eltern und in ihren Anpassungswerten gefunden werden, Effekte, die bei kurzen persönlich administrierten Kursen typischerweise auftraten (Turner & Sanders, 2006). Immerhin erzielte die fernsehbasierte Intervention einen Rückgang von etwa 30% an klinisch auffälligen Kindern, so dass sich das Vorgehen möglicherweise als kostengünstige universelle Präventionsmaßnahme eignet. So wurden die Effekte eines Triple P-Elternkurses als universelle Maßnamen mit vier Gruppensitzungen plus ergänzende Telefonkontakte jüngst von Zubrick et al. (2005) in einer großen quasi-experimentellen Studie mit über 1.600 Teilnehmern untersucht. Diese Autoren konnten mittlere bis hohe Effekte auf das elterliche Erziehungsverhalten und das kindliche Problemverhalten sowie kleine Effekte auf Maße der psychosozialen Anpassung der Eltern finden, die zwar innerhalb von zwei Jahren nach dem Training zum Teil beträchtlich abfielen (beim kindlichen Problemverhalten etwa von d = 0.83 auf 0.47), aber dennoch nennenswerte und signifikante Erfolge darstellen. Problematisch war an dieser Untersuchung allerdings, dass die Trainingsgruppe deutlich höhere Belastungswerte bereits vor der Programmdurchführung aufwies und es darüber hinaus zu beträchtlichen und differenziellen Ausfallraten (27% in der Kontrollgruppe, gut 14% in der Kontrollgruppe) kam, deren Einfluss nur teilweise kontrolliert werden konnte. Darüber hinaus lagen 41,5% der Kinder in der Interventionsgruppe (21,5% in der Kontrollgruppe) bereits vor dem Training im klinischen Problemwertebereich, so dass es sich eher um einen selektiven oder indiziert präventiven und nicht um einen universellen Präventionskontext handelte.

Trotz dieser Einschränkungen, gehört das Triple P-Programm insgesamt zu den am besten evaluierten Präventions- und Interventionsansätzen bei dissozialen Verhaltensstörungen und anderen Entwicklungsproblemen. Angesichts der Vielfalt möglicher Vorgehensweisen (vgl. Tabelle 5.10), stützen die vorliegenden Untersuchungen gleichwohl nur bestimmte Programmanwendungen. Die Studien sind vor allem im indiziert präventiven oder klinischen Kontext bei Vorschulkindern evaluiert worden; Studien zur universellen Prävention sind dagegen selten (vgl. aber Triple P in Deutschland im nächsten Abschnitt). Problematisch ist ferner, dass die Effektivitätsschätzungen fast ausschließlich auf Selbstberichten der Eltern, selten auf direkten Beobachtungsmaßen und in keiner der zitierten Studien auf Einschätzungen unbeteiligter und unabhängiger Dritter (z.B. Erzieherinnen, Lehrer) beruhen. Dies kann gerade bei Elterntrainingsprogrammen wegen der zu erwartenden Urteilsverzerrungen der Beteiligten zu überhöhten Erfolgsschätzungen führen. Schließlich bleibt trotz der innovativen Konzeption einer Mehrebenenintervention unklar, wann die auch kostenmäßig unterschiedlichen Trainingsformen indiziert sind, da die berichteten Effektivitätsunterschiede in den Vergleichsstudien nicht besonders deutlich ausfallen.

5.4.3 Deutschsprachige Programme

Auch im deutschen Sprachraum haben sich die Diskussionen um die elterliche Erziehung und die Ausbildung von Eltern in den letzten Jahren deutlich intensiviert (Fuhrer, 2005b; Tschöppe-Scheffler, 2006). Die Thematik ist allerdings nicht neu. Elterntrainings und Erziehungsratgeber wurden bereits in den 70er Jahren des letzten Jahrhunderts entwickelt (vgl. Innerhofer, 1977, Müller & Moskau, 1978; Perrez, Minsel & Wimmer, 1974), die jedoch ohne spezifischen inhaltlichen Fokus auf dissoziales Verhalten, sondern zur Schulung allgemeiner Erziehungskompetenzen konzipiert wurden. Im Folgenden wollen wir mit dem Triple P-Programm und dem EFFEKT-

Elterntraining zwei neuere Ansätze exemplarisch vorstellen. Weitere Programme und Kurse wurden zum Beispiel von Schneewind (2003), Lauth und Heubeck (2006) sowie Honkanen-Schobert (2002) vorgelegt.

Triple P in Deutschland

Das bereits dargestellte *Triple P-Programm* wurde von Hahlweg und Mitarbeitern in Deutschland eingeführt (vgl. Cina, Bodenmann, Hahlweg, Dirscherl & Sanders, 2006; Heinrichs, Hahlweg, Bertram et al., 2006; Kuschel & Hahlweg, 2005; Kuschel et al., 2000) und ein Verbreitungssystem, das unter anderem eine systematische Ausbildung der Trainer umfasst, eingerichtet (siehe www.triplep.de). Implementation und Wirkungen wurden in einer breit angelegten randomisierten Erfolgsstudie zum *Standard-Triple-P* als Gruppentraining im Rahmen einer universellen Prävention bei 209 Familien mit einem Vorschulkind (davon 129 in der Trainingsgruppe) überprüft. Das Training bestand aus vier Gruppensitzungen plus jeweils optionalen Telefonkontakten zwischen den Trainingsterminen und befasste sich (1) mit den Grundlagen positiver Erziehung/möglichen Ursachen von Problemverhalten, (2) mit Strategien zur Entwicklungsförderung, (3) dem Umgang mit Problemverhalten und (4) dem Umgang Risikosituationen (z.B. Einkaufen mit dem Kind). Alle Sitzungen enthielten didaktische Präsentationen, Gruppendiskussionen, Demonstrationen über Videosequenzen sowie das Einüben von Erziehungsfertigkeiten im Rollenspiel. Insgesamt wurde das Programm vor allem von Müttern besucht, die sowohl das Programm als auch die Gruppenatmosphäre sehr positiv und die Trainingsinhalte als sehr hilfreich einschätzten. Das Training genoss somit einen hohen Akzeptanzgrad (Cina et al., 2006; Heinrichs, Hahlweg, Kuschel et al., 2006).

Hinsichtlich der Wirksamkeit zeigten sich mittlere bis hohe Effekte auf das Erziehungsverhalten der Mütter im Selbstbericht (Heinrichs, Hahlweg, Bertram et al., 2006). Diese Befunde erwiesen sich ein Jahr nach Beendigung der Maßnahmen als stabil und zeigten sich zum Teil auch bei den – größtenteils nicht am Training teilnehmenden – Vätern. Zudem ergab sich eine leichte Steigerung der Partnerschaftszufriedenheit im Einjahres-Follow-up. Kleine bis moderate Effekte wurden im Hinblick auf externalisierendes Verhalten der Kinder nach Angaben der Mütter erzielt. Hier lagen die Effektstärken in einer Größenordnung von $d = 0.39$ (Posttest) und 0.32 (Einjahres-Follow-up). Ergänzend berichten Heinrichs, Hahlweg, Bertram et al. (2006) von einer deutlichen Senkung der Inzidenz- und Prävalenzrate internalisierender und externalisierender Störungen bei den Müttern und teilweise auch bei den Vätern. Dabei waren aber die Fallzahlen klein ($n < 5$) und insgesamt die Raten in der Experimentalgruppe schon vor dem Training deutlich höher, ebenso wie das gesamte Niveau der Verhaltensprobleme. Dies ist insofern überraschend, als ein randomisiertes Untersuchungsdesign zugrunde gelegt wurde und es zu keinen nennenswerten Ausfallraten und relativ hohen Inanspruchnahme- und Teilnahmeraten kam. Eine unterschiedliche Problemhöhe vor dem Training ist insofern ein großes Problem in der Evaluationsforschung, als insbesondere Regressionseffekte (d.h. eine messtheoretisch begründete höhere Wahrscheinlichkeit hoher Messwerte, bei Wiederholungsmessungen geringer auszufallen) einen möglichen Trainingserfolg überlagern können (Cook & Campbell, 1979). Dieses Problem ist oft in Studien mit hoher Selbstselektion gegeben (z.B. Inanspruchnahme von Trainingsprogrammen durch Personen, die eine erhöhte Notwendigkeit der Teilnahme sehen) und in seinen Folgen für die Kausalinterpretation nicht zu unterschätzen (vgl. Cook & Campbell, 1979). Auch in der Studie von Heinrichs, Hahlweg, Bertram et al. (2006) war die Selbstselektion trotz hoher Teilnahmeraten ein gewisses Problem (die Teilnahmeraten der Trainings- und Kontrollgruppe lagen bei 77,4 bzw. 95,7%) und möglicherweise für die unterschiedlichen Ausgangswerte der Versuchsgruppen verantwortlich. Zudem wurden – ähnlich wie in den internationalen Studien zum Triple P-Programm – bislang allein Elternauskünfte zum Problemverhalten der Kinder als Erfolgsindikatoren berichtet. Dass dies möglicherweise zu überhöhten Wirksamkeitsschätzungen führt, haben Eisner, Ribeaud, Jünger und Meidert (2007) in einer noch laufenden großangelegten Evaluationsstudie zum Triple P-Programm in Zürich gezeigt. Zwar ließen sich auch in dieser Untersuchung erwartungsgemäß signifikante Verbesserungen des Erziehungsverhaltens im Selbsturteil der Eltern nachweisen, eine Senkung des Problemverhaltens nach Angaben von Lehrern trat jedoch nicht auf.

EFFEKT-Elterntraining

Auf der Grundlage eines Trainingsmodells des Oregon Social Learning Centers (Dishon & Patterson, 1996; Fischer et al., 1997) haben Beelmann und Lösel ein kurzes präventives Elterntraining entwickelt (Beelmann, 2007a; Beelmann & Lösel, 2004), das mit dem bereits geschilderten IKPL-Kinderprogramm das EFFEKT-Programm bildet. Das Programm besteht aus fünf thematisch aufeinander aufbauenden Sitzungen von 90 bis 120 Minuten Dauer, die sich mit (1) entwicklungsförderlichem Elternverhalten, (2) Spielregeln in der Familie, (3) Grenzen setzen in der Erziehung, (4) Stress in der Familie und Umgang mit Verhaltensproblemen sowie (5) Beziehungen in der Familie befassen (vgl. Tabelle 5.11).

Tabelle 5.11: Inhalte und Ablauf des EFFEKT-Elterntrainings (nach Beelmann, 2007a)

Themen der Sitzungen	Inhalte und Methoden
1. Entwicklungsförderung durch Erziehung Einstieg in den Kurs; Entwicklungsförderliches Erziehungsverhalten	Vorstellung des Kurses (Vortrag), Einflussfaktoren auf die kindliche Entwicklung (Vortrag); Reflexionen und Diskussion zum Thema Selbstvertrauen in der Erziehung (Rollenspiel, praktische Übung, Gruppendiskussion); Regeln der Entwicklungsförderung an Beispielen (Vortrag mit Gruppendiskussion); Wahrnehmungsübung zum eigenen Erziehungsverhalten (Hausarbeit)
2. Spielregeln in der Familien Bitten und Aufforderungen stellen; Regeln vermitteln und Selbstständigkeit fördern	Besprechung der Hausarbeiten (Erfahrungsaustausch und Gruppendiskussion); Kooperation zwischen Eltern und Kindern (Vortrag); Erfolgreich Bitten und Aufforderungen stellen (Rollenspiel, Beobachtungsübungen mit Gruppendiskussion); Verhaltensweisen einüben und Lernen von Regeln mithilfe eines Punkteplans (Vortrag); Übung zum Thema Bitten und Aufforderungen, Erarbeitung eines Punkteplans (Hausarbeit)

Tabelle 5.11: Fortsetzung

Themen der Sitzungen	Inhalte und Methoden
3. Grenzen setzen in der Erziehung Umgang mit schwierigen Erziehungssituationen; angemessen Grenzen setzen	Besprechung der Hausarbeiten (Erfahrungsaustausch mit Gruppendiskussion, abschließender Vortrag zum Einsatz von Punkteplänen); Thema: „Grenzen setzen" und Umgang mit Strafen (Vortrag); Umgang mit schwierigen Erziehungssituationen (praktische Übung mit Gruppendiskussion); Wahrnehmungsübung zum Verhalten in schwierigen Erziehungssituationen (Hausarbeit)
4. Überforderung in der Erziehung Umgang mit Stress; Verhaltensprobleme des Kindes	Besprechung der Hausarbeiten (Erfahrungsaustausch mit Gruppendiskussion); Umgang mit Ärger und Wut (praktische Übung und Gruppendiskussion); Wahrnehmung und Reaktion auf Verhaltensprobleme des Kindes (Vortrag mit Gruppendiskussion); Selbstbeobachtung in Stresssituationen (Hausarbeit)
5. Soziale Beziehungen stärken Freundschaften des Kindes unterstützen; Familienleben fördern	Besprechung der Hausarbeiten (Erfahrungsaustausch mit Gruppendiskussion); Freundschaftsbeziehungen unterstützen (Vortrag mit Gruppendiskussion); Techniken zur Förderung des Familienlebens (praktische Übung mit Gruppendiskussion); Methode des Familienrats (Vortrag); abschließende Diskussion zum Elternkurs (Fragerunde)

Die ersten drei Sitzungen thematisieren somit den unmittelbaren Interaktionskontakt zum Kind, während in den beiden letzten Sitzungen weiterführende Themen im familiären Kontext bearbeitet werden. Das Programm wird in Gruppen von 10 bis 15 Personen durchgeführt und besteht aus Kurzvorträgen, Gruppendiskussionen, Arbeitsvorlagen und Hausarbeiten. Darüber hinaus werden Mappen mit Informations- und Arbeitsblättern für die Eltern bereitgestellt. In Kasten 5.1 ist exemplarisch ein Informationsblatt für die Eltern aus der dritten Sitzung abgebildet.

Das Programm wurde bislang in zwei Pilotstudien sowie im Rahmen der Erlangen-Nürnberger Entwicklungs- und Präventionsstudie eingesetzt und geprüft (Beelmann, 2003b; Lösel et al., 2006). In den Pilotstudien zeigte sich zum einen, dass inkonsistentes und ineffektives Erziehungsverhalten der Eltern verringert werden konnte. Darüber hinaus ließen sich zum Teil beträchtliche Effekte im Hinblick auf die wahrgenommenen Verhaltens- und Erziehungsprobleme der Kinder nachweisen (Beelmann, 2003b), die vor allem bei einer Hochrisikogruppe im sozialen Brennpunkt auftraten. Diese Befunde wurden allerdings in Studien mit kleinen Stichprobenumfängen erzielt, in denen zudem gravierende methodische Probleme vorlagen (z.B. geringe Vergleichbarkeit der Trainings- und Kontrollgruppen vor dem Training).

Im Rahmen der Erlangen-Nürnberger Präventions- und Entwicklungsstudie (Lösel et al., 2006) wurde der Ansatz an einer größeren Stichprobe, mit anspruchsvollerer Methodik und in Kombination mit einem Kinderprogramm evaluiert. Ähnlich wie in den beiden Pilotstudien konnte auch hier das Erziehungsverhalten von Müttern und Vätern positiv beeinflusst werden (Beelmann, Stemmler, Lösel & Jaursch, 2006). Darüber hinaus ließen die Verhaltensprobleme nach Erzieherinnen-Angaben signifikant nach. Diese Einflüsse ließen sich sowohl drei Monate nach dem Training als auch ein Jahr später nachweisen. Die Wirkungen traten allerdings in der Kombination mit dem bereits dargestellten Kindertraining deutlicher auf, was ein multimodales Vorgehen nahe legte (vgl. unten). Bedeutsam war auch, dass die Eltern das Training insgesamt sehr positiv beurteilten und sich eine vergleichsweise hohe Inanspruchnahme-Rate des Trainings (ca. 67 %) zeigte.

Kasten 5.1: Informationsblatt für die Eltern zum Grenzen setzen (aus dem EFFEKT-Elterntraining von Beelmann & Lösel, 2004)

INFORMATIONSBLATT: GRENZEN SETZEN IN DER ERZIEHUNG

1. Was heißt „Grenzen setzen“?
Auf die Einhaltung von Regeln bestehen
Auf das Befolgen von Aufforderungen bestehen
Störendes Verhalten unterbinden

2. Warum ist „Grenzen setzen“ wichtig?
Kinder brauchen Regeln und Grenzen. Sie gewinnen dadurch Sicherheit darüber, was sie tun können und was sie nicht tun dürfen. Konsequentes Grenzen setzen wird auf Dauer dazu führen, dass der Umgang mit Ihrem Kind leichter wird. Wenn Sie häufig Ausnahmen durchgehen lassen, wird Ihr Kind auf diesen Ausnahmen bestehen und alles, was Sie sagen, in Frage stellen.

3. Grenzen setzen ist mehr als nur bestrafen.
Grenzen setzen bedeutet nicht, dass man ein „harter“ Vater oder eine „harte“ Mutter ist. Es schadet auch dem Verhältnis zu Ihrem Kind nicht. Im Gegenteil: Die Kinder lernen so, dass ihre Eltern wissen, was zu tun ist, und fragen sie dann auch um Rat. Verwechseln Sie Grenzen setzen nicht mit überstrenger Erziehung oder gar körperlicher Bestrafung. Konsequente Erziehung heißt Regeln und Grenzen setzen, aber auch konsequente Unterstützung und Fürsorge.

4. Kinder sind unterschiedlich.
Kinder unterscheiden sich in ihrem Verhalten und hinsichtlich der Notwendigkeit, Grenzen zu setzen. Bei Kindern, die eher schüchtern, ruhig oder „lieb“ sind, sind besondere Maßnahmen zum Grenzen setzen oft nicht nötig. Andere Kinder sind eher aktiv und fordern Sie als Eltern häufig heraus. Stellen Sie Ihr Verhalten auf diese Unterschiede zwischen den Kindern ein.

Weitere Trainingsprogramme im deutschen Sprachraum

Neben den skizzierten Elterntrainingsprogramme existiert noch eine Reihe weiterer Programme im deutschen Sprachraum, die entweder allgemein auf die Förderung der Erziehungskompetenz oder speziell auf die Prävention und Behandlung dissozialer oder anderer Verhaltensprobleme ausgerichtet sind (vgl. Beelmann, im Druck;

Tschöppe-Scheffler, 2006). Dazu gehören zum Beispiel das Programm „*Starke Eltern – starke Kinder*“, das vom Deutschen Kinderschutzbund angeboten wird (vgl. Honkanen-Schoberth, 2002, 2006), oder auch CD-Rom- oder internetbasierten Programme (vgl. Hänggi & Perrez, 2005; Schneewind, 2003), deren umfassende Evaluation noch aussteht. Kürzlich veröffentlicht wurden auch das kombinierte Eltern-/Erzieherinnenprogramm PEP (*P*räventionsprogramm für *e*xpansives *P*roblemverhalten) von Plück, Wieczorrek, Wolff Metternich und Döpfner (2006) sowie das *K*ompetenztraining für *E*ltern *s*ozial auffälliger Kinder (KES) von Lauth und Heubeck (2006), für die erste positive Evaluationsergebnisse vorliegen (Hanisch et al., 2006; Lauth, Grimm & Otte, 2007).

5.4.4 Bewertung behavioraler Elterntrainingsprogramme

Behaviorale Elterntrainingsprogramme sind ebenso wie die in Kapitel 5.3 geschilderten sozialen Trainingsprogramme für Kinder in zahlreichen internationalen Studien im Hinblick auf ihre präventive und therapeutische Wirkung bei dissozialen Verhaltensproblemen überprüft worden. Sie beziehen sich auf wichtige Risikofaktoren der Entwicklung (Erziehungskompetenzen, elterliches Disziplinierungsverhalten, Monitoring, familiäre Probleme) und werden insofern durch die entwicklungspsychopathologische Forschung theoretisch und empirisch gestützt. Zudem legen grundsätzliche sozial-ökologische Überlegungen und Implikationen transaktionaler Entwicklungsmodelle (vgl. Bronfenbrenner, 1979; Sameroff & Fiese, 2000) sowie allgemeine Ergebnisse der Sozialisationsforschung und Erziehungspsychologie nahe, Eltern und die Familie als wichtige Sozialisationsagenten gerade in der frühen Kindheit zur Zielgruppe von Präventions- oder Interventionsangeboten zu machen (Fuhrer, 2005a; Schneewind, 1999). Dennoch ergaben sich bei allen vorgestellten Programmen inhaltliche und forschungsmethodische Probleme sowie Probleme der Implementation und Administration der Trainingsprogramme (Beelmann, 2006), auf die noch einzugehen sein wird.

Zur Wirksamkeit behavioraler Elterntrainingsprogramme liegen mittlerweile eine Reihe von systematischen Überblicksarbeiten und Meta-Analysen vor, in denen die Ergebnisse zahlreicher, allerdings vorwiegend anglo-amerikanischer Evaluationen zusammengefasst werden (vgl. Barlow, 1999; Beelmann & Bogner, 2005; Brestan & Eyberg, 1998; Dretzke et al., 2004; Farrington & Welsh, 2003; Lundahl, Risser & Lovejoy, 2006; Maughan, Christiansen, Jenson, Olympia & Clark, 2005; Serketich & Dumas, 1996; Woolfenden, Williams & Peat, 2002). Tabelle 5.12 gibt eine Übersicht zu den Ergebnissen dieser Arbeiten.

Insgesamt traten durchweg positive Wirkungen auf, die von kleinen (Farrington & Welsh, 2003) bis zum Teil hohen Effektstärken (Serketich & Dumas, 1996) schwankten. Dabei kamen die aufgeführten Arbeiten in der Regel zu dem Ergebnis, dass die teilnehmenden Eltern sowohl angemessene Erziehungsformen lernen und ihre Erziehungskompetenz erhöhen, als auch die kindlichen Verhaltensprobleme nachlassen (Beelmann & Bogner, 2005; Lundahl et al., 2006; Serketich & Dumas, 1996). Die berichteten Effektstärken schwanken aber ähnlich wie bei den sozialen Trainingsprogrammen beträchtlich, so dass wiederum wichtige Moderatorvariablen zu vermuten sind.

Tabelle 5.12: Übersicht zu Ergebnissen aus Meta-Analysen zu behavioralen Elterntrainingsprogrammen zur Prävention und Behandlung dissozialer Verhaltensprobleme bei Kindern und Jugendlichen

Autoren	**Mittlere Effektstärke *d***	**Anzahl der Studien**
Barlow (1999)	0.62	38
Beelmann & Bogner (2005)	0.64	110
Dretzke et al. (2004)	nb	34
Farrington & Welsh (2003)	0.22	40
Lundahl et al. (2006)	≈ 0.47	83
Maughan et al. (2005)	0.30	23
McCart et al. (2006)	0.47	30
Serketich & Dumas (1996)	≈ 0.65	36

Anmerkung: nb = nicht berichtet (54,3% der Effektstärken waren signifikant positiv)

Dieser Eindruck bestätigt sich in den Ergebnissen aktueller Meta-Analysen (Beelmann & Bogner, 2005; Lundahl et al., 2006; Maughan et al., 2005). So zeigte sich bereits in der Arbeit von Durlak und Wells (1997) zur Wirkung präventiver Maßnahmen, dass Elterntrainings im Kontext einer *universellen Prävention* nur sehr geringe und nicht signifikante Erfolge aufwiesen ($d = 0.08$). Dieser kleine Effekt bestätigte sich in aktuelleren Analysen zwar nicht, aber auch Beelmann und Bogner (2005) zeigten, dass Elterntrainings als universelle Maßnahme zu deutlich geringeren Wirkungen führten, als Elterntrainings im Rahmen indizierter Präventions- und klinischer Behandlungsmaßnahmen ($d = 0.36$ vs. $d = 0.63$ bis 0.90). Auch das *Alter der Kinder* erwies sich als ein wichtiger Erfolgsprädiktor. Im Gegensatz zu Serketich und Dumas (1996) fanden Beelmann und Bogner (2005), dass Elterntrainings bei Eltern von Vorschulkindern höhere und zeitlich stabilere Effekte erzielten, als bei älteren Kindern und Jugendlichen (vgl. auch Lundahl et al., 2006). Dies stützt die Forderung nach besonders früh einsetzenden Präventions- und Interventionsmaßnahmen.

Relativ unabhängig vom Trainingstyp wiesen Lundahl et al. (2006) nach, dass Elterntrainings deutlich geringere Effekte bei *sozial benachteiligter Klientel* erzielten (vgl. Abbildung 5.4). Diese Unterschiede traten sowohl im Hinblick auf kindliches Verhalten, als auch beim elterlichen Erziehungsverhalten sowie bei kognitiven Merkmalen des Erziehungsverhaltens (Stresswahrnehmung, Selbstsicherheit) auf. Die geringen Effekte bei sozial benachteiligter Klientel waren aber offenbar Folge eines für diese Gruppen eher ungünstigen Gruppenformats. Lundahl et al. (2006) konnten jedenfalls zeigen, dass sozial benachteiligte Eltern stärker von Einzeltrainings als von Gruppentrainings profitierten.

Ein überraschender Effekt trat schließlich bei der Untersuchung der *Trainingsintensität* auf (Beelmann & Bogner, 2005). Hier ergab sich ein negativer Zusammenhang zwischen dem Trainingsumfang und seiner Wirksamkeit. Das heißt, dass kürzere Trainingsprogramme (z.B. fünf Sitzungen) eine höhere Wirksamkeit aufwiesen, als längere Trainings (z.B. mehr als 15 Stunden). Dieser Unterschied blieb auch nach Kontrolle verschiedener Moderatorvariablen (z.B. methodische Qualität der Studien) erhalten und hat vermutlich mit Implementationsproblemen umfangreicherer Programme zu tun, die offenbar gerade bei Elterntrainings bedeutsam sind (vgl. Prinz & Miller, 1994; Reyno & McGrath, 2006). Andererseits erzielten sehr kurze Programme (unter fünf Sitzungen) zwar kurzfristig hohe Effekte, langfristig aber waren die Befunde für Kurse zwischen 6 und 10 Stunden am günstigsten.

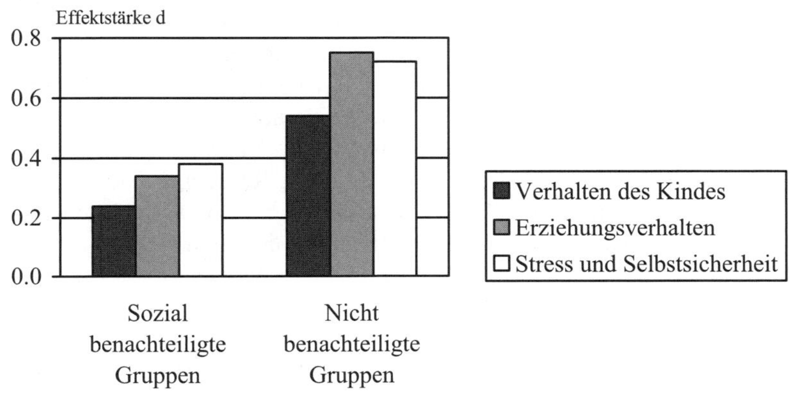

Abbildung 5.4: Effekte von Elterntrainingsprogrammen nach verschiedenen Kriteriumsbereichen und Art der Zielgruppe (nach Lundahl et al., 2006)

Fasst man diese und andere Ergebnisse zusammen, so gehören Elterntrainingsprogramme zu den am besten evaluierten Präventions- und Interventionsmaßnahmen. Gleichwohl weisen aber auch eine Reihe von Daten auf mögliche Probleme dieses Ansatzes hin (vgl. Beelmann, 2006). Wie bei vielen psychosozialen Maßnahmen können *längerfristige Wirkungen* der Programme kaum angemessen beurteilt werden. Zum einen liegen nur wenige Studien mit Follow-up-Untersuchungen vor, zum anderen zeigen sich in den wenigen längerfristigen Katamnesen eher instabile Effekte. Nach Beelmann und Bogner (2005) lassen die Effektstärken innerhalb eines Jahres etwas (d = 0.61), bei Follow-up-Untersuchungen von über einem Jahr beträchtlich nach (d = 0.29), ohne allerdings ganz abzuklingen. Desweiteren zeigen sich systematische Zusammenhänge der Wirksamkeit zu *methodischen Merkmalen* der Evaluationsstudien, die die Aussagekraft der dargestellten Befunde einschränken (Beelmann & Bogner, 2005). Dazu gehört zum Beispiel die höhere Wirksamkeit methodisch schwacher Studien im Vergleich zu höherwertigen Untersuchungen (Beelmann & Lösel, in Druck a). Außerdem ergaben sich ähnlich wie bei den sozialen Trainingsprogrammen deutliche Effektivitätsunterschiede zwischen Maßnahmen, die im Kontext universitärer Modellprojekte oder in Praxiskontexten evaluiert wurden (d = 0.82 vs. 0.53, vgl. Beelmann & Bogner, 2005).

Schließlich stehen die Trainings schon längere Zeit im Hinblick auf Probleme der Implementation und Durchführung in der Kritik (vgl. Assemany & McIntosh, 2002;

Prinz & Miller, 1994; Spoth & Redmond, 2000). Ein Kernproblem besteht in den zum Teil sehr geringen Inanspruchnahme- und hohen Abbruchraten der Trainings bei Eltern aus Hoch-Risiko-Kontexten (Assemany & McIntosh, 2002). Diese Klientel lässt sich offenbar nur schwer für eine Teilnahme an einem Elterntraining gewinnen, ein hoher Prozentsatz besucht die Kurse nur sehr unregelmäßig und die Inhalte werden in unzureichendem Maße in den Erziehungsalltag transferiert. Zudem zeigte sich in den bereits berichteten Befunden von Lundahl et al. (2006), dass die Programme bei dieser Klientel offenbar weniger wirksam sind. Systematische Analysen der *Rekrutierung und Teilnahmebereitschaft* zeigen, dass vielfältige Gründe vorliegen, warum Eltern derartige Ausbildungsangebote ausschlagen. Dazu gehören etwa der zeitliche Aufwand für eine Trainingsteilnahme, das Eindringen in die Privatsphäre (etwa bei der Thematisierung familiärer Probleme), die mangelnden Angebote begleitender Kinderbetreuung während der Sitzungen, die Weigerung an wissenschaftlichen Untersuchungen teilzunehmen oder auch die mangelnde Einsicht in die Existenz von Erziehungsproblemen (Bertram et al., 2003; Spoth & Redmond, 2000; Spoth, Redmond, Hockaday & Shin, 1996). Eine jüngst vorgelegte Meta-Analyse von Reyno und McGrath zeigt auch, dass zahlreiche Variablen den Trainingsabbruch und die (mangelnde) Wirksamkeit vorhersagen können (Reyno & McGrath, 2006). Als wichtigste Prädiktoren des *Trainingsabbruchs* erwiesen sich Teilnahmebarrieren (z.B. keine Kinderbetreuung, langer Weg zum Trainingsort), die fehlende Ausbildung/problematische Arbeitssituation, das negative Erziehungsverhalten und das geringe Alter der Mütter sowie ein geringes Familieneinkommen. Letzteres war auch der beste Prädiktor für eine *geringe Wirksamkeit der Programme* ($r = 0.52$). Aber auch die Art des Erstkontakts (Selbstmelder vs. Kontaktvermittlung), die Schwere des Problemverhaltens, die mütterliche Psychopathologie und wiederum Teilnahmebarrieren waren signifikant negativ mit dem Trainingserfolg assoziiert.

Insgesamt bedeuten diese Befunde, dass Elterntrainingsprogramme offenbar jene Klientel nur sehr eingeschränkt erreicht (und entsprechend relativ unwirksam sind), die den größten Trainingsbedarf aufweist und die aus Familien kommt, in denen das höchste Risiko einer kindlichen Fehlentwicklung vorliegt. In einer Reihe von Studien wurde daher der Frage nachgegangen, wie das Angebot und die Durchführungsbedingungen für Hochrisikofamilien zu gestalten sind, um eine regelmäßige und engagierte Teilnahme sicher zu stellen (Heinrichs, Krüger & Guse, 2006; Snell-Johns, Mendez & Smith, 2004). Untersucht wurden zum Beispiel eine begleitende Kinderbetreuung während der Sitzungen, ein Transportservice zum Trainingsort (bei größeren Distanzen), die Bereitstellung von Essen und Erfrischungen, monetäre Anreize und Geschenkgutscheine (Heinrichs, Krüger & Guse, 2006) sowie individualisierte Sitzungen im Rahmen von Hausbesuchen oder auch video- oder internetgestützte Beratungsangebote (Snell-Johns et al., 2004). In der Regel wirken sich derartige Maßnahmen sowohl auf die grundsätzliche Teilnahmebereitschaft, die regelmäßige und kontinuierliche Teilnahme während der Sitzungen als auch schließlich auf die Wirksamkeit der Programme positiv aus, ohne allerdings eine selektive Nutzung und einen vorzeitigen Abbruch durch die genannten Problemgruppen gänzlich verhindern zu können. Insofern bleibt es eine Aufgabe zukünftiger Forschungen, das Angebot, die Formate, die Dauer und andere Durchführungsparameter einer kritischen Überprüfung im Hinblick auf den Einsatz bei Hochrisikogruppen zu unterziehen.

5.5 Kombinierte und umfassende Präventions- und Interventionsprogramme

Ein Problem der bislang vorgestellten Kinder- und Elterntrainingsprogramme liegt darin, dass sie sich zu sehr auf einzelne, wenngleich bedeutsame Aspekte der Entwicklung dissozialer Verhaltensprobleme beschränken. Ihre Anwendung im Rahmen chronischer Risikokonstellationen scheint mit Blick auf ihre relativ geringen Intensitäten, aber auch vor dem Hintergrund der soeben dargestellten Implementations- und Durchführungsprobleme nicht auszureichen. Aus diesem Grund wurden in den letzten Jahren verstärkt umfassendere Präventions- und Interventionskonzepte entwickelt und in zum Teil sehr umfangreichen Evaluationsstudien untersucht (vgl. Loeber & Farrington, 1998; Sherman et al., 2002; Tremblay & Craig, 1995; Tremblay & Japel, 2003; Webster-Stratton & Taylor, 2001; Yoshikawa, 1994; Zigler, Taussig & Black, 1992). Gemein ist diesen Ansätzen die Kombination unterschiedlicher Hilfen, die relativ früh im Entwicklungsverlauf ansetzen und über einen längeren Zeitraum mit relativ hoher Intensität angeboten werden. Die Programme setzen dabei auf unterschiedlichen Ebenen oder in unterschiedlichen Entwicklungskontexten (Kindergarten, Familie, Schule, Peer-Gruppe, Gemeinde) an und kombinieren dabei verschiedene psychosoziale Hilfen (soziale Trainingsprogramme, akademische Lernprogramme, Familienhilfe, schulorientierte Maßnahmen). Auf diese Weise sollen verbesserte Entwicklungsbedingungen erreicht und eine angemessene Förderung speziell bei Hoch-Risiko-Gruppen realisiert werden. Zu unterscheiden sind (1) Programmkombinationen, in denen zum Beispiel Elterntrainings und soziale Trainingsprogramme für Kinder eingesetzt werden, (2) familienorientierte Frühinterventionsprogramme, die eine umfassendere vorschulische Entwicklungsförderung propagieren sowie (3) schulbezogene Projekte unter Einbeziehung von Eltern, Lehrern und dem sozialen Umfeld (vgl. Farrington & Welsh, 2003; Tremblay & Japel, 2003).

5.5.1 Kombinierte Eltern- und Kindertrainings

Bereits bei der Darstellung der verschiedenen Eltern- und Kindertrainingsprogramme wurde verschiedentlich auf die Möglichkeit der Kombination dieser Programme hingewiesen. Eine Reihe von Untersuchungen zeigten auch, dass Programmkombinationen Einzelprogrammen im Hinblick auf ihre Effektivität überlegen waren (vgl. etwa Kazdin, Esveldt-Dawson, French & Unis, 1987; Kazdin, Siegel & Bass, 1992; Lochman & Wells, 2004; Lösel et al., 2006; Webster-Stratton & Hammond, 1997) oder eine insgesamt sehr überzeugende Wirkungsbilanz aufwiesen (z.B. Peplar, King, Craig, Byrd und Bream, 1995; Prinz, Blechman und Dumas, 1994; Tremblay, Pagani-Kurtz, Mâsse, Vitaro und Pihl (1995).

Ein typisches Ergebnis derartiger Programmvergleiche erzielten Lösel und Mitarbeiter (2006) im Rahmen der Erlanger-Nürnberger Entwicklungs- und Präventionsstudie. Sie untersuchten mit einem kombinierten Längsschnitt-Interventionsdesign das EFFEKT-Training in einem universellen Präventionskontext (Programmkombination aus Eltern- und Kindertraining) im Vergleich zu den beiden Einzelprogrammen und jeweils einer nicht trainierten Kontrollgruppe (vgl. Abbildung 5.5; Lösel et al., 2006; Beelmann & Lösel, in Druck b; Kap. 5.3, 5.4). Beide eingesetzten Einzelprogramme (Kindertraining, Elterntraining) waren zunächst ihren primären Zielsetzungen entsprechend wirksam. So traten nach einem sozialen Trainingsprogramm signifikante Effekte im Hinblick auf die sozialen Problemlösefertigkeiten der Kinder auf, die sich jedoch nicht beim Elterntraining zeigten. Dort verbesserten sich die Erziehungskompetenzen, die sich nach einem Kindertraining erwartungsgemäß nicht veränderten (vgl. Kap. 5.4.3). Beide Effekte traten in der kombinierten Programmgruppe gemeinsam auf. Zudem lagen dort die Effekte bei den Erzieherinnen-Ratings zu Verhaltensproblemen nahezu doppelt so hoch wie in den Einzelprogrammen (d = 0.39 vs. 0.26 bzw. 0.22). Schließlich ergaben sich signifikante Verbesserungen ca. 13 bis 14 Monate nach Trainingsende, die allein durch das kombinierte Programm erreicht wurden (Lösel et al., 2006).

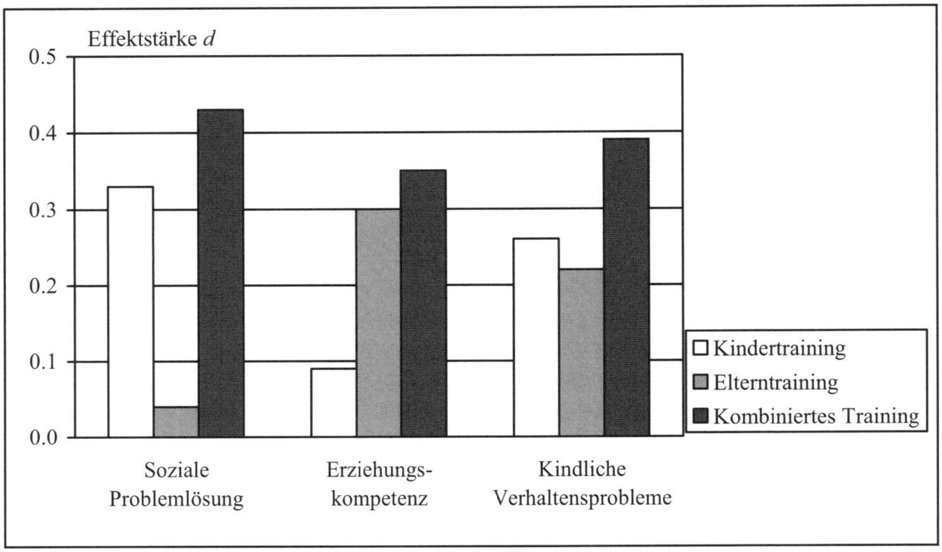

Abbildung 5.5: Vergleich der Wirksamkeit von Einzeltrainings und kombiniertem Training (Daten aus der Erlangen-Nürnberger Entwicklungs- und Präventionsstudie, vgl. Beelmann & Lösel, in Druck b; Lösel et al., 2006)

Zu ähnlich positiven Ergebnissen von Programmkombinationen kommen zum Beispiel auch Kazdin et al. (1987; 1992) sowie Lochman und Wells (2004). Die Vorteile kombinierter Programme wurden in den Untersuchungen jedoch nicht immer deutlich. In den bereits erwähnten Vergleichsstudien von Webster-Stratton und Mitarbeitern zum *Incredible Years-Programm* (Webster-Stratton & Hammond, 1997; Webster-Stratton et al., 2004; vgl. Kap. 5.2 und 5.3) fielen die Vorteile eines kombinierten Eltern-/Kind-/Lehrertrainings im Vergleich zu einem alleinigen Elterntraining sowohl im Hinblick auf die Höhe als auch die Breite der erzielten Effekte sehr gering aus. So zeigte die kombinierte Programmgruppe in acht von neun Kriterienbereichen signifikante Veränderungen in einer Größenordnung von d = 0.46 bis 0.74, während das alleinige Elterntraining in sieben von neun Bereichen signifikante Erfolg verzeichnete (Effektstärken von d = 0.35 bis 0.81). Dennoch sprechen sich auch Webster-Stratton und Mitarbeiter für kombinierte Trainingsprogramme gerade bei bereits auffälligen Kindern aus, unter anderem, weil die kombinierten Programme die besten Langzeitbilanzen aufwiesen und sich möglicherweise ihr Vorteil erst längerfristig einstellt. Außerdem können auch kleine Wirksamkeitsunterschiede große Auswirkungen haben, wenn etwa wenige gravierende Problemfälle von dissozialen Entwicklungskarrieren abkehren (vgl. Kap. 5.6).

5.5.2 Familienorientierte Frühinterventionen

Familienbezogene Frühinterventionskonzepte stehen in der Tradition der sonderpädagogischen Frühförderung (early intervention) und kompensatorischen Vorschulerziehung, die Mitte der sechziger Jahre vor allem in den USA entstanden und propagiert wurden (vgl. Dunst, 1996; Ramey & Ramey, 1998; Shonkoff & Meisels, 2000). Typischerweise bestehen derartige Programme aus einer Kombination unterschiedlicher Hilfsangebote, die zum Beispiel ein Training der allgemeinen Erziehungskompetenzen, unterschiedliche Formen der Tagesbetreuung, Hilfen bei der Kindesernährung und -pflege, allgemeine Informationen zur kindlichen Entwicklung, die kognitive Förderung der Kinder und die frühe Kompensation biologischer Entwicklungsrisiken sowie die berufliche und soziale Förderung der Eltern einschließen. Die Mehrzahl der Projekte war dabei nicht explizit auf die Prävention dissozialen Verhaltens, sondern vielmehr auf die Verbesserung der allgemeinen Entwicklungsbedingungen in belasteten Familien oder bei entwicklungsgefährdeten oder -beeinträchtigten Kindern ausgerichtet. Sie setzten damit jedoch auch an relevanten Risikobedingungen für dissoziales Problemverhalten an (z.B. biologische Risiken oder soziale Benachteiligung). Zudem liegen einige umfassende Evaluationen mit zum Teil sehr langen Follow-up-Zeiträumen vor, bei denen unter anderem die Delinquenz und Kriminalität im Jugend- und Erwachsenenalter als Erfolgskriterium dienten (vgl. Brezinka, 2003; Scheithauer, Mehren & Petermann, 2003; Tremblay & Japel, 2003; Tremblay, LeMarquand & Vitaro, 1999; Webster-Stratton & Taylor, 2001).

Tabelle 5.13 gibt zunächst einen Überblick zu den Inhalten und Ergebnissen wichtiger Frühinterventionsprojekte. Aufgeführt sind jene Untersuchungen, bei denen das Programm (1) vor dem sechsten Lebensjahr begann und (2) mindestens ein Jahr lang umfasste. Die Evaluation der Programme beinhaltete (3) ein Follow-up von über einem Jahr und es wurde (4) der Einfluss auf dissoziales Verhalten erfasst. Aus der Darstellung wird ersichtlich, dass die ausgewählten Projekte eine große Bandbreite von Interventionskonzepten und -formen enthalten, die Art und der Umfang der Stichproben stark variierten, die Interventionen in verschiedenen Settings bei unterschiedlich langen Follow-up-Zeiträumen durchgeführt wurden und schließlich auch große Effektivitätsunterschiede auftraten. Die von Tremblay et al. (1999) berechneten Effektstärken schwanken zwischen $d = -0.09$ (Stone, Bendell & Field, 1988) und $d = 0.78$ (Seitz, Rosenbaum & Apfel, 1985), das heißt von leicht negativen bis hohen Effekten auf Parameter der Dissozialität (z.B. selbstberichtete Delinquenz oder offizielle Kriminalität). Darüber hinaus weisen die Programme eine Vielzahl von weiteren Effekten auf, die nicht in Tabelle 5.13 aufgenommen wurden, etwa bezogen auf allgemeine Entwicklungsparameter, elterliche Kompetenzen und kognitive Defizite der Kinder (vgl. dazu Layzer, Goodson, Bernstein & Price, 2001).

Tabelle 5.13: Übersicht zu den Inhalten und Ergebnissen wichtiger Frühinterventionsprogramme mit Auswirkungen auf dissoziale Verhaltensprobleme (ergänzt nach Tremblay et al., 1999; Tremblay & Craig, 1995; Tremblay & Japel, 2003).

Projekt **Autor(en)**	**A: Adressaten** **E: Ebene der Prävention mit Art der Stichprobe**	**I: Inhalte des Programms** **S: Setting der Intervention**	**N: Stichprobengröße** **A: Alter zu Beginn** **D: Dauer des Programms** **F: Follow-up-Zeitraum**	**G: Gesamtergebnis (Effektstärke *d*)** **E: Erfolgsmaße**
Abecedarian Projekt Clarke & Campbell (1998) Campbell et al. (2002)	A: Kind E: selektiv (sozial benachteiligte Familien)	I: Tagesbetreuung, kognitives Förderprogramm S: Tageseinrichtung, Kindergarten	N: 111 A: $M = 4.4$ Monate D: 5 Jahre F: 13 Jahre	G: -0.03/0.15 E: Offizielle Kriminalität/ selbstberichtete Kriminalität
Huston Parent-Child Developmental Center Project Johnson (1990) Johnson & Walker (1987)	A: Kind, Eltern E: selektiv (sozial benachteiligte Familien)	I: Tagesbetreuung (mit kognitiver Förderung), Elterntraining (Betreuungs- und Erziehungs-kompetenzen) S: Tageseinrichtung, Familie (Hausbesuche)	N: 89 A: 1 Jahr D: 2 Jahre F: 8 Jahre	G: 0.46 E: Lehrer-Ratings zur Aggressivität
Infant Health and Developmental Program McCormick et al. (2006) Mc Carton et al. (1997)	A: Kind und Eltern E: selektiv (frühgeborene Kinder)	I: Tagesbetreuung, Elterntraining (Betreuungs- und Erziehungs-kompetenzen) S: Tageseinrichtung, Familie (Hausbesuche)	N: 985 A: Geburt D: 3 Jahre F: 18 Jahre	G: ≈0 (nicht signifikant) E: Selbstberichtete Delinquenz,
Syracuse University Family Development Research Programme Lally, Mangione & Honig (1988)	A: Eltern, Familie E: selektiv sozial extrem benachteiligte Familien)	I: Elterntraining (Betreuungs- und Erziehungskompetenzen); berufliche Ausbildung der Eltern; Ernährungs-beratung; Förderung der Mutter-Kind-Beziehung S: Familie (Hausbesuche), Tageseinrichtung	N: 82 A: Vorgeburtlich D: 5 Jahre F: 10 Jahre	G: 0.48 E: Lehrer-Ratings zu externalisierendem Verhalten, offizielle Kriminalität

Tabelle 5.13: Fortsetzung

Elmira Prenatal/Early Childhood Project Olds et al. (1997, 1998) Olds, 2006)	A: Familie, Eltern E: selektiv (jugendliche oder unverheiratete Mütter mit geringem Sozialstatus)	I: Elterntraining; soziale Hilfen; Familienplanung S: Familie (Hausbesuche)	N: 400 A: Vorgeburtlich D: 2 Jahre F: 13 Jahre	G: 0.35 E: Selbstberichtete Delinquenz und Kriminalität
High/Scope Perry Preschool Study Schweinhart, Barnes & Weikart (1993) Schweinhart et al. (2005)	A: Kind E: selektiv/indiziert (sozial benachteiligte Familien, kognitive Entwicklungsrückstände der Kinder)	I: Tagesbetreuung (v.a. kognitive Förderung) S: Tageseinrichtung, Familie (begleitende Hausbesuche)	N: 123 A: 3–4 Jahre D: 1–2 Jahre F: 37 Jahre	G: 0.54/0.35 E: Offizielle und selbstberichtete Delinquenz und Kriminalität
High/Scope Perry Preschool Curriculum Study Schweinhart & Weikart (1997)	A: Kind E: selektiv/indiziert (sozial benachteiligte Familien, kognitive Entwicklungsrückstände der Kinder)	I: Tagesbetreuung (v.a. kognitive Förderung) mit drei unterschiedlichen Betreuungsmodellen S: Tageseinrichtung, Familie (begleitende Hausbesuche)	N: 68 A: 3–4 Jahre D: 1–2 Jahre F: 18 Jahre	G: 0.22 E: Selbstberichtete Delinquenz, offizielle Kriminalität
Yale Child Welfare Program Seitz, Rosenbaum & Apfel (1985)	A: Kind, Eltern, Familie E: selektiv (sozial benachteiligte Familien)	I: Elterntraining (Betreuungs- und Erziehungskompetenzen); soziale Dienste; medizinische Versorgung; Tagesbetreuung S: Tageseinrichtung, Familie (Hausbesuche), pädiatrische Praxen	N: 36 A: 2,5 Jahre D: 2,5 Jahre F: 10 Jahre	G: 0.78 E: Lehrer-Ratings zu externalisierendem Verhalten, Schulprobleme
The Mailman Center Program Stone, Bendell & Field (1988)	A: Kind, Eltern E: selektiv (jugendliche Mütter)	I: Tagesbetreuung, Elterntraining S: Familie (Hausbesuche)	N: 61 A: Geburt D: 1 Jahr F: 6 Jahre	G: -0.09 E: Eltern-Ratings zu externalisierendem Verhalten

Inhaltlich lassen sich Frühinterventionsprogramme, die primär die elterliche Erziehungskompetenzen fördern und innerfamiliäre Belastungen beeinflussen wollen, von Programmen unterscheiden, die eine direkte kognitive Förderung der Kinder verfolgen. Am eindrucksvollsten konnten positive Wirkungen von Frühinterventionen bislang im Rahmen der sogenannten *High/Scope Perry Preschool Study* nachgewiesen werden, für die mittlerweile 37-jährige Follow-up-Untersuchungen vorliegen (vgl. Schweinhart, Barnes & Weikart, 1993; Schweinhart et al., 2005). 123 Kinder und Familien (58 Interventions- und 65 Kontrollkinder) nahmen an dieser Untersuchung teil, die Mitte der sechziger Jahre in einem Armutsviertel von Ypsalanti/Michigan begann. Das Programm bestand aus wöchentlichen Hausbesuchen von ca. 90 Minuten Dauer und täglichen Gruppensitzungen mit den Kindern von 2,5 Stunden Dauer über einen Zeitraum von 30 Wochen, wobei ein Großteil der Kinder dieses Curriculum mit 4 und mit 5 Jahren (also zweimal) durchlief. Die Förderung bestand aus einer (für damalige Verhältnisse) besonderen Form der Vorschulerziehung. Konkret bezogen sich die Initiatoren auf das kognitive Entwicklungsmodell von Piaget und waren bestrebt, das aktive, selbstständige Lernen der Kinder in den Vordergrund ihrer Förderbemühungen zu stellen (vgl. Hohman & Weikart, 1995). Die Hausbesuche bei den Eltern bestanden aus Gesprächen über die Entwicklung des Kindes und aus Demonstrationen der Lernübungen, wie sie auch im Kindergarten mit den Kindern durchgeführt wurden.

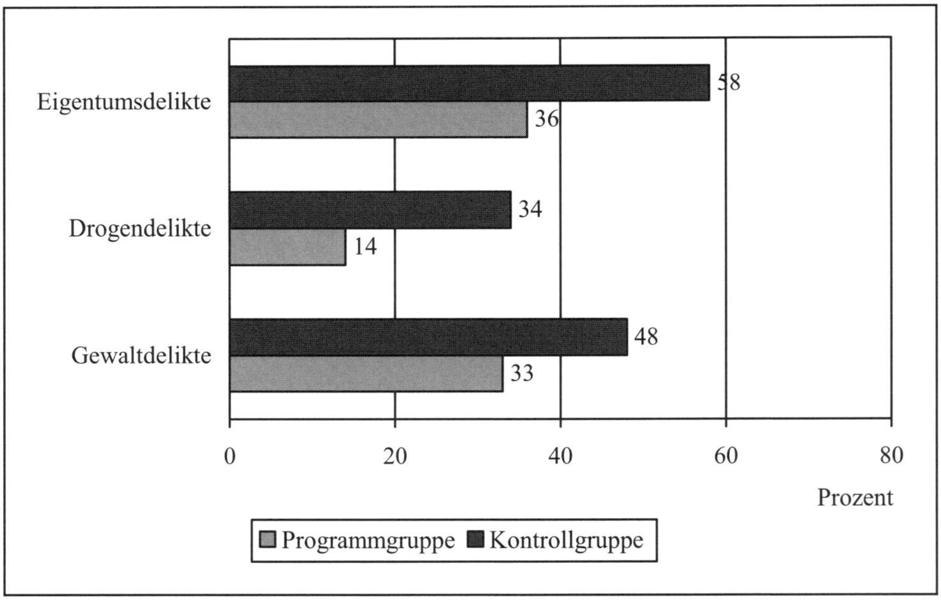

Abbildung 5.6: Effekte des High/Scope Perry Preschool Programms auf die Kriminalität mit 40 Jahren (nach Schweinhart et al., 2005)

Die wichtigsten Ergebnisse der bislang durchgeführten Follow-up-Untersuchungen lassen sich wie folgt zusammenfassen (vgl. Schweinhart et al., 1993, 2005): In der geförderten Gruppe befand sich im Erwachsenenalter (mit 27 und 40 Jahren, d.h. also

24 bzw. 37 Jahre nach Ende des Programms) ein signifikant größerer Anteil von Personen, die einen formalen Schulabschluss aufweisen konnten und einem geregeltem Beschäftigungsverhältnis nachgingen. Außerdem hatten sie ein höheres Durchschnittseinkommen und mussten zu einem geringeren Prozentsatz Sozialleistungen in Anspruch nehmen. Schließlich wiesen sie eine geringere Kriminalitätsrate auf und hatten eine geringere Verurteilungs- und Inhaftierungsrate. Dieser Unterschied zeigte sich sowohl im Hinblick auf Gewalt- und Drogen-, als auch für Eigentumsdelikte (vgl. Abbildung 5.6). Zu beachten ist allerdings, dass trotz dieser Programmeffekte zum Beispiel auch etwa 33% der Teilnehmer in der Programmgruppe Gewaltdelikte verübte.

Darüber hinaus zeigten detaillierte Kosten-Nutzen-Berechnungen, dass das Projekt zu beträchtlichen privaten und öffentlichen Kosteneinsparungen geführt hatte (vgl. Abbildung 5.7). So standen 15.166 US$ durchschnittliche Ausgaben pro Teilnehmer 255.888 US$ Einsparungen/zusätzlichen Einnahmen gegenüber, das heißt es zeigte sich ein Kosten-Nutzen-Verhältnis von 1:17,07 US$. Diese Kosteneinsparungen kamen zum Beispiel durch geringere Sozialleistungen und geringere Aufwendungen des Justizsystems, zusätzlich gezahlte Steuern der Programmteilnehmer, durch höheres Einkommen und geringere Zeiten der Arbeitslosigkeit zustande. Die größten Effekte wurden aber durch ein höheres privates Einkommen und durch eingesparte Gelder der geringeren Kriminalitätsrate erzielt (vgl. Abbildung 5.7).

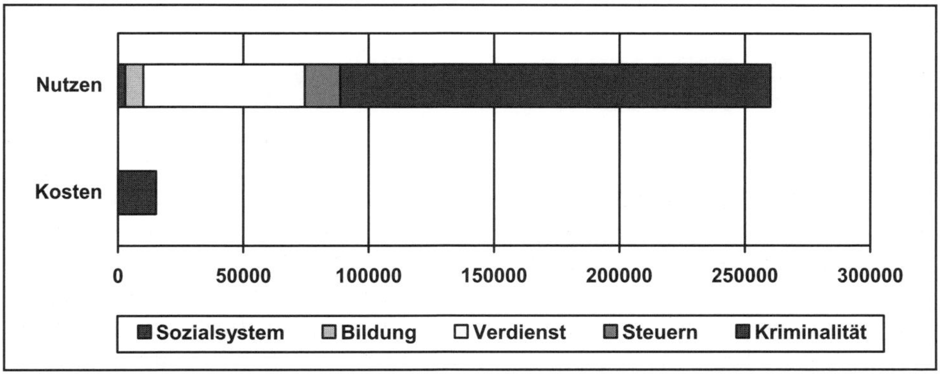

Abbildung 5.7: Ergebnisse der Kosten-Nutzen-Analyse der High/Scope Perry Preschool Study (Schweinhart et al., 2005)

Selbstverständlich stellt sich die Frage, wie diese durchschlagenden Erfolge mit den vergleichsweise geringen Mitteln erreicht werden konnten. Die Autoren legen dazu ein Pfadmodell vor, das davon ausgeht, dass mit der frühen Förderung vor allem die Intelligenz und die Eigeninitiative gefördert werden konnte, was wiederum für die Bindung an die Schule und die Schulleistung in der frühen Adoleszenz maßgeblich verantwortlich war. Dies hatte wiederum Auswirkungen auf den allgemeinen Bildungsstand und die Qualität der Berufsausbildung mit 40 Jahren, was dann zu höheren individuellen Verdiensten und einer geringeren Kriminalitätsrate führte (Schweinhart et al., 2005, S. 164). Dies sind mit Blick auf den Beurteilungszeitraum von immerhin 37 Lebensjahren allerdings sehr grobe Analysen mit nur wenigen Variablen. Tatsächlich sind die Ergebnisse vermutlich über vielfältige Prozesse und Mechanismen zustande gekommen, die im Rahmen derartiger Analysen nur ansatzweise aufzuklären sind.

Darüber hinaus müssen auch die eindrucksvollen Ergebnisse der *High/Scope Perry Preschool Study* mit Vorsicht interpretiert werden, da die Befunde bislang relativ isoliert dastehen (Farran, 1990; Haskins, 1989). In inhaltlich vergleichbaren Projekten treten zum Teil deutlich geringere oder gar negative Effekte auf, jedenfalls zeigt sich eine sehr große Spannbreite in den Programmwirkungen (vgl. Tabelle 5.13, Tremblay et al., 1999; Tremblay & Japel, 2003). So sind die günstigen Ergebnisse von Schweinhart und Mitarbeitern (1993, 2005) offenbar nur im Kontext des Bildungssystems und der besonderen gesellschaftlich-historischen Situation der sechziger Jahre in den USA (hohe Bedeutsamkeit und „Aufbruchstimmung" in der Förderung benachteiligter Kinder) sowie der konkreten Programmdurchführung angemessen zu verstehen, womit die Frage nach der Generalisierbarkeit auf andere nationale, internationale und historische Kontexte bislang unbeantwortet bleibt. Farran (1990) hat in diesem Zusammenhang bereits vor einiger Zeit darauf verwiesen, dass Pionierprojekte deutlich höhere Effekte aufweisen als sogenannte Projekte der zweiten Generation (Programme, die nicht von den ursprünglichen Programmentwicklern übernommen werden), was auf die besonders guten Implementationsbedingungen im Rahmen der Pilotierung sowie auf Umsetzungsprobleme in die Regelversorgung hinweist (vgl. auch Beelmann, 1996; Greenberg, 2004; Ramey & Ramey, 1998).

5.5.3 Kombinierte schulische Maßnahmen

Umfangreiche schul- und gemeindeorientierte Präventions- und Interventionskonzepte haben in den letzten Jahren deutlich an Bedeutung gewonnen (vgl. Greenberg, 2004). Vor dem Hintergrund einer stärker ökologischen Orientierung in der Prävention wurden daher auch Präventions- und Interventionsmaßnahmen im schulischen Kontext intensiviert (vgl. Verbeek & Petermann, 1999). Außerdem eignet sich der Schulkontext aus verschiedenen Gründen besonders gut für präventive Maßnahmen (z.B. wegen der guten Erreichbarkeit der Zielgruppen; vgl. Beelmann, 2008). An dieser Stelle sollen jedoch allein umfangreiche Programme mit multiplen Komponenten vorgestellt und diskutiert werden. Die Inhalte und Ergebnisse „einfacher" schulbezogener Projekte wie etwa dem Gewaltpräventionsprogramm von Olweus (1996) werden dagegen an anderen Stellen ausführlich dargestellt und erörtert (vgl. Beelmann, 2008; Hawkins & Herrenkohl, 2003; Scheithauer, Hayer & Petermann, 2003; Verbeek & Petermann, 1999).

Eine Reihe groß angelegter Präventionsprojekte im schulischen Kontext sind in den letzten Jahren in den USA initiiert worden, darunter das oft zitierte *Fast Track-Programm* (Akronym für *Family and Schools Together*, zugleich eine Analogie auf englisch *fast track* = Sprungbrett im Sinne von Entwicklungsförderung; vgl. Conduct Problems Prevention Research Group, 1992, 2004b) oder das jüngst angelaufenen *LIFT-Programm* (*Linking in Interests of Families and Teachers*; Reid et al., 1999; vgl. auch Aber, Brown & Jones, 2003; Flannery et al., 2003; Metropolitan Area Child Study Research Group, 2002). Ihnen ist gemeinsam, dass sie unterschiedliche

Hilfsangebote kombinieren und die Ansätze in großen Evaluationsstudien rigorosen Evaluationen unterzogen werden.

Das *Fast Track-Programm* wurde Anfang der 90er Jahre von führenden US-amerikanischen Forschergruppen (der sogenannten *Conduct Problems Prevention Research Group* um Karen Bierman, John Coie, Kenneth Dodge, Mark Greenberg, John Lochman und Robert McMahon) initiiert und war mit der Absicht gegründet worden, ein umfassendes, entwicklungspsychologisch fundiertes Präventionssystem zur Vorbeugung chronischer Dissozialitätsprobleme zu entwickeln und systematisch zu evaluieren. Zu diesem Zweck haben die Autoren eine Kombination von universellen, selektiven und individualisierten Präventionsmaßnahmen vorgeschlagen, bei denen kind-, eltern-, familien- und schulbasierte Strategien über einen Zeitraum von fünf Jahren (vom 1. bis zum 5. Schuljahr der Kinder) umgesetzt werden. Das universelle Präventionsprogramm besteht im Wesentlichen aus dem bereits beschriebenen PATHS-Curriculum (vgl. Kapitel 5.2). Das selektive und individualisierte Präventionsprogramm für Hoch-Risiko-Gruppen enthält neben der universellen Prävention insgesamt weitere Elemente, die jeweils fakultativ oder nach Indikation optional in unterschiedlichen Intensitäten über den Zeitraum von fünf Jahren implementiert werden (vgl. Conduct Problems Prevention Research Group, 1992, 2002, 2004a). Dazu gehören:

- Ein gruppenorientiertes behaviorales Elterntraining (jedes Jahr mit nachlassender Intensität beginnend mit 22 Sitzungen pro Jahr).
- Eltern-Kind-Gruppensitzungen zur Stärkung der Eltern-Kind-Beziehung (jedes Jahr mit nachlassender Intensität beginnend mit 22 Sitzungen pro Schuljahr).
- Zusätzlich zum universellen *Paths-Curriculum* soziale Trainingsgruppen, um speziell sozial kompetentes Verhalten zu fördern (jedes Jahr mit nachlassender Intensität beginnend mit 22 Sitzungen pro Jahr).
- Eine akademische und intellektuelle Zusatzförderung der Kinder vor allem zur Verbesserung der Lesefähigkeiten (im ersten Schuljahr fakultativ mit 60 Sitzungen, danach abhängig von individuell diagnostizierten Defiziten in diesem Bereich).
- Individuelle Hausbesuche bei den Familien, um sowohl die Inhalte des Elterntrainings zu konkretisieren als auch, um soziale Hilfen für die Familien bereit zu stellen (im ersten Jahr 11 Besuche, danach in Abhängigkeit vom Bedarf 8 bis 32 Besuche jährlich).
- Ein sogenanntes Peer-Pairing (beaufsichtigte Spielsituationen mit einem Klassenkameraden) zur Förderung positiver Sozialkontakte (im ersten Jahr 22 Sitzungen, danach abhängig von der Qualität der Peerbeziehungen weitere Einheiten) sowie ein spezielles Mentorenprogramm mit älteren Schülern zur Förderung der Identitätsentwicklung (ab der 4. Klasse).

Das selektive *Fast Track-Programm* ist damit weltweit eines der umfangreichsten und intensivsten Präventionsprojekte bei dissozialen Verhaltensstörungen. Es wurde in einer multizentrischen randomisierten Studie mit 891 Kindern einer Hoch-Risiko-Gruppe bislang dreimal zwischenevaluiert (Conduct Problems Prevention Research Group, 1999a, 2002, 2004a). Nach dem ersten Jahr ergab sich eine hohe Teilnahmezufriedenheit der Eltern (Conduct Problems Prevention Research Group, 1999a). Darüber hinaus zeigten sich kleine bis mittlere Effekte auf kognitive und sozial-kognitive Erfolgsmaße sowie kleine Effekte auf positives und problematisches Sozialverhalten der Kinder und das elterliche Erziehungsverhalten. Auch nach Ende der dritten Klassenstufe zeigten sich zahlreiche signifikante Unterschiede in den Verhaltensbeurteilungen zugunsten der Interventionsgruppe (Conduct Problems Prevention Research Group, 2002). Die entsprechenden Effektstärken waren aber klein und lagen allesamt im Bereich bis $d = 0.30$. Zudem ergab sich durch eine personenorientierte Auswertung eine signifikante höhere Anzahl von Kindern ohne Probleme im Sozialverhalten (37% in der Interventions- vs. 27% in der Kontrollgruppe) mit einer Effektstärke von $d = 0.21$. Nach vier bzw. fünf Jahren zeigten sich signifikante Interventionseffekte in drei von vier Kriterienbereichen des Sozialverhaltens (soziale Kompetenz, Peer-Probleme, Probleme zu Hause und in der Freizeit). Allein bei Problemen in der Schule konnte keine Überlegenheit der Interventionsgruppe festgestellt werden. Aber auch in dieser Auswertung waren die Effektstärken gering. Die für diesen Zweck berechneten Odds-Ratios (OR) lagen bei den signifikanten Effekten im Bereich zwischen 0.61 bis 0.70 (OR unter 1.0 kennzeichnen eine geringere Problemwahrscheinlichkeit) und führten zu einer sechs bis sieben Prozentpunkte geringen Wahrscheinlichkeit einer bestimmten Problemausprägung (oder Inzidenzrate) in den genannten Bereichen, was bei einer kontinuierlichen Auswertung der Erfolgskriterien Effektstärken von $d = 0.11$ bis 0.18 entsprach.

Die bisherigen Evaluationen des Fast Track-Programms fielen also allenfalls moderat positiv aus, denn angesichts der Programmintensität sind die Effekte nicht gerade eindrucksvoll. Die längsschnittlichen Analysen laufen jedoch noch weiter und die Ergebnisse der nächsten Erhebungswellen dürfen mit Spannung erwartet werden. Möglicherweise zeigen sich größere Effekte erst in längerfristigen Auswertungen (sogenannte *sleeper effects*), wenn sich die Beeinflussung in breiteren Entwicklungsprozessen manifestiert hat. Derart längerfristige Effekte traten beispielsweise bei einem anderen umfassenden schulorientierten Projekt in den USA auf. Beim sogenannten *Seattle Social Development Project* (vgl. Hawkins et al., 1992; Hawkins, Catalano, Kosterman, Abbott & Hill, 1999; Hawkins, Guo, Hill, Battin-Pearson & Abbott, 2001; Hawkins, Kosterman, Catalano, Hill & Abbott, 2005) wurden die Effekte eines kombinierten Lehrer-, Schüler- und Elterntrainings exploriert, das einmal von der 1. bis zur 6. Klasse (Präventionsbedingung I) und einmal allein in der 5. und 6. Klasse (Präventionsbedingung II) durchgeführt und mit einer nicht geförderten Kontrollgruppe verglichen wurde. Neben zahlreichen Positiveffekten beider Programme war besonders eindrucksvoll, dass allein die Präventionsbedingung I (frühe intensive Förderung) signifikante Erfolge im Hinblick auf dissoziales und anderes Problemverhalten (Delinquenz und Drogenkonsum) im Alter von 18 und 21 Jahren (also 12 bzw. 15 Jahre nach Beendigung der Maßnahmen) aufwies (Hawkins et al., 1999; 2005). Diese Ergebnisse legen also nahe, möglichst früh und möglichst kontinuierlich zu fördern, um entsprechende Langzeiteffekte zu erzielen (vgl. auch Yoshikawa, 1994).

5.5.4 Bewertung kombinierter und umfassender Programme

Kombinierte und längerfristige Programme werden den Erfordernissen chronischer Risikokonstellationen bzw. Gruppen mit bereits vorhandenem Problemverhalten im Rahmen gezielter Präventionsmaßnahmen offenbar besser gerecht als die vorgestellten unimodalen Trainingskonzepte. Die Effekte kombinierter und umfassender Programme, wie sie exemplarisch am EFFEKT-Programm (Lösel et al., 2006), dem *Perry Preschool Project* und dem *Fast Track-Programm* dargestellt wurden, liegen in der Regel über denen von Einzelprogrammen. Positiv zu bewerten ist auch, dass Untersuchungen mit großen repräsentativen Stichproben, hoher methodischer Qualität (Effektmaße, Design) und mit zum Teil sehr langen Follow-up-Zeiträume vorliegen, in denen explizit die Wirkungen auf dissoziales und kriminelles Verhalten von Jugendlichen oder jungen Erwachsenen untersucht wurden. Die berichteten Effekte sind jedoch nicht völlig konsistent und überzeugend. Nennenswerte längerfristige Einflüsse werden nur in wenigen Studien berichtet, so dass eine ausreichende empirische Fundierung über die spezifischen Kontexte der Projekte hinaus weiterhin aussteht. Zudem stellt sich die Frage, ob sich der zum Teil immense Aufwand längerfristiger Programme in allen Fällen auch finanziell rechnet. Diese Fragen führen zu abschließenden Bemerkungen zur Entwicklung und Bewertung von Präventions- und Interventionsmaßnahmen bei dissozialen Verhaltensproblemen im Kindes- und Jugendalter.

5.6 Abschließende Beurteilung von Präventions- und Interventionsmaßnahmen

Die bisherige Wirksamkeitsforschung zeigt, dass die skizzierten Programmansätze bei allen geschilderten methodischen und inhaltlichen Problemen gute Verfahren darstellen, aggressives, gewalttätiges, delinquentes und kriminelles Verhalten von Kindern und Jugendlichen erfolgreich zu verhindern, abzuschwächen und beginnende persistent dissoziale Problementwicklungen zu unterbrechen. Betrachten wir die Wirksamkeit im Hinblick auf tatsächliches Problemverhalten, sind die erzielten Effekte aber eher als klein bis moderat zu bezeichnen. Allerdings sollten auch kleine Effekte gerade bei Präventionsprogrammen aus mehreren Gründen nicht unterschätzt werden:

- Aufgrund von Bodeneffekten sind grundsätzlich keine besonders hohen Wirkungen von Präventionsmaßnahmen zu erwarten. Viele Kinder weisen kaum Verhaltensprobleme auf und lassen sich insofern auch wenig verbessern. Vor diesem Hintergrund ist eher an eine Verringerung von Risiken und/oder der Stärkung von Kompetenzen und Ressourcen in der Population zu denken, die sich nur langfristig in sinkenden Inzidenz- und Prävalenzraten äußert (Coid, 2003; Lösel, 2002).
- Manche positiven Auswirkungen kommen in den berichteten Effektstärken auch nicht adäquat zum Ausdruck, wie etwa die nicht eingetretenen Folgen auf Seiten potentieller Opfer von Straftaten.

- Zudem kann eine Verhinderung gravierender Problemkarrieren bei wenigen sogenannten Intensivtätern zu einer deutlichen Abnahme delinquenter und krimineller Taten und den damit zusammenhängenden Opferzahlen führen, selbst wenn sich diese Effekte in Verteilungsmittelwerten nur ungenügend widerspiegeln.
- Schließlich sollte man von zeitlich begrenzten Maßnahmen auch nicht zuviel verlangen. Diese können sich selbst bei begrenzten Effekten unter Kosten-Nutzen-Erwägungen durchaus auszahlen (Welsh, 2003; Welsh, Farrington & Sherman, 2001) und zu deutlichen Kosteneinsparungen führen, wie am Beispiel der *Perry Preschool Study* (Schweinhart et al., 2005) eindrucksvoll belegt werden konnte.

Neben einer grundsätzlich positiven Bilanz offenbarten die dargestellten Befunde zur Wirksamkeit von Präventions- und Interventionsmaßnahmen aber auch gravierende methodische und inhaltliche Probleme der Programme. Dazu gehört, dass die *längerfristigen Wirkungen* der Maßnahmen und ihr Nutzen in Bezug auf die Vermeidung negativer Entwicklungskarrieren im Augenblick nur sehr schwer zu beurteilen sind. Dazu fehlen längerfristige Nachfolgeuntersuchungen, insbesondere im Hinblick auf Delinquenz- und Kriminalitätsraten. Das Fehlen von „harten" Erfolgskriterien, die sich auf die unmittelbaren Präventions- und Interventionsanlässe beziehen, ist aber ein grundsätzliches Problem der Präventionsforschung (Beelmann, 2006; Beelmann & Lösel, in Druck a), ebenso wie das gravierende Evaluationsdefizit im deutschen Sprachraum.

Ferner liegt kaum eine *vergleichende Evaluationsforschung* vor, die beispielsweise den alternativen Nutzen von universellen im Vergleich zu gezielten Präventionsstrategien untersuchen würde, ganz zu Schweigen von Wirkungsunterschieden zwischen psychologischen und juristischen oder sozial-politischen Maßnahmen. Darüber hinaus sind viele Präventions- und Interventionsprogramme auch inhaltlich zu einseitig fokussiert. Angesichts der Vielfalt von Risikofaktoren und der Komplexität der Prozesse, die bei der Entwicklung und Verfestigung dissozialer Entwicklungsverläufe eine Rolle spielen (vgl. Kap. 4), setzen sie an vergleichsweise wenigen Risikomerkmalen an und sind theoretisch nur zum Teil auf die entwicklungspsychopathologische Forschung bezogen. Wenn gerade die Kumulation von Risiken die Gefahr einer Fehlentwicklung birgt, so ist im Rückschluss zu erwarten, dass auch Präventions- und Interventionsmaßnahmen wiederholt zu unterschiedlichen Entwicklungsphasen und an verschiedenen Risikofaktoren und Kompetenzen ansetzen sollten, um ihre maximale Wirkung zu entfalten (Yoshikawa, 1994). Die vergleichsweise günstigen Ergebnisse kombinierter Programmen sprechen für eine solche Handlungsstrategie, selbst wenn auch dort nicht immer durchschlagende Erfolge erzielt werden.

Schließlich schränken verschiedene *methodische Probleme* die Aussagekraft der empirischen Befunde deutlich ein. Dafür spricht zum Beispiel der oft replizierte Befund einer negativen Korrelation zwischen der Wirksamkeit der Programme und der methodischen Qualität der Evaluationsstudie (Beelmann, 2006). Zudem finden sich häufig zu günstige Interpretationen von Wirkungen, die durch die ermittelten Daten nur teilweise gedeckt werden und eher das Abbild einer selektiven Berichterstattung und Auswertung sind (Gorman, 2005). Hier täte die Forschungspraxis gut daran, keine überzogenen Erwartungen an die Programme bei Praktikern und politischen

Entscheidungsträgern zu schüren, selbst wenn dies unter Vermarktungsgesichtspunkten durchaus lohnend erscheint.

Zu den großen Problemen der Präventions- und Interventionsforschung gehört zweifelsohne auch die bislang nur unbefriedigend gelungene *Umsetzung der Programme* von Forschungs- in reale Praxiskontexte. Dies machen die zumeist höheren Wirkungen in Modell- und Pilotprojekten sowie die zahlreichen, bislang ungelösten Implementionsprobleme deutlich. Große Forschungsprojekte der letzten Jahre zeigen, dass vielfältige Durchführungs- und Rahmenbedingungen für die Qualität und Wirksamkeit von Interventionen in der Praxis verantwortlich sind. Dazu gehören zum Beispiel das Engagement und die Motivation der beteiligten Personen sowie die grundsätzliche Haltung zu Inhalten und Methoden des Programms und das Klima in den beteiligten Institutionen (vgl. Derzon, Sale, Springer & Brounstein, 2005; Payne et al., 2006). Zudem wurden oft jene Personen von den Programmen als Zielgruppen verfehlt, bei denen die vermeintlich größte Notwendigkeit einer Maßnahme vorlag. Auch dies ist ein grundsätzliches Problem und verlangt eine stärkere Zielgruppenorientierung im Angebot, der Administration und der Gestaltung von Präventions- und Interventionsmaßnahmen (vgl. Bauer, 2004). Schließlich stellen sich vermehrt politische Fragen nach den Bedingungen einer Umsetzung von Programmen in psychosoziale Versorgungssysteme. Dies beinhaltet neben einer Abstimmung der Konzepte auf die institutionellen Gegebenheiten in der Praxis auch eine Berücksichtigung des „politischen Willens" der beteiligten Berufsgruppen und Personen (z.B. Widerstände gegen konkrete Maßnahmen; vgl. Brandtstädter & von Eye, 1982; Lösel & Skowronek, 1988). Voraussetzung für eine erfolgreiche Umsetzung von „Theorie in Praxis" ist daher zumindest eine Analyse kritischer Verwertungs- und Umsetzungsdeterminanten von Interventionsmaßnahmen (vgl. z.B. Beelmann & Hamm, 1999).

Verstärkte Vorsorge und Präventionsbemühungen zur Unterbrechung dissozialer Entwicklungskarrieren dürfen indes nicht auf Kosten der Behandlung und Rehabilitation bereits auffälliger Jugendlicher und Erwachsener gehen. Selbst mit einem optimalen System früher präventiver und interventiver Maßnahmen, sind nicht alle Problemkarrieren frühzeitig zu erkennen und erfolgreich zu unterbrechen (vgl. Loeber & Stouthamer-Loeber, 1998). Maßnahmen der Behandlung und Rehabilitation jugendlichen Straftäter sollen daher am Ende des vorliegenden Bandes vorgestellt werden.

6 Rehabilitation jugendlicher Straftäter

Während vor mehr als drei Jahrzehnten mit der „Nothing works"-Hypothese (Martinson, 1974) angenommen wurde, dass selbst die besten Psychotherapien oder Bildungsmaßnahmen nicht zu einer signifikanten Reduktion der Rückfallraten von Straftätern beitragen, begann sich Anfang der 1990er Jahre die wissenschaftliche Meinung durchzusetzen, dass einige Maßnahmen unter bestimmten Bedingungen bei bestimmten Personen wirken (z.B. Izzo & Ross, 1990). Dies war vor allem dem Umstand geschuldet, dass systematische Forschungszusammenfassungen und Meta-Analysen kleine, aber signifikante Effekte fanden sowie zum Teil große Wirksamkeitsunterschiede zwischen den Behandlungsmaßnahmen bestätigen konnten (vgl. Übersicht in Lösel, 1995; Lösel & Bender, 2005). Wir möchten diese Diskussion aufgreifen und im Folgenden verschiedene juristische, sozial-pädagogische und psychotherapeutische Maßnahmen bei jugendlichen Straftätern vorstellen und kritisch erörtern.

Im Vergleich zu den in Kapitel 5 dargestellten präventiven und interventiven Maßnahmen bei Kindern und Jugendlichen liegen bei den Behandlungsmaßnahmen für jugendliche Straftäter besondere Rahmenbedingungen vor. So sind etwa Behandlungen im Straftäterbereich nicht allein auf eine Vermeidung zukünftiger Straftaten ausgerichtet, sondern dienen auch dem Schutz der Gesellschaft oder sind an einer Wiedergutmachung des entstandenen Schadens orientiert. Anders jedoch als Rehabilitationsmaßnahmen im Bereich erwachsener Straftäter sind Behandlungsmaßnahmen im Jugendalter gemäß Jugendgerichtsgesetz (JGG) am Erziehungsgedanken ausgerichtet. Das heißt, dass sich die Strafverfolgung und Strafzumessung weniger an der Tat als an der Person des Täters und der pädagogischen Funktion von Strafe orientieren. Dabei wird vor allem der Gedanke der Diversion verfolgt. Von Diversion wird gesprochen, wenn von einer weiteren Strafverfolgung und Inhaftierung zugunsten einer Verfahrenseinstellung oder sozial-pädagogischer und psychotherapeutischer Maßnahmen abgesehen wird. Diese sogenannten ambulanten Maßnahmen sind im Vergleich zu den traditionellen juristischen Sanktionen (Auflagen, Arrest, Haft) sehr heterogen, haben sich aber offenbar im Jugendstrafrecht weitgehend durchgesetzt (Dünkel, Geng & Kirstein, 1998; Heinz & Storz, 1992).

6.1 Arrest und Jugendhaft

Unter der Fülle von Rehabilitationsmaßnahmen stellen der Arrest (kurzzeitiger Freiheitsentzug bis zu vier Wochen) und die Jugendhaft (Unterbringung in einer Jugendstrafanstalt) die schärfsten und in ihrer Wirkung umstrittensten Maßnahmen dar (Greve, 2001). Das Ziel einer erzieherisch gestalteten Jugendhaft ist es, straffällig gewordene Jugendliche „*zu einem rechtschaffenen und verantwortungsbewussten Lebenswandel*“ zu führen, ohne dass sie zukünftig Konflikte mit dem Gesetz eingehen (§91 JGG). Betrachtet man allerdings die Rückfallraten bei Jugendlichen, so klaffen Anspruch und Wirklichkeit zunächst stark auseinander: Durchschnittlich drei von vier Jugendlichen in Jugendstrafanstalten werden erneut zu einer Jugend- bzw. Freiheitsstrafe verurteilt. Kerner, Dolde und Mey (1996) kamen beispielsweise in ihren Untersuchungen auf eine Rückfallrate von 77% innerhalb von fünf Jahren nach Haftentlassung. Auch Jehle und Weigelt (2004) berichten von über 80% erneut verurteilten Jugendlichen unter Straftätern mit ein- bis zweijähriger Jugendhaft, wenn man sämtliche Wiederverurteilungen (z.B. auch Geldstrafen) berücksichtigt. Selbst sehr konservative Schätzungen gehen von mindestens 50% rückfälliger Jugendlicher aus (Lösel, 1995). Die Rückfallwahrscheinlichkeit erreicht dabei durchschnittlich im achten Monat nach der Haftentlassung den Höhepunkt (Hosser, Windzio & Greve, 2005). Sie ist umso höher, je jünger die Strafgefangenen sind, je schwerer die Straftat war, je mehr Straftaten vorausgegangen sind und ist besonders hoch, wenn es sich um eine aggressive Straftat handelte (Lösel, 2000; Tarolla, Wagner, Rabinowitz & Tubman, 2002). Cottle, Lee und Heilbrun (2001) konnten in einer Meta-Analyse zu Prädiktoren des Rückfalls bei jugendlichen Straftätern ebenfalls zeigen, dass das Alter des Jugendlichen bei der ersten Straftat sowie die Schwere, Häufigkeit und Art der Straftat die zuverlässigsten Aussagen über weitere Straftaten lieferten. Demnach hing beispielsweise das Alter der ersten Straftat durchschnittlich in Höhe von $r = -.35$ mit der Rückfallrate zusammen. Neben Variablen, die sich auf die kriminelle Karriere beziehen, standen aber auch zahlreiche in Kapitel 4 vorgestellte Risiko- und Schutzfaktoren wie psychologische oder familiäre Merkmale (z.B. Intelligenz, Misshandlung durch die Eltern) signifikant mit der Wahrscheinlichkeit weiterer Delikte in Zusammenhang (Cottle et al., 2001).

Jenseits von allgemeinen Rückfallraten ist die Befundlage zur Wirkung von Arrest und Jugendhaft jedoch dürftig (Greve & Hosser, 2002), unter anderem weil kontrollierte Evaluationsstudien aufgrund der juristischen Rahmenbedingungen (z.B. durch den Gleichbehandlungsgrundsatz) nur schwer umzusetzen sind. Vor allem die Konfundierung zwischen dem Ausmaß an Dissozialität, der Länge der Strafe und der Rückfallwahrscheinlichkeit lässt sich in empirischen Untersuchungen kaum auflösen. Beispielsweise zeigten Jehle und Weigelt (2004), dass knapp 80% der Jugendlichen mit einer zuvor vollstreckten Jugendstrafe im Vergleich zu ca. 60% der Jugendlichen mit ausgesetzter Jugendstrafe rückfällig wurden und schlussfolgerten daraus, dass eine schärfere Jugendstrafe nicht mit einem geringeren Rückfallrisiko einhergeht. Derartige Studien lassen jedoch unberücksichtigt, dass sich die untersuchten Jugendlichen nicht nur hinsichtlich des Strafmaßes (d.h. in diesem Fall der Behandlungsintensität) unterschieden, sondern auch in Hinblick auf die Deliktschwere oder in den Ausprägungen verschiedener Risiko- und Schutzfaktoren.

Da sich somit die systematische Evaluation der Wirksamkeit von Jugendarrest und -haft als äußerst schwierig gestaltet, ist eine Gesamtbewertung dieser Maßnahmen nur sehr eingeschränkt möglich. Immerhin konnten einige differenzielle Zusammenhänge zwischen Merkmalen des Haftaufenthaltes und den Rückfallraten Jugendlicher aufgezeigt werden (z.B. Greve, 2001). Die Wirkung von Gefängnisaufenthalten ist danach insbesondere abhängig von den psychologischen und sozialpädagogischen Maßnahmen innerhalb der Strafanstalt (vgl. Kap. 6.2, 6.3), aber ebenso von organisatorischen Rahmenbedingungen, wie sich beispielsweise in Zusammenhängen zwischen der Größe der Strafanstalt und der Rückfallwahrscheinlichkeit zeigt (z.B. Lösel & Köferl, 1989). Die Wirkung von Jugendhaft scheint aber nicht nur mit Merkmalen der Haft und der Einrichtung einherzugehen, sondern auch von der personenbezogenen Verarbeitung der Straftat abhängig zu sein. So konnten Hosser et al. (2005) zeigen, dass bei Gewaltstraftätern ein hohes Ausmaß an Schuldgefühlen während der Haft mit einer deutlich geringeren Rückfallrate einherging (34% bei Straftätern mit Schuldgefühlen vs. 75% bei Straftätern ohne Schuldgefühlen). Auch im Hinblick auf enge soziale Kontakte mit Gleichaltrigen innerhalb einer Strafanstalt liegen differenzielle Effekte vor. Während in der Anfangszeit hohe Bindungen zu anderen Mitinsassen das Ausmaß aggressiven Verhaltens senken und beim Eingewöhnen in die neue Umgebung helfen, haben sie gegen Ende der Haftzeit eher aggressionsförderliche Wirkungen (Greve & Hosser, 2002). Das Zusammensein mit gleichaltrigen Strafgefangenen ist demnach nicht per se negativ, sondern scheint insbesondere gegen Ende der Haftzeit zu problematischen Effekten zu führen, während die Peergruppen in der Anfangszeit eine wichtige Funktion für die emotionale Anpassung an die Haftsituation erfüllen (Greve & Hosser, 2002).

Besonderheiten der Evaluation von Haftstrafen ergeben sich aber nicht nur durch die Schwierigkeit, angemessene Vergleichsgruppen zu finden. Häufig wird der Behandlungserfolg ausschließlich anhand der Rückfallrate bestimmt, was aus verschiedenen Gründen problematisch ist. Einerseits stellt die Rückfallrate das konservativste Erfolgskriterium dar, weil unter Umständen Veränderungen in Einstellungen, Selbstkonzept, sozialen Kompetenzen durchaus eingetreten sind, sich aber (noch) nicht auf die Vermeidung zukünftiger Delikte ausgewirkt haben. Andererseits stellen erneute jugendstrafrechtliche Verurteilungen auch nur die Spitze des Eisberges dissozialen Verhaltens dar, weil zum Beispiel ein Teil erneuter Straftaten polizeilich unentdeckt bleibt. Schließlich ignoriert die Rückfallrate möglicherweise auch zusätzliche negative Wirkungen von Haftaufenthalten, die zum Beispiel in Form von sozialer Ablehnung, Stigmatisierung, Schamgefühlen oder Problemen auf dem Arbeitsmarkt bestehen und in Evaluationsstudien selten untersucht werden (Hosser et al., 2005). Bekannt ist allerdings, dass insbesondere die Jugendhaft offenbar den Fortbestand sozialer Beziehungen gefährdet, obwohl gerade die Jugendstrafe eine Reintegration straffällig gewordener Jugendlicher in die Gesellschaft anstrebt. Dies zeigt sich nicht nur darin, dass über die Hälfte der Partnerschaften kurze Zeit nach dem Haftbeginn abgebrochen werden, sondern es auch in der Beziehung zu Familienmitgliedern zu vorübergehenden oder vollständigen Kontaktabbrüchen kommt. So sehen 35% der Jugendlichen ihre Mutter während der gesamten Haftzeit nicht, 16% haben auch danach keinen Kontakt zur Mutter und etwa ein Viertel der Jugendlichen halten keinen Kontakt mehr zum Vater oder den Geschwistern (Greve & Hosser, 2002). Zwar ist unklar, ob der Abbruch dieser Beziehungen negative oder in manchen Fällen sogar positive Effekte hat (vgl. z.B. Auswirkungen des Kontakts zu devianten Freunden oder kriminellen Familienmitgliedern in Kap. 4.1.4 und 4.1.5). Gleichwohl ist davon auszugehen, dass der Verlust sozialer Ressourcen außerhalb der Jugendhaft die Reintegration Jugendlicher in die Gesellschaft nicht gerade erleichtert. Hinzu kommt, dass innerhalb der Strafanstalt nur deviante Gleichaltrige zur Verfügung stehen und eine Anhäufung von Hochrisikojugendlichen unter Umständen zu einer Verschärfung der Verhaltensprobleme beitragen kann (vgl. dazu Dishion et al., 1999).

Trotz dieser sehr kritischen Bilanz und der grundsätzlich hohen Rückfälligkeit jugendlicher Inhaftierter sowie den aufgelisteten negativen Konsequenzen, die sich durch eine Haftunterbringung ergeben können, bleibt zu beachten, dass ca. 30% bis 50% der Straffälligen nach dem Ende der Haft keine erneute Inhaftierung erfahren. Inwieweit dies auf die Inhaftierung selbst oder mit den Betreuungskonzepten in den Strafanstalten zu tun hat, ist jedoch nicht klar. Die genannten Rückfallraten oder Effekte sollten aber vor dem Hintergrund der hohen Stabilität dissozialen Verhaltens bewertet werden und dem Umstand Rechnung tragen, dass ein großer Teil der Inhaftierten vermutlich zur Gruppe der persistent-dissozialen Jugendlichen nach Moffitt (1993a) gehört (vgl. Kap. 4.2). Insgesamt fehlen aber stichhaltige empirische Befunde, so dass eine zusammenfassende und evidenzbasierte Einschätzung der Effekte von Jugendarrest und Jugendhaft bisher kaum möglich ist.

6.2 Sozialpädagogische Maßnahmen

Alternativ zu der Unterbringung in einer Jugendstrafanstalt oder in Verbindung mit einer Haftstrafe existieren eine Reihe von sozialpädagogischen Maßnahmen, mit denen vor allem mögliche schädigende Effekte eines Freiheitsentzugs vermieden werden sollen (Lösel, 2000). Besonders eine höhere Teilnahmemotivation auf Seiten der Jugendlichen und der Aufbau einer sozialen Bindung zu Therapeuten oder Pädagogen sollen sich förderlich auf die Effekte der Maßnahmen und weitere Entwicklung auswirken. Sozialpädagogische Programme liegen in unterschiedlichen Eingriffsintensitäten vor und reichen von Boot-Camps, in denen Jugendliche über einen größeren Zeitraum in einer hoch-strukturierten und physisch-anfordenden Umwelt eingebunden sind, bis hin zu Maßnahmen des Täter-Opfer-Ausgleichs, Arbeitseinsätzen (z.B. gemeinnützige Arbeit) oder der Teilnahme an Wochenendseminaren.

6.2.1 Boot-Camps

Boot-Camps gelten als sehr kontrovers diskutierte und häufig in den Medien aufgegriffene sozialpädagogische Maßnahme im Umgang mit kriminellen Jugendlichen (vgl. z.B. Hickmann, 2007). Am häufigsten sind Boot-Camps in den Vereinigten Staaten verbreitet. Sie werden aber mittlerweile auch in Deutschland in ähnlicher Form durchgeführt, zum Beispiel im hessischen Projekt *Durchboxen* (siehe www.durchboxen.de). Straftäter oder Risikojugendliche befinden sich dabei für einen Zeitraum von ca. 30 bis zu 180 Tagen in einer Umgebung, die einem militärischen Lager ähnelt und in der sie Selbstdisziplin und Selbstkontrolle erlernen, Geborgenheit erfahren und Gruppenidentität in einem geschützten Setting erleben sollen (Wilson & MacKenzie, 2006). Die meisten dieser Camps gelten als ein Ersatz für eine Unterbringung in einer Jugendstrafanstalt oder als sogenannte Untersuchungshaftvermeidung. Strikte Regeln, Disziplin, transparente Sanktionen und hohe physische Anforderungen (z.B. durch Sport, Märsche, Arbeitseinsätze) kennzeichnen den anstrengenden und über 16 Stunden durchstrukturierten Alltag der Jugendlichen. Neben einer Förderung der handwerklichen oder künstlerischen Fähigkeiten wird den Jugendlichen zumeist auch die Möglichkeit gegeben, eine Berufsausbildung zu beginnen oder weitergehende schulische und berufliche Qualifikationen zu erwerben.

Burton, Marquart, Cuvelier, Alarid und Hunter (1993) kamen in einer Evaluation zu dem Schluss, dass sich durch einen Aufenthalt in Boot-Camps die Stressbewältigungskompetenzen der Jugendlichen verbessern, die Chancen auf dem Arbeitsmarkt erhöhen, familiäre Beziehungen gestärkt werden und dissoziale Einstellungen sinken. Andere Wirksamkeitsstudien konnten dagegen keinen oder nur geringe Effekte auf die Rückfallwahrscheinlichkeit ausmachen (z.B. Burns & Vito, 1995; Lipsey & Wilson, 1998). Die Ergebnisse sind jedoch sehr heterogen und vereinzelt werden sogar negative Wirkungen und eine Erhöhung der Rückfälligkeit berichtet (z.B. Jones, 1997), insbesondere wenn keine individuellen Betreuungsmöglichkeiten angeboten werden (Wilson & MacKenzie, 2006). Insgesamt scheinen Boot-Camps nicht zu einer bedeutsamen Senkung des Rückfallrisikos beizutragen. Wilson und MacKenzie (2006) konnten in einer Forschungszusammenfassung eine Rückfallrate von durchschnittlich 40,0% bei unbehandelten im Vergleich zu 39,5% bei Jugendlichen in Boot-Camps ausmachen. Bisherige Forschungsbefunde deuten also auf einen Null-Effekt hin, wenn allein die Rückfallrate betrachtet wird. Disziplin und körperliche Beanspruchung als die wesentlichen Programmelemente von Boot-Camps tragen allein also nicht zu einer reduzierten Rückfallrate bei (Wilson & MacKenzie, 2006).

Boot-Camps haben neben ihren pädagogischen Zielen auch den Anspruch, wesentlich kostengünstiger als eine Haftunterbringung zu sein. Auch dies scheint jedoch zumeist nicht zuzutreffen, denn der Aufenthalt in Boot-Camps erwies sich in Vergleichsstudien als mindestens ähnlich kostenintensiv wie der Aufenthalt in Strafanstalten (MacKenzie & Parent, 1992; Tyler, Darville & Stalnaker, 2001). Ein weiterer Kritikpunkt besteht darin, dass mit derartigen Maßnahmen nicht die individuellen Ursachen dissozialen Verhaltens angegangen werden. Da Boot-Camps zumeist auf die Vermittlung von Selbstkontrollkompetenzen abzielen, ist allenfalls eine Wirkung bei Jugendlichen mit Defiziten der Selbstkontrolle zu erwarten, weniger jedoch bei Straftätern mit einer anderen Ätiologie dissozialen Verhaltens. Darüber hinaus lassen sich die Fähigkeiten, die innerhalb solcher Boot-Camps erlernt werden, zumeist nicht auf die alltäglichen Lebensbedingungen außerhalb eines solchen Lagers generalisieren. Allerdings schneiden Boot-Camps auch nicht so schlecht ab, wie manche Kritiker behaupten. Im Vergleich zur alleinigen Unterbringung in Haftanstalten und unter günstigen (nicht militaristisch geprägten) Betreuungsbedingungen sind sie durchaus in Lage, gewisse positive Effekte auf anderen Dimensionen als der Rückfälligkeit (z.B. prosoziale Einstellungen, geringere Impulsivität) zu erzielen (Wilson & MacKenzie, 2006). Angesichts der Datenlage stellen Boot-Camps jedoch keinen besonders vielversprechenden Ansatz in der Rehabilitation jugendlicher Straftäter dar.

6.2.2 Überlebenstrainings und Outdoor-Aktivitäten

Das vorrangige Ziel von Überlebenstrainings oder sogenannten *Wilderness-Programs* besteht ebenfalls darin, eine eskalierende Konfrontation jugendlicher Straftäter mit dem Justizsystem zu vermeiden und Jugendlichen eine Alternative zu einer

Unterbringung in einer Strafanstalt anzubieten. Derartige Programme verfolgen die Idee, Jugendlichen in Anbetracht schwieriger physischer Herausforderungen die Übernahme von Verantwortung innerhalb einer Gruppe unter Aufsicht eines professionellen Teamleiters zu ermöglichen. Überlebens- bzw. Outdoortrainings haben im Rahmen einer Haftvermeidung somit vor allem den Anspruch, das Selbstkonzept zu verbessern, die Problemlösefähigkeiten zu optimieren und persönliche Selbstwirksamkeitserwartungen zu erhöhen (Tarolla et al., 2002). Die Aufgaben, die Jugendliche im Rahmen der Trainings bearbeiten, sind so konzipiert, dass sie zunächst als unlösbar erscheinen, jedoch immer mit Erfolgserlebnissen für die Jugendlichen enden. Dadurch soll ein Gemeinschaftsgefühl entstehen und dissoziale Verhaltensweisen und Einstellungen verändert werden. Mit dieser Konzeption sind Überlebenstrainings vor allem für solche dissoziale Jugendliche gedacht, die wenig Kontakte zu Gleichaltrigen aufweisen und eine ungünstige Einbindung in den sozialen Nahraum aufweisen (Romi & Kohen, 2004). Die Dauer und Gestaltung der Programme ist recht unterschiedlich und reicht von Tageswanderungen bis hin zu Outdoor-Aktivitäten über ein Jahr. Die Maßnahmen können zudem in unbewohnten Gegenden stattfinden und schließen neben ausgedehnten Wanderungen beispielsweise Bergsteigen, die Beschaffung von Nahrung oder Holz aus entlegenen Arealen, das Überqueren von Flüssen ohne Hilfsmittel oder die Konstruktion einer Schlafgelegenheit in der Natur ein. Idealerweise bestehen begleitend Möglichkeiten für Gruppendiskussionen oder individuelle Betreuungsmöglichkeiten durch einen Therapeuten.

Überlebenstrainings bieten im Vergleich zu therapeutischen Interventionen den Vorteil, dass die Teilnahmemotivation der Jugendlichen in der Regel höher ist. Damit kann eine höhere Akzeptanz der Maßnahmen erzielt und positive soziale Bindungen zum Teamleiter oder Therapeuten leichter aufgebaut werden. Die Programme sind jedoch unter Umständen sehr kostenintensiv, da die Gruppen aufgrund der physischen Anforderungen und der Einhaltung von Sicherheitsstandards klein sein müssen und einen hohen Personal- und Materialaufwand erfordern. Gleichzeitig sind die Effekte der Trainings auf die Rückfallrate allenfalls niedrig (Lipsey & Wilson, 1998). Positive Wirkungen scheinen jedoch bei solchen Programmen vorzuliegen, die eine therapeutische Komponente beinhalten, kürzer sind (bis max. sechs Wochen) und intensive physische Aktivitäten abverlangen (Wilson & Lipsey, 2000). Darüber hinaus scheinen die Programme in Bezug auf bestimmte psychosoziale Merkmale der Jugendlichen durchaus erfolgreich zu sein. Romi und Kohen (2004) konnten jedenfalls an einer Gruppe von dissozialen Jugendlichen in Israel zeigen, dass die Teilnahme an einem Überlebenstraining im Vergleich zu einer unbehandelten Kontrollgruppe den Selbstwert erhöhte und teilweise einen Anstieg in den Selbstwirksamkeitsüberzeugungen bewirkte. Inwiefern jedoch ein hoher Selbstwert Dissozialität abmildert und ein Ziel von Interventionsmaßnahmen sein sollte, ist nach wie vor umstritten. Baumeister und Mitarbeiter (vgl. Baumeister, Smart & Boden, 1996) zeigten zum Beispiel, dass ein überhöhter, unrealistischer Selbstwert oft ein Risikomerkmal dissozialer Jugendlicher ist und keineswegs auch noch durch Interventionen gefördert werden sollte. Darüber hinaus waren die nicht rückfallbezogenen Effekte von Überlebenstrainings auch vergleichbar mit kostengünstigeren alternativen sozial-pädagogischer Maßnahmen, so dass keine differenziellen Erfolge von Überlebenstrainings zu erwarten sind (vgl. Lipsey & Wilson, 1998).

6.2.3 Täter-Opfer-Ausgleich

Der Täter-Opfer-Ausgleich (TAO) ist eine Maßnahme zur Aufarbeitung und Lösung der mit einer Straftat verbundenen Konflikte zwischen Tätern, Opfern und ggf. dritten Personen (Angehörige, Zeugen). Er ist mit über 1.300 Programmen in mehr als 18 Ländern (Umbreit, 1994) eine der weltweit am häufigsten eingesetzten Interventionsmaßnahmen in der Rehabilitation jugendlicher Straftäter. Der TOA wird sowohl bei leichteren Eigentumsdelikten, als auch bei den sogenannten Beziehungsdelikten – wie Sexualdelikte oder Körperverletzung – angewandt. Täter erhalten dabei die Möglichkeit, sich bewusst mit den Konsequenzen ihrer Handlungen auseinander zu setzen und freiwillig zu einer Wiedergutmachung des an der Gesellschaft oder einer Person verübten Schadens beizutragen. Daher ist der Täter-Opfer-Ausgleich die einzige Maßnahme, die auch das Opfer in den Rehabilitationsprozess einbezieht. Anstatt kostspieliger Gerichtsverfahren wird im TOA zunächst versucht, vorhandene Konfliktlösungsfähigkeiten von Tätern und Opfern auszunutzen. Sowohl Täter als auch Opfer bereiten sich dabei mit einem Konfliktvermittler (Mediator) auf die Begegnung vor. Der Mediator sorgt in der persönlichen Begegnungssituation für eine Umgebung, die Tätern und Opfern einen angemessenen Dialog ermöglichen, und unterstützt sie in der Erarbeitung eines Vorschlags zur Wiedergutmachung. Die beim TOA vereinbarten Lösungen bestehen am häufigsten in Entschuldigungen (69%), gefolgt von Schadensersatz (30%), Schmerzensgeld (13%), Arbeitsleistungen (6%), gemeinsamen Aktivitäten (5%) oder Geschenken (5%) (vgl. Bundesministerium des Inneren, 2006). Laut Umbreit, Coates und Vos (2001) wird in über 90% der Fälle eine Lösung zur Wiedergutmachung gefunden und die vereinbarten Leistungen von einem überwiegenden Teil der Täter (75%) auch eingehalten oder erfüllt. Lediglich 2,5% der vereinbarten Leistungen werden nicht umgesetzt (Bundesministerium des Inneren, 2006).

Der TAO wurde vielfach evaluiert. Die vorliegenden Ergebnisse scheinen eine positive Wirksamkeit in Bezug auf die Rückfälligkeit jugendlicher Straftäter nachzuweisen. Nugent, Williams und Umbreit (2004) konnten in einer meta-analytischen Untersuchung eine um 30% geringere Rückfallwahrscheinlichkeit bei kriminellen Jugendlichen nach der Teilnahme an einem TOA ausmachen. Diese Ergebnisse wurden jedoch nicht bei Jugendlichen mit einer bereits ausgeprägten kriminellen Karriere erzielt, was eher für eine Indikation des TOA bei Jugendlichen mit leichteren Delikten ohne persistente Verhaltensproblematik spricht. Auch Bradshaw, Roseborough und Umbreit (2006) ermittelten in ihrer Forschungszusammenfassung, dass der TOA eine Reduzierung der Rückfallrate um ca. 34% bewirkte. Die Autoren bemängeln jedoch, dass die meisten Forschungsbefunde vielfach nur eingeschränkt interpretierbar sind. Fehlende oder nichtäquivalente Kontrollgruppen, Selbstselektionsverzerrungen, unterschiedliche Definitionen des Rückfalls oder die fehlende Erfassung von Anzahl und Schwere der bereits begangenen Straftaten erschweren eine fundierte empirische Bewertung. Für eine mögliche Überschätzung der ermittelten Effekte sprach indes, dass in methodisch hochwertigen Studien mit weitgehend äquivalenten Kontrollgruppen geringere Effektstärken auftraten als in Studien, die die Vergleichbarkeit beider Stichproben nicht überprüften (Bradshaw et al., 2006). Dennoch sprechen die vergleichsweise positiven Wirksamkeitsbefunde in Bezug auf die Rückfälligkeit der Täter für einen Einsatz des TOA, zumal eine hohe Zufriedenheit mit den vereinbarten Wiedergutmachungsleistungen auf Seiten der Opfer festgestellt werden konnte (vgl. Umbreit et al., 2001). Die bislang mangelhaften Erkenntnisse zu den differenziellen Wirkungen bei verschiedenen Subgruppen krimineller Jugendlicher (z.B. nach Verlaufstyp, Art der Straftat, Persistenz der Verhaltensprobleme) machen jedoch zusätzliche Forschungen gerade in Anbetracht der Anwendungshäufigkeit des TOA in der Praxis erforderlich.

6.3 Psychotherapeutische Maßnahmen

Psychotherapeutische Behandlungsmaßnahmen bei straffälligen Jugendlichen gehen davon aus, dass grundlegende psychische Probleme bei Straftätern existieren, die zur Tat und zu einer kriminellen Karriere geführt haben und die es notwendig machen, psychotherapeutische Hilfen in Anspruch zu nehmen. Sie werden sowohl ambulant als auch stationär im Rahmen der Haft oder anderer Institutionen durchgeführt (Egg, 1997). Es existiert eine Reihe von Konzepten, die von psychodynamischen und non-direktiven Psychotherapien über unspezifische Milieutherapien und therapeutische Gemeinschaften bis hin zu kognitiv-behavioralen und familientherapeutischen/systemischen Behandlungsmodellen reichen. Sie sind sowohl hinsichtlich ihrer empirischen Fundierung als auch im Hinblick auf ihre Wirksamkeit sehr unterschiedlich zu bewerten. Im Allgemeinen finden sich bei gut strukturierten, multi-modalen und fähigkeitsorientierten Konzepten bessere Ergebnisse als bei unstrukturierten, offenen und unspezifischen Therapieansätzen (vgl. Andrews et al., 1990; Lipsey & Wilson, 1998; Lösel & Bender, 1997, 2005). Dies favorisiert einige Ansätze, die im Folgenden etwas ausführlicher dargestellt werden sollen.

6.3.1 Kognitiv-verhaltensorientierte Ansätze

Kognitiv-verhaltensorientierte Ansätze beruhen auf der Annahme, dass kognitive Verarbeitungsdefizite, Verzerrungen und Überzeugungen (z.B. „Man muss sich aggressiv Verhalten, sonst wird man nicht respektiert“) ganz wesentlich zur Ätiologie kriminellen Verhaltens beitragen (vgl. Modell der sozialen Informationsverarbeitung nach Crick & Dodge, 1994; Kap. 4.1.3). Ziel kognitiv-verhaltensorientierter Therapien ist daher der Abbau dysfunktionaler und der Aufbau sozial angemessener Kognitionen und Verhaltensweisen. Zur Erreichung dieser Ziele werden vor allem Fähigkeiten zur angemessenen Selbstbeobachtung und -bewertung, zur Perspektivenübernahme und zur Kontrolle von Ärgerreaktionen vermittelt und sozial kompetentes Verhalten in konkreten Verhaltensübungen aufgebaut.

Am Beispiel von drei Trainingsprogrammen sollen Vorgehen, Inhalte und Wirksamkeit derartiger Maßnahmen verdeutlicht werden. Das in den 1980er Jahren in der Jugendanstalt Hameln für straffällige Jugendliche entwickelte *Anti-Aggressionstrainings* (AAT) zielt auf die Vermittlung sozialer Kompetenzen bei offenen und verdeckten Formen dissozialen Verhaltens (Heilemann & Fischwasser von Proeck, 2001). Mittlerweile wird das ATT auch als präventive Maßnahme in Jugendhilfeeinrichtungen umgesetzt (z.B. Weichold, 2002). Das Training besteht aus drei Phasen. Die erste Phase beinhaltet die Auseinandersetzung mit der Biographie des Jugendlichen, um die individuellen Ursachen und Entstehungsbedingungen der Verhaltensprobleme zu erarbeiten (z.B. in Form einer Wandzeitung). Anschließend folgt eine Konfrontationsphase, in der die Strafgefangenen sich mit ihrer Straftat auseinandersetzen, Rechtfertigungsstrategien aufbrechen und Fähigkeiten der Perspektivenübernahme erlernen sollen (z.B. in Rollenspielen). Nach dieser Phase wird im dritten Teil in Form eines Attraktivitätstrainings versucht, das eigene Selbstbild aufzubauen und Kompetenzen im Umgang mit anderen zu erlernen. Dies geschieht beispielsweise in Form eines Rhetorik-, Schauspiel- oder Flirttrainings, bei denen vor allem eigene Stärken entdeckt und für die Jugendlichen ungewohnte Verhaltensweisen ausprobiert werden sollen. Trotz des relativ umfangreichen Trainings ergab eine Evaluation des AAT in mehreren Jugendstrafanstalten keine reduzierte Rückfallwahrscheinlichkeit bei den teilnehmenden Jugendlichen im Vergleich zu einer Kontrollgruppe (Ohlemacher, Sögding, Höynck, Ethé & Welte, 2001). Auch in der gezieltpräventiven Anwendung zeigten sich keine aggressionssenkenden Effekte, obwohl sich die sozialkognitiven Verarbeitungsmechanismen in kritischen Situationen positiv veränderten (Weichold, 2004). Die Wirksamkeit des AAT scheint daher auf wenige proximale Effekte begrenzt zu sein.

Ein anderes sozial-kognitives Trainingsprogramm wurde von Guerra und Slaby (1990) in einer kontrollierten Evaluationsstudie an 120 hoch-aggressiven Jugendlichen einer Strafanstalt untersucht. Das Training erstreckte sich über einen Zeitraum von zwölf Wochen mit einer Sitzung wöchentlich. Den Jugendlichen wurden Fähigkeiten zur Modifikation bestehender aggressionsförderlicher Verzerrungen der Informationsverarbeitung sensu Crick und Dodge (1994) vermittelt. Demzufolge sollten die Strafgefangenen lernen, ihre Aufmerksamkeit auf nichtaggressive Reize einer Situation zu lenken, eine Vielzahl an Erklärungen für ein uneindeutiges Verhalten anderer zu suchen oder selbst generierte mögliche Verhaltensreaktionen in Hinblick auf deren Vor- und Nachteile zu bewerten. Darüber hinaus wurden Handlungsanweisungen zur Lösung von Problemen in Form von Fragen vermittelt (z.B.: Worin besteht das Problem? Welche verschiedenen Lösungen gibt es? Welche Konsequenzen ziehen die Lösungen nach sich?). Jugendliche, die an einer derartigen kognitiv-behavioralen Therapie teilnahmen, zeigten Verbesserungen im sozialen Problemlösen, aggressiven Überzeugungen und dem von den Betreuern eingeschätzten aggressiven Verhalten. In Bezug auf die Rückfallrate 24 Monate nach dem Training konnten allerdings keine Unterschiede zu Gruppen, die eine andere Interventionsmaßnahme oder keine Behandlung bekamen, festgestellt werden (Guerra & Slaby, 1990).

Ein drittes Beispiel für ein kognitiv-behaviorales Training stellt das *Reasoning & Rehabilitation Programme* (R&R) dar (Ross, Fabiano & Ewles, 1988). Das in Kanada entwickelte Programm für jugendliche Straftäter mit mittlerem oder hohem Rückfallrisiko zielt ebenfalls auf die Vermittlung zentraler sozial-kognitiver Kompetenzen ab. Die Straftäter werden dabei in ca. 36 Sitzungen á zwei Stunden über mehrere Wochen in Form von Rollenspielen, Denkaufgaben, sozialen Dilemmata oder Lernübungen in ihren Verhaltenskompetenzen, Durchsetzungsfähigkeiten, interpersonellen Fertigkeiten und ihre Kompetenz zur sozialen Perspektivenübernahme trainiert (Ross & Ross, 1995). Das R&R-Programm scheint die Rückfallraten jugendlicher

Straftäter bedeutsam zu senken. Tong und Farrington (2006) ermittelten in einer aktuellen meta-analytischen Zusammenfassung von 16 Studien eine Verringerung der Rückfallrate um 14%. Darüber hinaus fanden sie, dass das Programm sowohl innerhalb von Haftanstalten, als auch im Rahmen von Jugendhilfeeinrichtungen zu einer Senkung zukünftiger Delikte beitrug. Ältere Forschungszusammenfassungen bestätigen diesen Eindruck und konnten sogar eine durchschnittliche Reduktion der Rückfälligkeit um 26% ausmachen (Pearson, Lipton, Cleland & Yee, 2002). Das Programm scheint jedoch nicht für intellektuell behinderte Jugendliche oder Jugendliche mit zusätzlichen psychiatrischen Erkrankungen geeignet zu sein (Ross & Ross, 1995), wohl weil es an bestimmte individuelle Durchführungsvoraussetzungen (Gruppenfähigkeit, Reflexionsfähigkeit) geknüpft ist.

Insgesamt liegen überwiegend positive Befunde zu kognitiv-behavioralen Therapieprogrammen für jugendliche Straftäter vor. Meta-Analysen kommen in der Summe zu kleinen bis mittleren Erfolgsschätzungen (Garrett, 1985; Izzo & Ross, 1990; Lipsey, 1992). In einer aktuellen Arbeit fanden Lipsey und Landenberger (2006) beispielsweise eine durchschnittliche Senkung der Rückfallrate von 27% im Vergleich zu einer unbehandelten Kontrollgruppe. Zu beachten war allerdings, dass Effekte dieser Größenordnung vor allem in wissenschaftlichen Pilotstudien erzielt wurden. Wurde die Behandlung in der Versorgungspraxis durchgeführt, lag die Erfolgsrate kognitiv-verhaltensorientierter Programme deutlich darunter, aber noch immer signifikant über der von unbehandelten Gruppen (11% geringere Rückfallrate). Darüber hinaus war die Wirksamkeit im Rahmen von Haftanstalten geringer als im Kontext anderer therapeutischer Settings (Lipsey & Landenberger, 2006). Die Durchführungsbedingungen scheinen also eine wichtige Rolle beim Nutzen der Programme zu spielen. Ein Grund für die teilweise nicht bestätigte oder geringe Wirksamkeit der Verfahren mag darin liegen, dass die Maßnahmen selten an sozialen Risikofaktoren ansetzen, die auch nach einer Haftentlassung zumeist unverändert vorliegen. Aus diesem Grund wurden neben kognitiv-behavioralen Therapien auch familienorientierte und systemische Interventionsmaßnahmen entwickelt (Cottrell & Boston, 2002; Sexton & Alexander, 2002).

6.3.2 Funktionale Familientherapie (FFT)

Die Funktionale Familientherapie (FFT) ist ein familienbasiertes Programm zur Vorbeugung und Intervention von Verhaltensproblemen bei Jugendlichen (Alexander & Parsons, 1982; Sexton & Alexander, 2000, 2005). Das Programm bezieht sich auf bereits dissoziale Jugendliche im Alter zwischen 10 und 18 Jahren und ist multidimensional angelegt, da es Maßnahmen auf der Ebene des Jugendlichen, der Familie und der Gemeinde (community) beinhaltet. Bei der Behandlung steht die Beziehung zwischen straffälligen Jugendlichen und ihren Eltern im Vordergrund. Aus diesem Grund sind die Jugendlichen gemeinsam mit ihren Eltern in ein strukturiertes Behandlungsprogramm eingebunden (vgl. Übersicht in Tabelle 6.1).

Tabelle 6.1: Übersicht zu Inhalten und Zielen der drei therapeutischen Phasen der Funktionale Familientherapie (nach Sexton & Alexander, 2000)

	Phase 1 → Aktivierung/ Motivation	Phase 2 → Verhaltensänderung	Phase 3 Generalisierung
Phasenziele	• Vertrauen bilden • Negative Sichtweisen abbauen • Hoffnungslosigkeit reduzieren • Abbruchpotential senken • Familienfokus entwickeln • Änderungsmotivation aufbauen	• Individuelle Pläne entwickeln und umsetzen • Gegenwärtiges delinquentes Verhalten verändern • Beziehungsfertigkeiten aufbauen (z.B. Kommunikation, Erziehungsverhalten)	• Veränderungen aufrechterhalten und generalisieren • Rückfälle vorbeugen • Öffentliche Ressourcen mobilisieren, um Erfolge zu unterstützen
Zu verändernde Risiko- und Schutzfaktoren	• Negative Sichtweisen und Scham • Hoffnungslosigkeit • Fehlende Motivation • Glaubwürdigkeit • Vertrauen • Verfügbarkeit von Behandlungsmaßnahmen	• Schwache Erziehungsfertigkeiten • Negativismus und Blamage • Geringe kommunikativer Fertigkeiten • Positive Erziehungsfertigkeiten • Unterstützende Kommunikation • Interpersonale Bedürfnisse • Elterliche Erkrankungen • Entwicklungsstand	• Schwache Beziehungen zum Schulkontext • Geringe soziale Unterstützung • Positive Beziehungen zum Schulkontext
Messung	• Verhalten (bestehendes Problem, Risiko- und Schutzfaktoren) • Beziehungsprobleme • Kontext (Risiko- und Schutzfaktoren)	• Qualität der Beziehungsfertigkeiten (Kommunikation, Elternverhalten) • Akzeptanz des Therapieplans • Beziehungsprobleme mit Therapeuten	• Bedarf an öffentlicher Unterstützung • Stabilität der Änderungen
Therapeutische Tätigkeit	• Interpersonale Fähigkeiten (Abklärung, Positive Interpretation, Neubewertung, Neuausrichtung und Strukturierung) • Hohe Verfügbarkeit und Unterstützung	• Strukturierung • Umsetzung der Maßnahmen • Anweisen, Trainieren, Informieren	• Beratung der Familien • Als Ressource zur Verfügung stehen • Prävention eines Rückfalls

Die Funktionale Familientherapie (FFT) ist als Kurzzeitintervention mit durchschnittlich 8 bis 12 Sitzungen für leichte Fälle und mit bis zu 30 Sitzungen für schwere Fälle über einen Zeitraum von drei Monaten konzipiert (z.B. in Form therapeutischer Einzelsitzungen, telefonischer Beratung oder im Rahmen von kommunalen Diensten der Jugend- und Familienhilfe). Die Intervention besteht aus drei Phasen, die sich hinsichtlich ihrer Ziele und der beteiligten Risiko- und Schutzfaktoren sowie in Bezug auf die diagnostischen und therapeutischen Maßnahmen unterscheiden (vgl. Tabelle 6.1). In der ersten Phase geht es um die grundsätzliche Aktivierung der Klienten und den Aufbau von Behandlungsmotivation. Die Ziele dieser Phase liegen vorwiegend in der Entwicklung von Vertrauen zwischen der Familie und dem Therapeuten sowie in der Stärkung von Selbstwirksamkeitsüberzeugungen. Darüber hinaus werden bestehende hemmende und förderliche Faktoren für den Erfolg der Therapie sowie Kontextbedingungen diagnostisch erfasst. In der zweiten Phase steht die Verhaltensänderung im Vordergrund. Der Therapeut erarbeitet zusammen mit der Familie mittel- und langfristige Ziele, die in leicht zu erreichende Teilziele unterteilt werden. Diese Ziele bestehen beispielsweise in einer Verbesserung von Erziehungsfertigkeiten auf Seiten der Eltern oder in der Förderung von Konfliktlösungsfähigkeiten bei den Jugendlichen. Zur Zielerreichung werden verschiedene therapeutische Maßnahmen wie zum Beispiel Verhaltensverträge, die Einführung klarer und konkreter Regeln, die Vermittlung von Kommunikationsfertigkeiten und Münzbelohnungssysteme genutzt. Gleichzeitig werden kognitive, emotionale und soziale Aspekte berücksichtigt, um die Behandlung möglichst angemessen auf die Bedürfnisse der Familie abstimmen zu können. Durch eine dritte und letzte Phase soll eine Generalisierung der Veränderungen in den Alltag sichergestellt werden. Dabei werden insbesondere die Zusammenarbeit und die Kooperation mit öffentlichen Einrichtungen (z.B. Schulen) angestrebt. Schließlich werden die Familien ggf. durch sogenannte Fallmanager weiter betreut bzw. die Behandlung um weitere, spezifischere Interventionen ergänzt (z.B. zur Rückfallvermeidung).

Die FFT hat im Vergleich zu anderen Interventionen den Anspruch, besonders problembelastete Familien mit ihrem Therapieangebot zu erreichen. Aus diesem Grund nehmen auch der Aufbau und die Aufrechterhaltung der Therapiemotivation einen großen Stellenwert im Behandlungsplan ein. Das Programm kann hinsichtlich der Veränderung von Kommunikationsmustern in Familien, aber auch im Hinblick auf die Delinquenz und den Drogenkonsum von Jugendlichen als erfolgreich angesehen werden (Alexander, Robbins & Sexton, 2000; Sexton & Alexander, 2002). In den verschiedenen Studien (z.B. Alexander & Parsons, 1973) traten jeweils Reduktionen in den Rückfallraten von 26 bis 73% im Vergleich zu keiner Behandlung oder einer Standardtherapie auf. Diese Verbesserungen konnten zumindest in einer Untersuchung auch längerfristig (zweieinhalb und fünf Jahre nach der Therapie) bestätigt werden (Gordon, Arbuthnot, Gustafson & Mc Green, 1988; Gordon, Graves & Arbuthnot, 1995). Darüber hinaus erzielte die FFT einen deutlichen präventiven Effekt in Bezug auf die Dissozialität der Geschwister von straffällig gewordenen Jugendlichen (Klein, Alexander & Parsons, 1977). Diesen günstigen Befunden steht jedoch gegenüber, dass die Ergebnisse zumeist in kleinen quasi-experimentellen Studien mit zum Teil hohen Ausfallraten erzielt wurden, an denen zudem überwiegend Jugendliche mit moderat delinquenten und kriminellen Verhaltensproblemen teilnahmen.

Eine empirische Fundierung der Behandlung von schwer kriminellen Jugendlichen und ihren Familien ist daher noch nicht zufriedenstellend erfolgt (Schoenwald & Henggeler, 1999).

6.3.3 Multisystemische Behandlung (MST)

Die multisystemische Behandlung (*M*ulti*s*ystemic *t*reatment, MST) ist eine weit verbreitete Interventionsmaßnahme oder besser: ein therapeutisches Rahmenkonzept zur Behandlung jugendlicher Straftäter (vgl. Henggeler, Schoenwald, Borduin, Rowland & Cunningham, 1998; Henggeler & Lee, 2003; Schoenwald & Henggeler, 2005; Swenson & Henggeler, 2005). Theoretisch bezieht sie sich als eine Form familienzentrierter Programme auf Annahmen und Methoden der systemischen Psychotherapie (z.B. von Schlippe & Schweitzer, 2003) und ist ätiologisch dem sozial-ökologischen Ansatz Bronfenbrenners (Bronfenbrenner, 1979/1981) verpflichtet. Danach resultiert ein Problemverhalten aus den Interaktionen der Mitglieder einer Familie und deren Wechselwirkungen mit außerfamiliären Kontexten wie Schule oder Gleichaltrige. Dissoziales Verhalten von Jugendlichen entsteht somit vor dem Hintergrund wechselseitiger Abhängigkeiten, die innerhalb und zwischen ökologischen Systemen vorliegen. Ein zentraler Bestandteil des multisystemischen Ansatzes ist es, die Funktionalität des Problemverhaltens im systemischen Kontext aufzudecken und die mit dem Problemverhalten einhergehenden systemübergreifenden Risikofaktoren (sowohl auslösende als auch aufrechterhaltende Faktoren) zu verändern. Diese Veränderungen sollen unter Berücksichtigung der Lebensumstände von Jugendlichen und Familien initiiert werden, weshalb die Behandlung auch innerhalb dieser natürlichen Umgebungen erfolgt (sogenanntes *home-based model of service delivery*).

Im Rahmen der multisystemischen Therapie wird der sozialen Umgebung (Eltern, Erziehern/Lehrern) eine Schlüsselposition in der kindlichen Sozialisation zugeschrieben. Neben einer Kompetenzförderung des Jugendlichen ist die Stärkung von Fertigkeiten und Ressourcen der Eltern daher ein zentrales Anliegen der MST. Diese Förderung soll jedoch nicht nur die sozialen Beziehungen innerhalb einer Familie festigen, sondern auch Kompetenzen für eine optimale Lösung außerfamiliärer Probleme vermitteln. Beispielsweise wird durch das Training kommunikativer Kompetenzen neben einer verbesserten Eltern-Kind-Interaktion auch die Kommunikation zwischen Eltern und Lehrern angeregt, was zu einer Lösung schulischer Probleme beitragen kann. Die multisystemische Therapie geht also von einer grundsätzlich multiplen Verursachung des Problemverhaltens aus und berücksichtigt entsprechend die individuellen Entstehungsbedingungen von abweichendem Verhalten. Aus diesem Grund erfolgt die Anwendung der MST nicht anhand standardisierter Maßnahmen oder einer festgelegten Abfolge von Maßnahmen, sondern entlang allgemeiner Behandlungsprinzipien (vgl. Kasten 6.1). Dabei können Elemente aus verschiedenen Therapieansätzen, die sich empirisch als wirksam bestätigt haben, individuell zusammengestellt werden. Neben pharmakologischen Interventionen sind auch kognitiv-behaviorale Therapiemaßnahmen und Bestandteile aus systemischen Familientherapien miteinander kombinierbar. Die individualisierten Interventionen sollen allerdings so gestaltet sein, dass sie den Behandlungsprinzipien entsprechen.

Kasten 6.1: Die neun Prinzipien der Multisystemischen Therapie (MST)

Prinzipien der Multisystemischen Therapie (nach Henggeler & Lee, 2003)
1. Funktionalität und Zusammenhänge des Problemverhaltens innerhalb der sozial-ökologischen Kontexte aufdecken. 2. Bestehende positive Interaktionen und stärkende Ressourcen nutzen. 3. Verantwortungsbewusstes Handeln der Mitglieder eines Systems fördern und Einflussmöglichkeiten im Hinblick auf das Problem aufzeigen. 4. Gegenwartsbezogene, handlungsorientierte und klar definierte Interventionen. 5. Veränderung von Verhaltensabläufen und Interaktionsmustern innerhalb und zwischen Systemen durch die Interventionen. 6. Interventionen sollen dem Entwicklungsstand des Jugendlichen angepasst sein. 7. Von den Teilnehmern wird eine kontinuierliche Mitarbeit verlangt. 8. Interventionsmaßnahmen sollen regelmäßig evaluiert und im Hinblick auf die Effektivität von verschiedenen Seiten bewertet werden. 9. Die Generalisierung des Interventionserfolges über das therapeutische Setting hinaus soll sichergestellt werden.

Zu einer erfolgreichen Intervention gehört laut Autoren auch die Vereinbarung individueller Ziele, die während der Behandlung erreicht werden sollen. Diese Interventionsziele werden in mehrere, wochenbezogene Teilziele unterteilt. Die verschiedenen Maßnahmen setzen auf unterschiedlichen Ebenen im Rahmen des ökologischen Modells an und lassen sich diesbezüglich unterteilen (vgl. Henggeler et al., 1998; Henggeler & Lee, 2003):

- Familienbezogene Interventionen (z.B. Vermittlung von Erziehungskompetenzen wie elterlichem Belohnungs- und Bestrafungsverhalten, Einführung klarer Regeln, Beobachtung und Bewertung der Einhaltung dieser Regeln).
- Peerbezogene Interventionen (z.B. Verbot von Kontakten zu dissozialen Peers, Vermittlung von Kompetenzen zur Vermeidung devianter Peergruppen).
- Schulbezogene Interventionen (z.B. Erziehungskompetenzen des Schulpersonals verbessern, Zusammenarbeit zwischen Eltern und Schule anregen).
- Individuumsorientierte Interventionen (z.B. kognitiv-behaviorale Therapie).
- Psychiatrische Interventionen (z.B. medikamentöse Behandlung von Aufmerksamkeitsstörungen).
- Interventionen im sozialen Nahraum (z.B. Nachbarn in die Aufsicht von Kindern einbinden).

Weitere Besonderheiten der MST bestehen in dem Angebot und in der Strukturierung der Maßnahmen. Zunächst besteht der Anspruch, ein besonders niedrigschwelliges Therapieangebot bereit zu stellen. Da die Behandlung in der natürlichen Umgebung (z.B. in der Schule oder zu Hause) erfolgt, sollen die Inanspruchnahmequoten deutlich höher sein als bei vergleichbaren Maßnahmen, die institutionell angeboten werden. Zudem ist es ein besonderes Anliegen, die Teilnahmebereitschaft und Behandlungsmotivation von Familien mit schwerwiegenden psychosozialen Problemen aufrechtzuerhalten, um eine hohe Implementationsqualität der Intervention sicher zu stellen. Zu diesem Zweck besteht eine Maßnahme darin, die Anzahl betreuter Fälle pro Therapeut möglichst gering gehalten (nicht mehr als fünf Familien). Darüber hinaus sollen die Therapeuten im Sinne einer Vollzeitbetreuung ständig (d.h. 24 Stunden/7 Tage) verfügbar sein, um bei unmittelbaren Krisen und Vorfällen eingreifen zu können. Zur Sicherung eines angemessenen Kosten-Nutzen-Verhältnisses wird allerdings der Behandlungszeitraum auf drei bis fünf Monate begrenzt.

In einer Reihe von umfangreichen Evaluationen konnten zahlreiche signifikante Effekte der MST auf die Rückfallrate, delinquente Verhaltensprobleme und andere Erfolgskriterien nachgewiesen werden. Eine Meta-Analyse von Curtis, Ronan und Borduin (2004) ermittelte aus insgesamt elf kontrollierten Untersuchungen einen durchschnittlichen Effekt von $d = 0.55$ über alle Erfolgsmaße. Nach Farrington und Welsh (2003) waren jedoch die Wirkungen auf delinquente und kriminelle Verhaltensprobleme der Jugendlichen und die Rückfallraten deutlich geringer. Zudem traten große Effektivitätsunterschiede zwischen den Studien auf (von $d = 0.08$ bis 1.88). So fanden Borduin et al. (1995) hohe Effekte auf dissoziale Verhaltensprobleme und Delinquenz, die auch langfristig bestätigt werden konnten. Im Vergleich zur Gruppe mit einer individueller Therapie war etwa die Rate der Jugendlichen aus der MST-Gruppe, die im Zeitraum von vier Jahren nach der MST erneut verhaftet wurden, deutlich geringer (22,1% vs. 71,4%). Selbst Jugendliche der MST-Gruppe, die vorzeitig die Therapie abbrachen, wiesen in dieser Untersuchung noch ein günstigeres Therapieergebnis auf, als die Teilnehmer der individuellen Therapiebedingungen (46,6% Rückfallrate). Diese sehr günstigen Ergebnisse stehen aber bislang relativ isoliert da (Farrington & Welsh, 2003) und eine neuere Meta-Analyse von Littell, Popa und Forsythe (2005) kam unter Berücksichtigung verschiedener methodischer Variablen zu dem Schluss, dass die MST anderen Interventionskonzepten *nicht* überlegen war. Auch in Studien der Programmautoren wurde teilweise keine signifikante Reduktion der Rückfallraten erzielt (vgl. z.B. Henggeler, Melton, Brondino, Scherer & Hanley, 1997). Derartige Effektivitätsschwankungen können mit einer Vielzahl von Variablen zu tun haben (vgl. Littell, 2005). Curtis et al. (2004) fanden zum Beispiel, dass die Wirksamkeit in Studien mit universitärem Therapiepersonal deutlich höher war als in Studien, in denen praktisch tätige Therapeuten die Maßnahme umsetzten. Diese Unterschiede können wiederum mit der Implementationsqualität und der Konzepttreue zu tun haben, die ihrerseits offenbar von der Ähnlichkeit der Therapeuten und Jugendlichen abhängig ist (Schoenwald, Letourneau & Halliday-Boykins, 2005). Angesichts der engen und intensiven Kontakte zwischen dem Therapeuten auf der einen und dem Jugendlichen und seiner Familie auf der anderen Seite scheinen derartige Überlegungen von großer Bedeutung für die Wirksamkeit der MST zu sein. Insgesamt ist das Potential zur Reduktion der Rückfälligkeit jugendlicher Straftäter bei der MST durchaus vorhanden. Das Konzept stellt aber hohe Anforderungen an das Engagement des Therapeuten und die Qualität der Therapeuten-Klienten-Beziehung, was im Falle ihrer Nicht-Erfüllung offenbar auch zu ausbleibenden Wirkungen führen kann.

6.4 Abschließende Bewertung von Rehabilitationsmaßnahmen

Die hier vorgestellten Befunde zeigen, dass die eingangs erwähnte „Nothing works"-Hypothese wohl nicht zutrifft. Eine Reihe von Untersuchungsergebnissen machen im Gegenteil deutlich, dass sehr wohl Behandlungserfolge in der Rehabilitation jugendlicher und erwachsener Straftäter erzielt werden können (Bernfeld, Farrington & Leschied, 2001). Dennoch sind die berichteten Effekte auf die Rückfälligkeit oft gering, was auch mit den schwierigen Rahmenbedingungen der Straftäterbehandlung zu tun hat (Lösel, 2000; Lösel & Bender, 1997; Tarolla et al., 2002). Neben teilweise ungünstigen institutionellen Kontexten liegt zumeist eine geringe Behandlungsmotivation oder ein grundsätzliches Misstrauen gegenüber den Interventionsmaßnahmen vor (Dahle, 1997). Daher fällt es jugendlichen Strafgefangenen häufig schwer, tragfähige Arbeitsbeziehungen zu Therapeuten oder Pädagogen aufzubauen. Ein grundlegender Nachteil fast aller Programme besteht in der Tatsache, dass straffällig gewordene Jugendliche in eine Umgebung mit devianten Gleichaltrigen gelangen und Kontakte zu nichtdissozialen Gleichaltrigen meistens nicht möglich sind. Eine solche Konzentration von Risikojugendlichen kann aber unter Umständen dissoziale Verhaltensweisen verstärken, wie US-amerikanische Untersuchungen deutlich machen konnten (Dishion et al., 1999). Darüber hinaus handelt es sich bei Straftätern teilweise um eine Gruppe Jugendlicher mit unterdurchschnittlich ausgeprägten kognitiven und verbalen Kompetenzen. Und schließlich erschweren zusätzliche Probleme, wie etwa Alkohol- und Drogenkonsum, den Erfolg einer therapeutisch oder sozialpädagogisch orientierten Maßnahme.

Betrachtet man die Effektivität rehabilitativer Maßnahmen insgesamt, so kommen verschiedene meta-analytische Untersuchungen insgesamt zu kleinen positiven Effekte (z.B. Lipsey, 1992; Lipsey & Wilson, 1998; Lösel, 1995, 1996). Grietens und Hellinckx (2004) konnten in einer Zusammenstellung von fünf meta-analytischen Arbeiten Effektstärken zwischen $d = 0.09$ und 0.31 für verschiedene Behandlungen bei institutionalisierten Jugendlichen (in Haftanstalten, sozialtherapeutischen Anstalten oder Wohngruppen) ausmachen, was eine Reduzierung der Rückfallrate von durchschnittlich 9% im Vergleich zu unbehandelten Inhaftierten bedeutet. Im Vergleich zum Erfolg von Psychotherapien im Allgemeinen sind dies aber sehr geringe Effekte (z.B. Grawe, Donati & Bernauer, 1994; Matt & Navarro, 1997), selbst wenn berücksichtigt wird, dass Jugendliche in Strafanstalten zumeist langjährige Problemkarrieren mit multiplen Risiken aufweisen. Allerdings sind die Effekte deutlich ausgeprägter, wenn man nicht allein die Rückfallrate als Kriterium betrachtet, sondern auch andere Erfolgsmaße (wie z.B. soziale Kontakte oder Wohlbefinden) berücksichtigt.

Meta-analytische Untersuchungen fanden auch eine erhebliche Bandbreite der Wirksamkeit unterschiedlicher Maßnahmen. Einige Programme zeigen deutliche positive Wirkungen, während bei anderen rehabilitativen Maßnahmen zum Teil negative Effekte auftraten. Grundsätzlich problematisch ist, dass einerseits vergleichsweise wenige Evaluationsstudien vorliegen und andererseits die meisten Wirksamkeitsuntersuchungen Defizite in methodischer Hinsicht (z.B. unkontrollierte Designs, fehlende randomisierte Zuordnung, hohe Ausfallraten, inadäquate Vergleichsgruppen) aufweisen (Lösel, 1995, 1996). Aufgrund der großen Heterogenität der Befunde liefert daher die durchschnittliche Effektstärke zumeist nur wenig praktisch nutzbare Informationen. Vielmehr stellt sich die Frage, welche Programme am Besten geeignet sind, um eine Rückfälligkeit jugendlicher Straftäter zu verhindern. Nach Lösel (1995, 1996) zeigen die in diesem Kapitel vorgestellten kognitiv-behavioralen, multimodalen Programme sowie gut strukturierte sozial-pädagogische Maßnahmen und familienbezogene Interventionen die besten Effekte, während psychodynamische und non-direktive Therapien, unstrukturierte Konzepte oder bestrafend-abschreckende Maßnahmen kaum zur Reduktion der Rückfälligkeit beitragen. Tabelle 6.2 gibt abschließend eine Übersicht über die geschätzten Rückfallraten aus der aktuell umfassendsten Meta-Analyse zu dieser Thematik von Lipsey und Wilson (1998).

Tabelle 6.2: Meta-analytische Zusammenfassung der Effekte rehabilitativer Maßnahmen anhand der Schätzung von Rückfallraten (nach Lipsey & Wilson, 1998)

Nichtinstitutionalisierte Straftäter		**Institutionalisierte Straftäter**	
Maßnahme	**Rückfallrate** [a]	**Maßnahme**	**Rückfallrate** [a]
Positive Effekte, konsistente Befunde			
Individuelle Betreuung	.28	Training sozialer Fertigkeiten	.31
Training sozialer Fertigkeiten	.29	Familienbezogene Programme	.33
Verhaltensbezogene Programme	.30		
Positive Effekte, inkonsistente Befunde			
Multiple Dienste	.36	Verhaltensbezogene Programme	.34
Bewährung	.43	Community residential	.36
		Multiple Dienste	.40
Gemischte, aber größtenteils positive Befunde			
Arbeitsbezogene Programme	.39	Individuelle Betreuung	.43
Schulische Programme	.40	Gruppenberatung	.47
Familienberatung	.41	Gruppenarbeit unter Anleitung	.45
Gruppenberatung	.45		
Anwaltschaftliche Fallarbeit	.41		
Schwache oder keine Effekte, inkonsistente Befunde			
Reduzierte Anzahl an Straftätern pro Sozialarbeiter	.52	Arbeitsbezogene Programme	.43
		Drogenabstinenzprogramme	.46
		Outdoorprogramme	.46
Schwache oder keine Effekte, konsistente Befunde			
Outdoorprogramme	.44	Milieutherapie	.46
Frühzeitige Entlassung/ Bewährung	.48		
Abschreckungsprogramme	.53		
Überbetriebliche Ausbildung	.59		

Anmerkung: [a] Aus den Effektstärken hochgerechnete Rückfallraten der Behandlungsgruppen im Vergleich zu unbehandelten Kontrollgruppen, bei denen eine Rückfallrate von 50% angenommen wurde.

Lipsey und Wilson (1998) unterscheiden bei der Bewertung rehabilitativer Maßnahmen zwischen nichtinstitutionalisierten Straftätern und solchen, die in einer Institution (z.B. Jugendhaft, Klinik) untergebracht sind, da sie in der Regel schwerere Delikte begangen haben. Bei Straftätern, die nicht in einer Institution untergebracht waren, zeigten individuelle Betreuungsangebote, die Vermittlung sozialer Fertigkeiten und verhaltensbezogene Programme übereinstimmend die höchste Wirksamkeit (ca. 30% Rückfallrate im Vergleich zu einer durchschnittlichen Rückfallrate von 50% in der Kontrollgruppe). Bei Maßnahmen, die auf eine Bewährungsstrafe, Überlebenstrainings oder Abschreckung abzielten, wurden hingegen keine oder sogar negative Effekte gefunden (44 bis 59% Rückfallrate). In Bezug auf institutionalisierte Jugendliche scheinen familienbezogene Programme und die Vermittlung sozialer Fertigkeiten sehr wirksam zu sein (ebenfalls eine um ca. 20% geringere Rückfallrate), wohingegen unspezifische Milieutherapien, aber auch arbeitsbezogene Programme, Drogenabstinenz- und Outdoorprogramme geringe oder keine signifikanten Wirkungen auf die Rückfälligkeit aufweisen. Die geringen Wirksamkeitsunterschiede der Maßnahmen bei institutionalisierten im Vergleich zu nichtinstitutionalisierten Straftätern machen deutlich, dass die Effekte der jeweiligen Programme offenbar recht unabhängig von den institutionellen Rahmenbedingungen zu sein scheinen.

Insgesamt zeigen die verschiedenen Meta-Evaluationen, dass die Rehabilitation straftätiger Jugendlicher sicher schwierig, aber – sofern man auf geeignete Verfahren zurückgreift – durchaus erfolgreich sein kann (vgl. Lösel, 1995). Andrews et al. (1990) haben in diesem Zusammenhang drei Behandlungsprinzipien herausgearbeitet, deren Realisierung offenbar entscheidend zur Wirksamkeit von Behandlungsmaßnahmen bei Straftätern beiträgt. Danach sind angemessene und wirksame Verfahren am Grad der individuellen Risiko- und Problembelastung ausgerichtet (*Risikoprinzip*), auf die spezifischen Bedürfnisse und kriminogenen Faktoren der Klientel abgestimmt (*Bedürfnisprinzip*) und schließlich an den Denk- und Arbeitsweisen sowie den intellektuellen und sozialen Fähigkeiten der Straftäter angepasst (*Ansprechbarkeitsprinzip*). Systematische Gegenüberstellungen zeigten, dass angemessene (d.h. an den genannten Prinzipien ausgerichtete Verfahren) unangemessenen und unspezifischen Behandlungen (d.h. nicht oder nicht eindeutig an den Prinzipien ausgerichtete Verfahren) in ihrer Wirkung deutlich überlegen waren (Andrews et al., 1990; vgl. auch Gendreau & Goggin, 1996), so dass deutliche Hinweise auf die erfolgreiche Gestaltung von Rehabilitationsmaßnahmen bei jugendlichen Straftätern vorliegen.

Neben der Vorsorge und Prävention von Dissozialität und frühen Behandlungsmaßnahmen sind daher gesellschaftliche Anstrengungen für die Therapie und Rehabilitation bereits krimineller Jugendlicher und Erwachsener vor dem Hintergrund substanzieller Rückfallraten mehr als gerechtfertigt. Es bleibt allerdings unrealistisch zu erwarten, dass auch unter Nutzung der besten Behandlungsstrategien und einer optimalen Versorgung dissoziale und kriminelle Lebensverläufe in jedem Fall unterbrochen werden können. Viele der bislang vorliegenden Maßnahmen sind aber durchaus geeignet, zur Verbesserung der Entwicklungschancen dissozialer Kinder und Jugendlicher und zur Prävention zukünftiger Straftaten sowie zur Vermeidung körperlicher und psychischer Leiden potenzieller Opfer beizutragen.

Literatur

Aber, J. L., Brown, J. L. & Jones, S. M. (2003). Developmental trajectories toward violence in middle childhood: Course, demographic differences, and response to school-based intervention. *Developmental Psychology, 39,* 324-348.

Aboud, F. E. (1988). *Children and prejudice.* New York, NY: Blackwell.

Aboud, F. E. & Doyle, A.-B. (1996). Parental and peer influences on children's racial attitudes. *International Journal of Intercultural Relations, 20,* 371-383.

Achenbach, T. M. (1985). *Assessment and taxonomy of child and adolescent psychopathology.* Beverly Hills, CA: Sage.

Achenbach, T. M. (1993). Taxonomy and comorbidity of conduct problems: Evidence from empirically based approaches. *Development and Psychopathology, 5,* 51-64.

Achenbach, T. M. & Edelbrock, C. (1978). The classification of child psychopathology: A review and analysis of empirical efforts. *Psychological Bulletin, 85,* 1275-1301.

Achenbach, T. M., McConaughy, S. H. & Howell, C. T. (1987). Child/adolescent behavioral and emotional problems: Implications of cross-informant correlations for situational specifity. *Psychological Bulletin, 101,* 213-232.

Achenbach, T. M. & Rescorla, L. A. (2006). Developmental issues in assessment, taxonomy, and diagnosis of psychopathology: Life span and multucultural perspectives. In D. Cicchetti & D. J. Cohen (Eds.), *Developmental psychopathology. Volume 1: Theory and method* (pp. 139-180). Hoboken, NJ: Wiley.

Adorno, T. W., Frenkel-Brunswik, E., Lewinson, D. J. & Sanford, S. R. (1950). *The authoritarian personality.* New York, NY: Norton.

Agnew, R. & Petersen, D. M. (1989). Leisure and delinquency. *Social Problems, 36,* 332-350.

Akhtar, N. & Bradley, E. J. (1991). Social information processing deficits of aggressive children: Present findings and implications for social skills training. *Clinical Psychology Review, 11,* 621-644.

Albee, G. W. (1985). The argument for primary prevention. *The Journal of Primary Prevention, 5,* 213-219.

Alexander, J. F. & Parsons, B. V. (1973). Short term behavior interventions with delinquent families: Impact on family process and recidivism. *Journal of Abnormal Psychology, 81,* 219-225.

Alexander, J. F. & Parsons, B. V. (1982). *Functional family therapy: Principles and procedures.* Carmel, CA: Brooks & Cole.

Alexander, J. F., Robbins, M. S. & Sexton, T. L. (2000). Family-based interventions with older, at-risk youth: From promise to proof to practice. *The Journal of Primary Prevention, 21,* 185-205.

Alink, L. R. A., Mesman, J., van Zeijl, J., Stolk, M. N., Juffer, F., Koot, H. M., Bakermans-Kranenburg, M. J. & van Ijzendoorn, M. H. (2006). The early childhood aggression curve: Development of physical aggression in 10- to 50-month old children. *Child Development, 77,* 954-966.

Allen, N. B., Lewinsohn, P. M. & Seeley, J. R. (1998). Prenatal and perinatal influences on risk for psychopathology in childhood and adolescence. *Development and Psychopathology, 10,* 513-529.

Alsaker, F. D. & Bütikofer, A. (2005). Geschlechtsunterschiede im Auftreten von psychischen und Verhaltensstörungen im Jugendalter. *Kindheit und Entwicklung, 14,* 169-180.
Amato, P. R. & Keith, B. (1991). Parental divorce and the well-being of children: A meta-analysis. *Psychological Bulletin, 110,* 26-46.
Amelang, M. & Zielinski, W. (2004). *Psychologische Diagnostik und Intervention.* Berlin: Springer.
Anderson, C. A., Berkowitz, L., Donnerstein, E., Huesmann, L. R., Johnson, J. D., Linz, D., Malamuth, N. M. & Wartella, E. (2003). The influence of media violence on youth. *Psychological Science in the Public Interest, 4,* 81-110.
Anderson, C. A. & Bushman, B. J. (2001). Effects of violent video games on aggressive behavior, aggressive cognition, aggressive affect, physiological arousal, and prosocial behavior: A meta-analytic review of the scientific literature. *Psychological Science, 12,* 353-359.
Andison, F. S. (1977). TV violence and viewer aggression: A cumulation of study results: 1956-1976. *Public Opinion Quarterly, 41,* 314-331.
Andrews, D. A., Zinger, I., Hoge, R. D., Bonta, J., Gendreau, P. & Cullen, F. T. (1990). Does correctional treatment work? A clinically-relevant and psychologically informed meta-analysis. *Criminology, 28,* 369-404.
Ang, R. P. & Hughes, J. N. (2002). Differential benefits of skills training with antisocial youth based on group composition: A meta-analytic investigation. *School Psychology Review, 31,* 164-185.
Archer, J. & Côté, S. (2005). Sex differences and aggressive behavior. In R. E. Tremblay, W. W. Hartup & J. Archer (Eds.), *Developmental origins of aggression* (pp. 425-443). New York, NY: Guilford Press.
Ary, D. V., Duncan, T. E., Biglan, A., Metzler, C. W., Noell, J. W. & Smolkowski, K. (1999). Development of adolescent problem behavior. *Journal of Abnormal Child Psychology, 27,* 141-150.
Assemany, A. E. & McIntosh, D. E. (2002). Negative treatment outcome of behavioural parent training programs. *Psychology in the Schools, 39,* 209-219.
Atria, M. (2002). Projekte zur Gewaltprävention in der Schule und ihre Wirksamkeit. *Polizei & Wissenschaft, 1/2002,* 101-106.

Bagwell, C. L. (2004). Friendships, peer networks, and antisocial behavior. In J. B. Kupersmidt & K. A. Dodge (Eds.), *Children's peer relations. From development to intervention* (pp. 37-58). Washington, DC: American Psychological Association.
Baillargeon, R. H., Zoccolillo, M., Keenan, K., Côté, S., Pérusse, D., Wu, H.-X., Boivin, M. & Tremblay, R. E. (2007). Gender differences in physical aggression: A prospective population-based survey of children before and after 2 years of age. *Developmental Psychology, 43,* 13-26.
Baldry, A. C. & Farrington, D. P. (2000). Bullies and delinquents: Personal characteristics and parental styles. *Journal of Community & Applied Social Psychology, 10,* 17-31.
Bandura, A. (1977). *Social learning theory.* Englewood Cliffs, NJ: Prentice-Hall.
Barkley, R. A., Fischer, M., Smallish, L. & Fletcher, K. (2004). Young adult follow-up of hyperactive children: Antisocial activities and drug use. *Journal of Child Psychology & Psychiatry, 45,* 195-211.
Barkley, R. A., Fischer, M., Smallish, L. & Fletcher, K. (2004b). Young adult outcome of hyperactive children: Adaptive functioning in major life activities. *Journal of the American Academy of Child & Adolescent Psychiatry, 45,* 192-202.

Barkmann, C. & Schulte-Markwort, M. (2004). Prävalenz psychischer Auffälligkeit bei Kindern und Jugendlichen in Deutschland – ein systematischer Literaturüberblick. *Psychiatrische Praxis, 31,* 278-287.

Barlow, J. (1999). *Systematic review of the effectiveness of parent-training programmes in improving behaviour problems in children aged 3-10 years.* Oxford: University of Oxford, Department of Public Health.

Barnow, S., Lucht, M. & Freyberger, H.-J. (2005). Correlates of aggressive and delinquent conduct problems in adolescence. *Aggressive Behavior, 31,* 24-39.

Barratt, E. S. & Felthous, A. R. (2003). Impulsive versus premeditated aggression: Implications for *mens rea* decisions. *Behavioral Sciences and the Law, 21,* 619-630.

Bartholow, B. D., Bushman, B. J. & Sestir, M. A. (2006). Chronic violent video game exposure and desensitization to violence: Behavioral and event-related brain potential data. *Journal of Experimental Social Psychology, 42,* 532-539.

Bauer, U. (2004). *Das Präventionsdilemma. Potentiale schulischer Kompetenzförderung im Spiegel sozialer Polarisierung.* Wiesbaden: Verlag für Sozialwissenschaften.

Baumeister, R. F., Smart, L. & Boden, J. M. (1996). Relation of threatened egotism to violence and aggression: The dark side of high self-esteem. *Psychological Review, 103,* 5-33.

Baumrind, D. (1989). Rearing competent children. In W. Damon (Ed.), *Child development today and tomorrow* (pp. 349-378). San Francisco, CA: Jossey-Bass.

Baumrind, D. (1993). The average expectable environment is not good enough: A response to Scarr. *Child Development, 64,* 1299-1317.

Beck, J. E. & Shaw, D. S. (2005). The influence of perinatal complications and environmental adversity on boys' antisocial behavior. *Journal of Child Psychology and Psychiatry, 46,* 35-46.

Beelmann, A. (1996). Meta-analyses of early intervention: A methodological and content-related evaluation. In M. Brambring, H. Rauh & A. Beelmann (Eds.), *Early childhood intervention: Theory, evaluation, and practice* (pp. 349-375). Berlin: de Gruyter.

Beelmann, A. (2000). *Prävention dissozialer Entwicklungen: Psychologische Grundlagen und Evaluation früher kind- und familienbezogener Interventionsmaßnahmen.* Habilitationsschrift, Universität Erlangen-Nürnberg: Institut für Psychologie.

Beelmann, A. (2003a). Wirksamkeit eines sozialen Problemlösetrainings bei entwicklungsverzögerten Vorschulkindern. *Zeitschrift für Pädagogische Psychologie, 17,* 27-41.

Beelmann, A. (2003b). Effektivität behavioraler Elterntrainingsprogramme: Ergebnisse zweier Pilotstudien zur Prävention dissozialen Verhaltens. *Psychologie in Erziehung und Unterricht, 50,* 310-323.

Beelmann, A. (2004). Förderung sozialer Kompetenzen im Kindergarten: Evaluation eines sozialen Problemlösetrainings zur universellen Prävention dissozialer Verhaltensprobleme. *Kindheit und Entwicklung, 13,* 113-121.

Beelmann, A. (2006). Wirksamkeit von Präventionsmaßnahmen bei Kindern und Jugendlichen: Ergebnisse und Implikationen der integrativen Erfolgsforschung. *Zeitschrift für Klinische Psychologie und Psychotherapie, 35,* 151-162.

Beelmann, A. (2007a). Förderung von Erziehungskompetenzen bei Eltern: Konzeption und Beschreibung eines Elterntrainings zur Prävention von Verhaltensstörungen bei Vor- und Grundschulkindern. In B. Röhrle (Hrsg.), *Gesundheitsförderung und Prävention bei Kindern und Jugendlichen* (S. 277-294) . Tübingen: dgvt-Verlag.

Beelmann, A. (2007b). *Prevention Science: Science oder Science fiction? Ein Diskurs am Beispiel der Prävention von Gewalt und Kriminalität bei Kindern und Jugendlichen.* Antrittsvorlesung an der Friedrich-Schiller-Universität Jena am 29.1.2007.

Beelmann, A. (2008). Prävention im Schulalter. In B. Gasteiger Klicpera, H. Julius & Ch. Klicpera (Hrsg.), *Handbuch der Sonderpädagogik. Band 3: Sonderpädagogik der sozialen und emotionalen Entwicklung* (S. 442-464). Göttingen: Hogrefe.

Beelmann, A. (in Druck). Elternberatung und Elterntraining. In F. Linderkamp & M. Grünke (Hrsg.), *Lern- und Verhaltensstörungen – Genese, Diagnostik und Intervention*. Weinheim: Psychologie Verlags Union.

Beelmann, A. & Bliesener, T. (1994). Aktuelle Probleme und Strategien der Metaanalyse. *Psychologische Rundschau, 45,* 211-233.

Beelmann, A. & Bogner, J. (2005). *Effektivität von Elterntrainingsprogrammen. Eine Meta-Analyse zur Prävention und Behandlung dissozialer Verhaltensstörungen bei Kindern und Jugendlichen.* Beitrag auf der Präventionskonferenz Juni 2005 in Köln. [schriftliche Zusammenfassung beim Erstautor erhältlich].

Beelmann, A. & Hamm, G. (1999). Zur Verwendung der Psychotherapieforschung in der Praxis: Rezeption, Bedeutung, Kritik und Erwartungen. In H. Petzold & M. Märtens (Hrsg.), *Wege zu effektiven Psychotherapien. Psychotherapieforschung und Praxis. Bd. 1: Modelle, Konzepte, Settings* (S. 63-80). Opladen: Leske & Budrich.

Beelmann, A., Jaursch, S. & Lösel, F. (2004). *IKPL – Ich kann Probleme lösen. Ein soziales Trainingsprogramm für Vorschulkinder.* Universität Erlangen-Nürnberg: Institut für Psychologie.

Beelmann, A. & Lösel, F. (2004). *Grundkurs Erziehungskompetenzen. Ein Elterntraining zur Prävention von Verhaltensstörungen bei Vor- und Grundschulkindern.* Universität Erlangen-Nürnberg: Institut für Psychologie.

Beelmann, A. & Lösel, F. (2005). Entwicklung und Förderung der sozialen Informationsverarbeitung bei Vorschulkindern. Zusammenhang zu sozialen Problemen und die Prävention dissozialer Entwicklungsverläufe. In T. Guldimann & B. Hauser (Hrsg.), *Bildung 4- bis 8-jähriger Kinder* (S. 209-230). Münster: Waxmann.

Beelmann, A. & Lösel, F. (2006). Child social skills training in developmental crime prevention: Effects on antisocial behavior and social competence. *Psicothema, 18,* 603-610.

Beelmann, A. & Lösel, F. (2007). Entwicklungsbezogene Prävention dissozialer Verhaltensprobleme: Eine Meta-Analyse zur Effektivität sozialer Kompetenztrainings. In W. von Suchodoletz (Hrsg.), *Prävention von Entwicklungsstörungen* (S. 235-258). Göttingen: Hogrefe.

Beelmann, A. & Lösel, F. (in Druck a). Wirksamkeit von Interventionen zur Prävention von Aggression, Gewalt, Delinquenz und Kriminalität bei Kindern und Jugendlichen. Eine kritische Wirksamkeitsbilanz. *Zeitschrift für Politische Psychologie.*

Beelmann, A. & Lösel, F. (in Druck b). Entwicklungsorientierte Prävention dissozialen Verhaltens durch Eltern- und Kindertrainings: Theoretische Grundlagen und Stand der Forschung. In H. C. Steinhausen & C. Bessler (Hrsg.), *Jugenddelinquenz. Interdisziplinäre Ansätze in Theorie und Praxis.* Stuttgart: Kohlhammer.

Beelmann, A., Lösel, F., Stemmler, M. & Jaursch, S. (2006). Beurteilung von sozialen Verhaltensproblemen und Erziehungsschwierigkeiten im Vorschulalter. Eine Untersuchung zur deutschen Adaptation des Eyberg Child Behavior Inventory. *Diagnostica, 52,* 189-198.

Beelmann, A., Pfingsten, U. & Lösel, F. (1994). The effects of training social competence in children: A meta-analysis of recent evaluation studies. *Journal of Clinical Child Psychology, 23,* 260-271.

Beelmann, A., Saur, M. & Schulze, D. (2006). Präventionserfordernisse bei ideologiemotivierter Devianz. In R. Egg (Hrsg.), *Extremistische Kriminalität: Kriminologie und Prävention* (S. 165-193). Wiesbaden: Kriminologische Zentralstelle.

Beelmann, A. & Schneider, N. (2003). Wirksamkeit von Psychotherapie bei Kindern und Jugendlichen. Eine Übersicht und Meta-Analyse zum Bestand und zu Ergebnissen der deutschsprachigen Effektivitätsforschung. *Zeitschrift für Klinische Psychologie und Psychotherapie, 32,* 129-143.

Beelmann, A., Stemmler, M., Lösel, F. & Jaursch, S. (in Druck). Zur Entwicklung externalisierender Verhaltensprobleme im Übergang vom Vor- zum Grundschulalter: Eine differentielle Analyse von Risikoeffekten des mütterlichen und väterlichen Erziehungsverhaltens. *Kindheit und Entwicklung, 4,* 2007.

Belsky, J., Jaffee, S. R., Sligo, J., Woodward, L. & Silva, P. A. (2005). Intergenerational transmission of warm-sensitive-stimulating parenting: A prospective study of mothers and fathers of 3-year-olds. *Child Development, 76,* 384-396.

Belsky, J. & Jaffee, S. R. (2006). The multiple determinants of parenting. In D. Cicchetti & D. J. Cohen (Eds.), *Developmental psychopathology, Vol 3: Risk, disorder, and adaptation* (pp. 38-85). Hoboken, NJ: Wiley.

Belson, W. (1978). *Television violence and the adolescent boy.* Farnborough: Saxon House, Teakfield Limited.

Bender, D. & Lösel, F. (1999). Protektive Faktoren der psychisch gesunden Entwicklung junger Menschen: Ein Beitrag zur Kontroverse um saluto- vs. pathogenetische Ansätze. In J. Margraf, J. Siegrist & S. Neumer (Hrsg.), *Gesundheits- oder Krankheitstheorie?* (S. 117-145). Berlin: Springer.

Bennett, D. S. & Gibbons, T. A. (2000). Efficacy of child cognitive-behavioral interventions for antisocial behavior: A meta-analysis. *Child and Family Behavior Therapy, 22,* 1-15.

Bergman, L. R., von Eye, A. & Magnusson, D. (2006). Person-oriented research strategies in developmental psychopathology. In D. Cicchetti & D. J. Cohen (Eds.), *Developmental psychopathology. Volume 1: Theory and method* (pp. 850-888). Hoboken, NJ: Wiley.

Berkowitz, L. (1986). Situational influences on reactions to observed violence. *Journal of Social Issues, 42,* 93-106.

Berkowitz, L. (1993). *Aggression: Its causes, consequences, and control.* New York, NY: McGraw-Hill.

Bernfeld, G. A., Farrington, D. P. & Leschied, A. W. (Eds.). (2001). *Offender rehabilitation in practice: Implementing and evaluating effective programs.* New York, NY: Wiley.

Bertram, H., Heinrichs, N., Kuschel, A., Kessemeier, Y., Saßmann, H. & Hahlweg, K. (2003). Projekt „Zukunft Familie". Erste Ergebnisse der Rekrutierung. *Verhaltenstherapie und Verhaltensmedizin, 24,* 187-204.

Beyers, J. M., Bates, J. E., Pettit, G. S. & Dodge, K. A. (2003). Neighborhood structure, parenting processes, and the development of youths' externalizing behaviors: A multilevel analysis. *American Journal of Community Psychology, 31,* 35-53.

Bierman, K. L., Greenberg, M. T. & Conduct Problems Research Group (1996). Social skills training in the Fast Track Program. In R. DeV. Peters & R. J. McMahon (Eds.), *Preventing childhood disorders, substance abuse, and delinquency* (pp. 65-89). Thousand Oaks, CA: Sage.

Bilden, H. (1991). Geschlechtsspezifische Sozialisation. In K. Hurrelmann & D. Ulich (Hrsg.), *Neues Handbuch der Sozialisationsforschung* (S. 279-302). Weinheim und Basel: Beltz.

Bird, H. R. (1996). Epidemiology of childhood disorders in cross-cultural context. *Journal of Child Psychology and Psychiatry, 37,* 35-49.

Bird, H. R., Davies, M., Canino, G., Loeber, R., Rubio-Stipec, M. & Shen, S. (2005). Classification of antisocial behaviors along severity and frequency parameters. *Journal of Child and Family Studies, 14,* 325-341.

Black-Gutman, D. & Hickson, F. (1996). The relationship between racial attitudes and social-cognitive development in children: An Australian study. *Developmental Psychology, 32,* 448-456.

Blackson, T. C., Tarter, R. E., Loeber, R., Ammerman, R. T. & Windle, M. (1996). The influence of paternal substance abuse and difficult temperament in fathers and sons on sons' disengagement from family to deviant peers. *Journal of Youth and Adolescence, 25,* 389-411.

Bliesener, T. (2005). Opfer von schulischer Gewalt und Bullying. In K.-P. Dahle & R. Volbert (Hrsg.), *Entwicklungspsychologische Aspekte der Rechtspsychologie* (S. 370-381). Göttingen: Hogrefe.

Bliesener, T. (2008). Prävention und Bewältigung von Delinquenz und Devianz. In F. Petermann & W. Schneider (Hrsg.), *Angewandte Entwicklungspsychologie* (Enzyklopädie der Psychologie, Themenbereich C, Serie V, Bd.7, S. XX-YY). Göttingen: Hogrefe.

Bliesener, T. & Arnhold, V. (2005). Die Entwicklung geschlechtstypischer Aggressionsformen und die Bedeutung differenzieller Konsequenzerwartungen von Jungen und Mädchen. In K.-P. Dahle & R. Volbert (2005), *Entwicklungspsychologische Aspekte der Rechtspsychologie* (S. 106-120). Göttingen: Hogrefe.

Block, J. H. & Block, J. (1980). The role of ego-control and ego-resiliency in the organization of behaviour. In W. A. Collins (Ed.), *The Minnesota symposia on child psychology* (Vol. 13, pp. 39-101). Hillsdale, NJ: Erlbaum.

Bloom, M. (1996). *Primary prevention practices.* Thousand Oaks, CA: Sage.

Bokhoven, I. van, Matthys, W., Goozen, S. H. M. van & Engeland, H. van (2005). Prediction of adolescent outcome in children with disruptive behaviour disorders. *European Child & Adolescent Psychiatry, 14,* 153-163.

Bokhoven, I. van, van Goozen, S. H. M. van, Engeland, H. van, Schaal, B., Arseneault, L., Séguin, J. R., Assaad, J.-M., Nagin, D. S., Vitaro, F. & Tremblay, R. E. (2006). Salivary testosterone and aggression, delinquency, and social dominance in a population-based longitudinal study of adolescent males. *Hormones and Behavior, 50,* 118-125.

Bond, L. A. & Hauf, A. M. C. (2004). Taking stock and putting stock in primary prevention: Characteristics of effective programs. *The Journal of Primary Prevention, 24,* 199-221.

Bor, W., Sanders. M. R. & Markie-Dadds, C. (2002). The effects of the Triple P – Positive Parent Training Program on preschool children with co-occuring disruptive behaviour and attentional/hyperactive difficulties. *Journal of Abnormal Child Psychology, 30,* 571-587.

Borduin, C. M., Mann, B. J., Cone, L. T., Henggeler, S. W., Fucci, B. R., Blaske, D. M. & Williams, R. A. (1995). Multisystemic treatment of serious juvenile offenders: Long-term prevention of criminality and violence. *Journal of Consulting and Clinical Psychology, 63,* 569-578.

Bradshaw, W., Roseborough, D. & Umbreit, M. S. (2006). The effect of victim offender mediation on juvenile offender recidivism: A meta-analysis. *Conflict Resolution Quarterly, 24,* 87-98.

Brandt, J. R., Kennedy, W. A., Patrick, C. J. & Curtin, J. J. (1997). Assessment of psychopathy in a population of incarcerated adolescent offenders. *Psychological Assessment, 9,* 429-435.

Brandtstädter, J. & Eye, A. von (1982). *Psychologische Prävention. Grundlagen, Programme, Methoden.* Bern: Huber.

Brandtstädter, J. & Greve, W. (1994). Entwicklung im Lebenslauf als Kulturprodukt und Handlungsergebnis: Aspekte der Konstruktion und Kritik. In K. A. Schneewind (Hrsg.), *Psychologie der Erziehung und Sozialisation* (Enzyklopädie der Psychologie, Themenbereich D, Serie I, Bd. 1, S. 41-71). Göttingen: Hogrefe.

Brendgen, M., Vitaro, F. & Bukowski, W. M. (2000). Deviant friends and early adolescents' emotional and behavioral adjustment. *Journal of Research on Adolescence, 10,* 173-189.

Brendgen, M., Vitaro, F., Turgeon, L. & Poulin, F. (2002). Assessing aggressive and depressed children's social relations with classmates and friends: A matter of perspective. *Journal of Abnormal Child Psychology, 30,* 609-624.

Brennan, P. A., Grekin, E. R. & Mednik, S. A. (2003). Prenatal and perinatal influences on conduct disorder and serious delinquency. In B. B. Lahey, T. E. Moffitt & A. Caspi (Eds.), *Causes of conduct disorders and juvenile delinquency* (pp. 319-341). New York, NY: Guilford Press.

Brestan, E. V. & Eyberg, S. M. (1998). Effective psychosocial treatments of conduct-disordered children and adolescents: 29 years, 82 studies, and 5,272 kids. *Journal of Clinical Child Psychology, 27,* 180-189.

Brezinka, V. (2003). Zur Evaluation von Präventivinterventionen für Kinder mit Verhaltensstörungen. *Kindheit und Entwicklung, 12,* 71-83.

Briesmeister, J. M. & Schaefer, C. M. (Eds.). (1998). *Handbook of parent training: Parents as co-therapists for children's behavior problems* (2nd ed.). New York, NY: Wiley.

Brinkmeyer, M. & Eyberg, S. M. (2003). Parent-child interaction therapy for oppositional children. In A. E. Kazdin & J. R. Weisz (Eds.), *Evidence-based psychotherapies for children and adolescents* (pp. 204-223). New York, NY: Guilford Press.

Broidy, L. M., Nagin, D. S., Tremblay, R. E., Bates, J. E., Brame, B., Dodge, K. A., Fergusson, D., Horwood, J. L., Loeber, R., Laird, R., Lynam, D. R., Moffitt, T. E. & Pettit, G. S. (2003). Developmental trajectories of childhood disruptive behaviors and adolescent delinquency: A six-site, cross-national study. *Developmental Psychology, 39,* 222-245.

Bronfenbrenner, U. (1979). *The ecology of human development.* Cambridge, MA: Harvard University Press.

Bronfenbrenner, U. (1981). *Die Ökologie der menschlichen Entwicklung.* Stuttgart: Klett-Cotta.

Bronfenbrenner, U. & Ceci, S. J. (1994). Nature-nurture reconceptualized in developmental perspective: A bioecological model. *Psychological Review, 101,* 568-586.

Brower, M. C. & Price, B. H. (2001). Neuropsychiatry of frontal lobe dysfunction in violent and criminal behaviour: A critical review. *Journal of Neurology, Neurosurgery & Psychiatry, 71,* 720-726.

Brown, R. (1995). *Prejudice: Its social psychology.* Malden, MA: Blackwell Publishing.

Bullis, M., Walker, H. W. & Sprague, J. R. (2001). A promise unfulfilled: Social skills training with at-risk and antisocial children and youth. *Exceptionality, 9,* 67-90.

Bullock, C. S. (1976). Interracial contact and student prejudice. *Youth & Society, 7,* 271-310.

Bundeskriminalamt (Hrsg.). (2004). *Kriminalprävention in Deutschland. Länder-Bund-Projektsammlung 2003.* München: Luchterhand.

Bundeskriminalamt (Hrsg.). (2006). *Polizeiliche Kriminalstatistik 2005.* Wiesbaden: Bundeskriminalamt.

Bundesministerium des Inneren (2006). *Verfassungsschutzbericht 2005.* Köln: Locher.

Bundesministerium des Innern & Bundesministerium der Justiz (2006). *Zweiter Periodischer Sicherheitsbericht.* Paderborn: Bonifatius.

Burns, G. L. & Patterson, D. R. (1990). Conduct problem behaviors in a stratified random sample of children and adolescents: New standardization data on the Eyberg Child Behavior Inventory. *Psychological Assessment, 2,* 391-397.

Burns, G. L. & Patterson, D. R. (2001). Normative data on the Eyberg Child Behavior Inventory and Sutter-Eyberg Student Behavior Inventory: Parent and teacher rating scales of disruptive behavior problems in children and adolescents. *Child & Family Behavior Therapy, 23,* 15-28.

Burns, J. C. & Vito, G. F. (1995). An impact analysis of the Alabama boot camp program. *Federal Probation, 59*, 63-67.

Burton, V. S., Marquart, J. W., Cuvelier, S. J., Alarid, L. F. & Hunter, R. J. (1993). A study of attitudinal change among boot camp participants. *Federal Probation, 57*, 46-52.

Bushman, B. J. & Huesman, L. R. (2001). Effects of televised violence on aggression. In D. Singer & J. Singer (Eds.), *Handbook of children and the media* (pp. 223-254). Thousand Oaks, CA: Sage.

Cadoret, R. J., Cain, C. A. & Crowe, R. R. (1983). Evidence for gene-environment interaction in the development of adolescent antisocial behavior. *Behavior Genetics, 13,* 301-310.

Caldarella, P. & Merrell, K. W. (1997). Common dimensions of social skills of children and adolescents: A taxonomy of positive behaviours. *School Psychology Review, 26*, 264-278.

Camp, B. W., Blom, G. E., Hebert, F. & van Doornick, W. J. (1977). „Think aloud": A program for developing self-control in young aggressive boys. *Journal of Abnormal Child Psychology, 5,* 157-169.

Campbell, A. (1999). Staying alive: Evolution, culture, and women's intrasexual aggression. *Behavioral and Brain Sciences, 16,* 99-123.

Campbell, A. (2006). Sex differences in direct aggression: What are the psychological mediators? *Aggression and Violent Behavior, 11,* 237-264.

Campbell, S. B. (1995). Behavior problems in preschool children: A review of recent research. *Journal of Child Psychology and Psychiatry, 36,* 113-149.

Campbell, S. B. (2002). *Behavior problems in preschool children: Clinical and developmental issues* (2nd ed.). New York, NY: Guilford Press.

Campbell, S. B. & Ewing, L. J. (1990). Follow-up of hard-to-manage preschoolers: Adjustment at age 9 and predictors of continuing symptoms. *Journal of Child Psychology and Psychiatry, 31,* 871-889.

Campbell, S. B., Pierce, E. W., Moore, G., Marakovitz, S. & Newby, K. (1996). Boys' externalizing problems in elementary school age: Pathways from early behavior problems, maternal control, and family stress. *Development and Psychopathology, 8,* 701-719.

Caplan, G. (1964). *Principles of preventive psychiatry.* New York, NY: Basic Books.

Carter, C. & Rice, C. L. (1997). Acquisition and manifestation of prejudice in children. *Journal of Multicultural Counseling & Development, 25,* 185-194.

Caspi, A. (1997). Personality development across the life course. In W. Damon (Ser. Ed.) & N. Eisenberg (Vol. Ed.), *Handbook of child psychology. Vol. 3: Social, emotional, and personality development* (5th ed., pp. 311-388). New York, NY: Wiley.

Catalano, R. F. & Hawkins, J. D. (1996). The social development model: A theory of antisocial behavior. In J. D. Hawkins (Ed.), *Delinquency and crime: Current theories* (pp. 149-197). New York, NY: Cambridge University Press.

Cauffman, E., Steinberg, L. & Piquero, A. R. (2005). Psychological, neuropsychological and physiological correlates of serious antisocial behaviour in adolescence: The role of self-control. *Criminology, 43,* 133-175.

Chamberlain, P. & Smith, D. K. (2005). Treatment Foster Care: A community solution for boys and girls referred from juvenile justice. In E. D. Hibbs & P. S. Jensen (Eds.), *Psychosocial treatments for child and adolescent disorders: Empirically based strategies for clinical practice* (2nd ed., pp. 557-573). Washington, DC: American Psychological Association.

Chandler, M. J. (1973). Egocentrism and antisocial behavior: The assessment and training of social perspective-taking skills. *Developmental Psychology, 9,* 326-337.

Chung, H. L. & Steinberg, L. (2006). Relations between neighborhood factors, parenting behaviors, peer deviance, and delinquency among serious juvenile offenders. *Developmental Psychology, 42,* 319-331.

Cicchetti, D. (2006). Development and psychopathology. In D. Cicchetti & D. J. Cohen (Eds.), *Developmental psychopathology. Volume 1: Theory and method* (pp. 1-23). Hoboken, NJ: Wiley.

Cicchetti, D. & Cohen, D. J. (Eds.). (2006a). *Developmental psychopathology. Volume 1: Theory and method.* Hoboken, NJ: Wiley.

Cicchetti, D. & Cohen, D. J. (Eds.). (2006b). *Developmental psychopathology. Volume 2: Developmental neuroscience.* Hoboken, NJ: Wiley.

Cicchetti, D. & Rogosch, F. A. (1996). Equifinality and multifinality in developmental psychopathology. *Development and Psychopathology, 8*, 597-600.

Cierpka, M. (Hrsg.). (2001). *FAUSTLOS. Ein Curriculum zur Prävention von aggressivem und gewaltbereitem Verhalten bei Kindern der Klassen 1 bis 3*. Göttingen: Hogrefe.

Cierpka, M. (Hrsg.). (2005). *Möglichkeiten der Gewaltprävention.* Göttingen: Vandenhoeck & Ruprecht.

Cillessen, A. H. N. & Mayeux, L. (2004). From censure to reinforcement: Developmental changes in the association between aggression and social status. *Child Development, 75,* 147-163.

Cina, A., Bodenmann, G., Hahlweg, K., Dirscherl, T. & Sanders, M. R. (2006). Triple P (Positiv Parenting Program): Theoretischer und empirischer Hintergrund und erste Erfahrungen im deutschsprachigen Raum. *Zeitschrift für Familienforschung, 18,* 66-88.

Clarke, R. V. & Cornish, D. B. (1987). Understanding crime displacement: An application of rational choice theory. *Criminology, 25,* 933-947.

Cohen, A. K. (1968). *Abweichung und Kontrolle.* München: Juventa.

Cohen, A. K. & Short, J. (1968). Zur Erforschung delinquenter Subkulturen. In F. Sack & R. König (Hrsg.), *Kriminalsoziologie* (S. 372-394). Frankfurt a.M.: Suhrkamp.

Cohen, J. (1988). *Statistical power analysis for the behavioral science.* New York, NY: Academic Press.

Cohen, L. E. & Felson, M. (1979). Social change and crime rate trends: A routine activity approach. *American Sociological Review, 44,* 588-608.

Coid, J. W. (2003). Formulating strategies for the primary prevention of adult antisocial behaviour. "High risk" or "population" strategies? In D. P. Farrington & J. W. Coid (Eds.), *Early prevention of adult antisocial behavior* (pp. 32-78). Cambridge, UK: Cambridge University Press.

Coie, J. D. & Dodge, K. A. (1998). Aggression and antisocial behavior. In W. Damon (Ser. Ed.) & N. Eisenberg (Vol. Ed.), *Handbook of child psychology. Vol. 3: Social, emotional, and personality development* (5th ed., pp. 779-862). New York, NY: Wiley.

Coie, J. D., Dodge, K. A. & Kupersmidt, J. B. (1990). Peer group behavior and social status. In S. R. Asher & J. D. Coie (Eds.), *Peer rejection in childhood* (pp. 60-89). New York, NY: Cambridge University Press.

Coie, J. D., Dodge, K. A., Terry, R. & Wright, V. (1991). The role of aggression in peer relations: An analysis of aggression episodes in boys' play groups. *Child Development, 62,* 812-826.

Coie, J. D. & Kupersmidt, J. B. (1983). A behavioral analysis of emerging social status in boys' groups. *Child Development, 54,* 1400-1416.

Coie, J. D., Watt, N. F., West, S. G., Hawkins, J. D., Asarnow, J. R., Markman, H. J., Ramey, S. L., Shure, M. B. & Long, B. (1993). The science of prevention. A conceptual framework and some directions for a national research program. *American Psychologist, 48,* 1013-1022.

Collett, B. R., Ohan, J. L. & Myers, K. M. (2003). Ten-year review of rating scales. VI: Scales assessing externalizing behaviors. *Journal of the American Academy of Child & Adolescent Psychiatry, 10,* 1143-1170.
Committee of Children (1997). *Second Step: A violence prevention curriculum. Middle school – junior high.* Seattle, WA: Author.
Committee of Children (2002). *Second Step: A violence prevention curriculum. Preschool /kindergarten – grade 5.* Seattle, WA: Author.
Conduct Problems Prevention Research Group (1992). A developmental and clinical model for the prevention of conduct disorder: The FAST Track Program. *Development and Psychopathology, 4,* 509-527.
Conduct Problems Prevention Research Group (1999a). Initial impact of the Fast Track prevention trial for conduct problems: I. The high-risk sample. *Journal of Consulting and Clinical Psychology, 67,* 648-657.
Conduct Problems Prevention Research Group (1999b). Initial impact of the Fast Track prevention trial for conduct problems: II. Classroom effects. *Journal of Consulting and Clinical Psychology, 67,* 631-647.
Conduct Problems Prevention Research Group (2002). Evaluation of the first 3 years of the Fast Track Prevention Trial with children at high risk for adolescent conduct problems. *Journal of Abnormal Child Psychology, 19*, 553-567.
Conduct Problems Prevention Research Group (2004a). The effects of the Fast Track program on serious problem outcomes at the end of elementary school. *Journal of Clinical Child and Adolescent Psychology, 33*, 650-661.
Conduct Problems Prevention Research Group (2004b). The Fast Track Experiment: Translating the developmental model into a prevention design. In J. B. Kupersmidt & K. A. Dodge (Eds.), *Children's peer relations. From development to intervention* (pp. 181-208). Washington, DC: American Psychological Association.
Conger, R. D., Ge, X., Elder, G. H., Lorenz, F. O. & Simons, R. L. (1994). Economic stress, coercive family process, and developmental problems of adolescents. *Child Development, 65,* 541-561.
Cook, T. D. & Campbell, D. T. (1979). *Quasi-experimentation. Design & analysis issues for field settings.* Boston, MD: Houghton Mifflin Company.
Costello, E. J. & Angold, A. (2006). Developmental epidemiology. In D. Cicchetti & D. J. Cohen (Eds.), *Developmental psychopathology, Vol 1: Theory and method* (pp. 41-75). Hoboken, NJ: Wiley.
Cota-Robles, S., Neiss, M. & Rowe, D. C. (2002). The role of puberty in violent and nonviolent delinquency among Anglo American, Mexican American, and African American boys. *Journal of Adolescent Research, 17,* 364-376.
Cottle, C. C., Lee, R. J. & Heilbrun, K. (2001). The prediction of criminal recidivism in juveniles. *Criminal Justice and Behavior, 28,* 367-394.
Cottrell, D. & Boston, P. (2002). Practitioner review: The effectiveness of systemic family therapy for children and adolescents. *Journal of Child Psychology and Psychiatry, 43,* 573-586.
Cowan, P. A., Powell, D. & Cowan, C. P. (1998). Parenting interventions: A family systems perspective. In W. Damon (Ser. Ed.), E. Irving & K. A. Renninger (Vol. Eds.), *Handbook of child psychology. Vol. 4: Child psychology in practice* (5th ed., pp. 3-72). New York, NY: Wiley.
Crick, N. R., Casas, J. F. & Mosher, M. (1997). Relational and overt aggression in preschool. *Developmental Psychology, 33,* 579-588.

Crick, N. R. & Dodge, K. A. (1994). A review and reformulation of social information-processing mechanisms in children's social adjustment. *Psychological Bulletin, 115,* 74-101.

Crick, N. R. & Ladd, G. W. (1990). Children's perceptions of the outcomes of social strategies: Do the ends justify being mean? *Developmental Psychology, 26,* 612-620.

Crijnen, A. A. M., Achenbach, T. M. & Verhulst, F. C. (1999). Problems reported by parents of children in multiple cultures: The Child Behavior Checklist syndrome constructs. *American Journal of Psychiatry, 156,* 569-574.

Criss, M. M., Pettit, G. S., Bates, J. E., Dodge, K. A. & Lapp, A. L. (2002). Family adversity, positive peer relationships, and children's externalizing behavior: A longitudinal perspective on risk and resilience. *Child Development, 73,* 1220-1237.

Cummings E. M. & Davies P. T. (1994). Maternal depression and child development. *Journal of Child Psychology & Psychiatry, 35,* 73-112.

Cummings, E. M. & Davies, P. T. (2002). Effects of marital conflict on children: Recent advances and emerging themes in process oriented research. *Journal of Child Psychology & Psychiatry, 43,* 31-63.

Cunningham, R. L. & McGinnis, M. Y. (2006). Physical provocation of pubertal anabolic androgenic steroid exposed male rats elicits aggression towards females. *Hormones and Behavior, 50,* 410-416.

Curtis, N. M., Ronan, K. R. & Borduin, C. M. (2004). Multisystemic treatment: A meta-analysis of outcome studies. *Journal of Family Psychology, 18,* 411-419.

Dahle, K.-P. (1997). Therapie und Therapieindikation bei Straftätern. In M. Steller & R. Volbert (Hrsg.), *Psychologie im Strafverfahren. Ein Handbuch* (S. 142-159). Bern: Huber.

Daitzman, R. & Zuckerman, M. (1980). Disinhibitory sensation seeking, personality and gonadal hormones. *Personality and Individual Differences, 1,* 103-110.

Dangel, R. F. & Polster, R. A. (Eds.). (1984). *Parent training.* New York, NY: Guilford Press.

Dann, H.-D. (1997). Aggressionsprävention im sozialen Kontext der Schule. In H. G. Holtappelts, W. Heitmeyer, W. Melzer & K.-J. Tillmann (Hrsg.), *Forschung über Gewalt an Schulen. Erscheinungsformen und Ursachen, Konzepte und Prävention* (S. 351-366). Weinheim: Juventa.

Darling, N., Cumsille, P. & Caldwell, L. L. (2006). Predictors of adolescents' disclosure to parents and perceived parental knowledge: Between- and within-person differences. *Journal of Youth and Adolescence, 35,* 667-678.

Davidson, F. H. (1976). Ability to respect persons compared to ethnic prejudice in childhood. *Journal of Personality and Social Psychology, 34,* 1256-1267.

Day, N. L., Richardson, G. A., Goldtschmitt, L. & Cornelius, M. D. (2000). Effects of prenatal tabacco exposure on preschoolers' behavior. *Journal of Development and Behavioral Pediatrics, 21,* 180-188.

Deater-Deckard, K. & Dodge, K. A. (1997). Externalizing behavior problems and discipline revisited: Nonlinear effects and variation by culture, context, and gender. *Psychological Inquiry, 8,* 161-175.

Deater-Deckard, K., Dodge, K. A., Bates, J. E. & Pettit, G. S. (1998). Multiple risk factors in the development of externalizing behavior problems: Group and individual differences. *Development and Psychopathology, 10,* 469-493.

Deater-Deckard, K., Lansford, J. E., Dodge, K. A., Pettit, G. S. & Bates, J. E. (2003). The development of attitudes about physical punishment: An 8-year longitudinal study. *Journal of Family Psychology, 17,* 351-360.

DeBoo, G. M. & Prins, P. J. M. (2007). Social incompetence in children with ADHD: Possible moderators and mediators in social-skills training. *Clinical Psychology Review, 27,* 78-97.

Denham, S. A. & Almeida, M. C. (1987). Children's social problem solving skills, behavioral adjustment, and interventions: A meta-analysis evaluating theory and practice. *Journal of Applied Developmental Psychology, 8,* 391-409.

Denham, S. A. & Burton, R. (2003). *Social and emotional prevention and intervention programming for preschoolers.* New York, NY: Kluwer Academic/Plenum Publishers.

Derzon, J. H. (2001). Antisocial behavior and the prediction of violence: A meta-analysis. *Psychology in the Schools, 38,* 93-106.

Derzon, J. H., Sale, E., Springer, J. F. & Brounstein, P. (2005). Estimation intervention effectiveness: Synthetic projection of field evaluation results. *The Journal of Primary Prevention, 26,* 321-343.

Dilling, H., Mambour, W. & Schmidt, M. H. (2005). *Internationale Klassifikation psychischer Störungen. ICD-10, Kapitel V.* Bern: Huber.

Dishion, T. J., McCord, J. & Poulin, F. (1999). When interventions harm: Peer groups and problem behavior. *American Psychologist, 54,* 755-764.

Dishion, T. J., Nelson, S. E. & Yasui, M. (2005). Predicting early adolescent gang involvement from middle school adaptation. *Journal of Clinical Child and Adolescent Psychology, 34,* 62-73.

Dishion, T. J. & Patterson, S. G. (1996). *Preventive parenting with love, encouragement & limits: The preschool years.* Eugene, OR: Castalia.

Dishion, T. J., Patterson, G. R. & Griesler, P. C. (1994). Peer adaptations in the development of antisocial behavior: A confluence model. In L. R. Huesmann (Ed.), *Aggressive behavior: Current perspectives* (pp. 61-95). New York, NY: Plenum Press.

Dishion, T. J., Patterson, G. R. & Kavanagh, K. A. (1992). An experimental test of the coercion model: Linking theory, measurement, and intervention. In J. McCord & R. E. Tremblay (Eds.), *Preventing antisocial behavior: Interventions from birth through adolescence* (pp. 253-282). New York, NY: Guilford Press.

Dishion, T. J., Spracklen, K. M., Andrews, D. W. & Patterson, G. R. (1996). Deviancy training in male adolescents friendships. *Behavior Therapy, 27,* 373-390.

Dix, T. (2000). What motivates sensitive parenting? *Psychological Inquiry, 11,* 94-97.

Dodge, K. A. (1993). Social cognitive mechanisms in the development of conduct disorder and depression. *Annual Review of Psychology, 44,* 559-584.

Dodge, K. A. & Frame, C. L. (1982). Social cognitive biases and deficits in aggressive boys. *Child Development, 53,* 620-635.

Dodge, K. A., Lansford, J. E., Burks, V. S., Bates, J. E., Pettit, G. S., Fontaine, R. & Price, J. M. (2003). Peer rejection and social information-processing factors in the development of aggressive behavior problems in children. *Child Development, 74,* 374-393.

Dodge, K. A. & Pettit, G. S. (2003). A biopsychosocial model of the development of chronic conduct problems in adolescence. *Developmental Psychology, 39,* 349-371.

Dodge, K. A., Pettit, G. S., McClaskey, C. L. & Brown, M. M. (1986) Social competence in children. *Monographs of the Society for Research in Child Development, 51,* 1-85.

Donker, A. G., Smeenk, W. H., Laan, P. H. van der & Verhulst, F. C. (2003). Individual stability of antisocial behavior from childhood to adulthood: Testing the stability postulate of Moffitt's developmental theory. *Criminology, 41,* 593-609.

Döpfner, M., Berner, W., Fleischmann, T. & Schmidt, M. (1993). *Verhaltensbeurteilungsbogen für Vorschulkinder (VBV 3-6). Manual.* Weinheim: Beltz.

Döpfner, M. & Lehmkuhl, G. (1997). Von der kategorialen zur dimensionalen Diagnostik. *Praxis der Kinderpsychologie und Kinderpsychiatrie, 46,* 519-547.

Doyle, A. B. & Aboud, F. E. (1995). A longitudinal study of white children's racial prejudice as a social-cognitive development. *Merrill-Palmer Quarterly, 41,* 209-228.

Dreikurs, F., Gould, S. & Corsini, R. J. (1977). *Familienrat.* Stuttgart: Klett.

Dretzke, J., Frew, E., Davenport, C., Barlow, J., Stewart-Brown, S., Sandercock, J., Bayliss, S., Raftery, J., Hyde, C. & Taylor, R. (2004). *The effectiveness and cost-effectiveness of parent training/education programmes for the treatment of conduct disorder, including oppositional defiant disorder, in children.* Birmingham: West Midlands Health Technology Assessment Collaboration, University of Birmingham. [siehe auch: http://www. nice.org. uk]

Duhig, A. M., Renk, K., Epstein, M. K. & Phares, V. (2000). Interparental agreement on internalizing, externalizing, and total problems: A meta-analysis. *Clinical Psychology: Science and Practice, 7,* 435-453.

Duhm, E. & Althaus, D. (1979). *Beobachtungsbogen für Kinder im Vorschulalter (BBK 4-6).* Braunschweig: Westermann.

Dünkel, F., Geng, B. & Kirstein, W. (1998). *Soziale Trainingskurse und andere neue ambulante Maßnahmen nach dem JGG in Deutschland.* Bonn: Forum.

Dunst, C. J. (1996). Early intervention in the USA: Programs, models, and practices. In M. Brambring, H. Rauh & A. Beelmann (Eds.), *Early childhood intervention: Theory, evaluation, and practice* (pp. 11-52). Berlin: de Gruyter.

Durkheim, E. (1977 [1893]). *Über die Teilung der sozialen Arbeit.* Frankfurt a. M.: Suhrkamp.

Durlak, J. A. & Wells, A. M. (1997). Primary prevention mental health programs for children and adolescents: A meta-analytic review. *American Journal of Community Psychology, 25,* 115-152.

d'Zurilla, J. & Goldfried, M. R. (1971). Problem-solving and behavior modification. *Journal of Abnormal Psychology, 78,* 107-126.

Eastin, M. S. & Griffiths, R. P. (2006). Beyond the Shooter Game: Examining presence and hostile outcomes among male game players. *Communication Research, 33,* 448-466.

Egg, R. (1997). Institutionen der Straftäterbehandlung. In M. Steller & R. Volbert (Hrsg.), *Psychologie im Strafverfahren. Ein Handbuch* (S. 160-170). Bern: Huber.

Egger, H. L. & Angold, A. (2006). Common emotional and behavioral disorders in preschool children: Presentation, nosology, and epidemiology. *Journal of Child Psychology and Psychiatry, 47,* 313-337.

Eisenberg, N., Pidada, S. & Liew, J. (2001). The relations of regulation and negative emotionality to Indonesian children's social functioning. *Child Development, 72,* 1747-1763.

Eisner, M., Jünger, R. & Greenberg, M. (2006). Gewaltprävention durch die Förderung emotionaler und sozialer Kompetenzen in der Schule: Das PATHS/PFAD Curriculum. *Praxis der Rechtspsychologie, 16,* 144-168.

Eisner, M. & Ribeaud, D. (2003). Erklärung von Jugendgewalt – eine Übersicht über zentrale Forschungsbefunde. In J. Raithel & J. Mansel (Hrsg.), *Kriminalität und Gewalt im Jugendalter. Hell- und Dunkelfeldbefunde im Vergleich* (S. 182-206). Weinheim: Juventa.

Eisner, M., Ribeaud, D., Jünger, R. & Meidert, U. (2007). *Frühprävention von Gewalt und Aggression. Ergebnisse des Züricher Präventions- und Interventionsprojekts an Schulen.* Zürich: Rüegger.

Elliott, D. S. & Menard, S. (1996). Delinquent friends and delinquent behavior: Temporal and developmental patterns. In J. D. Hawkins (Ed.), *Delinquency and crime: Current theories* (pp. 28-67). New York, NY: Cambridge University Press.

Erel, O. & Burman, B. (1995). Interrelatedness of marital relations and parent-child relations: A meta-analytic review. *Psychological Bulletin, 118,* 108-132.

Eron L. D., Huesmann L. R., Lefkowitz M. M. & Walder L. O. (1972). Does television violence cause aggression? *American Psychologist, 27,* 253-263.

Essau, C. A. & Conradt, J. (2004). *Aggression bei Kindern und Jugendlichen.* München: Reinhardt.

Eyberg, S. M., Bessmer, J. L., Newcombe, K., Edwards, D. & Robinson, E. A. (1994). *Dyadic Parent-Child Interaction Coding System-II (Manual).* Corte Madera, CA: Select Press.

Eyberg, S. M. & Boggs, S. R. (1998). Parent-child interaction therapy: A psychosocial intervention for the treatment of young conduct-disordered children. In J. M. Briesmeister & C. E. Schaefer (Eds.), *Handbook of parent training. Parents as co-therapists for children's behavior problems* (pp. 61-97). New York, NY: Wiley.

Eyberg, S. & Pincus, D. (1999). *Eyberg Child Behavior Inventory and Sutter-Eyberg Student Behavior Inventory-revised. Professional manual.* Odessa, FL: Psychological Assessment.

Eysenck, H. I. (1977). *Crime and personality.* St. Albans, UK: Paladin.

Farran, D. C. (1990). Effects of intervention with disadvantaged and disabled children: A decade review. In S. J. Meisels & J. P. Shonkoff (Eds.), *Handbook of early intervention* (pp. 501-539). New York, NY: Cambridge University Press.

Farrington, D. P. (1994). Human development and criminal careers. In M. Maguire, R. Morgan & R. Reiner (Eds.), *The Oxford handbook of criminology* (pp. 511-584). New York, NY: Oxford University Press.

Farrington, D. P. (1995). The development of offending and antisocial behaviour from childhood: Key findings from the Cambridge study in delinquent development. *Journal of Child Psychology and Psychiatry, 36,* 929-964.

Farrington, D. P. (2000). Psychosocial predictors of adult antisocial personality and adult convictions. *Behavioral Sciences & the Law, 18,* 605-622.

Farrington, D. P. & Coid, J. W. (Eds.). (2003). *Early prevention of adult antisocial behaviour.* Cambridge, UK: Cambridge University Press.

Farrington, D. P. & Welsh, B. C. (2003). Family based prevention of offending: A meta-analysis. *The Australian and New Zealand Journal of Criminology, 36,* 127-151.

Faßnacht, G. (1995). *Systematische Verhaltensbeobachtung. Eine Einführung in die Methodologie und Praxis.* München: Reinhardt.

Feindler, E. L. & Weisner, S. (2006). Youth anger management treatments for school violence prevention. In S. R. Jimerson & M. J. Furlong (Eds.), *The handbook of school violence and school safety. From research to practice* (pp. 353-363). Mahwah, NJ: Lawrence Erlbaum Associates.

Felson, R. B. (1996). Mass media effects on violent behavior. *Annual Review of Sociology, 22,* 103-128.

Fergusson, D. M. & Horwood, L. J. (1995). Predictive validity of categorically and dimensionally scored measures of disruptive childhood behaviors. *Journal of the American Academy of Child & Adolescent Psychiatry, 34,* 477-485.

Festinger, L. (1957). *A theory of cognitive dissonance.* Evanston, IL: Row, Peterson.

Fisher, P. A., Ramsay, E., Antoine, K., Kavanagh, K., Winebarger, A., Eddy, J. M. & Reid, J. B. (1997). *Success in parenting: A curriculum for parents with challenging children.* Eugene, OR: Oregon Social Learning Center.

Fitzgerald, P. D. & Van Schoiack Edstrom, L. (2006). Second Step: A violence prevention curriculum. In S. R. Jimerson & M. J. Furlong (Eds.), *The handbook of school violence and school safety. From research to practice* (pp. 383-394). Mahwah, NJ: Lawrence Erlbaum Associates.

Flannery, D. J., Vazsonyi, A. T., Liau, A. K., Guo, S., Powell, K. E., Atha, H., Vesterdal, W. & Embry, D. (2003). Initial behavior outcomes for the PeaceBuilders universal school-based violence prevention program. *Developmental Psychology, 39,* 292-308.

Flavell, J. H. & Miller, P. H. (1998). Social cognition. In W. Damon (Ed.), *Handbook of child psychology. Vol. 2: Cognition, perception, and language* (pp. 851-898). Hoboken, NJ: Wiley.

Flay, B. R., Biglan, A., Boruch, R. F., Castro, F. G., Gottfredson, D., Kellam, S., Mościcki, E. K., Schinke, S., Valentine, J. C. & Li, P. (2005). Standards of evidence: Criteria for efficacy, effectiveness and dissemination. *Prevention Science, 6,* 151-175.

Foote, R., Eyberg, S. & Schuhmann, E. (1998). Parent-child interaction approaches to the treatment of child behavior problems. In T. H. Ollendick & R. J. Prinz (Eds.), *Advances in clinical child psychology* (Vol. 20, pp. 125-151). New York, NY: Plenum.

Forgatch, M. S. (1994). *Parenting through change: A programmed intervention curriculum for groups of single mothers.* Eugene, OR: Oregon Social Learning Center.

Forgatch, M. S., Patterson, G. R. & DeGarmo, D. S. (2005). Evaluating fidelity: Predicitve validity for a measure of competent adherence to the Oregon Model of Parent Management Training. *Behavior Therapy, 36*, 3-13.

Frauenglass, S. & Routh, D. K. (1999). Assessment of the disruptive behavior disorders. Dimensional and categorial approaches. In H. C. Quay & A. E. Hogan (Eds.), *Handbook of disruptive behavior disorders* (pp. 49-71). New York, NY: Kluwer Academic / Plenum.

Frauenknecht, M. & Black, D. R. (2004). Problem-solving training for children and adolescents. In E. C. Chang & T. J. D'Zurilla (Eds.), *Social problem solving: Theory, research, and training* (pp. 153-170). Washington, DC: American Psychological Association.

Frey, K. S., Bobbit Nolen, S., Schoiack Edstrom, L. van & Hirschstein, M. K. (2005). Effects of a school-based social-emotional competence program: Linking children's goals, attributions, and behavior. *Applied Developmental Psychology, 26,* 171-200.

Frey, K. S., Hirschstein, M. K. & Guzzo, B. A. (2000). Second Step: Preventing aggression by promoting social competence. *Journal of Emotional and Behavioral Disorders, 8,* 102-112.

Frick, P. J. (1998). *Conduct disorders and severe antisocial behavior.* New York, NY: Plenum.

Frick, P. J., Cornell, A. H. & Bodin, S. D. (2003). Callous-unemotional traits and developmental pathways to severe conduct problems. *Developmental Psychology, 39,* 246-260.

Frick, P. J., Lahey, B. B., Loeber, R., Tannenbaum, L., Horn, Y. van, Christ, M. A. G., Hart, E. A. & Hanson, K. (1993). Oppositional defiant disorder and conduct disorder: A meta-analytic review of factor analyses and cross-validation in a clinic sample. *Clinical Psychology Review, 13,* 319-340.

Frick, P. J. & Loney, B. R. (1999). Outcomes of children and adolescents with oppositional defiant disorder and conduct disorder. In H. C. Quay & A. E. Hogan (Eds.), *Handbook of disruptive behavior disorders* (pp. 507-524). New York, NY: Kluwer Academic/Plenum.

Frick, P. J. & Morris, A. S. (2004). Temperament and developmental pathways to conduct problems. *Journal of Clinical Child and Adolescent Psychology, 33,* 54-68.

Frick, P. J., Stickle, T. R., Dandreaux, D. M., Farrell, J. M. & Kimonis, E. R. (2005). Callous-unemotional traits in predicting the severity and stability of conduct problems and delinquency. *Journal of Abnormal Child Psychology, 33,* 471-487.

Frindte, W. & Neumann, J. (2002). *Fremdenfeindliche Gewalttäter. Biografien und Tatverläufe.* Wiesbaden: Westdeutscher Verlag.

Frindte, W., Neumann, J., Hieber, K., Knote, A. & Müller, C. (2001). Rechtsextremismus = „Ideologie plus Gewalt" – Wie ideologisiert sind rechtsextreme Gewalttäter? *Zeitschrift für Politische Psychologie, 9,* 81-98.

Fritsche, I. (2003). Account strategies for the violation of social norms: Integration and extension of sociological and social psychological typologies. *Journal for the Theory of Social Behaviour, 32,* 371-394.

Fritsche, I. (2005). Predicting deviant behavior by neutralization: Myths and findings. *Deviant Behavior, 26,* 483-510.

Fröhlich-Gildhoff, K. (2006). *Gewalt begegnen. Konzepte und Projekte zur Prävention und Intervention.* Stuttgart: Kohlhammer.

Fuhrer, U. (2005a). *Lehrbuch Erziehungspsychologie.* Bern: Huber.

Fuhrer, U. (2005b). Was macht gute Erziehung aus und wie können Eltern gute Erzieher werden? *Zeitschrift für Soziologie der Erziehung und Sozialisation, 25,* 231-247.

Garrett, C. J. (1985). Effects of residential treatment on adjudicated delinquents: A meta-analysis. *Journal of Research in Crime and Delinquency, 22,* 287-308.

Gendreau, P. & Goggin, C. (1996). Principles of effective programming. *Forum on Corrections Research, 8,* 38-41.

George, S., Rogers, R. D. & Duka, T. (2005). The acute effect of alcohol on decision making in social drinkers. *Psychopharmacology, 182,* 160-169.

Gerken, N., Natzke, H., Petermann, F. & Walter, H.-J. (2002). Verhaltenstraining für Schulanfänger: Ein Programm zur Primärprävention von aggressivem und unaufmerksamen Verhalten. *Kindheit und Entwicklung, 11,* 119-128.

Gifford-Smith, M., Dodge, K. A., Dishion, T. J. & McCord, J. (2005). Peer influence in children and adolescents: Crossing the bridge from developmental to intervention science. *Journal of Abnormal Child Psychology, 33,* 255-265.

Gifford-Smith, M. E. & Rabiner, D. L. (2004). Social information processing and children's social adjustment. In J. B. Kupersmidt & K. A. Dodge (Eds.), *Children's peer relations: From development to intervention* (pp. 61-79). Washington, DC: American Psychological Association.

Gniewosz, B. & Noack, P. (2006). Intergenerationale Transmissions- und Projektionsprozesse intoleranter Einstellungen zu Ausländern in der Familie. *Zeitschrift für Entwicklungspsychologie und Pädagogische Psychologie, 38,* 33-42.

Goldstein, A. P., Glick, B. & Gibbs, J. C. (1998). *Aggression Replacement Training: A comprehensive intervention for aggressive youth.* Champain, IL: Research Press.

Goleman, D. (1995). *Emotional intelligence: Why it can matter more than IQ.* New York, NY: Batnam Books.

Goodenough, F. L. (1931). *Anger in young children.* Minneapolis, MN: University of Minneapolis Press.

Goodman, R. (1997). Strengths and difficulties questionnaire: A research note. *Journal of Child Psychology and Psychiatry, 38,* 581-586.

Goodman, R. (2001). Psychometric properties of the strengths and difficulties questionnaire. *Journal of the American Academy of Child & Adolescent Psychiatry, 40,* 1337-1345.

Gordon, D. A., Arbuthnot, J., Gustafson, K. & McGreen, P. (1988). Home-based behavioral-system family therapy with disadvantaged juvenile delinquents. *American Journal of Family Therapy, 16,* 243-255.

Gordon, D. A., Graves, K. & Arbuthnot, J. (1995). The effects of functional family therapy for delinquents on adult criminal behavior. *Criminal Justice and Behavior, 22,* 60-73

Gordon, R. S. (1983). Operational classification of disease prevention. *Public Health Reports, 98,* 107-109.

Gordon, T. (1974). *Familienkonferenz.* Hamburg: Hoffmann & Kampe.

Gordon, T. (2005). *Die neue Familienkonferenz. Kinder erziehen ohne zu bestrafen.* München: Heyne.

Gorman, D. (2005). Drug and violence prevention: Rediscovering the critical rational dimension of evaluation research. *Journal of Experimental Criminology, 1,* 39-62.

Gorman-Smith, D. & Loeber, R. (2005). Are developmental pathways in disruptive behaviors the same for girls and boys? *Journal of Child and Family Studies, 14,* 15-27.

Gottfredson, M. R. & Hirschi, T. (1990). *A general theory of crime.* Palo Alto, CA: Stanford University Press.

Gottlieb, G. (1992). *Individual development and evolution: The genesis of novel behavior.* New York, NY: Oxford University Press.

Gottman, J. M., Katz, L. F. & Hooven, C. (1997). *Meta-emotion: How families communicate emotionally.* Hillsdale, NJ: Lawrence Erlbaum.

Graber, J. A., Petersen, A. C. & Brooks-Gunn, J. (1996). Pubertal processes: Methods, measures, and models. In J. A. Graber, J. Brooks-Gunn & A. C. Petersen (Eds.), *Transitions through adolescence: Interpersonal domains and context* (pp. 23-53). Hillsdale, NJ: Lawrence Erlbaum.

Granic, I. & Dishion, T. J. (2003). Deviant talk in adolescent friendships: A step toward measuring a pathogenic attractor process. *Social Development, 12,* 314-334.

Granic, I. & Patterson, G. R. (2006). Toward a comprehensive model of antisocial development: A dynamic systems approach. *Psychological Review, 113,* 101-131.

Grawe, K., Donati, R. & Bernauer, F. (1994). *Psychotherapie im Wandel. Von der Konfession zur Profession.* Göttingen: Hogrefe.

Gray, J. A. (1982). *The neuropsychology of anxiety: An inquiry into the functions of the septohippocampalsystem.* Oxford, UK: Oxford University Press.

Greenberg, M. T. (2004). Current and future challenges in school-based prevention: The researcher perspective. *Prevention Science, 5,* 5-13.

Greenberg, M. T. & Kusché, C. A. (1993). *Promoting social and emotional development in deaf children: The PATHS Project.* Seattle, WA: University of Washington Press.

Greenberg, M. T. & Kusché, C. A. (1998). Preventive intervention for school-aged deaf children: The PATHS Curriculum. *Journal of Deaf Studies and Deaf Education, 3,* 49-63.

Greenberg, M. T. & Kusché, C. A. (2002). *Promoting Alternative Thinking Strategies: Blueprints for prevention (book 10).* Boulder, CO: Institute of Behavioral Science, University of Colorado.

Greenberg, M. T. & Kusché, C. A. (2006). Building social and emotional competence: The PATHS Curriculum. In S. R. Jimerson & M. J. Furlong (Eds.), *Handbook of school violence and school safety. From research to practice* (pp. 395-412). Mahwah, NJ: Lawrence Erlbaum.

Greenberg, M. T., Kusché, C. A., Cook, E. T. & Quamma, J. P. (1995). Promoting emotional competence in school-age children: The effects of the PATHS Curriculum. *Development and Psychopathology, 7,* 117-136.

Greve, W. (1993). Ziele therapeutischer Interventionen: Probleme der Bestimmung, Ansätze der Beschreibung, Möglichkeiten der Begründung und Kritik. *Zeitschrift für Klinische Psychologie, 22,* 347-373.

Greve, W. (2001). Imprisonment of juveniles and adolescents: Deficits and demands for developmental research. *Applied Developmental Science, 5,* 21-36.

Greve, W. & Hosser, D. (2002). Gefängnis als Entwicklungsintervention? Individuelle und soziale Folgen einer Haftstrafe im Jugendalter. *Report Psychologie, 27,* 490-503.

Grietens, H. & Hellinckx, W. (2004). Evaluating effects of residential treatment for juvenile offenders by statistical metaanalysis: A review. *Aggression and Violent Behavior, 9,* 401-415.

Groebel, J. & Gleich, U. (1993). *Gewaltprofil des deutschen Fernsehprogramms. Eine Analyse des Angebots privater und öffentlichrechtlicher Sender.* Opladen: Leske & Budrich.

Grossman, D. C., Neckerman, H. J., Koepsell, T. D., Liu, P. Y., Asher, K. N., Beland, K., Frey, K. & Rivara, F. P. (1997). Effectiveness of a violence prevention curriculum among children in elementary schools: A randomized controlled trial. *Journal of the American Medical Association, 277,* 1605-1611.

Guerra, N. G. & Slaby, R. G. (1990). Cognitive mediators of aggression in adolescent offenders: 2. Intervention. *Developmental Psychology, 26,* 269-277.

Hacker, S., Lösel, F., Stemmler, M., Jaursch, S., Runkel, D. & Beelmann, A. (in Druck). Training im Problemlösen (TIP). Implementation und Evaluation eines sozial-kognitiven Kompetenztrainings für Kinder. *Heilpädagogische Forschung.*

Hadjar, A. & Baier, D. (2002). Familiale Vererbung von Dominanzideologien in verschiedenen sozio-ökonomischen Kontexten. *Zeitschrift für Politische Psychologie, 10,* 303-320.

Hahlweg, K., Döpfner, M. & Heinrichs, N. (2006). Editorial zum Themenheft Präventionsforschung. *Zeitschrift für Klinische Psychologie und Psychotherapie, 35,* 79-81.

Hänggi, Y. & Perrez, M. (2005). Primäre Prävention mit neuen Medien – Angebote für Eltern. *Psychologie in Erziehung und Unterricht, 52,* 153-167.

Hanisch, C., Plück, J., Meyer, N., Brix, G., Freund-Braier, I., Hautmann, C. & Döpfner, M. (2006). Kurzzeiteffekte des indizierten Präventionsprogramms für Expansives Problemverhalten (PEP) auf das elterliche Erziehungsverhalten und auf das kindliche Problemverhalten. *Zeitschrift für Klinische Psychologie und Psychotherapie, 35,* 117-126.

Harris, J. R. (1995). Where is the child's environment? A group socialization theory of development. *Psychological Review, 102,* 458-489.

Harris, J. R. (2000). The outcome of parenting: What do we really know? *Journal of Personality, 68,* 625-637.

Hartup, W. W. (1999). Constraints on peer socialization: Let me count the ways. *Merrill-Palmer Quarterly, 45,* 172-183.

Haskins, R. (1989). Beyond metaphor. The efficacy of early childhood education. *American Psychologist, 44,* 274-282.

Hawkins, J. D., Catalano, R. F., Kosterman, R., Abbott, R. & Hill, K. G. (1999). Preventing adolescent health risk behavior by strengthening protection during childhood. *Archives of Pediatric and Adolescent Medicine, 153*, 226-234.

Hawkins, J. D., Catalano, R. F., Morrison, D. M., O'Donnell, J., Abbott, R. D. & Day, L. E. (1992). Seattle Social Developmental Project: Effects of the first four years on protective factors and problem behaviours. In J. McCord & R. E. Tremblay (Eds.), *Preventing antisocial behavior: Intervention from birth through adolescence* (pp. 162-195). New York, NY: Guilford.

Hawkins, J. D., Guo, J., Hill, K. G., Battin-Pearson, S. & Abbott, R. D. (2001). Long-term effects of the Seattle Social Development Intervention on school bonding trajectories. *Applied Developmental Science, 5,* 265-291.

Hawkins, J. D. & Herrenkohl, T. I. (2003). Prevention in the school years. In D. P. Farrington and J. W. Coid (Eds.), *Early prevention of adult antisocial behaviour* (pp. 130-204). Cambridge, UK: Cambridge University Press.

Hawkins, J. D., Herrenkohl, T., Farrington, D. P., Brewer, D., Catalano, R. F. & Harachi, T. W. (1998). A review of predictors of youth violence. In R. Loeber & D. P. Farrington

(Eds.), *Serious & violent juvenile offenders. Risk factors and successful interventions* (pp. 106-146). Thousand Oaks, CA: Sage.

Hawkins, J. D., Kosterman, R., Catalano, R. F., Hill, K. G. & Abbott, R. D. (2005). Promoting positive adult functioning through social development intervention in childhood. Long-term effects from the Seattle Social Development Project. *Archives of Pediatrics and Adolescent Medicine, 159,* 25-31.

Heckhausen, H. (1977). Motivation: Kognitionspsychologische Aufspaltung eines summarischen Konstrukts. *Psychologische Rundschau, 28,* 175-189.

Heilemann, M. & Fischwasser von Proeck, G. (2001). *Gewalt handeln - Das Anti-Aggressivitäts-Training AAT.* Lengerich: Pabst.

Heinrichs, N., Hahlweg, K., Bertram, H., Kuschel, A., Naumann, S. & Harstick, S. (2006). Die langfristige Wirksamkeit eines Elterntrainings zur universellen Prävention kindlicher Verhaltensstörungen: Ergebnisse aus Sicht der Mütter und Väter. *Zeitschrift für Klinische Psychologie und Psychotherapie, 35,* 82-96.

Heinrichs, N., Hahlweg, K., Kuschel, A., Krüger, S., Bertram, H., Harstick, S. & Naumann, S. (2006). Triple P aus der Sicht der Eltern. *Kindheit und Entwicklung 15,* 19-26.

Heinrichs, N., Krüger, S. & Guse, U. (2006). Der Einfluss von Anreizen auf die Rekrutierung von Eltern und auf die Effektivität eines präventiven Elterntrainings. *Zeitschrift für Klinische Psychologie und Psychotherapie, 35,* 97-108.

Heinz, W. & Storz, R. (1992). *Diversion im Jugendstrafverfahren der Bundesrepublik Deutschland.* Bonn: Bundesministerium für Justiz.

Heitmeyer, W. (1995). *Gewalt. Schattenseite der Individualisierung bei Jugendlichen aus unterschiedlichen Milieus.* Weinheim: Juventa.

Henggeler, S. W. & Lee, T. (2003). Multisystematic treatment of serious clinical problems. In A. E. Kazdin & J. R. Weisz (Eds.), *Evidence-based psychotherapies in children and adolescents* (pp. 301-322). New York, NY: Guilford Press.

Henggeler, S. W., Melton, G. B., Brondino, M. J., Scherer, D. G. & Hanley, J. H. (1997). Multisystemic therapy with violent and chronic juvenile offenders and their families: The role of treatment fidelity in successful dissemination. *Journal of Consulting and Clinical Psychology, 65,* 821-833.

Henggeler, S. W., Schoenwald, S. K., Borduin, C. M., Rowland, M. D. & Cunningham, P. B. (1998). *Multisystemic treatment of antisocial behavior in children and adolescents.* New York, NY: Guilford Press.

Henry, D. B., Tolan, P. H. & Gorman-Smith, D. (2001). Longitudinal family and peer group effects on violence and nonviolent delinquency. *Journal of Clinical Child Psychology, 30,* 172-186.

Herpertz, S., Müller, B., Qunaibi, M., Lichterfeld, C. & Herpertz-Dahlmann, B. (2003). Autonomic responses in boys with externalizing disorders. *Journal of Neural Transmission, 110,* 1181-1195.

Hickmann, C. (2007, 3. April). In der harten Schule des Respekts. *Süddeutsche Zeitung,* S. 3.

Hill, J. (2002). Biological, psychological and social processes in the conduct disorder. *Journal of Child Psychology and Psychiatry, 43,* 133-164.

Hinshaw, S. P., Lahey, B. B. & Hart, E. L. (1993). Issues of taxonomy and comorbidity in the development of conduct disorder. *Development and Psychopathology, 5,* 31-49.

Hinshaw, S. P. & Zupan, B. A. (1997). Assessment of antisocial behavior in children and adolescents. In D. M. Stoff, J. Breiling & J. D. Maser (Eds.), *Handbook of antisocial behavior* (pp. 36-50). New York, NY: Wiley.

Hirschi, T. (1969). *Causes of delinquency.* Berkley, CA: University California Press.

Höger, C. (1995). Wer geht in Behandlung? Einflussgrößen auf das Inanspruchnahmeverhalten bei psychischen Problemen von Kindern und Jugendlichen. *Praxis der Kinderpsychologie und Kinderpsychiatrie, 44,* 3-8.

Holmbeck, G. N. (1996). A model of family relational transformations during the transition to adolescence: Parent-adolescent conflict and adaptation. In J. A. Graber, J. Brooks-Gunn & A. C. Petersen (Eds.), *Transitions through adolescence: Interpersonal domains and context* (pp. 167-199). Hillsdale, NJ: Lawrence Erlbaum.

Holodynski, M. & Friedlmeier, W. (2006). *Emotionen - Entwicklung und Regulation.* Berlin: Springer.

Holtappels, H. G., Heitmeyer, W., Melzer, W. & Tillmann, K.-J. (Hrsg.). (1997). *Forschung über Gewalt an Schulen. Erscheinungsformen und Ursachen, Konzepte und Prävention.* Weinheim: Juventa.

Honkanen-Schobert, P. (2002). *Starke Kinder brauchen starke Eltern – Der Elternkurs des Deutschen Kinderschutzbundes.* Stuttgart: Urania.

Honkanen-Schobert, P. (2006). „Starke Eltern – starke Kinder". Elternkurse des Deutschen Kinderschutzbundes – mehr Freude, weniger Stress mit den Kindern. In S. Tschöpe-Scheffler (Hrsg.), *Konzepte der Elternbildung – eine kritische Übersicht* (S. 41-50). Opladen: Budrich.

Hood, K. K. & Eyberg, S. M. (2003). Outcomes of parent-child interaction therapy: Mothers' reports on maintenance three to six years later. *Journal of Clinical Child and Adolescent Psychology, 32,* 419-429.

Hoppe-Graf, S. (1999). Erziehungsstile und Erziehungsprozesse: Eine Einführung in ausgewählte Teilbereiche der Pädagogischen Psychologie. In P. G. Zimbardo & R. J. Gerrig (Hrsg.), *Psychologie* (S. 683–718). Berlin: Springer.

Hosser, D., Windzio, M. & Greve, W. (2005). Scham, Schuldgefühle und Delinquenz – eine Rückfallstudie mit jugendlichen Straftätern. *Zeitschrift für Sozialpsychologie, 36,* 227-238.

Hubbard, J. A., Smithmyer, C. M., Ramsden, S. R., Parker, E. H., Flanagan, K. D., Dearing, K. F., Reylea, N. & Simons, R. F. (2002). Observational, physiological, and self-report measures of children's anger: Relations to reactive versus proactive aggression. *Child Development, 73,* 1101-1118.

Huesmann, L. R. (1988). An information processing model for the development of aggression. *Aggressive Behavior, 14,* 13-24.

Huesmann, L. R. & Eron, L. D. (Eds.). (1986). *Television and the aggressive child: A cross-national comparison.* Hillsdale, NJ: Lawrence Erlbaum.

Huesmann, L. R., Moise-Titus, J., Podolski, C.-L. & Eron, L. D. (2003). Longitudinal relations between children's exposure to TV violence and their aggressive and violent behavior in young adulthood: 1977-1992. *Developmental Psychology, 39,* 201-221.

Humpert, W. & Dann, H.-D. (1988). *Das Beobachtungssystem BAVIS: Ein systematisches Beobachtungsverfahren zu aggressivem Verhalten im Schulunterricht.* Göttingen: Hogrefe.

Ihle, W. & Esser, G. (2002). Epidemiologie psychischer Störungen im Kindes- und Jugendalter: Prävalenz, Verlauf, Komorbidität und Geschlechtsunterschiede. *Psychologische Rundschau, 53,* 159-169.

Ihle, W., Esser, G. & Schmidt, M. H. (2005). Aggressiv-dissoziale Störungen und Rechtsextreme Einstellungen: Prävalenz, Geschlechtsunterschiede, Verlauf und Risikofaktoren. *Verhaltenstherapie & Verhaltensmedizin, 26,* 81-101.

Ihori, N., Sakamoto, A., Kobayashi, K. & Kimura, F. (2003). Does video gameuse grow children's aggressiveness? Results from a panel study. In K. Arai (Ed.), *Social contribu-*

tions and responsibilities of simulation & gaming (pp. 221-230). Tokyo: Japan Association of Simulation and Gaming.

Ingoldsby, E. M. & Shaw, D. S. (2002). Neighborhood contextual factors and early-starting antisocial pathways. *Clinical Child and Family Psychology Review, 5,* 21-55.

Ingoldsby, E. M., Shaw, D. S., Winslow, E., Schonberg, M., Gilliom, M. & Criss, M. M. (2006). Neighborhood disadvantage, parent-child conflict, neighborhood peer relationships, and early antisocial behavior problem trajectories. *Journal of Abnormal Child Psychology, 34,* 303-319.

Innerhofer, P. (1977). *Das Münchener Trainingsmodell. Beobachtung, Interaktionsanalyse, Verhaltensänderung.* Berlin: Springer.

Irwin, A. R. & Gross, A. M. (1995). Cognitive tempo, violent video games, and aggressive behavior in young boys. *Journal of Family Violence, 10,* 337-350.

Isley, S. L., O'Neil, R., Clatfelter, D. & Parke, R. D. (1999). Parent and child expressed affect and children's social competence: Modeling direct and indirect pathways. *Developmental Psychology, 35,* 547-560.

Izzo, R. L. & Ross, R. R. (1990). Meta-analysis of rehabilitation programs for juvenile delinquents: A brief report. *Criminal Justice and Behavior, 17,* 134-142.

Jacobson, K. C. & Crockett, L. J. (2000). Parental monitoring and adolescent adjustment: An ecological perspective. *Journal of Research on Adolescence, 10,* 65-97.

Jaffee, S. R., Belsky, J., Harrington, H., Caspi, A. & Moffitt, T. E. (2006). When parents have a history of conduct disorder: How is the caregiving environment affected? *Journal of Abnormal Psychology, 115,* 309-319.

Jaffee, S. R., Moffitt, T. E., Caspi, A. & Taylor, A. (2003). Life with (or without) father: The benefits of living with two biological parents depend on the father's antisocial behavior. *Child Development, 74,* 109-126.

Jehle, J.-M. & Weigelt, E. (2004). Rückfall nach Bewährungsstrafen. *Zeitschrift für Bewährungshilfe –Soziales, Strafrecht, Kriminalpolitik, 51,* 149-166.

Jerusalem, M. & Klein-Heßling, J. (2002). Soziale Kompetenz. Entwicklungstrends und Förderung in der Schule. *Zeitschrift für Psychologie, 210,* 164-174.

Jimerson, S. R. & Furlong, M. J. (Eds.). (2006). *The handbook of school violence and school safety. From research to practice.* Mahwah, NJ: Lawrence Erlbaum.

John, O. P. & Gross, J. J. (2004). Healthy and unhealthy emotion regulation: Personality processes, individual differences, and life span development. *Journal of Personality, 72,* 1301-1333.

Johnston, C. & Ohan, J. (2005). The importance of parental attributions in families of children with attention-deficit/hyperactivity and disruptive behavior disorders. *Clinical Child and Family Psychology Review, 8,* 167-182.

Jones, M. (1997). Is less better? Boot Camp, regular probation and rearrest in North Carolina. *American Journal of Criminal Justice, 21,* 147-161.

Juby, H. & Farrington, D. P. (2001). Disentangling the link between disrupted families and delinquency. *British Journal of Criminology, 41,* 22-40.

Kagan, J. (1971). *Change and continuity in infancy.* Oxford: Wiley.

Kam, C. M., Greenberg, M. T. & Kusché, C. A. (2004). Sustained effects of the PATHS Curriculum on the social and psychological adjustment of children in special education. *Journal of Emotional and Behavioral Disorders, 12,* 66-78.

Kam, C. M., Greenberg, M. T. & Walls, C. T. (2003). Examining the role of implementation quality in school-based prevention using the PATHS Curriculum. *Prevention Science, 4,* 55-63.

Kandel, D. B. (1996). The parental and peer contexts of adolescent deviance: An algebra of interpersonal influences. *Journal of Drug Issues, 26,* 289-315.

Kandel, E., Mednick, S. A., Kirkegaard-Sorensen, L., Barry, H., Knop, J., Rosenberg, R. & Schulsinger, F. (1988). IQ as a protective factor for subjects at high risk for antisocial behavior. *Journal of Consulting and Clinical Psychology, 56,* 224-226.

Kanning, U. P. (2002). Soziale Kompetenz – Definition, Strukturen und Prozesse. *Zeitschrift für Psychologie, 210,* 154-163.

Kaufmann, H. (1965). Definitions and methodology in the study of aggression. *Psychological Bulletin, 64,* 351-364.

Kazdin, A. E. (1995). *Conduct disorders in childhood and adolescence.* Thousand Oaks, CA: Sage.

Kazdin, A. E. (1997). Parent management training: Evidence, outcomes, and issues. *Journal of the American Academy of Child & Adolescent Psychiatry, 36,* 1349-1356.

Kazdin, A. E. (1998). Psychosocial treatments for conduct disorder in children. In P. E. Nathan & J. M. Gorman (Eds.), *A guide to treatments that work* (pp. 65-89). New York, NY: Oxford University Press.

Kazdin, A. E. (2003). Problem solving skills training and parent management training for conduct disorders. In A. E. Kazdin & J. R. Weisz (Eds.), *Evidence-based psychotherapies for children and adolescents* (pp. 241-262). New York, NY: Guilford Press.

Kazdin, A. E., Esveldt-Dawson, K., French, N. H. & Unis, A. S. (1987). Problem-solving skills training and relationship therapy in the treatment of antisocial child behavior. *Journal of Consulting and Clinical Psychology, 55,* 76-85.

Kazdin, A. E., Mazurick, J. L. & Bass, D. (1993). Risk for attrition in treatment of antisocial children and families. *Journal of Clinical Child Psychology, 22,* 2-16.

Kazdin, A. E., Siegel, T. C. & Bass, D. (1990). Drawing on clinical practice to inform research on child and adolescent psychotherapy: Survey of practitioners. *Professional Psychology: Research and Practice, 21,* 189-198.

Kazdin, A. E., Siegel, T. C. & Bass, D. (1992). Cognitive problem-solving skills training and parent management training in the treatment of antisocial behavior in children. *Journal of Consulting and Clinical Psychology, 60,* 733-747.

Kernberg, P. F. & Chazan, S. E. (1991). *Children with conduct disorders. A psychotherapy manual.* New York, NY: Basic Books.

Kerner, H.-J., Dolde, G. & Mey, H.-G. (1996). *Jugendstrafvollzug und Bewährung. Analysen zum Vollzugsverlauf und zur Rückfallentwicklung.* Bonn: Forum Verlag Godesberg.

Kerr, M. & Stattin, H. (2000). What parents know, how they know it, and several forms of adolescent adjustment: Further support for a reinterpretation of monitoring. *Developmental Psychology, 36,* 366-380.

Kiesner, J., Maass, A., Cadinu, M. & Vallese, I. (2003). Risk factors for ethnic prejudice during early adolescence. *Social Development, 12,* 288-308.

Kim-Cohen, J., Moffitt, T. E., Taylor, A., Pawlby, S. J. & Caspi, A. (2005). Maternal depression and children's antisocial behavior: Nature and nurture effects. *Archives of General Psychiatry, 62,* 173-181.

Kjelsberg, E. (2002). Pathways to violent and non-violent criminality in an adolescent psychiatric population. *Child Psychiatry & Human Development, 33,* 29-42.

Klasen, H., Woerner, W., Rothenberger, A. & Goodman, R. (2003). Die deutsche Fassung des Strengths and Difficulties Questionnaire (SDQ-Deu) – Übersicht und Bewertung erster Validierungs- und Normierungsbefunde. *Praxis der Kinderpsychologie und Kinderpsychiatrie, 52,* 491-502.

Klein, N. C., Alexander, J. F. & Parsons, B. V. (1977). Impact of family systems intervention on recidivism and sibling delinquency: A model of primary prevention and program evaluation. *Journal of Clinical Psychology, 45,* 469-474.

Kodituwakku, P. W. (2007). Defining the behavioral phenotype in children with fetal alcohol spectrum disorders: A review. *Neuroscience & Biobehavioral Reviews, 31,* 192-201.

Koenen, K. C., Caspi, A., Moffitt, T. E., Rijsdijk, F. & Taylor, A. (2006). Genetic influences on the overlap between low IQ and antisocial behavior in young children. *Journal of Abnormal Psychology, 115,* 787-797.

Koenen, K. C., Moffitt, T. E., Caspi, A., Taylor, A. & Purcell, S. (2003). Domestic violence is associated with environmental suppression of IQ in young children. *Development and Psychopathology, 15,* 297-311.

Kohlberg, L. (1971). *Zur kognitiven Entwicklung des Kindes.* Frankfurt: Suhrkamp.

Kracke, B. (1993). *Pubertät und Problemverhalten bei Jungen.* Weinheim: Beltz.

Kracke, B., Noack, P., Hofer, M. & Klein-Allermann, E. (1993). Die rechte Gesinnung: Zusammenhänge zwischen autoritären Orientierungen ost- und westdeutscher Jugendlicher und familialen Beziehungen. *Zeitschrift für Pädagogik, 39,* 971-988.

Kraemer, H. C., Kazdin, A. E., Offord, D. R., Kessler, R. C., Jensen, P. S. & Kupfer, D. J. (1997). Coming to terms with the terms of risk. *Archives of General Psychiatry, 54,* 337-343.

Krishnakumar, A. & Buehler, C. (2000). Interparental conflict and parenting behaviors: A meta-analytic review. *Family Relations, 49,* 25-44.

Kruesi, M. J. P. (1989). Cruelty to animals and CSF 5HIAA. *Psychiatry Research, 28,* 115-116.

Kruesi, M. J. P., Casanova, M. F. & Mannheim, G. (2004). Reduced temporal lobe volume in early onset conduct disorder. *Psychiatry Research: Neuroimaging, 132,* 1-11.

Kusché, C. A. & Greenberg, M. T. (1994). *The PATHS Curriculum.* Seattle, WA: Developmental Research and Programs.

Kusché, C. A. & Greenberg, M. T. (2006). Brain development and social emotional learning: An introduction for educators. In M. Elias & H. Arnold (Eds.), *The educator's guide to emotional intelligence and academic achievement.* New York, NY: Corwin Press.

Kuschel, A. & Hahlweg, K. (2005). Gewaltprävention: Allianz von Eltern, Kindergarten und Schule. In M. Cierpka (Hrsg.), *Möglichkeiten der Gewaltprävention* (S. 153-172). Göttingen: Vandenhoeck & Ruprecht.

Kuschel, A., Heinrichs, N., Bertram, H., Naumann, S. & Hahlweg, K. (2007). Wie gut stimmen Eltern und Erzieherinnen in der Beurteilung von Verhaltensproblemen bei Kindergartenkindern überein? *Zeitschrift für Kinder- und Jugendpsychiatrie und Psychotherapie, 35,* 51-58.

Kuschel, A., Miller, Y., Köppe, E., Lübke, A., Hahlweg, K. & Sanders, M. R. (2000). Prävention von oppositionellen und aggressiven Verhaltensstörungen bei Kindern: Triple P – ein Programm zu einer positiven Erziehung. *Kindheit und Entwicklung, 9,* 20-29.

Ladd, G. W. (1983). Social networks of popular, average, and rejected children in school settings. *Merrill-Palmer Quarterly, 29,* 283-307.

Lahey, B. B. & Loeber, R. (1994). Framework for a developmental model of oppositional defiant disorder and conduct disorder. In D. K. Routh (Ed.), *Disruptive behavior disorders in childhood* (pp. 139-180). New York, NY: Plenum Press.

Lahey, B. B., Miller, T. L., Gordon, R. A. & Riley, A. W. (1999). Developmental epidemiology of the disruptive behavior disorders. In H. C. Quay & A. E. Hogan (Eds.), *Handbook of disruptive behavior disorders* (pp. 23-48). New York, NY: Kluwer Academic / Plenum.

Lahey, B. B., Moffitt T. E. & Caspi A. (2003). *Causes of conduct disorders and juvenile delinquency*. New York, NY: Guilford Press.

Lamnek, S. (1988). *Theorien abweichenden Verhaltens* (3. Aufl.). München: Fink, UTB.

Lamnek, S. (1997). *Neue Theorien abweichenden Verhaltens* (2. Aufl.). München: Fink, UTB.

Larson, J. & Lochman, J. E. (2002). *Helping school children cope with anger: A cognitive-behavioral intervention*. New York, NY: Guilford Press.

Larson, R. W. (2000). Toward a psychology of positive youth development. *American Psychologist, 55,* 170-183.

Laucht, M., Esser, G. & Schmidt, M. H. (1997). Wovor schützen Schutzfaktoren? Anmerkungen zu einem populären Konzept der modernen Gesundheitsforschung. *Zeitschrift für Entwicklungspsychologie und Pädagogische Psychologie, 29,* 260-270.

Laucht, M., Esser, G. & Schmidt, M. H. (2000). Externalisierende und internalisierende Störungen in der Kindheit: Untersuchungen zur Entwicklungspsychopathologie. *Zeitschrift für Klinische Psychologie und Psychotherapie, 29,* 284-292.

Laucht, M. & Schmidt, M. H. (2004). Mütterliches Rauchen in der Schwangerschaft: Risikofaktor für eine ADHS des Kindes? *Zeitschrift für Kinder- und Jugendpsychiatrie und Psychotherapie, 32,* 177-185.

Laursen, B. & Collins, W. A. (1994). Interpersonal conflict during adolescence. *Psychological Bulletin, 115,* 197-209.

Laursen, B., Coy, K. C. & Collins, W. A. (1998). Reconsidering changes in parent-child conflict across adolescence: A meta-analysis. *Child Development, 69,* 817-832.

Lauth, G. W., Grimm, K. & Otte, T. A. (2006). Verhaltensübungen im Elterntraining. Eine Studie zur differenzierten Wirksamkeit im *Elterntraining. Zeitschrift für Klinische Psychologie und Psychotherapie, 36,* 26-35.

Lauth, G. W. & Heubeck, B. (2006). *Kompetenztraining für Eltern sozial auffälliger Kinder (KES)*. Göttingen: Hogrefe.

Lavigne, J. V., Arend, R., Rosenbaum, D., Binns, H. J., Christoffel, K. K. & Gibbons, R. D. (1998). Psychiatric disorders with onset in the preschool years: I. Stability of diagnosis. *Journal of the American Academy of Child & Adolescent, 37,* 1246-1254.

Lavigne, J. V., Gibbons, R. D., Christoffel, K. K., Arend, R., Rosenbaum, D., Binns, H., Dawson, N., Sobel, H. & Isaacs, C. (1996). Prevalence rates and correlates of psychiatric disorders among preschool children. *Journal of the American Academy of Child & Adolescent Psychiatry, 35,* 204-214.

Layzer, J. I., Goodson, B. D., Bernstein, L. & Price, C. (2001): *National evaluation of family support programs. Volume A: The meta-analysis*. Cambridge, MA: Abt Associates Inc.

Lehmkuhl, G., Döpfner, M., Plück, J., Berner, W., Fegert, J. M., Huss, M., Lenz, K., Schmeck, K., Lehmkuhl, U. & Poustka, F. (1998). Häufigkeit psychischer Auffälligkeiten und somatischer Beschwerden bei vier- bis zehnjährigen Kindern in Deutschland im Urteil der Eltern – ein Vergleich normorientierter und kriterienorientierter Modelle. *Zeitschrift für Kinder- und Jugendpsychiatrie und Psychotherapie, 26,* 83-96.

Lemerise, E. & Arsenio, W. (2000). An integrated model of emotion processes and cognition in social information processing. *Child Development, 71,* 107-118.

Lemert, E. M. (1951). *Social pathology. A systematic approach to the theory of sociopathic behavior*. New York, NY: McGraw-Hill.

Lengua, L. J. & Kovacs, E. A. (2005). Bidirectional associations between temperament and parenting and the prediction of adjustment problems in middle childhood. *Journal of Applied Developmental Psychology, 26,* 21-38.

Lerchenmüller, H. (1986). *Evaluation eines sozialen Lernprogramms in der Schule mit delinquenzpräventiver Zielsetzung*. Köln: Carl Heymanns Verlag.

Lerner, R. M. (2001). Promoting promotion in the development of prevention science. *Applied Developmental Science, 5,* 254-257.

Lerner, R. M. & Damon, W. (Eds.). (1998). *The handbook of child psychology. Vol. 1: Theoretical models of human development.* New York, NY: Wiley.

Leung, D. W. & Slep, A. M. S. (2006). Predicting inept discipline: The role of parental depressive symptoms, anger, and attributions. *Journal of Consulting and Clinical Psychology, 74,* 524-534.

Lier, P. A. C. van, Verhulst, F. C., Ende, J. van der & Crijnen, A. A. M. (2003). Classes of disruptive behaviour in a sample of young elementary school children. *Journal of Child Psychology and Psychiatry, 44,* 377-387.

Linnet, K. M., Dalsgaard, S., Obel, C., Wisborg, K., Henriksen, T. B., Rodriquez, A., Kotimaa, A., Moilanen, I., Thomsen, P. H., Olsen, J. & Jarvelin, M.-R. (2003). Maternal lifestyle factors in pregnancy risk of attention deficit hyperactivity disorder and associated behaviors: Review of the current evidence. *American Journal of Psychiatry, 160,* 1028-1040.

Lipscomb, T. J., McAllister, H. A. & Bregman, N. J. (1985). A developmental inquiry into the effects of multiple models on children's generosity. *Merrill-Palmer Quarterly, 31,* 335-344.

Lipsey, M. W. (1992). Juvenile delinquency treatment: A meta-analytic inquiry into variability of effects. In T. D. Cook, H. Cooper, D. S. Cordray, H. Hartmann, L. V. Hedges, R. L. Light, T. A. Louis & F. Mosteller (Eds.), *Meta-analysis for explanation* (pp. 83-127). New York, NY: Russell Sage Foundation.

Lipsey, M. W. & Derzon, J. H. (1998). Predictors of violent and serious delinquency in adolescence and early adulthood: A synthesis of longitudinal research. In R. Loeber & D. P. Farrington (Eds.), *Serious & violent juvenile offenders. Risk factors and successful interventions* (pp. 86-105). Thousand Oaks, CA: Sage.

Lipsey, M. W. & Landenberger, N. A. (2006). Cognitive-behavioral interventions. In B. C. Welsh & D. P. Farrington (Eds.), *Preventing Crime: What works for children, offenders, victims, and places* (pp. 57-71). Dordrecht: Springer.

Lipsey, M. W. & Wilson, D. B. (1998). Effective intervention for serious juvenile offenders: A synthesis of research. In R. Loeber & D. P. Farrington (Eds.), *Serious and violent juvenile offenders: Risk factors and successful interventions* (pp. 313-345). Thousand Oaks, CA: Sage.

Lipsey, M. W. & Wilson, D. B. (2001). *Practical meta-analysis.* Thousand Oaks, CA: Sage.

Littell, J. H. (2005). Lessons from a systematic review of effects of multisystemic therapy. *Children and Youth Services Review, 27,* 445-463.

Littell, J. H., Popa, M. & Forsythe, B. (2005). *Multisystemic therapy for social, emotional, and behavioral problems in youth aged 10-17* (Review for the Campbell Collaboration). Verfügbar unter: http://www.campbellcollaboration.org/SWCG/titles.asp.

Liu, J. (2004). Concept analysis: Aggression. *Issues in Mental Health Nursing, 25,* 693-714.

Lochman, J. E. (1992). Cognitive-behavioral interventions with aggressive boys: Three-year follow-up and preventive effects. *Journal of Consulting and Clinical Psychology, 60,* 426-432.

Lochman, J. E., Barry, T. D. & Pardini, D. A. (2003). Anger control training for aggressive youth. In A. E. Kazdin & J. R. Weisz (Eds.), *Evidence-based psychotherapies for children and adolescents* (pp. 263-281). New York, NY: Guilford Press.

Lochman, J. E., Burch, P. P., Curry, J. F. & Lampron, L. B. (1984). Treatment and generalization effects of cognitive-behavioral and goal-setting interventions with aggressive boys. *Journal of Consulting and Clinical Psychology, 52,* 915-916.

Lochman, J. E. & Conduct Problems Prevention Research Group (1995). Screening of child behavior problems for prevention programs at school entry. *Journal of Consulting and Clinical Psychology, 63,* 549-559.

Lochman, J. E. & Curry, J. F. (1986). Effects of social problem solving training and self-instruction training with aggressive boys. *Journal of Clinical Child Psychology, 63*, 549-559.

Lochman, J. E. & Dodge, K. A. (1994). Social-cognitve processes of severly violent, moderately aggressive, and non-aggressive boys. *Journal of Consulting and Clinical Psychology, 62,* 366-374.

Lochman, J. E. & Dodge, K. A. (1998). Distorted perceptions in dyadic interactions of aggressive and nonaggressive boys: Effects of prior expectations, context, and boys' age. *Development and Psychopathology, 10,* 495-512.

Lochman, J. E., Lampron, L. B., Gemmer, T. C., Harris, S. R. & Wyckoff, J. M. (1989). Teacher consultation and cognitive-behavioral interventions with aggressive boys. *Psychology in the Schools, 26*, 179-188.

Lochman, J. E. & Lenhart, L. A. (1993). Anger coping intervention for aggressive children: Conceptual models and outcome effects. *Clinical Psychology Review, 13*, 785-805.

Lochman, J. E. & Wells, K. C. (1996). A social-cognitive intervention with aggressive children: Prevention effects and contextual implementation issues. In R. Peters & R. J. McMahon (Eds.), *Prevention and early intervention: Childhood disorders, substance use and delinquency* (pp. 111-143). Thousand Oaks, CA: Sage.

Lochman, J. E. & Wells, K. C. (2002). The Coping Power Program at the middle-school transition: Universal and indicated prevention effects. *Psychology of Addictive Behaviors, 16,* 40-54.

Lochman, J. E. & Wells, K. C. (2003). Effectiveness of the Coping Power Program and of classroom intervention with aggressive children: Outcomes at a 1-year-follow-up. *Behavior Therapy, 34,* 493-515.

Lochman, J. E. & Wells, K. C. (2004). The Coping Power Program for preadolescent aggressive boys and their parents: Outcome effects at the 1-year follow-up. *Journal of Consulting and Clinical Psychology, 72,* 571-578.

Lochman, J. E., Wells, K. C. & Murray, M. (2007). The Coping Power Program: Preventive intervention at the middle school transition. In P. Tolan, J. Szapocznik & S. Sambrano (Eds.), *Preventing youth substance abuse: Science-based programs for children and adolescents* (pp. 185-210). Washington, DC: American Psychological Association.

Loeber, R. (1990). Development and risk factors of juvenile antisocial behavior and delinquency. *Clinical Psychology Review, 10,* 1-41.

Loeber, R., DeLamatre, M. S., Keenan, K. & Zangh, Q. (1998). A prospective replication of developmental pathways in disruptive and delinquent behavior. In R. B. Cairns, L. R. Bergman & J. Kagan (Eds.), *Methods and models for studying the individual* (pp. 185-218). Thousand Oaks, CA: Sage.

Loeber, R. & Dishion, T. (1983). Early predictors of male delinquency: A review. *Psychological Bulletin, 94,* 68-99.

Loeber, R., Drinkwater, M., Yin, Y., Anderson, S. J., Schmidt, L. C. & Crawford, A. (2000). Stability of family interaction from ages 6 to 18. *Journal of Abnormal Child Psychology, 28,* 353-369.

Loeber, R. & Farrington, D. P. (1994). Problems and solutions in longitudinal and experimental treatment studies of child psychopathology and delinquency. *Journal of Consulting and Clinical Psychology, 62,* 887-900.

Loeber, R. & Farrington, D. P. (Eds.). (1998). *Serious & violent juvenile offenders. Risk factors and successful interventions.* Thousand Oaks, CA: Sage.

Loeber, R. & Farrington, D. P. (2000). Young children who commit crime: Epidemiology, developmental origins, risk factors, early interventions, and policy implications. *Development and Psychopathology, 12,* 737-762.

Loeber, R. & Farrington, D. P. (2000). *Child Delinquents: Development, intervention, and service needs.* Thousand Oaks, CA: Sage.

Loeber, R. & Farrington, D. P. (Eds.). (2001). *Child delinquents: Development, intervention, and service needs.* Thousand Oaks, CA: Sage.

Loeber, R. & Hay, D. (1997). Key issues in the development of aggression and violence from childhood to early adulthood. *Annual Review of Psychology, 48,* 371-410.

Loeber, R., Keenan, K. & Zhang, Q. (1997). Boys' experimentation and persistence in developmental pathways toward serious delinquency. *Journal of Child and Family Studies, 6,* 321-357.

Loeber, R., Pardini, D., Homish, D. L., Wei, E. H., Crawford, A. M., Farrington, D. P., Stouthamer-Loeber, M., Creemers, J., Koehler, S. A. & Rosenfeld, R. (2005). The prediction of violence and homicide in young men. *Journal of Consulting and Clinical Psychology, 73,* 1074-1088.

Loeber, R. & Schmaling, K. B. (1985). Empirical evidence for overt and covert patterns of antisocial conduct problems: A meta-analysis. *Journal of Abnormal Child Psychology, 13,* 337-352.

Loeber, R. & Stouthamer-Loeber, M. (1986). Family factors as correlates and predictors of juvenile conduct problems and delinquency. *Crime and Justice, 7,* 29-149.

Loeber, R. & Stouthamer-Loeber, M. (1998). Development of juvenile aggression and violence. Some common misconceptions and controversies. *American Psychologist, 53,* 242-259.

Loeber, R., Wei, E., Stouthamer-Loeber, M., Huizanga, D. & Thornberry, T. P. (1999). Behavioral antecedents to serious and violent offending: Joint analyses from the Denver Youth Survey, Pittsburgh Youth Study and the Rochester Youth Development Study. *Studies on Crime and Crime Prevention, 5,* 101-132.

Loeber, R. & Wikström, P. O. (1993). Individual pathways to crime in different types of neighborhoods. In D. P. Farrington, R. J. Sampson & P. O. Wikström (Eds.), *Integrating individual and ecological aspects of crime* (pp. 169-204). Stockholm: National Council for Crime Prevention.

Loney, B. R., Butler, M. A., Lima, E. N., Counts, C. A. & Eckel, L. A. (2006). The relation between salivary cortisol, callous-unemotional traits, and conduct problems in an adolescent non-referred sample. *Journal of Child Psychology and Psychiatry, 47,* 30-36.

Loney, B. R., Frick, P. J. & Clements, C. B. (2003). Callous-unemotional traits, impulsivity, and emotional processing in adolescents with antisocial behavior problems. *Journal of Clinical Child and Adolescent Psychology, 32,* 66-80.

Lopez, C. & DuBois, D. L. (2005). Peer victimization and rejection: Investigation of an integrative model of effects on emotional, behavioral, and academic adjustment in early adolescence. *Journal of Clinical Child and Adolescent Psychology, 34,* 25-36.

Lösel, F. (1975). *Handlungskontrolle und Jugenddelinquenz. Persönlichkeitspsychologische Erklärungsansätze delinquenten Verhaltens – theoretische Integration und empirische Prüfung.* Stuttgart: Enke.

Lösel, F. (1995). The efficacy of correctional treatment: A review and synthesis of meta-evaluations. In J. McGuire (Ed.), *What works: Reducing reoffending. Guidelines from research and practice* (pp. 79-111). Chichester: Wiley.

Lösel, F. (1996). Working with young offenders: The impact of meta-analyses. In C. R. Hollin & K. Howells (Eds.), *Clinical approaches to working with young offenders* (pp. 57-82). Chichester: Wiley.

Lösel, F. (2000). *Risikodiagnose und Risikomanagement in der inneren Sicherheit: Das Beispiel der Jugendkriminalität* (Erlanger Forschungen, Reihe A, Bd. 82). Erlangen: Universität Erlangen-Nürnberg.

Lösel, F. (2002). Risk/need assessment and prevention of antisocial development in young people: Basic issues from a perspective of cautionary optimism. In R. Corrado, R. Roesch, S. D. Hart & J. Gierowski (Eds.), *Multiproblem violent youth: A foundation for comparative research needs, interventions, and outcomes* (pp. 35-57). Amsterdam: IOS Press/Nato Book Series.

Lösel, F. (2004a). Multimodale Gewaltprävention bei Kindern und Jugendlichen: Familie, Kindergarten, Schule. In W. Melzer & H.-D. Schwind (Hrsg.), *Gewaltprävention in der Schule: Grundlagen – Praxismodelle – Perspektiven* (S. 326-348). Baden-Baden: Nomos.

Lösel, F. (2004b). Entwicklungsbezogene und technische Kriminalprävention. Konzeptuelle Grundlagen und Ergebnisse. In H. Schöch & J.-M. Jehle (Hrsg.), *Angewandte Kriminologie zwischen Freiheit und Sicherheit* (S. 175-203). Mönchengladbach: Forum.

Lösel, F., Averbeck, M. & Bliesener, T. (1997). Gewalt zwischen Schülern der Sekundarstufe: Eine Untersuchung zur Prävalenz und Beziehung zu allgemeiner Aggressivität und Delinquenz. *Empirische Pädagogik, 11,* 327-349.

Lösel, F. & Beelmann, A. (2003). Effects of child skills training in preventing antisocial behavior: A systematic review of randomized evaluations. *Annals of the American Academy of Political and Social Science, 587,* 84-109.

Lösel, F. & Beelmann, A. (2005). Social problem-solving programs for preventing antisocial behaviour in children and youth. In M. McMurran & J. McGuire (Eds.), *Social problem solving and offending: Evidence, evaluation and evolution* (pp. 127-143). New York, NY: Wiley.

Lösel, F. & Beelmann, A. (2006). Child skills training. In B. C. Welsh & D. P. Farrington (Eds.), *Preventing crime: What works for children, offenders, victims, and places.* (pp. 33-54). Dortrecht: Wadsworth Publishing.

Lösel, F., Beelmann, A., Jaursch, S., Koglin, U. & Stemmler, M. (2005). Entwicklung und Prävention früher Probleme des Sozialverhaltens: Konzept und ausgewählte Ergebnisse der Erlangen-Nürnberger Studie. In M. Cierpka (Hrsg.), *Möglichkeiten der Gewaltprävention* (S. 201-229). Göttingen: Vandenhoeck & Ruprecht.

Lösel, F., Beelmann, A., Jaursch, S. & Stemmler, M. (2006). Prävention von Problemen des Sozialverhaltens im Vorschulalter. Evaluation des Eltern- und Kindertrainings EFFEKT. *Zeitschrift für Klinische Psychologie und Psychotherapie, 35*, 127-139.

Lösel, F., Beelmann, A. & Stemmler, M. (2002). *Skalen zur Messung sozialen Problemverhaltens bei Vorschul- und Grundschulkindern. Die deutsche Version des Eyberg Child Behavior Inventory (ECBI) und des Social Behavioral Questionnaire (SBQ).* Universität Erlangen: Institut für Psychologie.

Lösel, F. & Bender, D. (1997). Straftäterbehandlung: Konzepte, Ergebnisse, Probleme. In M. Steller & R. Volbert (Hrsg.), *Psychologie im Strafverfahren. Ein Handbuch* (S. 171-204). Bern: Huber.

Lösel, F. & Bender, D. (2003). Resilience and protective factors. In D. P. Farrington and J. W. Coid (Eds.), *Early prevention of adult antisocial behaviour* (pp. 130-204). Cambridge, UK: Cambridge University Press.

Lösel, F. & Bender, D. (2005). Jugenddelinquenz. In P. F. Schlottke, J. Schneider, R. K. Silbereisen & G. W. Lauth (Hrsg.), *Störungen im Kindes- und Jugendalter – Verhaltensauffälligkeiten* (Enzyklopädie der Psychologie, Themenbereich D, Serie II, Bd. 6, S. 605-653). Göttingen: Hogrefe.

Lösel, F. & Bliesener, T. (1994). Some high-risk adolescents do not develop conduct problems: A study of protective factors. *International Journal of Behavioral Development, 17,* 753-777.

Lösel, F. & Bliesener, T. (1999). Germany. In P. K. Smith, Y. Morita, J. Junger-Tas, D. Olweus, R. Catalano & P. Slee (Eds.), *The nature of school bullying. A cross-national perspective* (pp. 224-249). London: Routledge.

Lösel, F. & Bliesener, T. (2003). *Aggression und Delinquenz unter Jugendlichen.* Neuwied: Luchterhand.

Lösel, F., Bliesener, T. & Averbeck, M. (1997). Erlebens- und Verhaltensprobleme von Tätern und Opfern. In H. G. Holtappelts, W. Heitmeyer, W. Melzer & K.-J. Tillmann (Hrsg.), *Forschung über Gewalt an Schulen. Erscheinungsformen und Ursachen, Konzepte und Prävention* (S. 137-153). Weinheim: Juventa.

Lösel, F., Bliesener, T. & Averbeck, M. (1999). Hat die Delinquenz von Schülern zugenommen? Ein Vergleich im Dunkelfeld nach 22 Jahren. In M. Schäfer & D. Frey (Hrsg.), *Aggression und Gewalt unter Kindern und Jugendlichen* (S. 65-87). Göttingen: Hogrefe.

Lösel, F. & Köferl, P. (1989). Evaluation research on correctional treatment in West Germany: A meta-analysis. In H. Wegener, F. Lösel & J. Haisch (Eds.), *Criminal behavior and the justice system: Psychological perspectives* (pp. 334-355). New York, NY: Springer.

Lösel, F. & Skowronek, H. (Hrsg.). (1988). *Beiträge der Psychologie zu politischen Planungs- und Entscheidungsprozessen.* Weinheim: Deutscher Studien Verlag.

Lösel, F., Stemmler, M., Beelmann, A. & Jaursch, S. (2005). Aggressives Verhalten im Vorschulalter. Eine Untersuchung zum Problem verschiedener Informanten. In I. Seiffge-Krenke (Hrsg.), *Aggressionsentwicklung zwischen Normalität und Pathologie* (S. 141-176). Göttingen: Vandenhoeck & Ruprecht.

Loukas, A., Zucker, R. A. & Fitzgerald, H. E. (2003). Developmental trajectories of disruptive behavior problems among sons of alcoholics: Effects of parent psychopathology, family conflict, and child undercontrol. *Journal of Abnormal Psychology, 112,* 119-131.

Lundahl, B., Risser, H. J. & Lovejoy, C. (2006). A meta-analysis of parent training: Moderators and follow-up effects. *Clinical Psychology Review, 26,* 86-104.

Luthar, S. S. (Ed.). (2003). *Resilience and vulnerability: Adaptation in the context of childhood adversities.* New York, NY: Cambridge University Press.

Luthar, S. S., Cicchetti, D. & Becker, B. (2000). The construct of resilience: A critical evaluation and guidelines for future work. *Child Development, 71,* 543-562.

Lynam, D. R. (1996). Early identification of chronic offenders: Who is the fledgling psychopath? *Psychological Bulletin, 120,* 209-234.

Maccoby, E. E. (2000). Parenting and its effects on children: On reading and misreading behaviour genetics. *Annual Review of Psychology, 51,* 1-27.

Maccoby, E. E. & Martin, J. A. (1983). Socialization in the context of the family: Parent-child interaction. In P. H. Mussen (Ser. Ed.) & E. M. Hetherington (Vol. Ed.), *Handbook of child psychology. Vol. 4: Socialization, personality, and social development* (4th ed., pp. 1-101). New York, NY: Wiley.

MacKenzie, D. L. & Parent, D. G. (1992). Boot camp prisons for young offenders. In J. M. Byrne, A. J. Lurigio & J. Petersilia (Eds.), *Smart sentencing: The emergence of intermediate sanctions* (pp. 103-119). Thousand Oaks, CA: Sage.

Magnusson, D. & Bergman, L. R. (1988). Individual and variable-based approaches to longitudinal research on early risk factors. In M. Rutter (Ed.), *Studies on psychological risk: The power of longitudinal data* (pp. 45-61). Cambridge, UK: Cambridge University Press.

Mahoney, J. L. & Stattin, H. (2000). Leisure activities and adolescent antisocial behavior: The role of structure and social context. *Journal of Adolescence, 23,* 113-127.

Mahoney, J. L., Stattin, H. & Lord, H. (2004). Unstructured youth recreation centre participation and antisocial behaviour development: Selection influences and the moderating role of antisocial peers. *International Journal of Behavioral Development, 28,* 553-560.

Mandel, H. P. (1997). *Conduct disorder and underachievement. Risk factors, assessment, treatment, and prevention.* New York, NY: Wiley.

Mannheim, H. & Wilkins, L. T. (1955). *Studies in the causes of delinquency and the treatment of offenders. I. Prediction methods in relation to Borstal training.* Oxford: Her Majesty's Stationery Office.

Mansel, J. & Hurrelmann, K. (1998). Aggressives und delinquentes Verhalten Jugendlicher im Zeitvergleich. Befunde der Dunkelfeldforschung aus dem Jahre 1988, 1990 und 1996. *Zeitschrift für Soziologie und Sozialpsychologie, 50,* 78-109.

Maras, A., Laucht, M., Gerdes, D., Wilhelm, C., Lewicka, S., Haack, D., Malisova, L. & Schmidt, M. H. (2003). Association of testosterone and dihydrotestosterone with externalizing behavior in adolescent boys and girls. *Psychoneuroendocrinology, 28,* 932-940.

Markie-Dadds, C. & Sanders, M. R. (2006). Self-directed triple P (Positive Parenting Program) for mothers with children at-risk of developing conduct problems. *Behavioural and Cognitive Psychotherapy, 34,* 259-275.

Marmorstein, N. R., Malone, S. M. & Iacono, W. G. (2004). Psychiatric disorders among offspring of depressed mothers: Associations with paternal psychopathology. *American Journal of Psychiatry, 161,* 1588-1594.

Martinez, C. R. & Forgatch, M. S. (2001). Preventing problems with boys' non-compliance: Effects of a parent training intervention for divorced mothers. *Journal of Consulting and Clinical Psychology, 69,* 416-428.

Martinson, R. (1974). What works? – Questions and answers about prison reform. *The Public Interest, 35,* 22-45.

Martinson, B. W., Anderson, M. S. & de Vries, R. (2005). Scientists behaving badly. *Nature, 435,* 737-738.

Mason, D. A. & Frick, P. J. (1994). The heritability of antisocial behavior: A meta-analysis of twin and adoption studies. *Journal of Psychopathology and Behavioral Assessment, 16,* 301-323.

Masten, A. S., Best, K. & Garmezy, N. (1990). Resilience and development: Contributions from the study of children who overcome adversity. *Development and Psychopathology, 2,* 425-444.

Masten, A. S., Burt, K. B., Roisman, G. I., Obradovic, J., Long, J. D. & Tellegen, A. (2004). Resources and resilience in the transition to adulthood: Continuity and change. *Development and Psychopathology, 16,* 1071-1096.

Matt, G. E. & Navarro, A. M. (1997). What meta-analyses have and have not taught us about psychotherapy effects: A review and future directions. *Clinical Psychology Review, 17,* 1-32.

Maughan, B., Pickles, A., Rowe, R., Costello, E. J. & Angold, A. (2000). Developmental trajectories of aggressive and non-aggressive conduct problems. *Journal of Quantitative Criminology, 16,* 199-221.

Maughan, B., Rowe, R., Messer, J., Goodman, R. & Meltzer, H. (2004). Conduct disorder and oppositional defiant disorder in a national sample: Developmental epidemiology. *Journal of Child Psychology and Psychiatry, 45,* 609-621.

Maughan, B. & Rutter, M. (1998). Continuities and discontinuities in antisocial behavior from childhood to adult life. In T. H. Ollendick & R. J. Prinz (Eds.), *Advances in clinical child psychology* (Vol. 20, pp. 1-47). New York, NY: Plenum.

Maughan, D. R., Christiansen, E., Jenson, W. R., Olympia, D. & Clark, E. (2005). Behavioral parent training as a treatment for externalizing behaviors and disruptive behavior disorders: A meta-analysis. *School Psychology Review, 34,* 267-286.

Mayr, T. (2000). Beobachtungsbogen für Kinder im Vorschulalter (BBK) – ein Vorschlag zur Skalenbildung. *Psychologie in Erziehung und Unterricht, 47,* 280-295.

McCart, M. R., Priester, P. E., Davies, W. H. & Azen, R. (2006). Differential effectiveness of behavioral parent-training and cognitive-behavioral therapy for antisocial youth: A meta-analysis. *Journal of Abnormal Child Psychology, 34,* 527-543.

McClelland, G. H. & Judd, C. M. (1993). Statistical difficulties of detecting interactions and moderator effects. *Psychological Bulletin, 114,* 376-390.

McConaughy, S. H. & Achenbach, T. M. (1994). Comorbidity of empirically based syndromes in matched general population and clinical samples. *Journal of Child Psychology and Psychiatry, 35,* 1141-1157.

McCord, W. & McCord, J. (1959/1964). *The psychopath: An essay on the criminal mind.* Princeton: Van Nostrand Company.

McGee, R., Partidge, F., Williams, S. & Silva, P. A. (1991). A twelve-year follow-up of preschool hyperactive children. *Journal of the American Academy of Child & Adolescent Psychiatry, 30,* 224-232.

McMurran, M. & McGuire, J. (Eds.). (2005). *Social problem solving and offending. Evidence, evaluation, and evolution.* Chichester: Wiley.

McNeil, C. B., Eyberg, S. M., Eisenstadt, T. H., Newcomb, K. & Funderburk, B. W. (1991). Parent-child interaction therapy with behavior problem children: Generalization of treatment effects to the school setting. *Journal of Clinical Child Psychology, 20,* 140-151.

Mednick, S. A. & Kandel, E. S. (1988). Congenital determinants of violence. *Bulletin of the American Academy of Psychiatry and the Law, 16,* 101-109.

Mees, U. (Hrsg.). (1988). *Beobachtung, Interaktionsanalyse und Modifikation aggressiven Kindverhaltens.* Oldenburg: Bibliotheks- und Informationssystem der Universität Oldenburg.

Merrell, K. W. (1993). Using behavior rating scales to assess social skills and antisocial behaviour in school settings. *School Psychology Review, 22,* 115-133.

Merrell, K. W. (2003). *Behavioral, social, and emotional assessment of children and adolescents* (2nd ed.). Mahwah, NJ: Lawrence Erlbaum Associates.

Merrell, K. W. & Gimpel, G. A. (1998). *Social skills of children and adolescents. Conceptualization, assessment, treatment.* Mahwah: Lawrence Erlbaum Associates.

Merton, R. K. (1968). Sozialstruktur und Anomie. In F. Sack & R. König (Hrsg.), *Kriminalsoziologie* (S. 283-313). Frankfurt a. M.: Suhrkamp.

Metropolitan Area Child Study Research Group (2002). A cognitive-ecological approach to preventing aggression in urban settings: Initial outcomes for high-risk children. *Journal of Consulting and Clinical Psychology, 70,* 179-194.

Miller, G. E. & Prinz, R. (1990). Enhancement of social learning family interventions for childhood conduct disorders. *Psychological Bulletin, 108,* 291-307.

Minor, W. W. (1981). Techniques of neutralization: A reconceptualization and empirical examination. *Journal of Research in Crime and Delinquency, 18,* 281-294.

Moffitt, T. E. (1990). Juvenile delinquency and attention deficit disorder: Boys' developmental trajectories from age 3 to age 15. *Child Development, 61,* 893-910.

Moffitt, T. E. (1993a). Adolescence-limited and life-course-persistent antisocial behavior: A developmental taxonomy. *Psychological Review, 100,* 674-701.

Moffit, T. E. (1993b). The neuropsychology of conduct disorder. *Development and Psychopathology, 5,* 135-151.

Moffitt, T. E. (2005). The new look of behavioral genetics in developmental psychopathology: Gene-environment interplay in antisocial behavior. *Psychological Bulletin, 131,* 533-554.

Moffitt, T. E. (2006). Life-course persistent versus adolescence-limited antisocial behavior. In D. Cicchetti & D. J. Cohen (Eds.), *Developmental Psychopathology, Vol 3: Risk, disorder, and adaptation* (pp. 570-598). Hoboken, NJ: Wiley.

Moffitt, T. E. & Caspi, A. (2001). Childhood predictors differentiate life-course persistent and adolescence-limited antisocial pathways among males and females. *Development and Psychopathology, 13,* 355-375.

Moffitt, T. E., Caspi, A., Dickson, N., Silva, P. & Stanton, W. (1996). Childhood-onset versus adolescent-onset antisocial conduct problems in males: Natural history from ages 3 to 18 years. *Development and Psychopathology, 8,* 399-424.

Moffitt, T. E., Caspi, A., Harrington, H. & Milne, B. J. (2002). Males on the life-course-persistent and adolescence-limited antisocial pathways: Follow-up at age 26 years. *Development and Psychopathology, 14,* 179-207.

Moffitt, T. E., Caspi, A. & Rutter, M. (2006). Measured gene-environment interactions in psychopathology: Concepts, research strategies, and implications for research, intervention, and public understanding of genetics. *Perspectives on Psychological Science, 1,* 5-27.

Morgan, A. B. & Lilienfeld, S. O. (2000). A meta-analytic review of the relation between antisocial behavior and neuropsychological measures of executive function. *Clinical Psychology Review, 20,* 113-156.

Muñoz, R. F., Hutchings, J., Edwards, R. T., Hounsome, B. & O'Ceilleachair, A. (2004). Economic evaluation of treatments for children with severe behavioural problems. *Journal of Mental Health Policy Economics, 7,* 177-189.

Muñoz, R. F., Mrazek, P. J. & Haggerty, R. J. (1996). Institute of Medicine Report on prevention of mental disorders: Summary and commentary. *American Psychologist, 51,* 1116-1122.

Müller, G. F. & Moskau, G. (1978). *Elterntraining: Familienleben als Lernprozeß.* Köln: Kiepenheuer & Witsch.

Müller, S. & Peter, H. (Hrsg.). (1998). *Kinderkriminalität. Empirische Befunde, öffentliche Wahrnehmung, Lösungsvorschläge.* Opladen: Leske & Budrich.

Muris, P. & Ollendick, T. H. (2005). The role of temperament in the etiology of child psychopathology. *Clinical Child and Family Psychology Review, 8,* 271-289.

Murray, J. & Farrington, D. P. (2005). Parental imprisonment: Effects on boys' antisocial behaviour and delinquency through the life-course. *Journal of Child Psychology and Psychiatry, 46,* 1269-1278.

Nagin, D. S. & Pogarsky, G. (2003). An experimental investigation of seterrence: Cheating, self-serving bias, & impulsivity. *Criminology, 41,* 501-527.

Nagin, D. S. & Tremblay, R. E. (1999). Trajectories of boys' physical aggression, opposition and hyperactivity on the path to physical violent and non-violent juvenile delinquency. *Child Development, 70,* 1181-1196.

Najaka, S. S., Gottfredson, D. C. & Wilson, D. B. (2001). A meta-analytic inquiry into the relationship between selected risk factors and problem behavior. *Prevention Science, 2,* 257-271.

Newcomb, A. F., Bukowski, W. N. & Pattee, L. (1993). Children's peer relations: A meta-analytic review of popular, rejected, neglected, controversial, and average sociometric status. *Psychological Bulletin, 113,* 99-128.

Nigg, J. T. (2006). Temperament and developmental psychopathology. *Journal of Child Psychology and Psychiatry, 47,* 395-422.

Noack, P. (2001). Fremdenfeindliche Einstellungen vor dem Hintergrund familiärer und schulischer Sozialisation. *Zeitschrift für politische Psychologie, 9,* 67-80.

Nugent, W. R., Williams, M. & Umbreit, M. S. (2004). Participation in victim-offender mediation and the prevalence of subsequent delinquent behavior: A meta-analysis. *Research on Social Work Practice, 14,* 408-416.

Oerter, R. (1999). Klinische Entwicklungspsychologie: Zur notwendigen Integration zweier Fächer. In R. Oerter, C. von Hagen, G. Röper & G. Noam (Hrsg.), *Klinische Entwicklungspsychologie* (S. 1-10). Weinheim: Beltz Psychologie Verlags Union.

Oerter, R., Hagen, C. von, Röper, G. & Noam, G. (Hrsg.). (1999). *Klinische Entwicklungspsychologie.* Weinheim: Beltz Psychologie Verlags Union.

Offord, D. R., Kraemer, H. C., Kazdin, A. E., Jensen, P. & Harrington, R. (1998). Lowering the burden of suffering from child psychiatric disorder. Trade-offs among clinical, targeted, and universal interventions. *Journal of the American Academy of Child & Adolescent Psychiatry, 37,* 686-694.

Ohlemacher, T., Sögding, D., Höynck, T., Ethé, N. & Welte, G. (2001). Anti-Aggressivitäts-Training und Legalbewältigung: Versuch einer Evaluation. In M. Bereswill & W. Greve (Hrsg.), *Forschungsthema Strafvollzug* (S. 345-386). Baden-Baden: Nomos.

O'Leary, S. G. & Vidair, H. B. (2005). Marital adjustment, child rearing disagreements, and overreactive parenting: Predicting child behavior problems. *Journal of Family Psychology, 19,* 208-216.

Olson, C. A., Bond, L., Burns, J. M., Vella-Brodick, D. A. & Sawyer, S. M. (2003). Adolescent resilience: A concept analysis. *Journal of Adolescence, 26,* 1-11.

Olweus, D. (1979). Stability of aggressive reaction patterns in males: A review. *Psychological Bulletin, 86,* 852-875.

Olweus, D. (1996). *Gewalt in der Schule. Was Lehrer und Eltern wissen sollten – und tun können.* Bern: Huber.

Ortiz, J. & Raine, A. (2004). Heart rate level and antisocial behavior in children and adolescents: A meta-analysis. *Journal of the American Academy of Child & Adolescent Psychiatry, 43,* 154-162.

Osgood, W. D., Wilson, J. K., Bachman, J. G., O'Malley, P. M. & Johnston, L. D. (1996). Routine activities and individual deviant behavior. *American Sociological Review, 61,* 635-655.

Paik, H. & Comstock, G. (1994). The effects of television violence on antisocial behavior: A meta-analysis. *Communication Research, 21,* 516-546.

Parke, R. D. (1994). Progress, paradigms, and unresolved problems: A commentary on recent advances in our understanding of children's emotions. *Merrill-Palmer Quarterly, 40,* 157-169.

Parke, R. D. & Slaby, R. G. (1983). The development of aggression. In P. H. Mussen (Ser. Ed.) & E. M. Hetherington (Vol. Ed.), *Handbook of child psychology. Vol. 4: Socialization, personality and social development* (4th ed., pp. 547-641). New York, NY: Wiley.

Patterson, G. R. (1982). *Coercive family process.* Eugene, OR: Castalia.

Patterson, G. R. (2005). The next generation of PMTO Models. *The Behavior Therapist, 28,* 27-33.

Patterson, G. R., Chamberlain, P. & Reid, J. B. (1982). A comparative evaluation of a parent-training program. *Behavior Therapy, 13,* 638-650.

Patterson, G. R., DeBaryshe, B. D. & Ramsey, E. (1989). A developmental perspective on antisocial behavior. *American Psychologist, 44,* 329-335.

Patterson, G. R., DeGarmo, D. & Forgatch, M. S. (2004). Systematic changes in families following prevention trials. *Journal of Abnormal Child Psychology, 32,* 621-633.

Patterson, G. R., Forgatch, M. S., Yoerger, K. L. & Stoolmiller, M. (1998). Variables that initiate and maintain an early-onset trajectory for juvenile offending. *Development and Psychopathology, 10,* 531-547.

Patterson, G. R., Reid, J. B. & Dishion, T. J. (1992). *Antisocial boys.* Eugene, OR: Castalia.

Patterson, G. R. & Stouthamer-Loeber, M. (1984). The correlation of family management practices and delinquency. *Child Development, 55,* 1299-1307.

Patterson, G. R. & Yoerger, K. (1993). Developmental models for delinquent behavior. In S. Hodgins (Ed.), *Mental disorder and crime* (pp. 140-172). Thousand Oaks, CA: Sage Publications.

Payne, A. A., Gottfredson, D. C. & Gottfredson, G. D. (2006). School predictors of the intensity of implementation of school-based prevention programs: Results from a national study. *Prevention Science, 7,* 225-237.

Pearson, F., Lipton, D. S., Cleland, C. M. & Yee, D. S. (2002). The effects of behavioral/cognitive-behavioral programs on recidivism. *Crime & Delinquency, 48,* 476-496.

Peplar, D. J., King, G., Craig, W., Byrd, B. & Bream, L. (1995). The development and evaluation of a multisystem social skills group training program for aggressive children. *Child and Youth Care Forum, 24,* 297-313.

Perrez, M. (1994). Optimierung und Prävention im erzieherischen Bereich. In K. A. Schneewind (Hrsg.), *Psychologie der Erziehung und Sozialisation* (Enzyklopädie der Psychologie, Themenbereich D, Serie I, Bd. 1, S. 585-617). Göttingen: Hogrefe.

Perrez, M. (1998). Prävention und Gesundheitsförderung. In U. Baumann & M. Perrez (Hrsg.), *Lehrbuch Klinische Psychologie – Psychotherapie* (2. Aufl., S. 366-391). Bern: Huber.

Perrez, M., Minsel, B. & Wimmer, H. (1974). *Elternverhaltenstraining.* Salzburg: Müller.

Perry, D. G., Perry, L. C. & Rasmussen, P. (1986). Cognitive social learning mediators of aggression. *Child Development, 57,* 700-711.

Petermann, F. & Bochmann, F. (1993). Metaanalyse von Kinderverhaltenstrainings. Eine erste Bilanz. *Zeitschrift für Klinische Psychologie, 22,* 137-152.

Petermann, F., Jugert, G., Rehder, A., Tänzer, U. & Verbeek, D. (1999). *Sozialtraining in der Schule* (2. Aufl.). Weinheim: Beltz Psychologie Verlags Union.

Petermann, F., Natzke, H., Gerken, N. & Walter, H.-J. (2006). *Verhaltenstraining für Schulanfänger* (2. veränd. Aufl.). Göttingen: Hogrefe.

Petermann, F. & Petermann, U. (1978). *Training mit aggressiven Kindern* (1. Aufl.). München: Urban & Schwarzenberg.

Petermann, F. & Petermann, U. (2000a). *Erfassungsbogen für aggressives Verhalten in konkreten Situationen (EAS)* (4. veränd. und neu norm. Aufl.). Göttingen: Hogrefe.

Petermann, F. & Petermann, U. (2000b). *Aggressionsdiagnostik.* Göttingen: Hogrefe.

Petermann, F. & Petermann, U. (2005). *Training mit aggressiven Kindern* (11. Aufl.). Weinheim: Beltz Psychologie Verlags Union.

Petermann, F. & Petermann, U. (2006). Erziehungskompetenz. *Kindheit und Entwicklung, 15,* 1-8.

Petermann, F. & Petermann, U. (2007). *Training mit Jugendlichen* (8. überarb. Aufl.). Göttingen: Hogrefe.

Petermann, F. & Scheithauer, H. (1998). Aggressives und antisoziales Verhalten im Kindes- und Jugendalter. In F. Petermann, M. Kusch & K. Niebank, *Entwicklungspsychopathologie* (S. 243-295). Weinheim: Beltz, Psychologie Verlags Union.

Petermann, F. & Schmidt, M. H. (2006). Ressourcen – ein Grundbegriff der Entwicklungspsychologie und Entwicklungspsychopathologie. *Kindheit und Entwicklung, 15,* 118-127.

Petermann, F. & Wiedebusch, S. (2003). *Emotionale Kompetenz bei Kindern.* Göttingen: Hogrefe.

Petermann, U. & Hermann, B. (1999). Entwicklung externalisierender Verhaltensstörungen. Ein biopsychosoziales Modell. *Zeitschrift für Klinische Psychologie, Psychiatrie und Psychotherapie, 47,* 1-34.

Petermann, U., Nitkowski, D., Polchow, D., Pätel, J., Roos, S., Kanz, F. J. & Petermann, F. (2007). Langfristige Effekte des Trainings mit aggressiven Kindern. *Kindheit und Entwicklung, 16,* 143-151.

Peters, R. DeV., Leadbeater, B. & McMahon, R. J. (Eds.). (2005). *Resilience in children, families, and communities. Linking context to practice and policy.* New York, NY: Kluwer Academic/Plenum.

Peters, R. DeV. & McMahon, R. J. (1996). *Preventing childhood disorders, substance abuse, and delinquency.* Thousand Oaks, CA: Sage.

Peterson, J. B. & Flanders, J. L. (2005). Play and regulation of aggression. In R. E. Tremblay, W. M. Hartup & J. Archer (Eds.), *Developmental origins of aggression* (pp.133-157). New York, NY: Guilford Press.

Pettinger, R. (2000). Zur öffentlichen Diskussion von Kinder- und Jugenddelinquenz in Deutschland – eine Einführung. In R. Bendit, W. Erler, S. Nieborg & H. Schäfer (Hrsg.), *Kinder- und Jugendkriminalität. Strategien der Prävention und Intervention in Deutschland und den Niederlanden* (S. 73-75). Opladen: Leske & Budrich.

Pettit, G. S., Bates, J. E. & Dodge, K. A. (1997). Supportive parenting, ecological context, and children's adjustment: A seven-year longitudinal study. *Child Development, 68,* 908-923.

Pettit, G. S., Laird, R. D., Dodge, K. A., Bates, J. E. & Criss, M. M. (2001). Antecedents and behavior-problem outcomes of parental monitoring and psychological control in early adolescence. *Child Development, 72,* 583-598.

Pfeiffer, C., Delzer, I., Enzmann, D. & Wetzels, P. (1998). *Ausgrenzung, Gewalt und Kriminalität im Leben junger Menschen - Kinder und Jugendliche als Opfer und Täter.* Hannover: Deutsche Vereinigung für Jugendgerichte und Jugendgerichtshilfe e.V.

Pinquart, M. (2001). Eltern-Kind-Konflikte und delinquentes Verhalten beim Übergang zum Jugendalter. *Kindheit und Entwicklung, 10,* 132-137.

Pinquart, M. & Silbereisen, R. K. (in Vorb.). Die Rolle der Umwelt in der Entwicklungspsychologie. In E. D. Lantermann & V. Linneweber (Hrsg.), *Grundlagen, Paradigmen und Methoden der Umweltpsychologie* (Enzyklopädie der Psychologie, Themenbereich C, Serie IX, Bd. 1). Göttingen: Hogrefe.

Plomin, R., DeFries, J. C. & Loehlin, J. C. (1977). Genotype-environment interaction and correlation in the analysis of human behavior. *Psychological Bulletin, 84,* 309-322.

Plück, J., Wieczorrek, E., Wolff Metternich, T. & Döpfner, M. (2006). *Präventionsprogramm für Expansives Problemverhalten (PEP). Ein Manual für Eltern- und Erziehergruppen.* Göttingen: Hogrefe.

Prinz, R. J., Blechman, E. A. & Dumas, J. E. (1994). An evaluation of a peer coping-skills training for childhood aggression. *Journal of Clinical Child Psychology, 23,* 193-203.

Prinz, R. J. & Miller, G. E. (1994). Family-based treatment for childhood antisocial behavior: Experimental influences on dropout and engagement. *Journal of Consulting and Clinical Psychology, 62,* 645-650.

Putallaz, M. & Wasserman, A. (1990). Children's entry behaviour. In S. R. Asher & J. D. Coie (Eds.), *Peer rejection in childhood* (pp. 60-89). New York, NY: Cambridge University Press.

Quay, H. C. (1986). Classification. In H. C. Quay & J. S. Werry (Eds.), *Psychopathological disorders of childhood* (pp. 1-34). New York, NY: Wiley.

Quay, H. C. (1993). The psychobiology of undersocialized aggressive conduct disorder: A theoretical perspective. *Development and Psychopathology, 5,* 165-180.

Quay, H. C. (1999). Classification of disruptive behavior disorders. In H. C. Quay & A. E. Hogan (Eds.), *Handbook of disruptive behavior disorders* (pp. 3-21). Dordrecht: Kluwer Academic Publishers.

Querido, J. G. & Eyberg, S. M. (2005). Parent-child interaction therapy: Maintaining treatment gains of preschoolers with disruptive behavior disorders. In E. D. Hibbs & P. S. Jensen (Eds.), *Psychosocial treatments for child and adolescent disorders. Empirically based strategies for clinical practice* (2nd ed., pp. 575-598). Washington, DC: American Psychological Association.

Raabe, T., Titzmann, P. & Silbereisen, R. K. (in Druck). Freizeitaktivitäten und Delinquenz bei jugendlichen Aussiedlern und Einheimischen. *Psychologie in Erziehung und Unterricht.*

Raine, A. (1993). *The psychopathology of crime: Criminal behavior as a clinical disorder.* San Diego, CA: Academic Press.

Raine, A. (2002). Biosocial studies of antisocial and violent behavior in children and adults: A review. *Journal of Abnormal Child Psychology, 30,* 311-326.

Raine, A., Meloy, J. R., Bihrle, S., Stoddard, J., LaCasse, L. & Buchsbaum, M. S. (1998). Reduced prefrontal and increased subcortical brain functioning assessed using positron emission tomography in predatory and affective murderers. *Behavioral Sciences and the Law, 16,* 319-332.

Raine, A., Moffitt, T. E., Caspi, A., Loeber, R., Stouthamer-Loeber, M. & Lynam, D. (2005). Neurocognitive impairments in boys on the life-course persistent antisocial path. *Journal of Abnormal Psychology, 114,* 38-49.

Raine, A., Yaralian, P. S. & Reynolds, C. (2002). Spatial but not verbal cognitive deficits at age 3 years in persistently antisocial individuals. *Development and Psychopathology, 14,* 25-44.

Rains, C. (2002). *Parent Daily Report: PDR – Child Behavior Items. Fast Track Project Technical Report.* Verfügbar unter: http://www.fasttrackproject.org.

Raithel, J. & Mansel, J. (2003). *Gewalt und Kriminalität im Jugendalter.* Weinheim/München: Juventa.

Ramey, C. T. & Ramey, S. L. (1998). Early intervention and early experience. *American Psychologist, 53,* 109-120.

Ramos, M. C., Guerin, D. W. & Gottfried, A. W. (2005). Family conflict and children's behavior problems: The moderating role of child temperament. *Structural Equation Modeling, 12,* 278-298.

Reid, J. B., Eddy, J. M., Fetrow, R. A. & Stoolmiller, M. (1999). Description and intermediate impacts of a preventive intervention for conduct problems. *American Journal of Community Psychology, 27*, 483-517.

Reid, J. B., Patterson, G. R. & Synder, J. (Eds.). (2002). *Antisocial behavior in children and adolescents: A developmental analysis and model for intervention.* Washington, DC: American Psychological Association.

Reid, M., Webster-Stratton, C. & Hammond, M. (2003). Follow-up of children who received the Incredible Years Intervention for Oppositional Defiant Disorder: Maintenance and prediction of 2-year outcome. *Behavior Therapy, 42,* 471-491.

Rey, J. M, Sawyer, M. G. & Prior, M. R. (2005). Similarities and differences between aggressive and delinquent children and adolescents in a national sample. *Australian and New Zealand Journal of Psychiatry, 39*, 366-372.

Reyno, S. M. & McGrath, P. J. (2006). Predictors of parent training efficacy for child externalizing behavior problems – a meta-analytic review. *Journal of Child Psychology and Psychiatry, 47,* 99-111.

Rhee, S. H. & Waldman, I. D. (2002). Genetic and environmental influences on antisocial behavior: A meta-analysis of twin and adoption studies. *Psychological Bulletin, 128,* 490-529.

Richters, J. E. & Cicchetti, D. (1993). Mark Twain meets DSM-III-R: Conduct disorder, development, and the concept of harmful dysfunction. *Development and Psychopathology, 5,* 5-29.

Riffert, F. (2000). Sozialtraining in der Schule – Evaluation eines verhaltenstherapeutisch orientierten Präventionsprogramms. *Verhaltenstherapie und Verhaltensmedizin, 21*, 51-64.

Ritchey, P. N. & Fishbein, H. D. (2001). The lack of an association between adolescent friends' prejudices and stereotypes. *Merrill-Palmer Quarterly, 47,* 188-206.

Robins, L. N. & Price, R. K. (1991). Adult disorders by childhood conduct problems. Results from the NIMH Epidemiologic Catchmemt Area Project. *Psychiatry: Journal of the Study of Interpersonal Processes, 54*, 116-132.

Robinson, T. R., Smith, S. W., Miller, M. D. & Brownell, M. T. (1999). Cognitive behavior modification of hyperactivity-impulsivity and aggression: A meta-analysis of school-based studies. *Journal of Educational Psychology, 91,* 195-203.

Romi, S. & Kohen, E. (2004). Wilderness programs: Principles, possibilities and opportunities for intervention with dropout adolescents. *Child & Youth Care Forum, 33,* 115-136.

Roskies, A. (2006). Neuroscientific challenges to free will and responsibility. *Trends in Cognitive Sciences, 10,* 419-423.

Rösler, M., Retz, W., Retz-Junginger, P., Hengesch, G., Schneider, M., Suppriaan, T., Schwitzgebel, P., Pinhard, K., Dovi-Akue, N., Wender, P. & Thome, J. (2004). Prevalence of attention deficit-/hyperactivity disorder (ADHD) and comorbid disorders in young male prison inmates. *European Archives of Psychiatry & Clinical Neuroscience, 254,* 365-371.

Ross, R. R., Fabiano, E. A. & Ewles, C. D. (1988). Reasoning and rehabilitation. *International Journal of Offender Therapy and Comparative Criminology, 32,* 29-35.

Ross, R. R. & Ross, R. D. (1995). Programme development through research. In R. R. Ross & R. D. Ross (Eds.), *Thinking straight: The reasoning and rehabilitation programme for delinquency prevention and offender rehabilitation* (pp. 83-120). Ottawa: AIR Training and Publications.

Rowe, R., Maughan, B., Costello, E. J. & Angold, A. (2005). Defining oppositional defiant disorder. *Journal of Child Psychology and Psychiatry, 46*, 1309-1316.

Rowe, R., Maughan, B., Worthman, C. M., Costello, E. J. & Angold, A. (2004). Testosterone, antisocial behavior, and social dominance in boys: Pubertal development and biosocial interaction. *Biological Psychiatry, 55,* 546-552.

Rubin, K. H., Bream, L. A. & Rose-Krasnor, L. R. (1991). Social problem solving and aggression in childhood. In D. J. Pepler & K. H. Rubin (Eds.), *The development and treatment of childhood aggression* (pp. 219-248). Hillsdale, NJ: Lawrence Erlbaum.

Rule, B. G. & Ferguson, T. J. (1986). The effects of media violence on attitudes, emotions, and cognitions. *Journal of Social Issues, 42,* 29-50.

Russell, A., Hart, C. H., Robinson, C. C. & Olson, S. F. (2003). Children's sociable and aggressive behavior with peers: A comparison of the US and Australia, and contributions of

temperament and parenting style. *International Journal of Behavioral Development, 27,* 74-86.
Rutland, A. (1999). The development of national prejudice, in-group favouritism and self-stereotypes in British children. *British Journal of Social Psychology, 38,* 55-70.
Rutter, M. (1987). Psychosocial resilience and protective mechanisms. *American Journal of Orthopsychiatry, 57,* 316-331.
Rutter, M. (1990). Psychosocial resilience and protective mechanisms. In J. Rolf, A. S. Masten, D. Cicchetti, K. Nuechterlein & S. Weintraub (Eds.), *Risk and protective factors in the development of psychopathology* (pp. 181-214). New York, NY: Cambridge University Press.
Rutter, M. (1997). Antisocial behavior: Developmental psychopathology perspectives. In D. M. Stoff, J. Breiling & J. D. Maser (Eds.), *Handbook of antisocial behavior* (pp. 115-124). New York, NY: Wiley.
Rutter, M. (1998). Some research considerations on intergenerational continuities and discontinuities: Comment on the special section. *Developmental Psychology, 34,* 1269-1273.
Rutter, M., Giller, H. & Hagell, A. (2001). *Antisocial behavior by young people.* New York, NY: Cambridge University Press.
Rutter, M., Pickles, A., Murray, R. & Eaves, L. (2001). Testing hypotheses on specific environmental causal effects on behavior. *Psychological Bulletin, 127,* 291-324.
Rutter, M. & Sroufe, L. A. (2000). Developmental psychopathology: Concepts and challenges. *Development and Psychopathology, 12,* 265-296.

Salekin, R. T. & Frick, P. J. (2005). Psychopathy in children and adolescents: The need for a developmental perspective. *Journal of Abnormal and Child Psychology, 33,* 403-409.
Sameroff, A. J. & Fiese, B. H. (2000). Transactional regulation: The developmental ecology of early intervention. In J. P. Shonkoff & S. J. Meisels (Eds.), *Handbook of early childhood intervention* (pp. 135-159). Cambridge, MA: Cambridge University Press.
Sameroff, A. J., Lewis, M. & Miller, S. M. (Eds.). (2000). *Handbook of developmental psychopathology* (2nd ed.). New York, NY: Springer.
Sampson, R. J. & Laub, J. H. (1993). *Crime in the making: Pathways and turning points through life.* Cambridge, MA: Harvard University Press.
Sampson, R. J. & Laub, J. H. (2003). Life-course desisters? Trajectories of crime among delinquent boys followed to age 70. *Criminology, 41,* 555-592.
Sampson, R. J., Morenoff, J. D. & Gannon-Rowley, T. (2002). Assessing ‚neighborhood effects': Social processes and new directions in research. *Annual Review of Sociology, 28,* 443-478.
Sanders, M. R. (1999). Triple P – Positive Parenting Program: Toward an empirically validated multilevel parenting and family support strategy for the prevention of behavior and emotional problems in children. *Clinical Child and Family Psychology Review, 2,* 71-90.
Sanders, M. R., Markie-Dadds, C., Bor, W. & Tully, L. A. (2000). The Triple P-Positive Parenting Program: A comparison of enhanced, standard, and self-directed behavioral family intervention for parents of children with early onset conduct problems. *Journal of Consulting and Clinical Psychology, 68,* 624-640.
Sanders, M. R., Montgomery, D. T. & Brechman Toussaint, M. L. (2000). The mass media and the prevention of child behavior problems. The evaluation of a television series to promote positive outcome for parents and their children. *Journal of Child Psychology and Psychiatry and Allied Disciplines, 41,* 939-948.

Sanders, M. R., Turner, K. M. T. & Markie-Dadds, C. (2002). The development and dissemination of the Triple P – Positive Parenting Program: A multilevel, evidence-based system of parenting and family support. *Prevention Science, 3,* 173-189.

Saß, H., Wittchen, H.-U. & Zaudig, M. (1998). *Diagnostisches und statistisches Manual psychischer Störungen DSM-IV* (2. Aufl.). Göttingen: Hogrefe.

Satterfield, J. H. & Schell, A. (1997). A prospective study of hyperactive boys with conduct problems and normal boys: Adolescent and adult criminality. *Journal of the American Academy of Child & Adolescent Psychiatry, 36,* 1726-1735.

Savage, J. (2004). Does viewing violent media really cause criminal violence? A methodological review. *Aggression and Violent Behavior, 10,* 99-128.

Scaramella, L. V. & Leve, L. D. (2004). Clarifying parent-child reciprocities during early childhood: The early childhood coercion model. *Clinical Child and Family Psychology Review, 7,* 89-107.

Scarr, S. (1992). Developmental theories for the 1990s: Development and individual differences. *Child Development, 63,* 1-19.

Scarr, S., & Deater-Deckard, K. (1997). Family effects on individual differences in development. In J. Burack, D. Cicchetti, J. Weisz, & S. Luthar (Eds.), *Developmental psychopathology: Perspectives on risk and disorder.* New York, NY: Cambridge University Press.

Scarr, S. & McCartney, K. (1983). How people make their own environments: A theory of genotype → environment effects. *Child Development, 54,* 424-435.

Scheithauer, H. (2003). *Aggressives Verhalten von Jungen und Mädchen.* Göttingen: Hogrefe.

Scheithauer, H., Hayer, T. & Petermann, F. (2003). *Bullying unter Schülern. Erscheinungsformen, Risikobedingungen und Interventionskonzepte.* Göttingen: Hogrefe.

Scheithauer, H., Mehren, F. & Petermann, F. (2003). Entwicklungsorientierte Prävention von aggressiv-dissozialem Verhalten und Substanzenmissbrauch. *Kindheit und Entwicklung, 12,* 84-99.

Scheithauer, H. & Petermann, F. (2002). Prädiktion aggressiv/dissozialen Verhaltens: Entwicklungsmodelle, Risikobedingungen und Multiple-Gating-Screening. *Zeitschrift für Gesundheitspsychologie, 10,* 121-140.

Schick, A. (2006). Faustlos – Gewaltprävention in der Schule. In H.-C. Steinhausen (Hrsg.), *Schule und psychische Störungen* (S. 251-259). Stuttgart: Kohlhammer.

Schick, A. & Cierpka, M. (2003). Faustlos: Evaluation eines Curriculums zur Förderung sozial-emotionaler Kompetenzen und Gewaltprävention in der Grundschule. *Kindheit und Entwicklung, 12,* 100-110.

Schick A. & Cierpka, M. (2005). Prävention gegen Gewaltbereitschaft an Schulen: Das FAUSTLOS-Curriculum. In M. Cierpka (Hrsg.), *Möglichkeiten der Gewaltprävention* (S. 230-247). Göttingen: Vandenhoeck & Ruprecht.

Schlippe, A. von & Schweitzer, J. (2003). *Lehrbuch der systemischen Therapie und Beratung.* Göttingen: Vandenhoeck & Ruprecht.

Schmeck, K., Poustka, F., Döpfner, M., Pflück, J., Berner, W., Lehmkuhl, G., Fegert, J. M., Lenz, K., Huss, M. & Lehmkuhl, U. (2001). Discriminant validity of the Child Behavior Checklist CBCL-4/18 in German samples. *European Child & Adolescent Psychiatry, 10,* 240-247.

Schneewind, K. (1999). *Familienpsychologie.* Stuttgart: Kohlhammer.

Schneewind, K. (2003). *Freiheit in Grenzen. Eine interaktive CD-ROM zur Stärkung elterlicher Erziehungskompetenzen für Eltern mit Kindern zwischen 6 und 12 Jahren.* München: Creative Communication Concepts.

Schneider, B. H. (1992). Didactic methods for enhancing children's peer relations: A quantitative review. *Clinical Psychology Review, 12,* 363-382.

Schoenwald, S. K. & Henggeler, S. W. (1999). Treatment of oppositional defiant disorder and conduct disorder in home and community settings. In H. C. Quay & A. E. Hogan (Eds.), *Handbook of disruptive behavior disorders* (pp. 475-494). New York, NY: Kluwer Academic/Plenum.

Schoenwald, S. K. & Henggeler, S. W. (2005). Multisystemic therapy for adolescents with serious externalizing problems. In J. L. Lebow (Ed.), *Handbook of clinical family therapy* (pp. 103-127). Hoboken, NJ: Wiley

Schoenwald, S. K., Letourneau, E. J. & Halliday-Boykins, C. (2005). Predicting therapist adherence to a transported family-based treatment for youth. *Journal of Clinical Child and Adolescent Psychology, 34,* 658-670.

Schuhmann, E. M., Foote, R. C., Eyberg, S. M., Boggs, S. R. & Algina, J. (1998). Efficacy of parent-child interaction therapy: Interim report of a randomized trial with short-term maintenance. *Journal of Clinical Child Psychology, 27*, 34-45.

Schweinhart, L. J., Barnes, H. V. & Weikart, D. P. (1993). *Significant benefits. The High/Scope Perry Preschool study through age 27.* Ypsilanti, MI: High/Scope Press.

Schweinhart, L. J., Montie, J., Xiang, Z., Barnett, W. S., Belfield, C. R. & Nores, M. (2005). *Lifetime effects: The High/Scope Perry Preschool Study through age 40.* Ypsilanti, MI: High/ Scope Press.

Schwind, H. D. (2003). *Kriminologie: Eine praxisorientierte Einführung mit Beispielen.* Heidelberg: Kriminalistik Verlag

Scott, S. (2001). Deciding whether interventions for antisocial behaviour work: Principles of outcome assessment, and practice in a multicentre trial. *European Child & Adolescent Psychiatry, 10,* 159-170.

Seitz, V., Rosenbaum, L. K. & Apfel, N. H. (1985). Effects of family support intervention: A ten-year follow-up. *Child Development, 56,* 376-391.

Sekretich, W. J. & Dumas, J. E. (1996). The effectiveness of behavioral parent training to modify antisocial behavior in children: A meta-analysis. *Behavior Therapy, 27,* 171-186.

Sexton. T. L. & Alexander, J. F. (2000). Functional family therapy. *Juvenile Justice Bulletin.* Washington: Department of Justice, Office of Juvenile Justice and Delinquency Prevention.

Sexton, T. L. & Alexander, J. F. (2002). Family-based empirically supported interventions. *The Counseling Psychologist, 30,* 238-261.

Sexton, T. L. & Alexander, J. F. (2005). Functional family therapy for externalizing disorders in adolescents. In J. L. Lebow (Ed.), *Handbook of clinical family therapy* (pp. 164-191). Hoboken, NJ: Wiley.

Sherman, L. W., Farrington, D. P., Welsh, B. C. & MacKenzie, D. L. (Eds.). (2002). *Evidence-based crime prevention.* London: Routledge.

Shipman, K. L. & Zeman, J. (2001). Socialization of children's emotion regulation in mother-child dyads: A developmental psychopathology perspective. *Development and Psychopathology, 13,* 317-336.

Shirtcliff, E. A., Granger, D. A. & Booth, A. (2005). Low salivary cortisol levels and externalizing behavior problems in youth. *Development and Psychopathology, 17,* 167-184.

Shonkoff, J. P. & Meisels, S. J. (Eds.). (2000). *Handbook of early childhood intervention.* Cambridge, MA: Cambridge University Press.

Shure, M. B. (1993). I can problem solve (ICPS): Interpersonal cognitive problem solving for young children. *Early Child Development and Care, 96*, 49-64.

Silbereisen, R. K. & Kracke, B. (1997). Self-reported maturational timing and adaptation in adolescence. In J. Schulenberg, J. L. Maggs & K. Hurrelmann (Eds.), *Health risks and developmental transitions during adolescence* (pp. 85-109). New York, NY: Cambridge University Press.

Silbereisen, R. K. & Pinquart, M. (2006). Die entwicklungspsychopathologische Perspektive. In P. F. Schlottke, R. K. Silbereisen, J. Schneider & G. W. Lauth (Hrsg.), *Störungen im Kindes- und Jugendalter – Grundlagen und Störungen im Entwicklungsverlauf* (Enzyklopädie der Psychologie, Themenbereich D, Serie II, Bd. 5, S. 3-45). Göttingen: Hogrefe.

Silverthorn, P. & Frick, P. J. (1999). Developmental pathways to antisocial behavior: The delayed-onset pathway in girls. *Development and Psychopathology, 11,* 101-126.

Silverthorn, P., Frick, P. J. & Reynolds, R. (2001). Timing of onset and correlates of severe conduct problems in adjudicated girls and boys. *Journal of Psychopathology and Behavioral Assessment, 23,* 171-181.

Simons, R. L., Beaman, J., Conger, R. D. & Chao, W. (1993). Childhood experience, conceptions of parenting, and attitudes of spouse as determinants of parental behavior. *Journal of Marriage and the Family, 55,* 91-106.

Smith, C. A. & Farrington, D. P. (2004). Continuities in antisocial behavior and parenting across three generations. *Journal of Child Psychology and Psychiatry, 45,* 230-247.

Smith, P. K., Hunter, T., Carvalho, A. M. & Costabile, A. (1992). Children's perceptions of playfighting, playchasing and real fighting: A cross-national interview study. *Social Development, 1,* 211-229.

Snell-Johns, J., Mendez, J. L. & Smith, B. H. (2004). Evidence-based solutions for overcoming access barriers, decreasing attrition, and promoting change with unserved families. *Journal of Family Psychology, 18,* 19-35.

Snyder, J., Cramer, A., Afrank, J. & Patterson, G. R. (2005). The contributions of ineffective discipline and parental hostile attributions of child misbehavior to the development of conduct problems at home and school. *Developmental Psychology, 41,* 30-41.

Snyder, J., Stoolmiller, M., Wilson, M. & Yamamoto, M. (2003). Child anger regulation, parental responses to children's anger displays, and early child antisocial behavior. *Social Development, 12,* 335-360.

Southam-Gerow, M. A. & Kendall, P. C. (1997). Parent-focused and cognitive-behavioral treatment for antisocial youth. In D. M. Stoff, J. Breiling & J. D. Maser (Eds.), *Handbook of antisocial behavior* (pp. 384-394). New York, NY: Wiley.

Speltz, M. L., DeKlyen, M., Calderon, R., Greenberg, M. T. & Fisher, P. A. (1999). Neuropsychological characteristics and test behaviors of boys with early onset conduct problems. *Journal of Abnormal Psychology, 108,* 315-325.

Spence, S. H. (2003). Social skills training with children and young people: Theory, evidence and practice. *Child and Adolescent Mental Health, 8*, 84-96.

Spivack, G. & Shure, M. B. (1974). *Social adjustment of young children: A cognitive approach to solving real-life problems.* San Francisco, CA: Jossey-Bass.

Spivack, G. & Shure, M. B. (1982). Interpersonal cognitive problem solving and clinical theory. In B. Lahey & A. E. Kazdin (Eds.), *Advances in child clinical psychology. Vol. 5.* (pp. 323-372). New York, NY: Plenum.

Spoth, R. & Redmond, C. (2000). Research on family engagement in preventive interventions: Toward improved use of scientific findings in primary prevention practice. *The Journal of Primary Prevention, 21,* 267-284.

Spoth, R., Redmond, C., Hockaday, C. & Shin, C. Y. (1996). Barriers to participation in family skills preventive interventions and their evaluations. A replication and extension. *Family Relations, 45,* 247-254.

Sroufe, L. A. (1997). Psychopathology as an outcome of development. *Development and Psychopathology, 9,* 251-268.

Sroufe, L. A. & Rutter, M. (1984). The domain of developmental psychopathology. *Child Development, 55*, 17-29.

Stattin, H. & Magnusson, D. (1990). *Pubertal maturation in female development.* Hillsdale, NJ: Lawrence Erlbaum.

Stattin, H. & Magnusson, D. (1996). Antisocial development: A holistic approach. *Development and Psychopathology, 8,* 617-645.

Steinberg, L. (1987). Impact of puberty on family relations: Effects of pubertal status and pubertal timing. *Developmental Psychology, 23,* 451-460.

Steinberg, L. (2001). We know some things: Parent-adolescent relationships in retrospect and prospect. *Journal of Research on Adolescence, 11,* 1-19.

Stoff, D. M., Breiling, J. & Maser, J. D. (1997). *Handbook of antisocial behavior.* Hoboken, NJ: Wiley.

Stone, W. L., Bendell, R. D. & Field, T. M. (1988). The impact of socioeconomic status on teenage mothers and children who received early intervention. *Journal of Applied Developmental Psychology, 9,* 391-408.

Stouthamer-Loeber, M., Loeber, R., Wei, E., Farrington, D. P. & Wikström, P.-O. H. (2002). Risk and promotive effects in the explanation of persistent serious delinquency in boys. *Journal of Consulting and Clinical Psychology, 70,* 111-123.

Swenson, C. C. & Henggeler, S. W. (2005). Die multisystemische Therapie: Ein ökologisches Modell zur Behandlung schwerer Verhaltensstörungen bei Jugendlichen. *Familiendynamik, 30,* 128-144.

Sykes, G. M. & Matza, D. (1957). Techniques of neutralization: A theory of delinquency. *American Sociological Review, 22,* 664-670.

Tannenbaum, F. (1953). *Crime and community.* London, UK: Columbia University Press.

Tarolla, S. M., Wagner, E. F., Rabinowitz, J. & Tubman, J. G. (2002). Understanding and treating juvenile offenders: A review of current knowledge and future directions. *Aggression and Violent Behavior, 7,* 125-143.

Taylor, T. K., Eddy, J. M. & Biglan, A. (1999). Interpersonal skills training to reduce aggressive and delinquent behavior: Limited evidence and the need for an evidenced-based system of care. *Clinical Child and Family Psychology Review, 2,* 169-182.

Thapar, A., Harrington, R. & McGuffin, P. (2001). Examining the comorbidity of ADHD-related behaviours and conduct problems using a twin study design. *British Journal of Psychiatry, 179,* 224-229.

Thapar, A., Bree, M. van den, Fowler, T., Langley, K. & Whittinger, N. (2006). Predictors of antisocial behaviour in children with attention deficit hyperactivity disorder. *European Child & Adolescent Psychiatry, 15,* 118-125.

Thomas, A. & Chess, S. (1977). *Temperament and development.* Oxford: Brunner/Mazel.

Thomas, A. & Chess, S. (1980). *Temperament und Entwicklung: Über die Entstehung des Individuellen.* Stuttgart: Enke.

Thomson, E., Hanson, T. L. & McLanahan, S. S. (1994). Family structure and child well-being: Economic resources vs. parental behaviors. *Social Forces, 73,* 221-242.

Tong, L. S. J. & Farrington, D. P. (2006). How effective is the "Reasoning and Rehabilitation" programme in reducing reoffending? A meta-analysis of evaluations in four countries. *Psychology, Crime & Law, 12,* 3-24.

Topping, K., Holmes, E. A. & Bremner, W. (2000). The effectiveness of school-based programs for the promotion of social competence. In R. Bar-On & D. Parker (Eds.), *The handbook of emotinal intelligence: Theory, development, assessment, and application at home, school, and in the workplace* (pp. 411-432). San Francisco, CA: Jossey-Bass.

Tremblay, R. E. (2000). The development of aggressive behaviour during childhood: What have we learned in the past century? *International Journal of Behavioral Development, 24*, 129-141.

Tremblay, R. E. & Craig, W. M. (1995). Developmental crime prevention. In M. Tonry & D. P. Farrington (Eds.), *Building a safer society: Strategic approaches to crime prevention* (Vol. 19, pp. 151-236). Chicago, IL: The University of Chicago Press.

Tremblay, R. E. & Japel, C. (2003). Prevention during pregnancy, infancy and the preschool years. In D. P. Farrington & J. W. Coid (Eds.), *Early prevention of adult antisocial behaviour* (pp. 205-242). Cambridge, UK: Cambridge University Press.

Tremblay, R. E., LeMarquand, D. & Vitaro, F. (1999). The prevention of oppositional defiant disorder and conduct disorder. In H. C. Quay & A. E. Hogan (Eds.), *Handbook of disruptive behavior disorders* (pp. 525-555). New York, NY: Kluwer Academic/Plenum.

Tremblay, R. E., Loeber, R., Gagnon, C., Charlebois, P., Larivée, S. & LeBlanc, M. (1991). Disruptive boys with stable and unstable high fighting behavior patterns during junior elementary school. *Journal of Abnormal Child Psychology, 19,* 285-300.

Tremblay, R. E. & Nagin, D. S. (2005). The developmental origins of physical aggression in humans. In R. E. Tremblay, W. W. Hartup & J. Archer (Eds.), *Developmental origins of aggression* (pp. 83-106). New York, NY: Guilford Press.

Tremblay, R. E., Nagin, D. S., Séguin, J. R., Zoccolillo, M., Zelazo, P. D., Boivin, M., Pérusse, D. & Japel, C. (2004). Physical aggression during early childhood: Trajectories and predictors. *Pediatrics, 114,* 43-50.

Tremblay, R. E., Pagani-Kurtz, L., Mâsse, L. C., Vitaro, F. & Pihl, R. O. (1995). A biomodal preventive intervention for disruptive kindergarten boys: Its impact through mid-adolescence. *Journal of Consulting and Clinical Psychology, 63,* 560-568.

Trzesniewski, K. H., Donnellan, M. B., Moffitt, T. E., Robins, R. W., Poulton, R. & Caspi, A. (2006). Low self-esteem during adolescence predicts poor health, criminal behavior, and limited economic prospects during adulthood. *Developmental Psychology, 42,* 381-390.

Tschöppe-Scheffler, S. (Hrsg.). (2006). *Konzepte der Elternbildung – ein kritische Übersicht.* Opladen: Budrich.

Turner, K. M. T. & Sanders, M. R. (2006). Dissemination of evidence-based parenting and family support strategies: Learning from the Triple P – Positive Parenting Program system approach. *Aggression and Violent Behavior, 11,* 176-193.

Tyler, J., Darville, R. & Stalnaker, K. (2001). Juvenile boot camps: A description analysis of program diversity and effectiveness. *The Social Science Journal, 38,* 445-460.

Umbreit, M. S. (1994). *Victim meets offender: The impact of restorative justice and mediation.* Monsey, NY: Criminal Justice Press.

Umbreit, M. S., Coates, R. B. & Vos, B. (2001). The impact of victim-offender mediation: Two decades of research. *Federal Probation, 65,* 29-35.

Urban, D. & Singelmann, J. (1998). Eltern-Kind-Transmissionen von ausländerablehnenden Einstellungen. Eine regionale Längsschnitt-Studie zur intra- und intergenerativen Herausbildung eines sozialen Orientierungsmusters. *Zeitschrift für Soziologie, 27,* 276-296.

Unnewehr, S., Schneider, S. & Markgraf, J. (1995). *Kinder DIPS.* Springer: Berlin.

Vance, J. E., Bowen, N. K., Fernandez, G. & Thompson, S. (2002). Risk and protective factors as predictors of outcomes in adolescents with psychiatric disorders and aggression. *Journal of Academic and Child Adolescents Psychiatry, 41,* 36-43.

VanderValk, I., Spruijt, E., De Goede, M., Maas, C. & Meus, W. (2006). Family structure and problem behavior of adolescents and young adults: A growth-curve study. *Journal of Youth and Adolescence, 34,* 533-546.

Verbeek, D. & Petermann, F. (1999). Gewaltprävention in der Schule: Ein Überblick. *Zeitschrift für Gesundheitspsychologie, 7,* 133-146.

Verhulst, F. C. & Achenbach, T. M. (1995). Empirically based assessment and taxonomy of psychopathology: Cross-cultural applications: A review. *European Child & Adolescent Psychiatry, 4,* 61-76.

Villani, S. (2001). Impact of media on children and adolescents: A 10-year review of the research. *Journal of the American Academy of Child & Adolescent Psychiatry, 40,* 392-401.

Vitaro, F., Brendgen, M. & Tremblay, R. E. (2000). Influence of deviant friends on delinquency: Searching for moderator variables. *Journal of Abnormal Child Psychology, 28,* 313-325.

Vitaro, F., Tremblay, R. E., Kerr, M., Pagani, L. & Bukowski, W. M. (1997). Disruptiveness, friends' characteristics, and delinquency in early adolescence: A test of two competing models of development. *Child Development, 68,* 676-689.

Vitiello, B. & Stoff, D. M. (1997). Subtypes of aggression and their relevance to child psychiatry. *Journal of the American Academy of Child & Adolescent Psychiatry, 36,* 307-315.

Walter, H. (2004). Willensfreiheit, Verantwortlichkeit und Neurowissenschaft. *Psychologische Rundschau, 55,* 169-177.

Walter, R. & Remschmidt, H. (1999). Untersuchungen zur Reliabilität, Validität und Faktorenstruktur einer deutschsprachigen Version der Child Behavior Checklist. *Zeitschrift für Klinische Psychologie, 28,* 177-184.

Ward, D. A. & Tittle, C. R. (1994). IQ and delinquency: A test of two competing explanations. *Journal of Quantitative Criminology, 10,* 189-212.

Waschbusch, D. A. (2002). A meta-analytic examination of comorbid hyperactive-impulsive-attention problems and conduct problems. *Psychological Bulletin, 128,* 118-150.

Wasserman, G. A. & Miller, L. S. (1998). The prevention of serious and violent juvenile offending. In R. Loeber & D. P. Farrington (Eds.), *Serious & violent juvenile offenders. Risk factors and successful interventions* (pp. 197-247). Thousand Oaks, CA: Sage.

Webster-Stratton, C. (1984). Randomized trial of two parent-training programs for families with conduct-disordered children. *Journal of Consulting and Clinical Psychology, 52,* 666-678.

Webster-Stratton, C. (1990). Enhancing the effectiveness of self-administered videotape parent training for families with conduct-problem children. *Journal of Abnormal Child Psychology, 18,* 479-492.

Webster-Stratton, C. (1998). Preventing conduct problems in Head Start children. Strengthening parenting competencies. *Journal of Consulting and Clinical Psychology, 66,* 715-730.

Webster-Stratton, C. (2000). *How to promote social and academic competence in young children.* London: Sage.

Webster-Stratton, C. (2005). The Incredible Years: A training series for the prevention and treatment of conduct problems in young children. In E. D. Hibbs & P. S. Jensen (Eds.), *Psychosocial treatments for child and adolescent disorders. Empirically based strategies for clinical practice* (2nd ed., pp. 507-556). Washington, DC: American Psychological Association.

Webster-Stratton, C. & Hammond, M. (1997). Treating children with early-onset conduct problems: A comparison of child and parent training interventions. *Journal of Consulting and Clinical Psychology, 65,* 93-109.

Webster-Stratton, C. & Hancock, L. (1998). Training for parents of young children with conduct problems: Content, methods, and therapeutic processes. In J. M. Briesmeister & C. E. Schaefer (Eds.), *Handbook of parent training* (pp. 98-152). New York, NY: Wiley.

Webster-Stratton, C. & Herbert, M. (1994). *Troubled families – problem children. Working with parents: A collaborative process.* Chichester: Wiley.

Webster-Stratton, C., Hollinsworth, T. & Kolpacoff, M. (1989). The long-term effectiveness and clinical significance of three cost-effective training programs for families with conduct-problem children. *Journal of Consulting and Clinical Psychology, 57,* 550-553.

Webster-Stratton, C., Kolpacoff, M. & Hollinsworth, T. (1988). Self-administered videotape therapy for families with conduct-problem children: Comparison with two cost-effective treatments and a control group. *Journal of Consulting and Clinical Psychology, 56,* 558-566.

Webster-Stratton, C. & Reid, M. J. (2003). Treating conduct problems and strengthening social emotional competence in young children (ages 4-8 years): The Dina Dinosaur treatment program. *Journal of Emotional and Behavioral Disorders, 11,* 130-143.

Webster-Stratton, C. & Reid, M. J. (2004). Strengthening social and emotional competence in young children – The foundation of early school readiness and success. Incredible years classroom social skills and problem-solving curriculum. *Infants and Young Children, 17,* 96-113.

Webster-Stratton, C. & Reid, M. J. (2007). Incredible Years parents and teacher training series: A Head Start partnership ot promote social competence and prevent conduct problems. In P. Tolan, J. Szapocznik & S. Sambrano (Eds.), *Preventing youth substance abuse: Science-based programs for children and adolescents* (pp. 67-88). Washington, DC: American Psychological Association.

Webster-Stratton, C., Reid, M. & Hammond, M. (2001). Social skills and problem solving training for children with early-onset conduct problems: Who benefits? *Journal of Child Psychology and Psychiatry, 42,* 943-952.

Webster-Stratton, C., Reid, M. J. & Hammond, M. (2004). Treating children with early-onset conduct problems: Intervention outcomes for parent, child, and teacher training. *Journal of Clinical Child and Adolescent Psychology, 33,* 105-124.

Webster-Stratton, C. & Taylor, T. (2001). Nipping early risk factors in the bud: Preventing substance abuse, delinquency, and violence in adolescence through interventions targeted at young children (0-8 years). *Prevention Science, 2,* 165-192.

Weerman, F. M. & Smeenk, W. H. (2005). Peer similarity in delinquency for different types of friends: A comparison using two measurement methods. *Criminology, 43,* 499-524.

Weichold, K. (2002). Evaluation der Effektivität eines Anti-Aggressions-Trainings bei Hoch-Risiko-Jugendlichen: Erste Befunde. In Christliches Jugenddorfwerk (Hrsg.), *Schritte gegen Gewalt* (S. 9-36). Ebersbach: Christliches Jugenddorfwerk Deutschland e.V.

Weichold, K. (2004). Evaluation eines Anti-Aggressivitäts-Trainings bei antisozialen Jugendlichen. *Gruppendynamik und Organisationsberatung – Zeitschrift für Sozialpsychologie, 34,* 83-104.

Weissberg, R. P., Gesten, E. L., Rapkin, B. D., Cowen, E. L., Davidson, E., Flores de Apodaca, R. & McKim, B. J. (1981). Evaluation of a social-problem-solving skills training program for suburban and inner-city third-grade children. *Journal of Consulting and Clinical Psychology, 49,* 251-261.

Weissberg, R. P., Kuster, C. B. & Gullotta, T. P. (1997). Introduction and overview: Prevention services - From optimistic promise to widespread, effective practice. In R. P. Weissberg, T. P. Gullotta, R. L. Hampton, B. R. Ryan & G. R. Adams (Eds.), *Healthy children 2010: Establishing preventive services* (pp. 1-26). Thousand Oaks, CA: Sage.

Welsh, B. C. (2003). Economic costs and benefits of primary prevention of delinquency and later offending: A review of research. In D. P. Farrington & J. W. Coid (Eds.), *Early pre-*

vention of adult antisocial behavior (pp. 318-355). Cambridge, UK: Cambridge University Press.

Welsh, B. C. & Farrington, D. P. (Eds.). (2006). *Preventing crime. What works for children, offenders, victims, and places*. Dortrecht: Springer.

Welsh, B. C. & Farrington, D. P. & Sherman, L. W. (Eds.). (2001). *Costs and benefits of preventing crime*. Boulder, CO: Westview Press.

Werba, B. E., Eyberg, S. M., Boggs, S. R. & Algina, J. (2006). Predicting outcome in Parent Child Interaction Therapy: Success and attrition. *Behavior Modification, 30*, 618-646.

Werner, E. (1993). Risk, resilience, and recovery: Perspectives from the Kauai Longitudinal Study. *Development and Psychopathology, 5,* 503-515.

Werner, N. E. & Nixon, C. L. (2005). Normative beliefs and relational aggression: An investigation of the cognitive bases of adolescent aggressive behavior. *Journal of Youth and Adolescence, 34,* 229-243.

Werner, E. & Smith, R. (1992*). Overcoming the odds: High risk children from birth to adulthood.* Ithaca, NY: Cornell University Press.

White, H. R., Bates, M. E. & Buyske, S. (2001). Adolescence-limited versus persistent delinquency: Extending Moffitt's hypothesis into adulthood. *Journal of Abnormal Psychology, 110,* 600-609.

Wiegman, O., Kuttschreuter, M. & Baarda, B. (1992). A longitudinal study of the effects of television viewing on aggressive and antisocial behaviors. *British Journal of Social Psychology, 31,* 47-64.

Wikström, P. H. & Sampson, R. J. (2003). Social mechanisms of community influences on crime and pathways in criminality. In B. B. Lahey, T. E. Moffitt & A. Caspi (Eds.), *Causes of conduct disorders and juvenile delinquency* (pp. 118-152). New York, NY: Guilford Press.

Wilson, D. B., Gottfredson, D. C. & Najaka, S. S. (2001). School-based prevention of problem behaviors: A meta-analysis. *Journal of Quantitative Criminology, 17*, 247–272.

Wilson, D. B. & MacKenzie, D. L. (2006). Boot camps. In B. C. Welsh & D. P. Farrington (Eds.), *Preventing crime: What works for children, offenders, victims, and places* (pp. 73-86). Dordrecht: Springer.

Wilson, J. Q. & Herrnstein, R. J. (1985). *Crime and human nature.* New York, NY: Simon & Schuster.

Wilson, S. J. & Lipsey, M. W. (2000). Wilderness challenge programs for delinquent youth: A meta-analysis of outcome evaluations. *Evaluation and Program Planning, 23,* 1-12.

Wilson, S. J., Lipsey, M. W. & Derzon, J. H. (2003). The effects of school-based intervention programs on aggressive behavior: A meta-analysis. *Journal of Consulting and Clinical Psychology, 71*, 136-149.

Winnicott, D. W. (1969). *Kind, Familie und Umwelt.* München: Ernst Reinhardt.

Wolfe, D. A., Crooks, C. V., Lee, V., McIntyre-Smith, A. & Jaffee, P. G. (2003). The effects of children's exposure to domestic violence: A meta-analysis and critique. *Clinical Child and Family Psychology Review, 6,* 171-187.

Wolfgang, M. E., Figlio, R. M. & Sellin, T. (1972). *Delinquency in a birth cohort.* Chicago, IL: University of Chicago Press.

Woolfenden, S. R., Williams, K. & Peat, J. K. (2002). Family and parenting interventions for conduct disorder and delinquency: A meta-analysis of randomised controlled trials. *Archives of Disease in Childhood, 86,* 251-256.

Yoshikawa, H. (1994). Prevention as cumulative protection: Effects of early family support and education on chronic delinquency and its risks. *Psychological Bulletin, 115,* 28-54.

Zahn-Waxler, C. (2006) The origins and development of psychopathology in females and males. In D. Cicchetti (Ed.), *Developmental psychopathology Vol. 1: Theory and method* (pp.76-138). Hoboken, NJ: Wiley.

Zelli, A., Dodge, K. A., Lochman, J. E., Laird, R. D. & Conduct Problem Prevention Research Group (1999). The distinction between beliefs legitimizing aggression and deviant processing of social cues: Testing measurement validity and the hypothesis that biased processing mediates the effects of beliefs on aggression. *Journal of Personality and Social Psychology, 77,* 150-166.

Zigler, E., Taussig, C. & Black, K. (1992). Early childhood intervention. A promising preventative for juvenile delinquency. *American Psychologist, 47,* 997-1006.

Zubrick, S. R., Ward, K. A., Silburn, S. R., Lawrence, D., Williams, A. A., Blair, E., Robertson, D. & Sanders, M. R. (2005). Prevention of child behavior problems through universal implementation of a group behavioral family intervention. *Prevention Science, 6,* 287-304.

Zumkley, H. (1994). The stability of aggressive behavior: A meta-analysis. *German Journal of Psychology, 18,* 273-281.

Sachverzeichnis

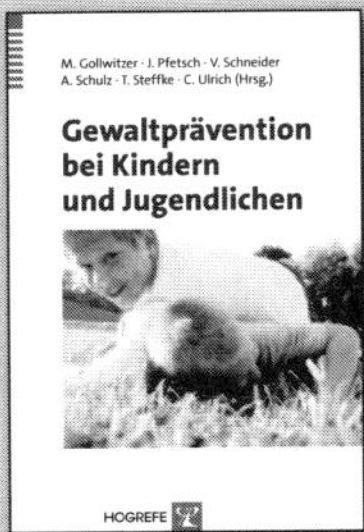

Mario Gollwitzer · Jan Pfetsch
Vera Schneider · André Schulz
Tabea Steffke · Christiane Ulrich
(Hrsg.)

Gewaltprävention bei Kindern und Jugendlichen

Aktuelle Erkenntnisse aus Forschung und Praxis

2007, 281 Seiten,
€ 26,95 / sFr. 43,50
ISBN 978-3-8017-2049-0

Der Band behandelt zunächst ausgewählte Themen, Theorien und empirische Erkenntnisse zur Frage, wie Aggression und Gewalt unter Kindern und Jugendlichen zu erklären sind. Weitere Beiträge diskutieren Möglichkeiten zur Eindämmung von Aggression und Gewalt unter Kindern und Jugendlichen, wobei insbesondere auf die Frage nach empirischen Erkenntnissen zu ihrer Wirksamkeit Wert gelegt wird. Abschließend informieren mehrere Beiträge über konkrete Erfahrungen mit der Umsetzung sowie der Wirksamkeit spezifischer Interventions- und Präventionsprogramme.

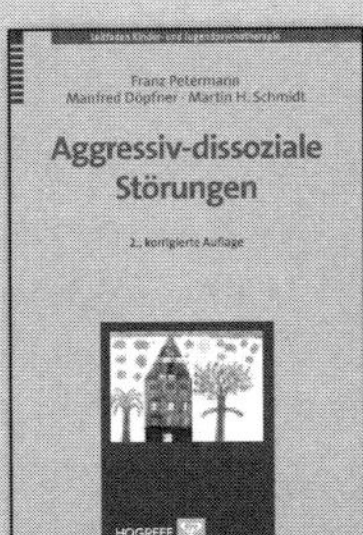

Franz Petermann
Manfred Döpfner
Martin H. Schmidt

Aggressiv-dissoziale Störungen

(Reihe: »Leitfaden Kinder- und Jugendpsychotherapie«, Band 3)
2., korrigierte Auflage 2007,
VIII/174 Seiten, € 22,95 / sFr. 36,90
(Im Reihenabonnement
€ 17,95 / sFr. 28,80)
ISBN 978-3-8017-2054-4

Der Diagnostik- und Therapieleitfaden bietet wertvolle Hinweise und Anregungen zum konkreten therapeutischen Vorgehen. Der Band stellt die Leitlinien zur Diagnostik und Verlaufskontrolle, zur Interventionsindikation und zur Behandlung sowie ihre Umsetzung in die klinische Praxis dar.

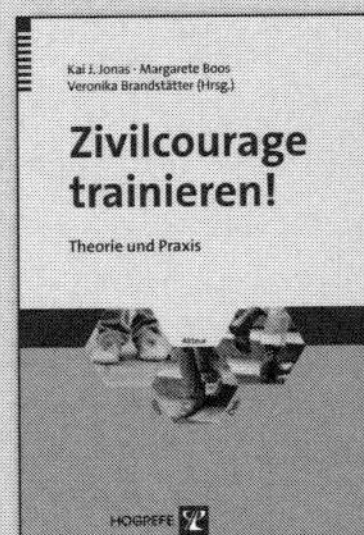

Kai J. Jonas · Margarete Boos
Veronika Brandstätter (Hrsg.)

Zivilcourage trainieren!

Theorie und Praxis

2007, 366 Seiten,
€ 29,95 / sFr. 48,90
ISBN 978-3-8017-1826-8

Das Buch stellt vier Trainings für Kinder, Jugendliche und Erwachsene anwenderorientiert vor, sodass eine unmittelbare Umsetzung der Trainings möglich ist. Aktuelle Anwendungsbereiche von Zivilcourage, z.B. Rechtsradikalismus, Mobbing oder Bullying werden aufgezeigt. Abgerundet wird das Buch durch einen umfassenden Materialanhang und eine Sammlung von Institutionen und Organisationen, die im Bereich von Zivilcourage tätig sind. Insgesamt erhalten Praktiker und Forscher einen detailreichen Überblick über Trainings, deren Durchführung und Anwendungsbereiche.

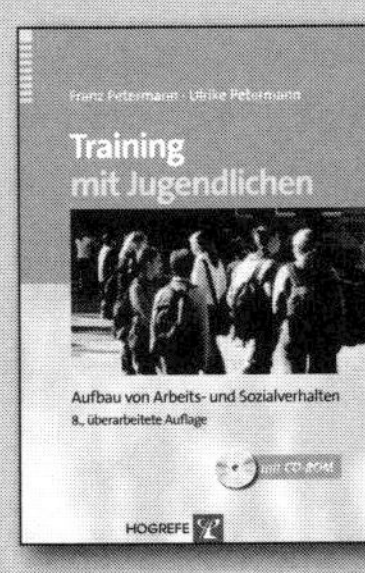

Franz Petermann
Ulrike Petermann

Training mit Jugendlichen

Aufbau von Arbeits- und Sozialverhalten

8., überarbeitete Auflage 2007,
231 Seiten, inkl. CD-ROM,
€ 34,95 / sFr. 56,–
ISBN 978-3-8017-2069-8

- Mit Jugendlichen zwischen 13 und 20 Jahren werden kompetente Sozial- und Arbeitsverhaltensweisen in Ausbildung und Beruf alltagsnah eingeübt.
- Ziel ist es, aggressiv-dissoziales, initiativloses sowie sozial unsicheres Verhalten abzubauen.
- Einzel- und Gruppentraining in Haupt-, Real- und Förderschulen.
- Arbeitsmaterialien, u.a. ein Gesprächsleitfaden für Jugendliche, Cartoons zu unterschiedlichen Themen und Fotos zum Emotionswissen stehen auf der beiliegenden CD-ROM zur Verfügung.

HOGREFE

Hogrefe Verlag GmbH & Co. KG
Rohnsweg 25 · 37085 Göttingen · Tel: (0551) 49609-0 · Fax: -88
E-Mail: verlag@hogrefe.de · Internet: www.hogrefe.de